Identidade de Gênero
Perspectivas Clínicas & Cirúrgicas

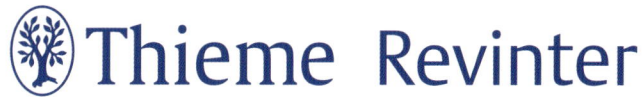# Thieme Revinter

Assista a 8 vídeos *on-line* em MediaCenter.Thieme.com!

Visite a página MediaCenter.Thieme.com e, quando solicitado durante o processo de registro, digite o código abaixo.

775Q-9938-5KW9-2V47

	WINDOWS & MAC	**TABLET**
Navegador(es) Recomendado(s)	Versões mais recentes de navegador nas principais plataformas e qualquer sistema operacional móvel que suporte reprodução de vídeo HTML5. Todos os navegadores devem estar habilitados para JavaScript	
Plug-in Flash Player	*Flash Player* 9 ou Superior *Para usuários de Mac: ATI Rage 128 GPU não suporta o modo de tela cheia com escalonamento do equipamento.*	Tablet, PCs com Android e OS suportam Flash 10.1.
Recomendado para melhor aproveitamento	Resoluções do monitor: • Normal (4:3) 1024 × 768 ou superior • Panorâmico (16:9) 1280 × 720 ou superior • Panorâmico (16:10) 1440 × 900 ou superior Conexão à internet de alta velocidade (mínima 384 kbps) é sugerida.	Conexão Wi-Fi ou dados móveis é necessário.

Conecte-se conosco nas redes sociais

Identidade de Gênero
Perspectivas Clínicas & Cirúrgicas

Editado por
Christopher J. Salgado, MD
Professor of Surgery and Section Chief,
Division of Plastic Surgery, University of Miami/Jackson Memorial Hospital,
Medical Director of Gender and Sexual Health Programs, Miami, Florida

Stan J. Monstrey, MD, PhD
Professor and Chair,
Department of Plastic Surgery, Ghent University Hospital, Ghent, Belgium

Miroslav L. Djordjevic, MD, PhD
Professor of Urology and Surgery, Department of Surgery,
University of Belgrade School of Medicine, Belgrade, Serbia

Editor Assistente
Harvey W. Chim, MD
Assistant Professor, Division of Plastic Surgery,
University of Miami Miller School of Medicine,
Miami, Florida

Com Ilustrações de Renée Cannon, MA

Thieme
Rio de Janeiro • Stuttgart • New York • Delhi

Dados Internacionais de Catalogação na Publicação (CIP)

SA164i

Salgado, Christopher J.
  Identidade de Gênero: Perspectivas Clínicas & Cirúrgicas/Christopher J. Salgado, Stan J. Monstrey & Miroslav L. Djordjevic; tradução de Renata Scavone, Angela Nishikaku, Luciana Baldini & Marina Boscato – 1. Ed. – Rio de Janeiro – RJ: Thieme Revinter Publicações, 2019.
    316 p.: il; 21,59 x 27,94 cm.
    Título Original: *Gender Affirmation: Medical & Surgical Perspectives*
    Inclui Referências & Índice Remissivo.
    ISBN 978-85-5465-121-3

  1. Cirurgia de Feminização. 2. Vaginoplastia. 3. Faloplastia. 4. Tratamento. 5. Resultado. I. Monstrey, Stan J. II. Djordjevic, Miroslav L. III. Título.

CDD: 618.15059

CDU: 618.15

Tradução:
RENATA SCAVONE (CAPS. 1 A 3, 14 A 18)
Médica-Veterinária, Tradutora Especializada na Área da Saúde, SP

ANGELA NISHIKAKU (CAPS. 4 A 6)
Tradutora Especializada na Área da Saúde, SP

LUCIANA BALDINI (CAPS. 7 A 9)
Médica-Veterinária, Tradutora Especializada na Área da Saúde, SP

MARINA BOSCATO (CAPS. 10 A 13)
Tradutora Especializada na Área da Saúde, SP

Revisão Técnica:
JOÃO BRITO JAENISCH
Graduação em Medicina pela Faculdade Federal de Ciências Médicas de Porto Alegre (FFCMPA)
Treinamento em Laparoscopia Ginecológica pela Cleveland Clinic - Ohio, EUA
Membro da American Association of Gynecologic Laparoscopy (AAGL)

Título original:
Gender Affirmation: Medical & Surgical Perspectives
Copyright © 2017 by Thieme Medical Publishers, Inc.
ISBN 978-1-4987-0848-7

© 2019 Thieme Revinter Publicações Ltda.
Rua do Matoso, 170, Tijuca
20270-135, Rio de Janeiro – RJ, Brasil
http://www.ThiemeRevinter.com.br

Thieme Medical Publishers
http://www.thieme.com

Impresso no Brasil por Zit Editora e Gráfica Ltda.
5 4 3 2 1
ISBN 978-85-5465-121-3

Nota: O conhecimento médico está em constante evolução. À medida que a pesquisa e a experiência clínica ampliam o nosso saber, pode ser necessário alterar os métodos de tratamento e medicação. Os autores e editores deste material consultaram fontes tidas como confiáveis, a fim de fornecer informações completas e de acordo com os padrões aceitos no momento da publicação. No entanto, em vista da possibilidade de erro humano por parte dos autores, dos editores ou da casa editorial que traz à luz este trabalho, ou ainda de alterações no conhecimento médico, nem os autores, nem os editores, nem a casa editorial, nem qualquer outra parte que se tenha envolvido na elaboração deste material garantem que as informações aqui contidas sejam totalmente precisas ou completas; tampouco se responsabilizam por quaisquer erros ou omissões ou pelos resultados obtidos em consequência do uso de tais informações. É aconselhável que os leitores confirmem em outras fontes as informações aqui contidas. Sugere-se, por exemplo, que verifiquem a bula de cada medicamento que pretendam administrar, a fim de certificar-se de que as informações contidas nesta publicação são precisas e de que não houve mudanças na dose recomendada ou nas contraindicações. Esta recomendação é especialmente importante no caso de medicamentos novos ou pouco utilizados. Alguns dos nomes de produtos, patentes e design a que nos referimos neste livro são, na verdade, marcas registradas ou nomes protegidos pela legislação referente à propriedade intelectual, ainda que nem sempre o texto faça menção específica a esse fato. Portanto, a ocorrência de um nome sem a designação de sua propriedade não deve ser interpretada como uma indicação, por parte da editora, de que ele se encontra em domínio público.

Todos os direitos reservados. Nenhuma parte desta publicação poderá ser reproduzida ou transmitida por nenhum meio, impresso, eletrônico ou mecânico, incluindo fotocópia, gravação ou qualquer outro tipo de sistema de armazenamento e transmissão de informação, sem prévia autorização por escrito.

Dedico este livro à minha mãe, Margarita M. Salgado, que recentemente nos deixou. Ela me ensinou a aceitar as pessoas como são, nunca julgar e simplesmente amar o próximo. Isso fez com que eu tentasse entender e abraçar todas as pessoas, principalmente aquelas que não se encaixam nos padrões convencionais e enfrentam dificuldades externas com sua identidade e expressão de gênero. Passei a amar e admirar essas pessoas, o que permitiu cuidar delas com compaixão. O paciente transgênero passou a ser meu principal interesse e trouxe as experiências cirúrgicas, emocionais e pessoais mais gratificantes.

A lembrança dos ensinamentos de minha mãe motivar-me-á ainda mais a avançar nossas técnicas atuais em cirurgia de redesignação sexual e modificá-las conforme os resultados científicos avaliados. Se analisarmos muito bem nossos resultados e ajustarmos nossas técnicas, cada transição melhorará nosso atendimento do próximo paciente.

Continuarei a encontrar forças no atendimento deste grupo muito especial de pessoas valentes e determinadas. Estes pacientes nos inspiram todos os dias, com sua bravura e fé em si mesmos, apesar das adversidades.

C.J.S.

Colaboradores

Clara Alvarez-Villalba, MD
Assistant Professor of Psychiatry, Department of Psychiatry and Behavioral Sciences, University of Miami Hospital Miller School of Medicine, Miami, Florida

Marta Bizic, MD
Department of Urology, University Children's Hospital, University of Belgrade School of Medicine, Belgrade, Serbia

Walter O. Bockting, PhD
Professor of Medical Psychology (in Psychiatry and Nursing), Division of Gender, Sexuality, and Health; Research Scientist, New York State Psychiatric Institute and the Columbia University Department of Psychiatry and the Columbia University School of Nursing, New York, New York

Mark-Bram Bouman, MD, FESSM
Department of Plastic, Reconstructive and Hand Surgery; Centre of Expertise on Gender Dysphoria, Vrije University Medical Center, Amsterdam, The Netherlands

Marci L. Bowers, MD
Plastic Surgeon, Private Practice, Trinidad, Colorado

Marlon E. Buncamper, MD
Plastic Surgeon, Department of Plastic, Reconstructive and Hand Surgery, Vrije Universiteit, Amsterdam, The Netherlands

Luis Capitán, MD, PhD
Oral and Maxillofacial Surgeon, Specialist in Facial Feminization Surgery, FACIALTEAM Surgical Group, Department of Surgery, Marbella High Care International Hospital, Marbella, Malága, Spain

Melany Castillo, MD
Division of Endocrinology, Diabetes and Metabolism, University of Miami Miller School of Medicine, Miami, Florida

Harvey W. Chim, MD
Assistant Professor, Division of Plastic Surgery, University of Miami Miller School of Medicine, Miami, Florida

Britt Colebunders, MD
Resident in Plastic Surgery, Department of Plastic Surgery, Ghent University Hospital, Ghent, Belgium

Curtis Crane, MD
Department of Plastic Surgery and Reconstructive Urology, Stanford Adjunct Clinical Faculty, San Francisco, California

Salvatore D'Arpa, MD, PhD
Adjunct Kliniekhoof, Department of Plastic and Reconstructive Surgery, Ghent University Hospital, Ghent, Belgium

Miroslav L. Djordjevic, MD, PhD
Professor of Urology and Surgery, Department of Surgery, University of Belgrade School of Medicine, Belgrade, Serbia

Christopher Estes, MD
University of Miami School of Medicine, Transgender Center, Obstetrics and Gynecology, Miami, Florida

Lydia A. Fein, MD, MPH
Resident, Department of Obstetrics and Gynecology, University of Miami/Jackson Memorial Hospital, Miami, Florida

Colaboradores

Renee Gasgarth, MD
Chief Resident, Department of Plastic Surgery, University of Miami/Jackson Memorial Hospital, Miami, Florida

Piet Hoebeke, MD, PhD
Professor of Paediatric Urology, Department of Urology, Ghent University Hospital, Ghent, Belgium

Michelle Horne, AICI, CIP
Image Consultant, Putting It Together Image Consulting, Carleton Place, Ontario, Canada

Natalie R. Joumblat, BS
Research Associate, Department of Plastic Surgery, University of Miami Miller School of Medicine, Miami, Florida

Sinisa Kojic, MD, PhD
Surgeon, Department of Plastic, Reconstructive and Aesthetic Surgery, St. Medica General Hospital, Belgrade, Serbia

Jamie P. Levine, MD
Associate Professor of Plastic Surgery, Hansjör Wyss Department of Plastic Surgery, NYU Langone Medical Center, New York, New York

Nicolaas Lumen, MD, PhD, FEBU
Professor and Head of Clinic, Department of Urology, Ghent University Hospital, Ghent, Belgium

Wilhelmus J.H.J. Meijerink, PhD, MD
Colorectal Surgeon, Department of Surgery, Vrije University, Amsterdam, The Netherlands

Stan J. Monstrey, MD, PhD
Professor and Chair, Department of Plastic Surgery, Ghent University Hospital, Ghent, Belgium

Christopher J. Salgado, MD
Professor of Surgery and Section Chief, Division of Plastic Surgery, University of Miami/Jackson Memorial Hospital; Medical Director of Gender and Sexual Health Programs, Miami, Florida

Daniel E. Shumer, MD, MPH
Assistant Professor, Department of Pediatrics and Communicable Diseases, University of Michigan, Ann Arbor, Michigan

Daniel Simon, DDS
Oral and Maxillofacial Surgeon, Specialist in Facial Feminization Surgery, FACIALTEAM Surgical Group, Department of Surgery, Marbella High Care International Hospital, Marbella, Malága, Spain

Varsha R. Sinha, MD
Resident, Department of Urology, University of Miami/Jackson Memorial Hospital, Miami, Florida

Vishal K. Sinha, BS
Medical Student, University of Miami Miller School of Medicine, Miami, Florida

Norman P. Spack, MD
Associate Physician in Medicine Emeritus, Department of Medicine, Boston Children's Hospital, Boston, Massachusetts

Klara Sputova, MD
University of Miami Miller School of Medicine, Miami, Florida

Dusan Stanojevic, MD
Medical Faculty, University of Belgrade, Belgrade, Serbia

Borko Stojanovic, MD
Department of Urology, University Children's Hospital, University of Belgrade School of Medicine, Belgrade, Serbia

Amir Adam Tarsha, MD
Resident, Department of Psychiatry and Behavioral Sciences, Northwestern University, Chicago, Illinois

James P. Thomas, MD
Private Practice, VoiceDoctor, Portland, Oregon

Wouter B. van der Sluis, MD
Research Fellow, Department of Plastic, Reconstructive and Hand Surgery, Vrije University, Amsterdam, The Netherlands

Marilyn K. Volker, EdD
Adjunct Faculty, University of Miami, St. Thomas University, Florida International University, Barry University, Miami; Private Practice, Sexologist/Gender Specialist, Miami, Florida

Roy E. Weiss, MD, PhD, FACP, FACE, FAAP
Kathleen and Stanley Glaser Distinguished Chair and Professor, Department of Medicine, University of Miami Miller School of Medicine, Miami, Florida

Yuka Yamaguchi, MD
Department of Pediatrics, University of California San Diego School of Medicine, La Jolla, California

Lee C. Zhao, MD
Assistant Professor, Department of Urology, New York University School of Medicine, New York, New York

Yasmina Zoghbi, BS
Medical Student, DeWitt Daughtry Family Department of Surgery, Division of Plastic, Aesthetic and Reconstructive Surgery, University of Miami Miller School of Medicine, Miami, Florida

Prefácio

Como cirurgiões que atendem pacientes transgênero há bastante tempo, nos inspiramos a escrever *Identidade de Gênero: Perspectivas Clínicas e Cirúrgicas* ao assistirmos a rápida evolução da medicina e da cirurgia transgênero ao nosso redor. Começamos a trabalhar nesta área muito antes de celebridades transgênero chegarem às manchetes de todos os veículos de mídia e antes que o uso de sanitários públicos gerasse debates políticos controversos. Esta nova onda de atenção pública, assim como o maior acesso ao serviço de saúde, inspirou um número crescente de médicos a tratar de indivíduos transgênero. O que antes era uma especialidade com pouquíssimos profissionais, agora atrai o interesse da comunidade médica internacional.

Desde a realização dos primeiros procedimentos de afirmação de gênero, no início do século XX, o campo da cirurgia de redesignação sexual cresceu graças à criatividade, curiosidade e audácia de alguns profissionais. Estes procedimentos complexos foram passados às novas gerações de cirurgiões principalmente de maneira informal, já que, nesta área, o treinamento acadêmico tradicionalmente usado no ensino de especialidades médicas não existia. Somente nos últimos anos, com a formação da World Professional Association of Transgender Health (WPATH) e o estabelecimento de alguns centros cirúrgicos acadêmicos que aceitam estagiários, há um corpo organizacional unificado e oportunidade de treinamento formal. Os médicos pioneiros em terapia hormonal transexual e de bloqueio da puberdade, assim como os profissionais de saúde mental, enfrentaram desafios similares em seus campos.

Considerando a história da medicina de redesignação sexual, somos afortunados por testemunharmos esta nova geração de médicos e participar da transformação profissional que ocorre em nossa especialidade. Temos orgulho de figurar entre os veteranos, mas também sabemos que esta distinção é acompanhada por responsabilidade. Nossos pacientes transgênero estão entre os mais queridos; vimos suas dolorosas jornadas e cremos que merecem o melhor tratamento possível. Acreditamos que, neste momento de crescimento rápido, devemos continuar comprometidos com a preservação da integridade do campo e dos padrões de atendimento com os quais concordamos. Assim, junto com líderes internacionais desta área, resolvemos produzir este livro para dar a melhor referência em medicina e cirurgia transgênero para a comunidade médica.

Este livro começa com uma Introdução que estabelece o contexto dos problemas enfrentados por nossos pacientes e os processos realizados para auxiliá-los durante a transição. O livro é organizado de modo a enfocar as dificuldades das intervenções cirúrgicas e médicas para ajudar os indivíduos durante a transição para seu gênero verdadeiro.

A importância do estabelecimento da harmonia facial feminina em mulheres transgênero não pode ser subestimada, e os aspectos cirúrgicos destas diversas intervenções são bem ilustrados e detalhados. Embora influências hormonais e não cirúrgicas, mas terapêuticas, sobre a voz geralmente facilitem a transição do masculino para o feminino e do feminino para o masculino, as intervenções cirúrgicas também são discutidas para expandir as opções neste aspecto do atendimento a transgênero.

A readequação do tórax, uma intervenção que requer apoio do terapeuta de saúde mental do paciente, é, para alguns indivíduos, o primeiro procedimento cirúrgico. A readequação do tórax de masculino para feminino e de feminino para masculino é lindamente detalhada e ilustrada. A incorporação segura da histerectomia e da ooforectomia também é discutida. A cirurgia de redesignação de gênero ou mudança de sexo genital é um dos procedimentos mais difíceis de toda a parte cirúrgica em razão da anatomia complexa, do risco de lesão do intestino e da bexiga, da necessidade de função neurossensorial, urinária e sexual e o objetivo de obtenção de bons resultados estéticos. Os procedimentos de readequação de tórax masculino para feminino e feminino para masculino são descritos, apresentando todas as formas de opções reconstrutivas e as técnicas preferidas em cada região do mundo. A colocação de implantes em homens transgênero submetidos à cirurgia de redesignação sexual ainda é bastante desafiadora. As técnicas cirúrgicas para obtenção segura de bons resultados são detalhadas pelos cirurgiões mais experientes do mundo.

Apesar de nossos melhores esforços, cirurgias extremamente complexas às vezes provocam complicações pós-operatórias graves. Uma abordagem honesta ao diagnóstico e tratamento de eventos indesejados após a cirurgia de redesignação de gênero é detalhada e ilustrada, assim como os aspectos importantes de terapia sexual depois destes procedimentos inovadores e tecnologicamente avançados.

O impacto psicológico dos primeiros estágios da transição de um indivíduo é discutido em um capítulo sobre a avaliação da saúde mental e o tratamento da disforia de gênero conforme as orientações clínicas da WPATH. A terapia hormonal com início antes da adolescência ou durante a vida adulta, é discutida, obedecendo às normas da Endocrine Society e apresentando os protocolos terapêuticos. Uma importantíssima faceta do atendimento de indivíduos durante sua transição é debatida no capítulo sobre expressão de gênero, enfatizando o valor dos consultores de imagem no treinamento da fala, modo de vestir, corte de cabelo, postura, caminhar e linguagem corporal, auxiliando-os a se apresentarem em seu gênero verdadeiro.

Esta referência dá aos leitores as informações essenciais ao atendimento de indivíduos em transição de gênero masculino para feminino e feminino para masculino. Além disso, esta edição é acompanhada por vídeos que demonstram as mais novas técnicas de cirurgia de redesignação sexual.

É uma honra ser parte do avanço da medicina transgênero; pacientes excepcionais, que nos convidam a participar de suas transições, nos inspiram. Com essa publicação, nosso objetivo é educar e trazer novas ideias sobre este incrível campo. Graças ao novo horizonte da medicina transgênero, com um crescente número de profissionais, maior acesso a tratamentos e treinamentos formais, acreditamos que *Identidade de Gênero: Perspectivas Clínicas e Cirúrgicas* será um importante guia para todos aqueles comprometidos com o melhor atendimento de indivíduos transgênero.

Christopher J. Salgado
Stan J. Monstrey
Miroslav L. Djordjevic

Sumário

Introdução 1
Christopher J. Salgado ▪ Lydia A. Fein

1 Cirurgia de Feminização Facial: Uma Abordagem Global 3
Luis Capitán ▪ Daniel Simon

2 Modificação da Fala 31
James P. Thomas

3 Cirurgia Torácica 51
Britt Colebunders ▪ Salvatore D'Arpa ▪ Stan J. Monstrey

4 Uso Combinado de Histerectomia, Ooforectomia e Reconstrução do Tórax em Pacientes Transgênero do Feminino para o Masculino 67
Christopher J. Salgado ▪ Renee Gasgarth ▪ Lydia A. Fein ▪ Christopher Estes

5 Vaginoplastia com Retalho Cutâneo para Afirmação do Gênero Masculino para o Feminino 83
Miroslav L. Djordjevic ▪ Dusan Stanojevic ▪ Marta Bizic

6 Vaginoplastia do Cólon na Afirmação do Gênero Masculino para o Feminino: Vaginoplastia Laparoscópica Total com Cólon Sigmoide 95
Mark-Bram Bouman ▪ Wouter B. van der Sluis ▪ Marlon E. Buncamper Wilhelmus J.H.J. Meijerink

7 Metoidioplastia na Afirmação do Gênero Feminino para o Masculino 109
Marci L. Bowers ▪ Borko Stojanovic ▪ Marta Bizic

8 Faloplastia: Retalho Livre Antebraquial Radial na Afirmação do Gênero Feminino para o Masculino 119
Christopher J. Salgado ▪ Harvey W. Chim ▪ Varsha R. Sinha ▪ Piet Hoebeke Stan J. Monstrey

9 Faloplastia com Retalho da Face Anterolateral da Coxa 135
Stan J. Monstrey ▪ Salvatore D'Arpa ▪ Britt Colebunders ▪ Nicolaas Lumen ▪ Piet Hoebeke

Comentário do *Expert* 151
Curtis Crane ▪ Klara Sputova

10 Faloplastia: Retalho do Músculo Latíssimo do Dorso na Afirmação do Gênero Feminino para o Masculino 155
Miroslav L. Djordjevic ▪ Sinisa Kojic ▪ Borko Stojanovic

11 Implantes Testiculares e Eréteis em Transexual Masculino após Faloplastia 171
Piet Hoebeke ▪ Nicolaas Lumen

12 Tratamento de Sequelas Urológicas Desfavoráveis após Faloplastia em Pacientes Transgênero 177
Yuka Yamaguchi ▪ Jamie P. Levine ▪ Lee C. Zhao

13 Resultados e Complicações Desfavoráveis na Cirurgia de Faloplastia 189
Salvatore D'Arpa ▪ Nicolaas Lumen ▪ Piet Hoebeke ▪ Christopher J. Salgado
Vishal K. Sinha ▪ Natalie R. Joumblat ▪ Stan J. Monstrey

14 Tratamento Medicamentoso de Pacientes Transgênero Adolescentes 209
Daniel E. Shumer ▪ Norman P. Spack

15 Terapia Hormonal em Pacientes Transgênero Adultos 223
Melany Castillo ▪ Roy E. Weiss

16 Atendimento de Saúde Mental a Crianças, Adolescentes e Adultos Transgênero e Inconformados 243
Walter O. Bockting ▪ Amir Adam Tarsha ▪ Yasmina Zoghbi ▪ Clara Alvarez-Villalba

17 Saúde Sexual após a Cirurgia em Indivíduos Transgênero 259
Marilyn K. Volker ▪ Lydia A. Fein

18 Expressão de Gênero e Imagem 273
Michelle Horne ▪ Lydia A. Fein

Créditos 285

Índice Remissivo 287

Conteúdo em Vídeo

1-1 Cirurgia de Feminização Facial: Uma Abordagem Global – Frontoplastia
Luis Capitán ▪ Daniel Simon

1-2 Cirurgia de Feminização Facial: Cirurgia da Linha do Cabelo
Christopher J. Salgado

1-4 Cirurgia de Feminização Facial: Preliminar – Frontoplastia Óssea
Christopher J. Salgado

2-1 Laringoplastia de Feminização
James P. Thomas

5-1 Inversão da Pele Peniana
Christopher J. Salgado

6-1 Resultado da Vaginoplastia com Cólon
Christopher J. Salgado

8-1 Inserção de Cateter de Foley na Bexiga
Christopher J. Salgado ▪ Harvey W. Chim
Varsha R. Sinha ▪ Piet Hoebeke ▪ Stan J. Monstrei

8-2 Homem Transgênero Urinando em Pé
Christopher J. Salgado ▪ Harvey W. Chim
Varsha R. Sinha ▪ Piet Hoebeke ▪ Stan J. Monstrei

Identidade de *Gênero*
Perspectivas Clínicas & Cirúrgicas

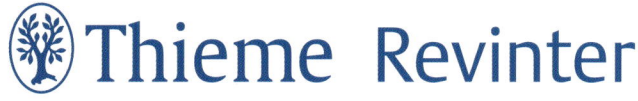

Introdução

Christopher J. Salgado ▪ Lydia A. Fein

O campo da saúde transgênera, em rápida evolução, e a necessidade de profissionais bem-formados para cuidar de pessoas transgênero e fora da conformidade de gênero estimularam a redação deste livro. *Identidade de Gênero – Perspectivas Clínicas e Cirúrgicas* chega em um momento em que os indivíduos transgênero estão no centro das atenções da mídia, da política e da cultura, o que gerou um debate internacional sobre direitos humanos. Enquanto atores, atletas e ativistas transgênero são celebrados na cultura popular, a aceitação e a inclusão de homens e mulheres trans na sociedade continua a crescer. Na área da saúde, os indivíduos transgênero também tiveram grandes vitórias, com a ampla expansão da cobertura dos seguros para tratamentos transgênero, incluindo a cirurgia de redesignação sexual, e o aumento do número de profissionais que tentam ter pessoas transgênero entre seus pacientes.

Apesar destes sucessos, não devemos nos esquecer dos contínuos desafios enfrentados pelas pessoas transgêneras, como os recentes crimes contra a comunidade LGBT em Orlando, Flórida, e a discriminatória "lei dos sanitários" da Carolina do Norte, nos Estados Unidos, que começou com um precedente repugnante e reverberou por todo o país. No ano passado, nos Estados Unidos, houve um aumento na violência contra pessoas transgêneras, com recorde do número de assassinatos. Além destas ameaças sociais perpetuadas pela desinformação e pelo ódio infundado, muitos destes indivíduos também enfrentam desafios socioeconômicos e pessoais que elevam a incidência de comorbidades psiquiátricas, como a depressão. Entre indivíduos transgênero, as tentativas de suicídio são quarenta vezes mais comuns do que na população geral. Os profissionais de saúde são, portanto, responsáveis por assegurar a maior qualidade de atendimento a pacientes transgênero. Com o crescimento do número de profissionais que atendem tais pacientes, é essencial assegurar o treinamento adequado e a disponibilidade de ferramentas baseadas em evidências de alta qualidade para orientação terapêutica. Nosso objetivo com a publicação deste livro é contribuir para aumentar este conhecimento.

INTRODUÇÃO

Este livro é robusto e conta com a participação de inovadores e especialistas reconhecidos no campo da medicina e da cirurgia transgênero. O texto traz informações detalhadas sobre todos os estágios da transição do indivíduo, inclusive discussões sobre as primeiras modificações do estilo de vida, avaliações de saúde mental e tratamento da disforia de gênero de acordo com as orientações clínicas da *World Professional Association of Transgender Health (WPATH)*. A terapia hormonal, tanto pré-púbere quanto adulta, é discutida, com protocolos e orientações que obedecem às normas da *Endocrine Society*. Além disso, técnicas e ilustrações abrangentes e modernas de todos os procedimentos cirúrgicos associados à transição de gênero são detalhados.

A transição de gênero é um processo muito individualizado e multifacetado, que pode ser vitalício e árduo, mas que ajuda a aliviar o desconforto significativo normalmente sentido pelas pessoas transgêneras e a melhorar sua qualidade de vida. Os desafios do processo de transição têm recompensas infinitas para homens e mulheres trans, mas a complexidade de cada estágio requer profissionais muito habilidosos em suas disciplinas e capazes de oferecer o melhor atendimento a estas pessoas. Acreditamos piamente que cada pessoa transgênero merece uma equipe de profissionais bem-treinados, comprometidos e bondosos. Este livro é um mapa para os dedicados profissionais de saúde ajudarem a jornada profunda enfrentada pelos indivíduos transgênero.

CAPÍTULO 1

Cirurgia de Feminização Facial: Uma Abordagem Global

Luis Capitán ▪ Daniel Simon

Pontos Principais

- A cirurgia de feminização facial é baseada, principalmente, na modificação da estrutura óssea e na consequente readaptação dos tecidos moles que revestem a estrutura óssea alterada.
- Por meio da escultura óssea, o volume ou o formato do esqueleto craniofacial podem ser modificados por meio de osteotomias e/ou desgastes. A escultura óssea é o pilar da cirurgia de feminização facial.
- A cirurgia de feminização facial para ajuste das características faciais que influenciam a identificação visual do gênero do indivíduo pode ser chamada cirurgia de redesignação sexual da face.
- A frontoplastia, que tem grande influência na identificação facial de gênero, é um dos principais procedimentos da cirurgia de feminização facial.
- A avaliação e o diagnóstico preliminares meticulosos da paciente são essenciais para a adaptação das opções cirúrgicas às necessidades individuais em vez do uso de uma abordagem padronizada.
- O objetivo da cirurgia de feminização facial é a obtenção de resultados naturais com o uso de abordagens ocultas, técnicas cirúrgicas protocoladas e manejo pós-operatório padronizado.

CAPÍTULO 1
Cirurgia de Feminização Facial: Uma Abordagem Global

A melhor forma de começar este capítulo sobre a cirurgia de feminização facial (FFS, do inglês *facial feminization surgery*) é fazer a seguinte pergunta: O rosto é importante no reconhecimento do sexo de uma pessoa? Na verdade, a modificação do gênero facial no protocolo de transição é, sem dúvida, tão importante quanto a terapia hormonal e a reconstrução genital. A feminização do que são visualmente identificados como traços faciais masculinos aumenta a autoestima e a confiança das pacientes, eleva sua aceitação em círculos pessoais e familiares e sua adaptação ao local de trabalho, e reduz dramaticamente a rejeição social que, infelizmente, um grande número de indivíduos transgênero continua a enfrentar.[1,2]

O Que É Cirurgia de Feminização Facial?

Do ponto de vista técnico, a FFS pode ser definida como um conjunto de procedimentos cirúrgicos associados a diferentes especialidades cirúrgicas (cirurgia oral e maxilofacial, cirurgia craniofacial e cirurgia plástica e reconstrutiva) destinados a suavizar e modificar as características faciais percebidas como masculinas, exageradas ou não harmônicas e, portanto, decisivas na identificação visual do gênero facial.[3]

Estas características são definidas por diferentes estruturas esqueléticas craniofaciais. De modo geral, os três pilares básicos do gênero craniofacial são o complexo frontonasal-orbital, o nariz e o complexo do maxilar inferior e do queixo. No entanto, outros elementos estruturais, inclusive as bochechas ou a traqueia, são também importantes na avaliação das necessidades de feminização de uma paciente e serão discutidos neste capítulo.

A FFS não é uma cirurgia cosmética e não deve ser assim considerada. No entanto, é parcialmente sobreposta à cirurgia cosmética, o que pode confundir as pacientes. A feminização facial é baseada em cirurgia óssea e reajuste dos tecidos moles que revestem a estrutura óssea modificada. Em algumas pacientes, principalmente mais velhas, o tecido mole pode ser muito flácido para a readaptação completa às modificações da área do maxilar inferior e do queixo. Nestas pessoas o ajuste cirúrgico (*lifting*) dos tecidos moles pode ser necessário. Este tipo de ajuste não deve ser realizado simultaneamente à cirurgia de maxilar inferior e queixo, mas meses depois, após a redução do edema relacionado com o procedimento.

O objetivo da FFS é o tratamento da disforia de gênero, ajudando a paciente a se sentir mais confortável em seu próprio corpo e também a ser percebida pelos outros como mulher.

A cirurgia de modificação do gênero da face que é precisa, previsível e estabelecida por protocolo deve começar com o extenso conhecimento funcional, anatômico, estético e cirúrgico do esqueleto craniofacial.

Aspectos Primários: Gênero do Esqueleto Craniofacial

O efeito da testosterona e seus derivados, principalmente durante a puberdade, condiciona o aparecimento de características faciais relacionadas com a identidade de gênero,[4] que pode ser dividida em aspectos primários e secundários. Os aspectos primários, as características determinadas pelo desenvolvimento do esqueleto craniofacial, diferenciam a estrutura craniofacial masculina e feminina de maneiras significativas.[5] De modo geral, o esqueleto facial masculino apresenta maior volume ósseo e algumas características bem de-

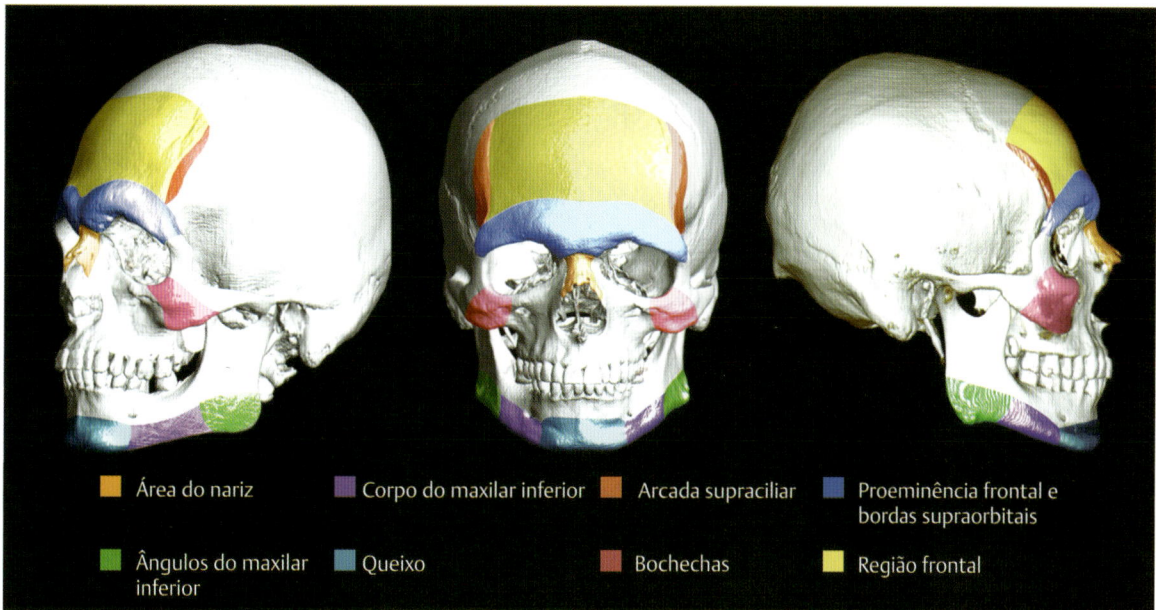

Fig. 1-1 Crânio masculino em três posições; as diferentes áreas responsáveis pela identificação do gênero facial são designadas por cores.

finidas que o diferenciam de seu correspondente feminino. Estas características de diferenciação são observadas no complexo frontonasal-orbital, no nariz, na região malar, no complexo do maxilar inferior e do queixo, na dentição e na cartilagem tireoidiana (Fig. 1-1).

Complexo Frontonasal-Orbital

O complexo frontonasal-orbital talvez seja o maior determinante do gênero facial.[3,6-9] Esta região é composta pela fronte, arcada supraciliar, órbitas, proeminência frontal, região frontomalar, têmporas e transição frontonasal. Determina a posição das sobrancelhas e dos tecidos moles periorbitais, como as pálpebras. Normalmente, todas estas áreas são mais pronunciadas e apresentam maior volume ósseo no esqueleto masculino do que no feminino.

Nariz

No que se refere à diferença de gênero, o nariz masculino geralmente é maior do que o feminino em razão do maior volume de osso e cartilagem. Estas diferenças são mais visíveis no dorso nasal e na ponta do nariz.

Região Malar

A área da bochecha (região zigomaticomalar do esqueleto facial) geralmente apresenta algumas diferenças estruturais que precisam ser definidas, já que podem gerar confusão em relação à feminização facial. Como regra geral, o volume do osso malar é maior em homens, o que pode deixar as bochechas bem definidas. No entanto, bochechas proeminentes, redondas, no terço médio da face são compatíveis com a feminilidade, já que as mulheres apresentam maior concentração de gordura nesta área (ou seja, o maior volume não é causado por osso, mas por tecidos moles). Isto tem implicações específicas ao decidir o melhor tratamento para esta região.

Complexo do Maxilar Inferior e do Queixo

Junto com a região frontonasal-orbital e o nariz, o complexo formado pelo maxilar inferior e do queixo constitui o terceiro pilar das características de gênero craniofacial.

O maxilar masculino apresenta uma série de características que podem influenciar a percepção do gênero facial. Para entender melhor o maxilar, precisamos dividi-lo em área do ângulo do maxilar inferior e corpo do maxilar inferior. A área do ângulo do maxilar inferior geralmente é mais quadrada, com cantos mais definidos. O corpo do maxilar inferior tende a apresentar maior volume ósseo, fazendo com que o terço inferior da face seja mais largo em homens do que em mulheres. Este maior volume ósseo também aumenta a altura vertical do maxilar inferior masculino, um fator importante no planejamento das técnicas de reformatação na FFS.

O queixo tende a ser mais quadrado em homens, com transições mais pronunciadas e definidas com o corpo do maxilar inferior, maior volume ósseo e dimensão vertical mais significativa. O gênero não necessariamente determina a posição do queixo; queixos em retroposição ou superprojeção, por exemplo, podem ser observados em homens e mulheres. No entanto, o queixo bem definido e projetado pode melhorar a estética geral da região mentoniana e do maxilar inferior.

Dentição

Apesar das diferenças na dentição masculina e feminina, associadas, principalmente, ao formato e ao tamanho dos dentes, esta não é uma linha terapêutica padrão na FFS atual. Embora algumas equipes tenham trabalhado a dentição para aumentar a percepção de feminilidade, há poucos protocolos estabelecidos nesta área.

Cartilagem Tireoidiana (Pomo-de-Adão)

Por si só, a cartilagem tireoidiana, ou pomo-de-adão, é uma das características mais proeminentes do gênero masculino e uma verdadeira fonte de estigma para um grande número de mulheres transgênero.

A estrutura traqueal, essencial em processos vitais básicos, como a respiração e a fala, tem maior volume, diâmetro e comprimento em homens. A estrutura traqueal em si nunca deve ser abordada com a ideia de feminização em razão do risco inaceitável e desnecessário de dano das cordas vocais ou até mesmo problemas respiratórios. Somente a parte mais proeminente da cartilagem tireoidiana deve ser modificada. Isto permite a redução significativa do pomo-de-adão sem comprometimento da integridade estrutural.

O desenvolvimento das estruturas previamente descritas sob influência hormonal não é reversível e, assim, estas características, que determinam parte significativa do gênero facial de um indivíduo, podem apenas ser abordadas e modificadas com cirurgia. O cirurgião deve sempre respeitar a arquitetura e anatomia intrínsecas do esqueleto craniofacial (Fig. 1-2).

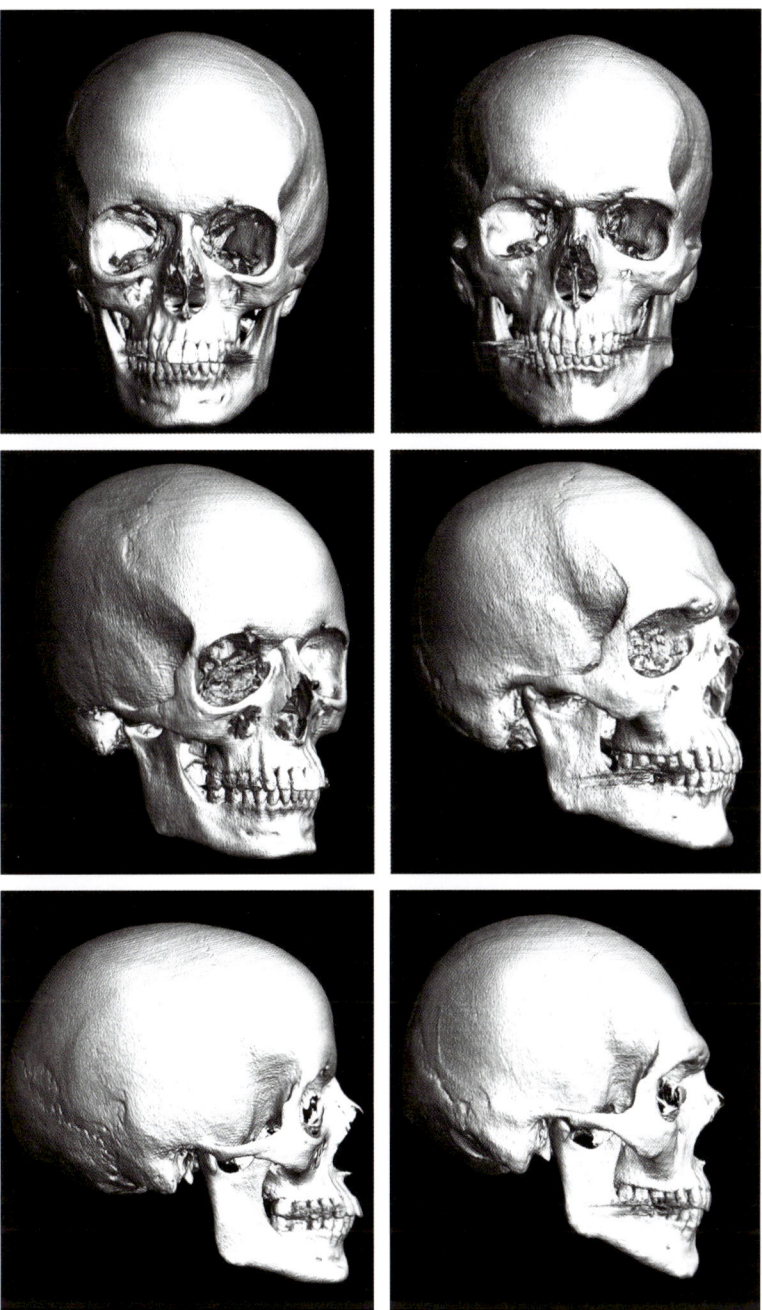

Fig. 1-2 Tomografia computadorizada tridimensional comparando os crânios feminino (*à esquerda*) e masculino (*à direita*).

Aspectos Secundários

Além das características faciais estruturais, diversos traços secundários são igualmente importantes na identificação do gênero facial. Dentre estes aspectos estão o cabelo e o formato da linha do cabelo, os pelos faciais, a textura cutânea e a distribuição e o volume da gordura facial.

O cabelo masculino pode ser condicionado pela alopecia androgênica (perda de cabelos por influência hormonal) e apresentar linha primária em formato de M, com recessos nas têmporas.[10] Em mulheres, a linha do cabelo normalmente tem formato arredondado; de modo geral, as mulheres não apresentam alopecia e, proporcionalmente, a linha do cabelo é mais alta no centro do que em homens.[11,12] Quase todos os homens apresentam pelos faciais que, em grande parte, condicionam o tipo e a qualidade da pele, tornando-a mais espessa e áspera. Para muitas pacientes, os pelos faciais são importante fator determinante em seu processo de transição.

A distribuição e o volume da gordura facial são igualmente influenciados por hormônios. As mulheres apresentam maior volume de gordura facial, com distribuição mais concentrada no terço medial da face (área das bochechas).[13]

Estas características podem ser bastante determinadas por hormônios e, assim, tendem a responder bem à terapia hormonal.[14] Conceitualmente, as características secundárias são muito importantes na determinação do gênero facial e, portanto, é preferível tratá-las antes do início da FFS estrutural (Fig. 1-3).

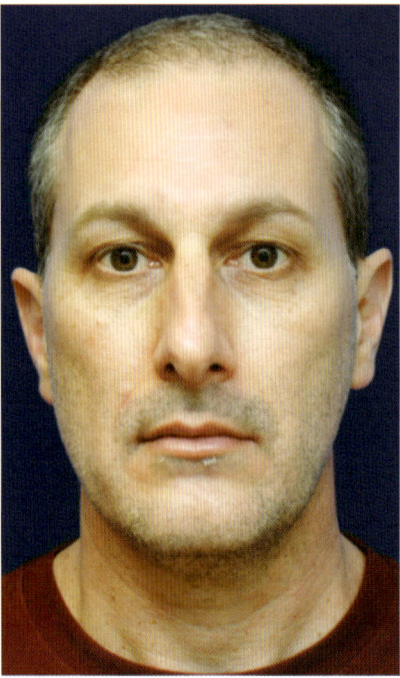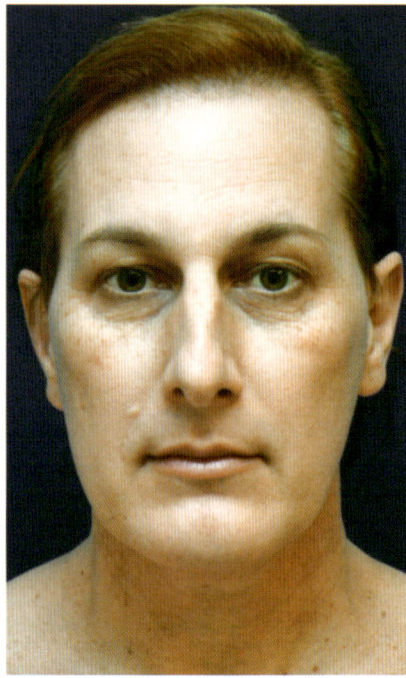

Fig. 1-3 Paciente antes e 1 ano depois do tratamento hormonal; note a mudança dos aspectos secundários (cabelos, pelos faciais, textura cutânea e gordura facial) anterior à realização de qualquer tipo de procedimento cirúrgico.

Avaliação e Diagnóstico

Uma das etapas preliminares mais importantes da FFS é a avaliação meticulosa e o diagnóstico da paciente. Cada paciente apresenta estrutura facial única, com características específicas responsáveis pela identificação masculina da face; assim, é importante adaptar as opções cirúrgicas às necessidades individuais da paciente em vez de ter uma abordagem padronizada. Este diagnóstico inclui a avaliação clínica precisa, técnicas de imagem, análise das solicitações da paciente e ajuste das expectativas. Além disso, é extremamente importante obter fotografias de maneira sistemática durante todo o processo de feminização.

Avaliação Clínica

A avaliação clínica é composta pelo reconhecimento das características que contribuem para a identificação facial masculina em determinada paciente e pela determinação de quais destas características podem ser modificadas de forma realista e previsível pela cirurgia. Neste processo, os aspectos secundários, que podem ser corrigidos com o tratamento não cirúrgico, devem ser diferenciados dos aspectos primários, condicionados pela estrutura craniofacial do indivíduo. É por isso que é melhor que a paciente inicie logo a transição hormonal (pelo menos 1 ano antes da cirurgia), para que os aspectos secundários não obscureçam o diagnóstico. A experiência do cirurgião é essencial na decisão dos procedimentos que podem contribuir de maneira mais eficaz para a feminização da face e, portanto, a obtenção de resultados satisfatórios.

As características que devem ser analisadas para que a avaliação seja completa são aqui listadas. O processo é compreendido com mais facilidade ao diferenciarmos quatro áreas principais:

1. Terço superior: Linha do cabelo e complexo frontonasal-orbital.
2. Terço medial: Nariz, bochechas e lábio superior.
3. Terço inferior: Maxilar inferior e queixo.
4. Pescoço: Cartilagem tireoidiana (pomo-de-adão).

Cada uma destas características deve ser avaliada não apenas individualmente, mas também no contexto da proporção e simetria da face como um todo. Mais à frente, neste capítulo, analisamos os detalhes relacionados com a avaliação de algumas características específicas.

Técnicas de Imagem

As técnicas de imagem são parte essencial do diagnóstico correto e do planejamento cirúrgico adequado. Hoje, a combinação da tomografia computadorizada (CT) e reconstrução tridimensional possibilita a obtenção de informações anatômicas detalhadas. É essencial detectar as características faciais que podem ser modificadas; estas técnicas podem dar informações precisas para a paciente e auxiliar o planejamento cirúrgico. Além disso, a comparação destas imagens pré-operatórias com os resultados da CT pós-operatória é muito importante na avaliação e explicação das modificações feitas na estrutura óssea.

Em algumas pacientes recomendamos o uso de modelos tridimensionais estereolitográficos para melhora do planejamento pré-operatório. Desta maneira, a incorporação padronizada da impressão tridimensional é um importante avanço diagnóstico.

Avaliação das Solicitações e Ajuste das Expectativas

É essencial ouvir e entender as ideias da própria paciente sobre sua face. A paciente geralmente tem ideias válidas sobre as características que, a partir da sua perspectiva, determinam o reconhecimento do gênero facial. No entanto, as pacientes geralmente têm ideias sobre os possíveis resultados da cirurgia de feminização que são distantes da realidade. O cirurgião deve explicar que o procedimento modifica determinadas características; a cirurgia jamais alterará a identidade principal da face da paciente ou a mudará por completo, já que isso é contrário ao princípio da naturalidade, um princípio básico da cirurgia de redesignação de gênero da face. Se estes fatores forem corretamente tratados pelo especialista em FFS por meio de métodos suficientes de consulta, o tratamento de feminização da face pode emergir como uma etapa crucial no complexo processo de transição (Fig. 1-4).

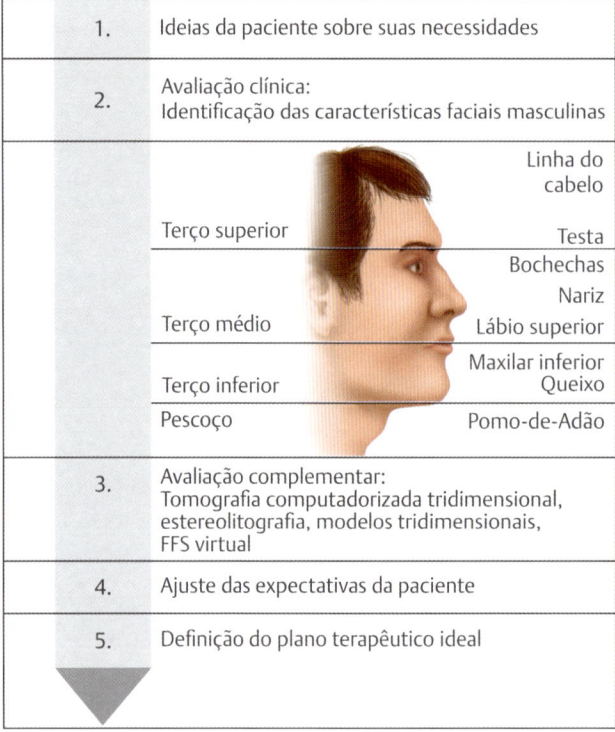

Fig. 1-4 Protocolo de avaliação e diagnóstico.

Registro Fotográfico

Todo o processo de modificação do gênero facial da paciente deve ser registrado em fotografias segundo um protocolo claro. Fotografias clínicas, tanto pré quanto pós-operatórias (7 dias, 6 meses e 1 ano após a cirurgia), assim como fotografias intraoperatórias dos procedimentos realizados, devem ser obtidas (Fig. 1-5).

Este registro fotográfico completo permite a visualização objetiva das alterações obtidas com a FFS em diferentes estágios da evolução pós-operatória da paciente.

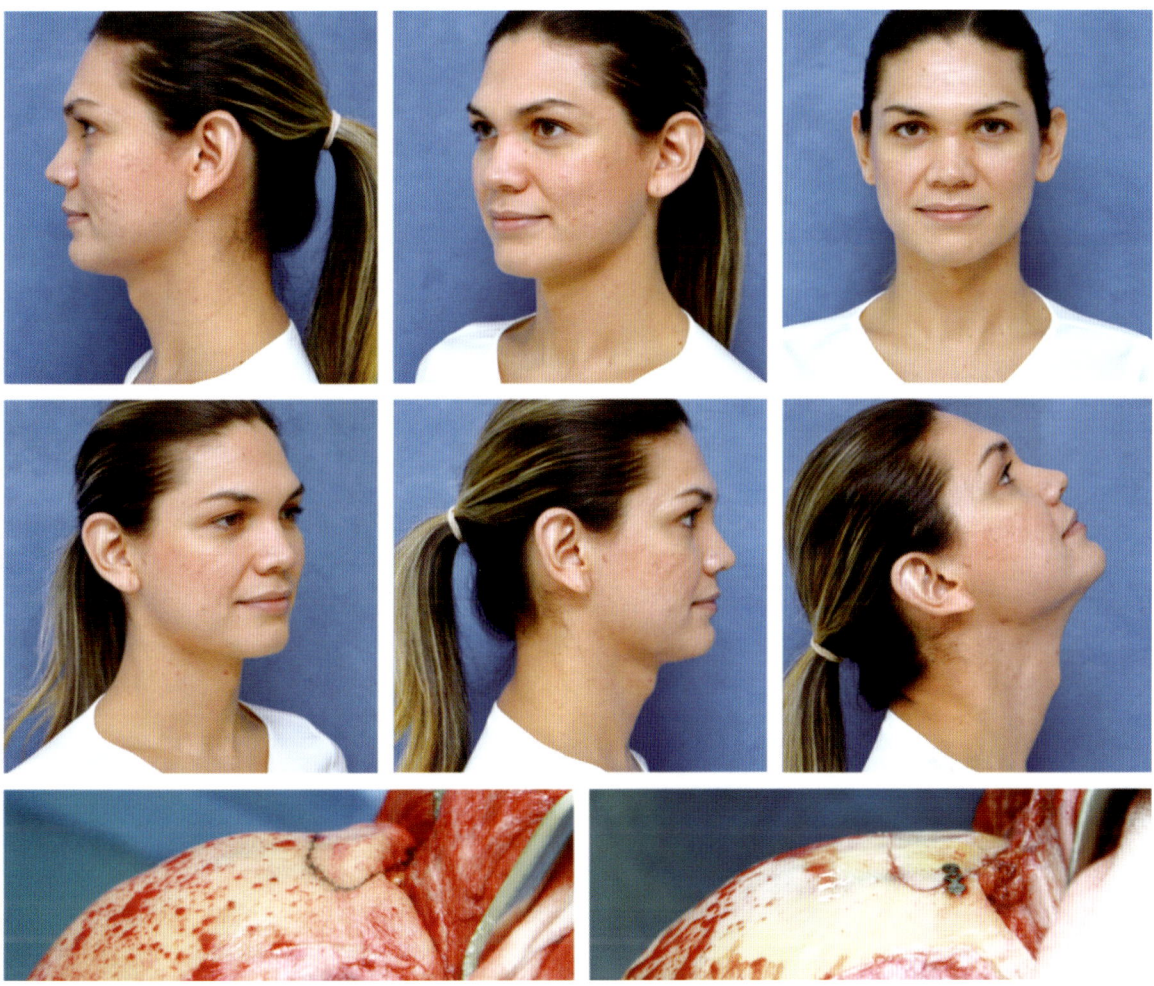

Fig. 1-5 Fotografias representativas obtidas antes e durante a FFS. *(Continua.)*

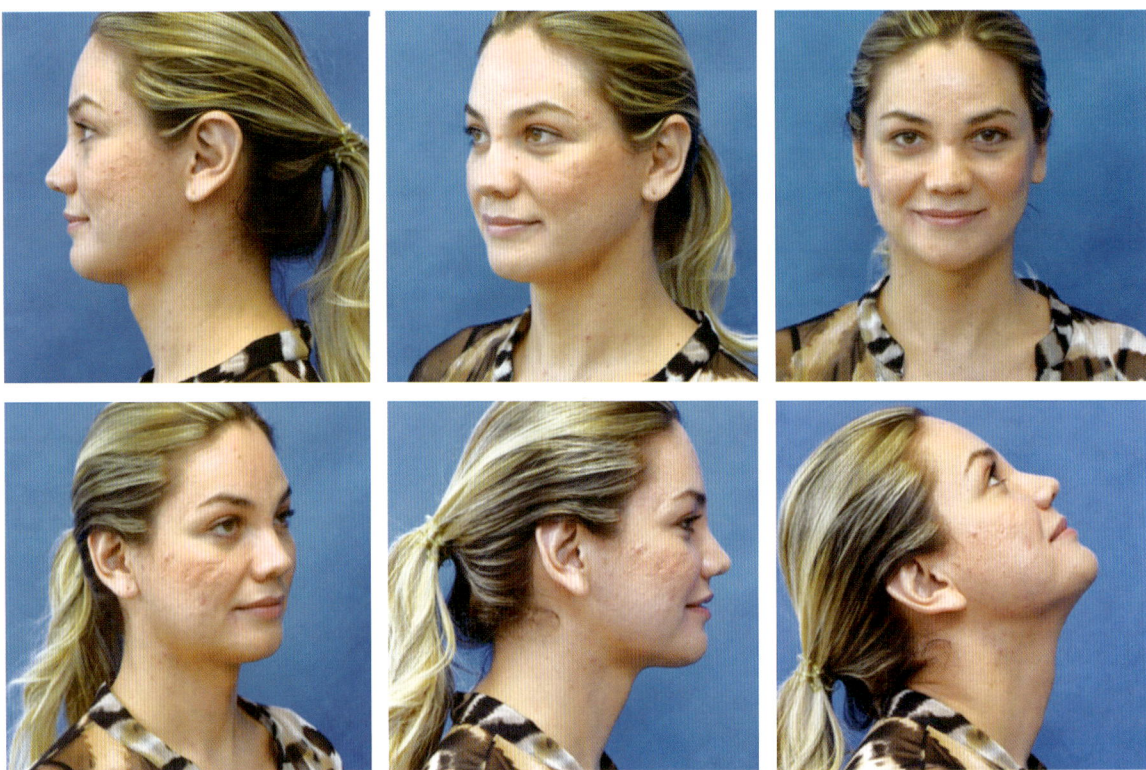

Fig. 1-5, cont. Resultados pós-operatórios na mesma paciente após a FFS.

Cirurgia Virtual de Feminização Facial

A cirurgia virtual de feminização facial (VFFS, do inglês *virtual facial feminization surgery*) é uma ferramenta poderosa que possibilita a previsão dos possíveis resultados da FFS com alto grau de realismo (Fig. 1-6). A VFFS ajuda as pacientes a entenderem os efeitos dos procedimentos propostos sobre seu gênero facial e a ajustar suas expectativas. Para o cirurgião, esta ferramenta é muito importante na avaliação e no diagnóstico de cada caso. Os resultados previstos são sempre em médio a longo prazo, após o término da fase de recuperação pós-operatória. As pacientes devem estar cientes disso ao verem seu resultado virtual.

A VFFS deve ser realizada por especialistas em gênero facial, que podem prever as alterações da face de maneira realista após a modificação da estrutura óssea. No entanto, como em todas as simulações, há certa margem de variabilidade em relação aos resultados obtidos com a FFS.

CAPÍTULO 1

Cirurgia de Feminização Facial: Uma Abordagem Global

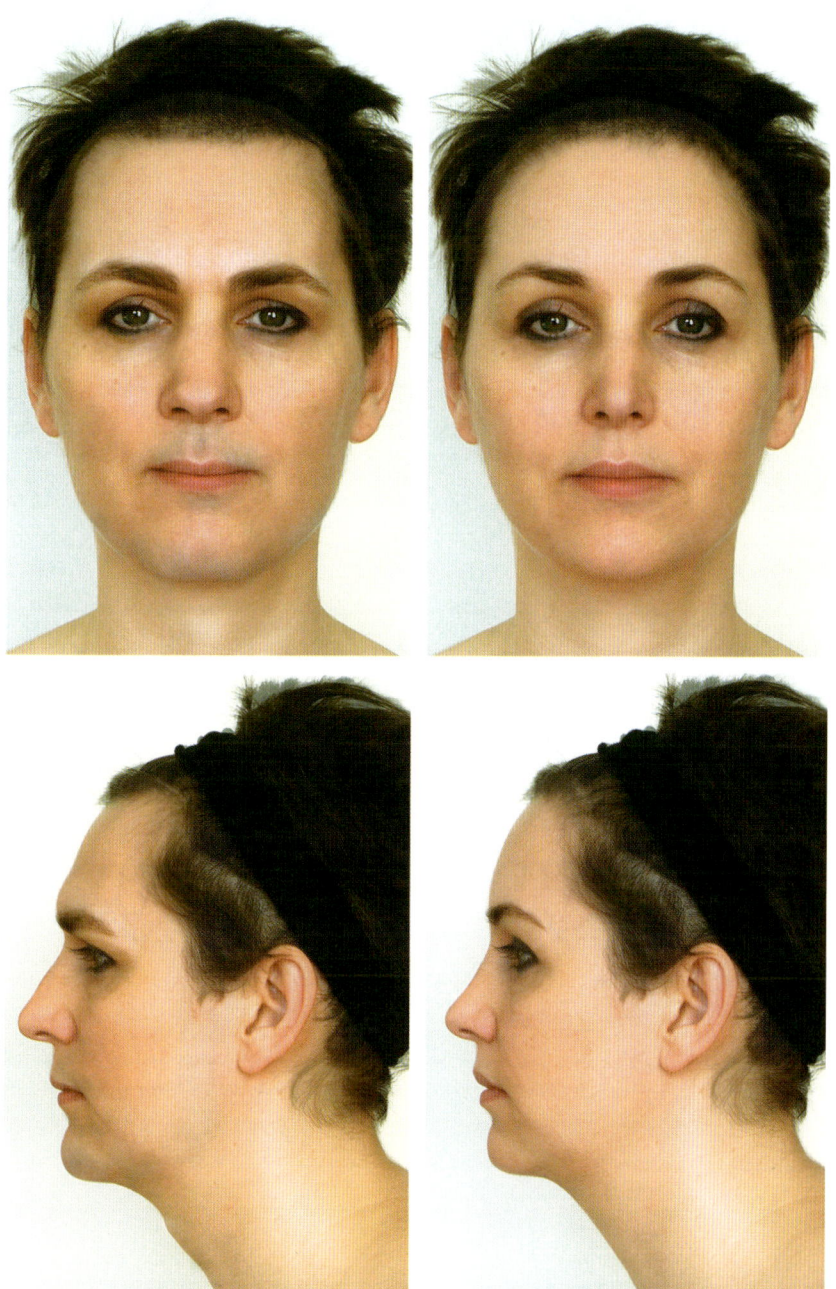

Fig. 1-6 Imagem de VFFS. (Cortesia de Alexandra Hamer.)

Procedimentos de Feminização Facial

Os cirurgiões devem ser capazes de expor, de forma clara, os principais procedimentos que compõem a FFS, inclusive a descrição técnica e o esclarecimento de alguns conceitos importantes que podem ser confundidos. Qualquer paciente submetida à FFS deve receber informações claras e detalhadas sobre as técnicas, sua realização, a experiência pós-operatória associada e todos os possíveis riscos e complicações. Todas estas informações devem ser contidas em termos de consentimento livre e esclarecido para cada procedimento, que devem ser assinados pela paciente após serem lidos e entendidos, bem antes da cirurgia e após o esclarecimento de quaisquer dúvidas.

Mais uma vez, a face é dividida em terços e os procedimentos mais importantes em cada terço são discutidos.

Terço Superior: Fronte e Linha do Cabelo

Frontoplastia

Vídeos 1-1 e 1-4

A frontoplastia é um dos procedimentos básicos na feminização facial. Esta cirurgia modifica completamente a região frontonasal-orbital e torna a expressão da paciente mais suave e feminina. O objetivo cirúrgico é o reposicionamento e o remodelamento do complexo da fronte. A melhor forma de conseguir tal resultado é a combinação da escultura óssea à reconstrução frontonasal-orbital, incluindo osteotomia e reposicionamento da parede anterior do seio frontal.[3] A sequência na Figura 1-7 e os Vídeos 1-1 e 1-4 mostram a descrição, passo a passo, da técnica de reconstrução proposta por nossa equipe.

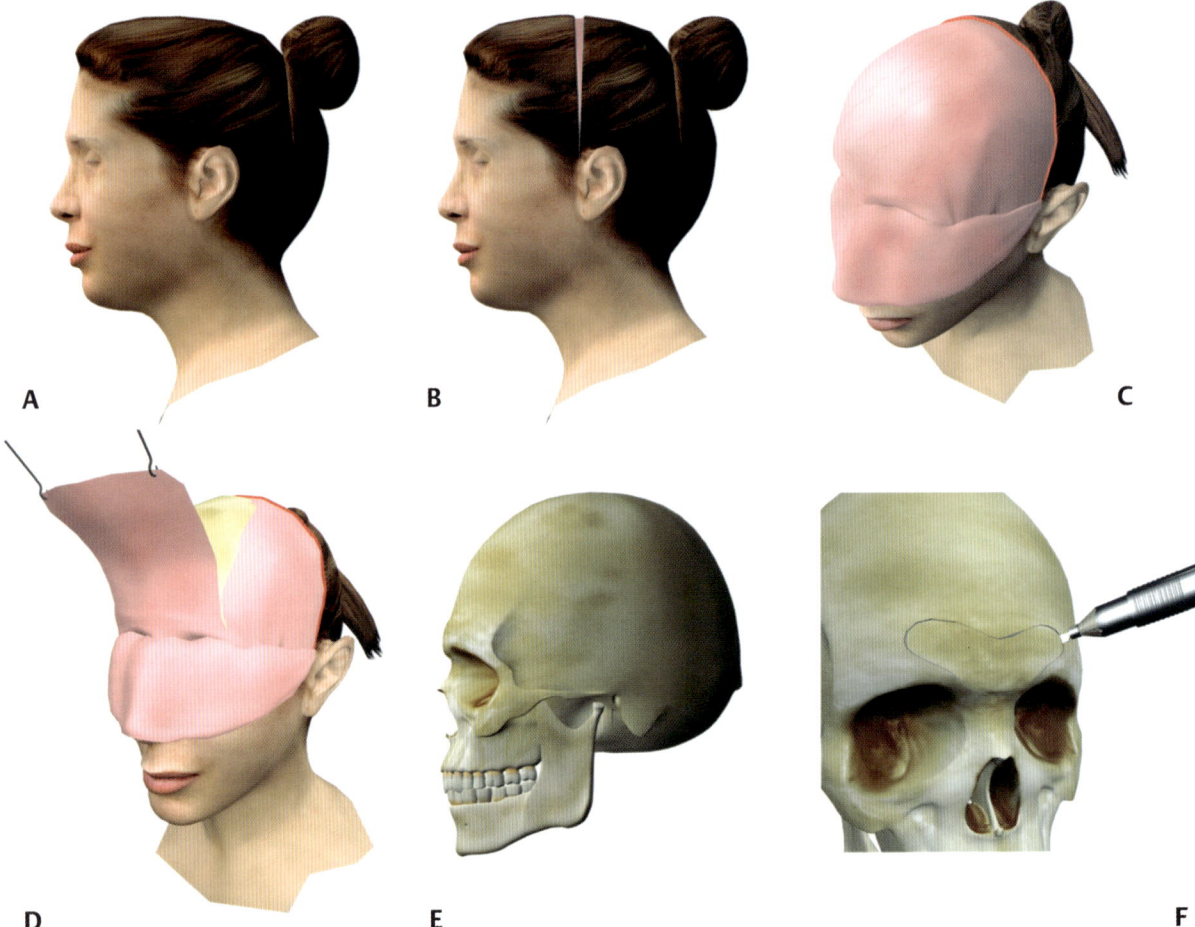

Fig. 1-7 Passo a passo da técnica de frontoplastia na FFS. O exemplo mostra uma abordagem coronal modificada. Sequência da técnica de frontoplastia. **A,** Perfil da paciente antes da cirurgia. **B,** Abordagem coronal modificada, com eliminação de uma faixa de couro cabeludo. **C,** Retalho coronal, com preservação do ramo do nervo facial. **D,** Retalho pericraniano até atingir a arcada frontonasal-orbital e ambas apófises frontomalares. **E,** Perfil do crânio; note a protrusão da proeminência frontal. **F,** Osteotomia da parede anterior do seio frontal com serra.

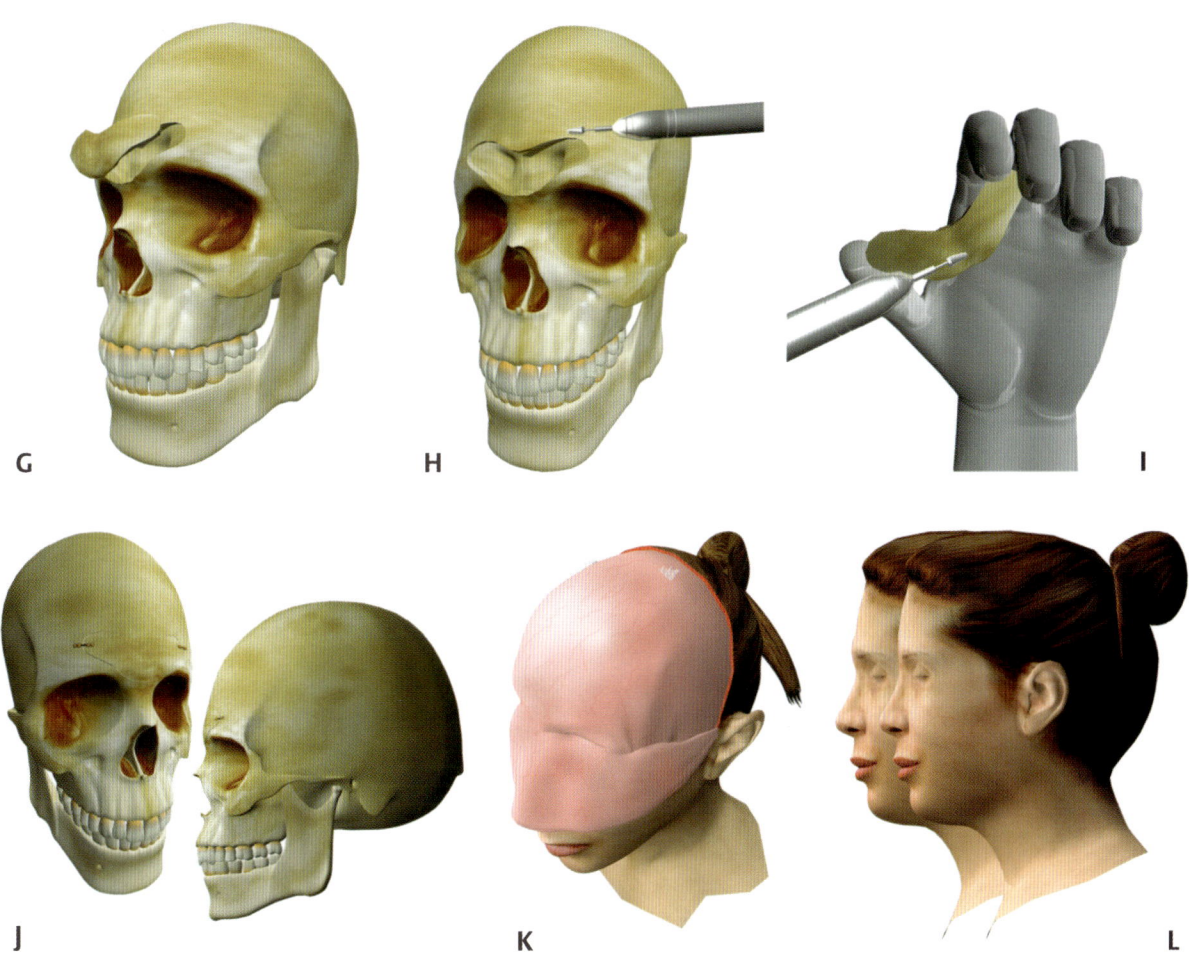

Fig. 1-7, cont. G, Acesso ao seio frontal. A parede anterior é preservada em soro fisiológico durante a definição do novo contorno do crânio. **H,** Escultura de todo o complexo frontonasal-orbital, com atenção especial à transição frontonasal. **I,** Eliminação das interferências ósseas da parede anterior do seio frontal. **J,** Fixação estável da parede anterior do osso frontal com osteossíntese. **K,** Fechamento meticuloso do retalho pericraniano e colocação de âncoras reabsorvíveis (dispositivo de fixação frontal Endotine, Coapt Systems, Palo Alto, CA, Estados Unidos) para reposicionamento correto das sobrancelhas sobre a nova estrutura óssea. **L,** Perfil da paciente após a cirurgia.

Com este procedimento é possível suavizar todas as áreas anatômicas da região da fronte (proeminência frontal, bordas supraorbitais, coxins frontomalares e cristas temporais), melhorar a transição frontonasal, refinar a abertura da órbita e manter a integridade anatômica de toda a região. Por estes motivos, recomendamos o uso desta técnica, mesmo em pacientes com agenesia sinusal (que não apresentam seio frontal).[15] Embora outros autores[6,7,9,16] defendam técnicas diferentes (p. ex., desgaste ósseo isolado e uso de materiais de preenchimento), em nossa experiência, a técnica de reconstrução proposta tem resultados satisfatórios e seguros independentemente da anatomia da região frontal (Fig. 1-8).

CAPÍTULO 1
Cirurgia de Feminização Facial: Uma Abordagem Global

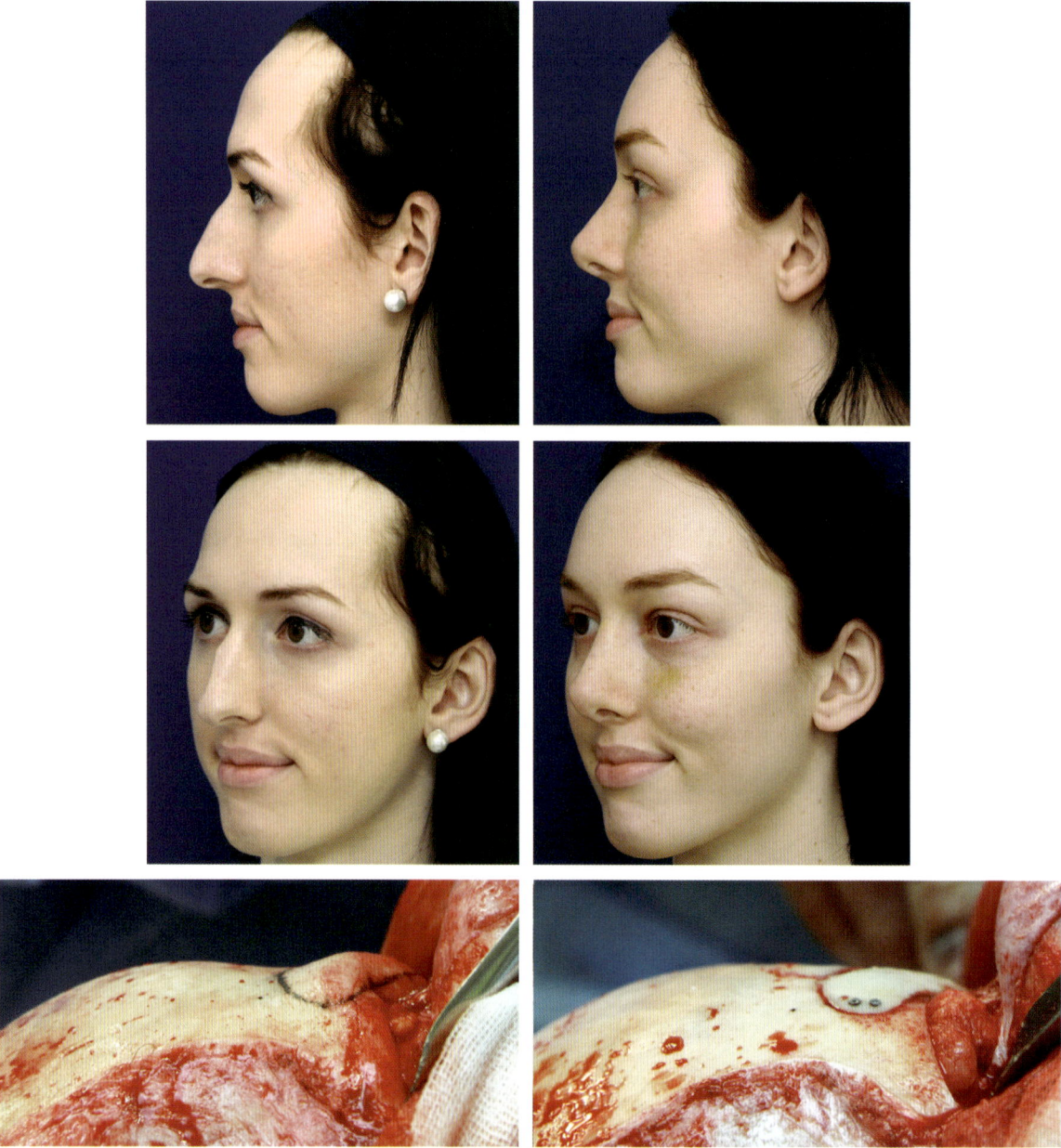

Fig. 1-8 Fotografias pré-operatórias, pós-operatórias e intraoperatórias da frontoplastia. Note o mecanismo de fixação usado (osteossíntese com microparafuso de titânio). Os procedimentos realizados foram frontoplastia, rinoplastia e redução do pomo-de-adão.

Por fim, é importante discutir o melhor acesso (via de abordagem) à região do osso frontal – a abordagem pela linha do cabelo ou a abordagem coronal modificada. Em nossa opinião, este acesso deve ser baseado nas características da linha do cabelo da paciente e sua implantação (a distância entre o ângulo nasofrontal e o começo do cabelo). Descreveremos as duas técnicas.

Tratamento da Linha do Cabelo

A linha do cabelo é uma parte básica da identificação do gênero facial e, portanto, deve ser abordada da melhor maneira possível para obtenção de resultados satisfatórios e naturais

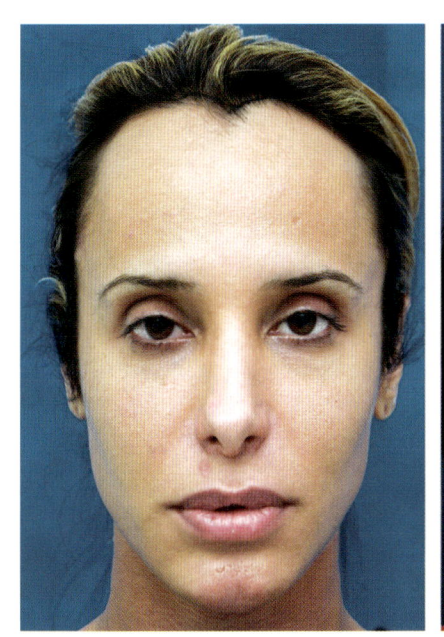

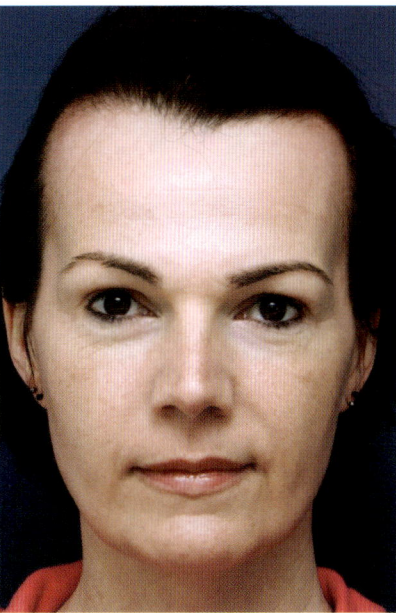

Fig. 1-9 Comparação de dois tipos de implante da linha do cabelo. **A,** Candidata ao avanço cirúrgico do couro cabeludo; note o padrão arredondado da linha do cabelo e seu implante elevado (testa excessivamente alta) na fotografia pré-operatória. **B,** Candidata à frontoplastia com transplante imediato de cabelo. Note o padrão em M da linha do cabelo e a boa altura da testa (distância entre o násio e a linha do cabelo) na fotografia pré-operatória.

no terço superior da face. Neste momento, há duas alternativas para o tratamento da linha do cabelo: o avanço do couro cabeludo e a sua redefinição por meio do transplante de cabelo.

Cirurgia de Avanço do Couro Cabeludo O avanço do couro cabeludo é recomendado apenas em pacientes com linha do cabelo em padrão arredondado (sem qualquer recesso nas têmporas ou apenas recesso brando) e implante significativo e desproporcionalmente alto da linha do cabelo em direção ao centro.[17] Nas mulheres trans com linha do cabelo dentro dos parâmetros femininos e recesso temporal, esta técnica não é recomendada, já que não melhora ou corrige as falhas. Assim, o avanço do couro cabeludo não é o tratamento de escolha na maioria das pacientes trans. Em nossa experiência, a abordagem da linha do cabelo é adequada somente em 1 a cada 20 pacientes (Fig. 1-9).

A técnica cirúrgica de avanço do couro cabeludo consiste na remoção de uma faixa de, no máximo, 2 cm de pele e localização da área de incisão (futura cicatriz) cerca de 2 mm dentro do cabelo, seguindo a linha de implante. O avanço do couro cabeludo é feito por meio da colocação de um dispositivo reabsorvível de fixação (dispositivo de fixação frontal Endotine 3.0), que não apenas acelera o processo, mas também elimina a tensão entre as bordas da ferida, o que ajuda a produzir uma cicatriz melhor. A extensão lateral da incisão fica escondida no cabelo, já que o avanço desta região lateral não é o objetivo da cirurgia. O Vídeo 1-2 apresenta a técnica cirúrgica de avanço do couro cabeludo.

Nas pacientes em que este procedimento é recomendado e que precisam de frontoplastia, esta é a abordagem usada (Fig. 1-10).

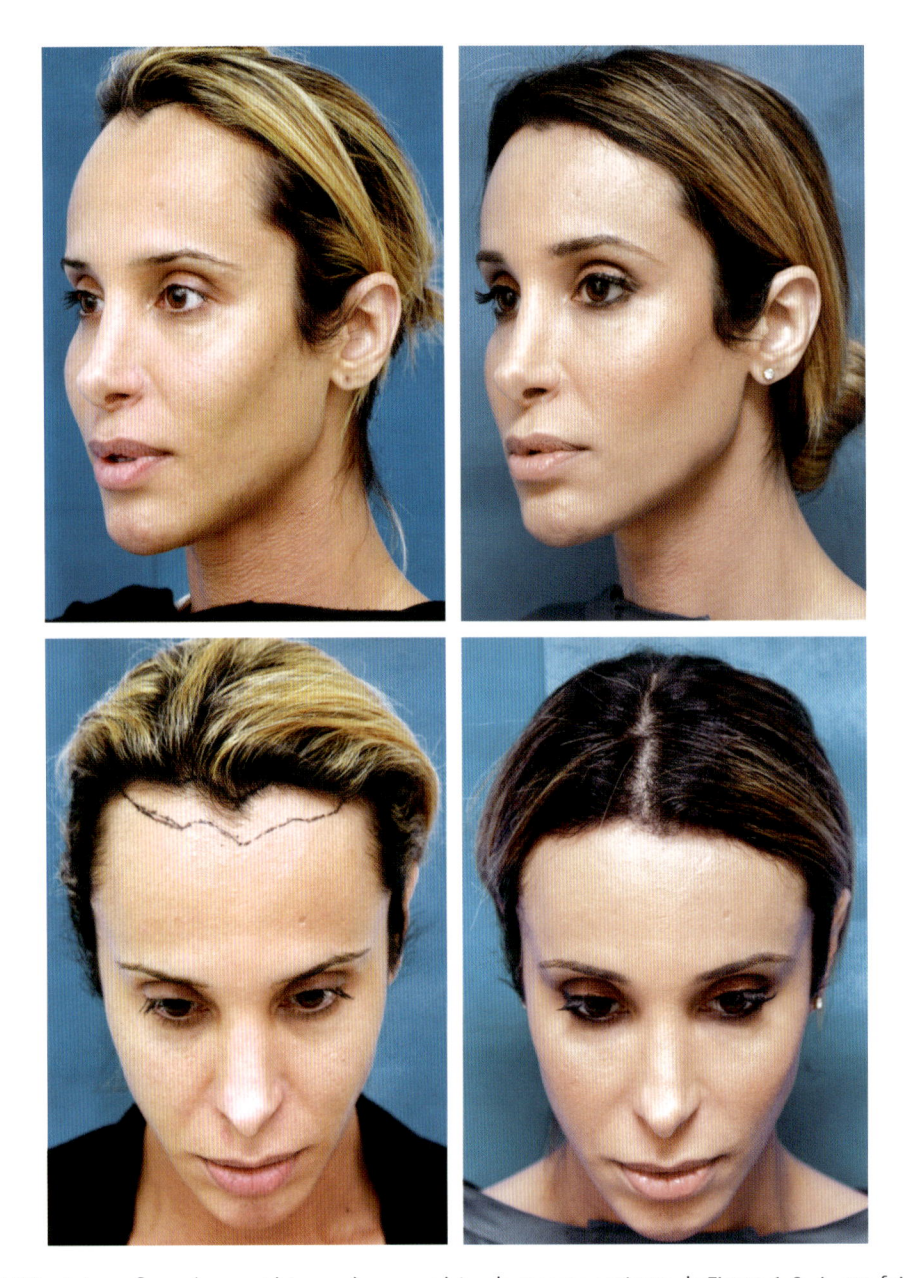

Fig. 1-10 Fotografias pré-operatórias e pós-operatórias da mesma paciente da Figura 1-9, *A*, que foi submetida à frontoplastia e ao avanço cirúrgico do couro cabeludo. Note que o formato da incisão respeita a linha natural de implante dos cabelos.

Redefinição da Linha do Cabelo com Transplante de Fios A redefinição da linha do cabelo com transplante de fios é recomendada em pacientes com linha em formato de M (comum em mulheres trans),[18] densidade capilar suficiente e sem alopecia androgênica ativa (de modo geral, a alopecia se estabiliza com o tratamento hormonal, embora cada caso deva ser individualmente avaliado). A principal área de enfoque do transplante de fios é formada pelos cantos com recesso da linha do cabelo; no entanto, a seção central da linha também pode ser tratada caso apresente problemas de densidade capilar ou pequeno avanço (até 1 cm) da linha seja desejado. Dependendo da forma de obtenção dos folículos pilosos, duas diferentes técnicas podem ser usadas: faixa de unidade folicular (FUS, do inglês *follicular unit strip*) ou extração de unidade folicular (FUE, do inglês *follicular unit* *extraction*).[19] Na técnica de FUS, os folículos são obtidos de uma faixa de couro cabeludo removida em um pequeno procedimento cirúrgico; na técnica de FUE, os folículos são obtidos um a um, sem qualquer necessidade de processo cirúrgico associado. A FUE geralmente é mais demorada e requer maior experiência em razão de sua complexidade técnica.

A nova linha do cabelo é projetada para parecer natural, com atenção especial a parâmetros como densidade e irregularidade (nenhuma linha do cabelo é completamente reta).

Para as pacientes que são candidatas à modificação da linha do cabelo por meio do transplante de fios e também à frontoplastia, nossa equipe desenvolveu a técnica de transplante imediato de cabelo (IHT, do inglês *immediate hair transplant*). Nesta técnica, aproveitamos a faixa de couro cabeludo obtida na abordagem coronal modificada[3] usada para acesso à região frontal. Isto permite a coleta dos folículos pilosos na faixa, da mesma maneira realizada na técnica convencional de FUS, já descrita. Depois da frontoplastia, a nova linha do cabelo é desenhada e os folículos pilosos obtidos são enxertados (há, em média, 2.000 unidades foliculares por faixa, cerca de 3.900 fios). Para reduzir os riscos associados à anestesia geral prolongada, a paciente fica desperta e levemente sedada durante todo o procedimento de IHT. Graças a esta técnica, todo o terço superior pode ser tratado na mesma cirurgia, o que é uma grande vantagem para muitas pacientes. A alopecia androgênica deve ser completamente estabilizada antes do emprego desta técnica. Nas pacientes com perda pilosa extensa na área em que a faixa de couro cabeludo normalmente é obtida, a incisão coronal pode ser feita mais para trás, até mesmo na região occipital, se necessário (Fig. 1-11)

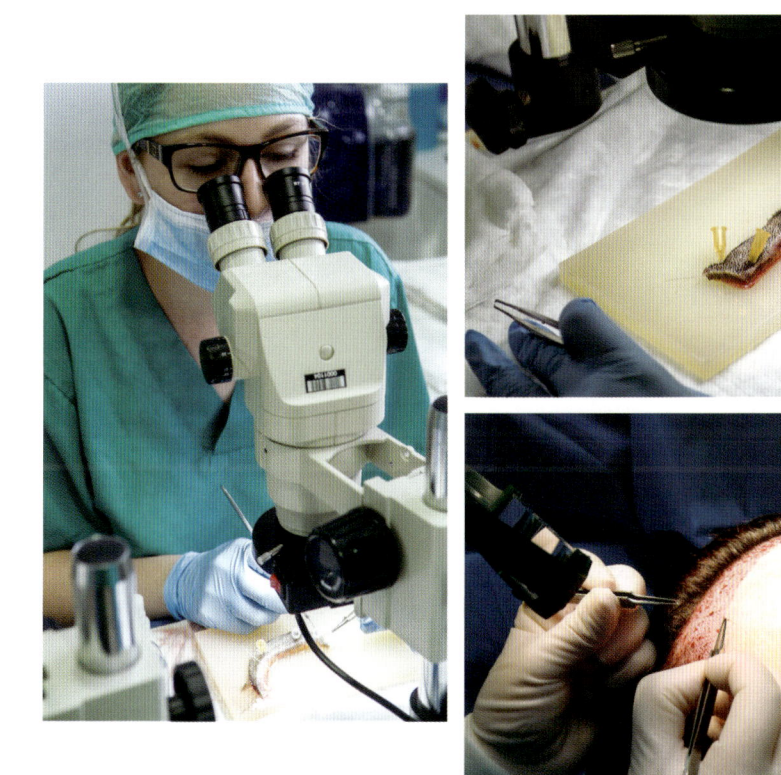

Fig. 1-11 Obtenção das unidades foliculares da faixa retirada durante a abordagem coronal modificada e implante cirúrgico de cada unidade.

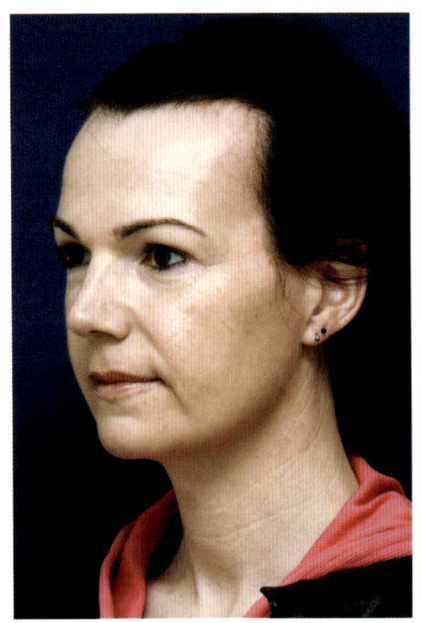

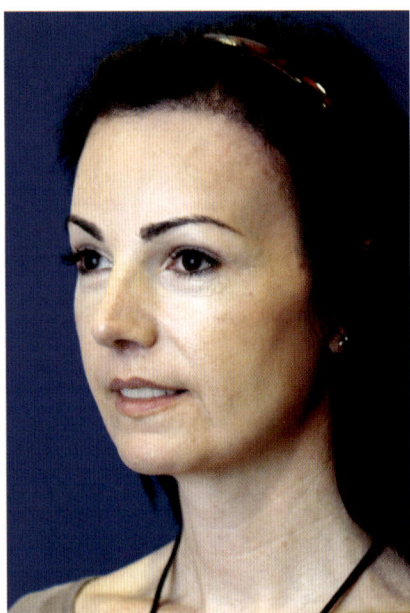

Fig. 1-12 Resultados 6 meses após o procedimento nesta paciente, a mesma mulher trans mostrada na Figura 1-9, *B*, que foi submetida à frontoplastia e à redefinição da linha do cabelo com procedimento IHT para eliminar recessos temporais. O *lifting* labial também foi realizado.

O cirurgião deve enfatizar às pacientes candidatas que esta técnica é uma excelente oportunidade para aproveitar o grande número de folículos piloso na faixa de couro cabeludo obtida durante a abordagem coronal modificada. O número de folículos que pode ser obtido na faixa é limitado e, assim, se o resultado da IHT não atender completamente o objetivo de fechamento do recesso temporal (Fig. 1-12), ou se houver necessidade de maior densidade pilosa, um segundo procedimento de transplante de fios (FUS ou FUE) pode ser realizado depois de alguns meses.

Terço Medial: Bochechas, Nariz e Lábio Superior

Bochechas

Embora existam diversas alternativas para aumento da bochecha,[20] são propostas duas opções com base em nossa experiência.

Implantes Fixos de Polietileno Poroso Os implantes rígidos de polietileno poroso são fixos ao osso por osteossíntese (parafusos de posicionamento) para assegurar a estabilidade.[21] Quando necessário, podem ser alterados conforme as necessidades específicas da paciente. A estrutura porosa destas próteses permite o crescimento ósseo em seu interior.[22] Os implantes devem ser colocados por meio da abordagem intraoral. Os resultados são bastante estáveis com o passar do tempo. Se o volume do implante não for cuidadosamente considerado, os resultados podem parecer superficiais.

Transferência de Gordura Um enxerto autólogo de gordura é obtido, geralmente da região abdominal ou das coxas. A gordura é depositada na zona supraperióstea, evitando áreas excessivamente superficiais.[23] Os resultados podem ser satisfatórios e bastante naturais, mas esta técnica requer que o especialista tenha muita experiência na obtenção e manipulação do enxerto e em sua colocação meticulosa em áreas essenciais. Grande parte da gordura pode ser reabsorvida e, assim, esta técnica normalmente é realizada em múltiplas sessões para construção do volume permanente.[24]

Nariz

Muitas pacientes acreditam que o refinamento do nariz pode levar à melhora significativa de sua aparência. Na verdade, a rinoplastia pode ter efeito complementar geral, tornando a face mais delicada. As técnicas comuns de rinoplastia podem ser usadas para deixar o nariz menor e com contorno mais feminino e harmonioso em relação ao restante da face e da fronte.[25]

O resultado final depende, em certo grau, do tipo de pele da paciente. Se a pele for final, a redução das estruturas subjacentes pode ser vista pelo lado de fora, mas, se a pele for espessa, como é comum em homens, as alterações podem ser menos aparentes.

Estatisticamente, a rinoplastia é um dos procedimentos com maiores taxas de complicações em médio e longo prazos (assimetria, desvio e colapso da ponta).[26,27] Isto ocorre, principalmente, quando o cirurgião trata apenas os problemas estéticos do nariz, sem considerar sua estrutura interna e suporte. Nestas pacientes, os resultados imediatos são satisfatórios, mas, com o passar do tempo, há o desenvolvimento de problemas.

Nossa técnica é sempre baseada na estrutura e na estética. As principais áreas de colapso (ponta e dorso) normalmente são reforçadas com enxertos de cartilagem, o que evita alterações pós-operatórias indesejadas a médio e longo prazos.[28]

Lábio Superior

De maneira geral, a distância entre o lábio superior e o nariz é maior em homens do que em mulheres. Isto pode diminuir a exposição dos dentes superiores dos homens quando a boca está aberta e, em repouso, este efeito é intensificado pelo envelhecimento. Para redução da dimensão vertical, a técnica de *lifting* labial é usada. Nosso procedimento de *lifting* labial é uma modificação da técnica subnasal (*bullhorn*)[29]; primeiramente, os pontos essenciais são estabelecidos e conectados por incisões retas. Uma faixa de pele e tecido subcutâneo é removida sem violar o músculo orbicular e a ferida é fechada em duas camadas (Fig. 1-13).

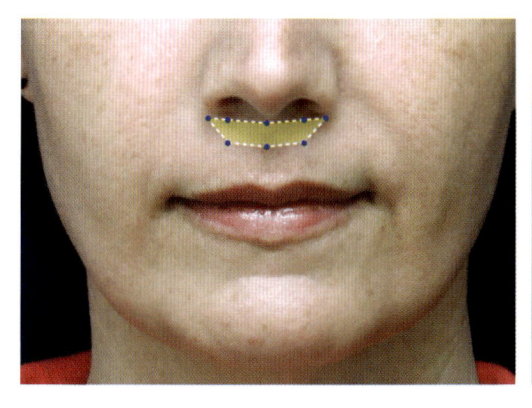

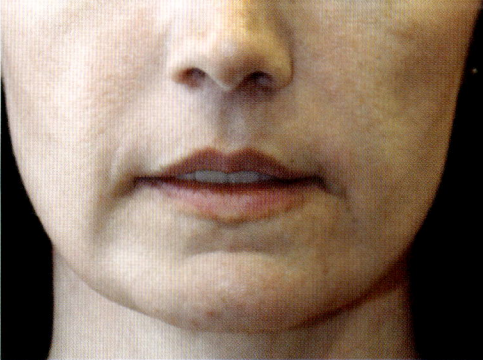

Fig. 1-13 Projeto de *lifting* labial e resultado pós-operatório.

Terço Inferior: Maxilar Inferior e Queixo

Os procedimentos usados no maxilar inferior e no queixo são fundamentais para obtenção da feminização adequada do terço inferior da face. Dentre os possíveis objetivos deste tratamento estão a modificação da largura e da altura do maxilar inferior, a suavização do maxilar inferior (inclusive da transição entre o maxilar inferior e o queixo) e a modificação do tamanho, do formato e da posição do queixo (Fig. 1-14).

A escolha do tratamento deve ser baseada no diagnóstico por imagem e na avaliação clínica da paciente. Neste contexto, o maxilar inferior com linhas fortes ou ângulos pronunciados não é, necessariamente, sinônimo de masculinidade, já que estas características se encaixam bem em alguns perfis faciais femininos; assim, uma avaliação individualizada é necessária para atender às necessidades particulares da paciente. Da mesma forma, as técnicas de feminização do maxilar inferior e do queixo não afetam ou modificam a oclusão da paciente.

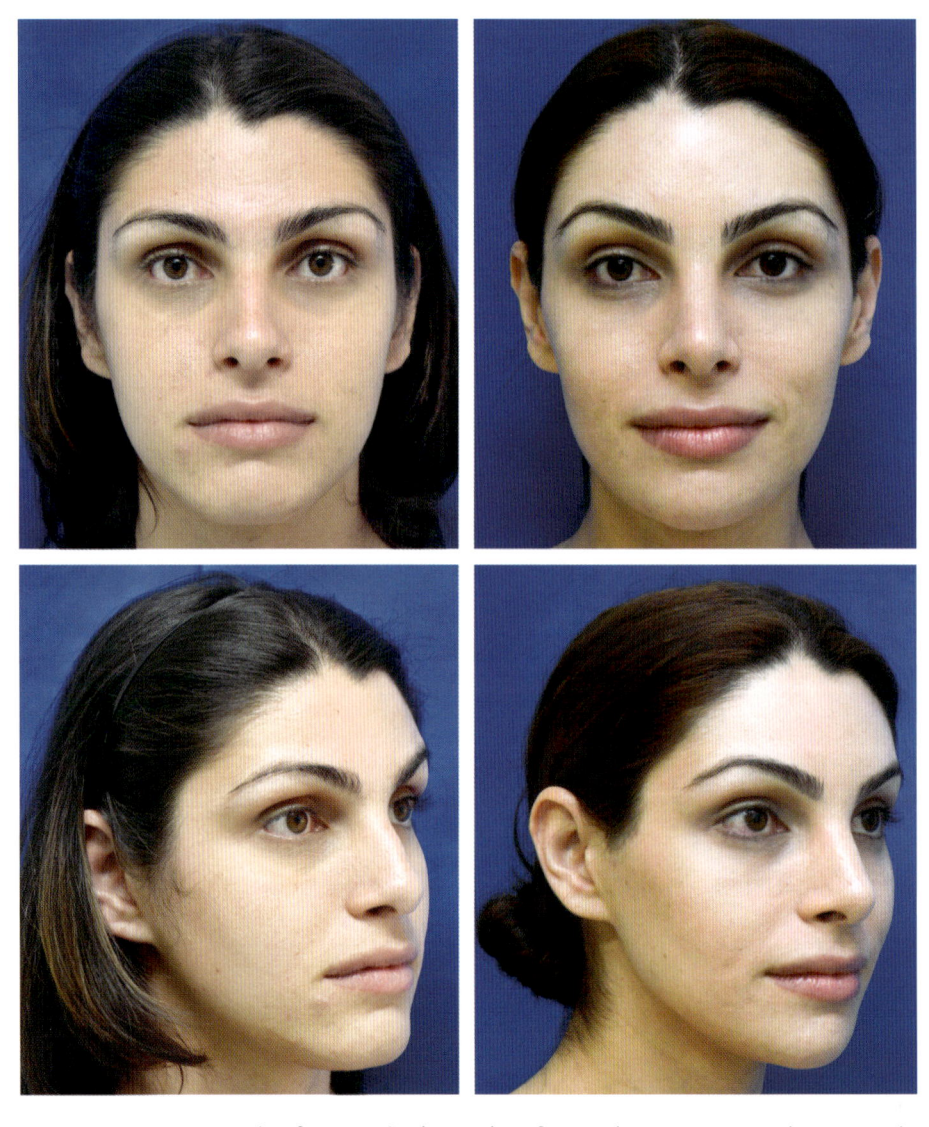

Fig. 1-14 Paciente antes e após a feminização do maxilar inferior e do queixo. Frontoplastia, rinoplastia, redefinição do contorno do maxilar inferior e do queixo e redução do pomo-de-adão foram realizados.

O acesso ao maxilar inferior e ao queixo deve ser sempre por abordagem intraoral, o que previne a formação de cicatrizes externas. No maxilar inferior, duas pequenas incisões são feitas na base do vestíbulo, paralelas aos últimos molares. No queixo, uma incisão é feita na área labial (distante dos dentes e das gengivas), o que permite a visualização excelente e o acesso à área a ser tratada, com uma cicatriz imperceptível após o período de regeneração. De modo geral, o maxilar inferior e o queixo são tratados como um todo. Neste caso recomendamos a conexão das incisões descritas por meio de um túnel subperiósteo, o que cria uma excelente área de trabalho, evitando que a incisão tenha tamanho excessivo (desluvamento do maxilar inferior) e ajudando a proteger os nervos mentonianos ao não os expor. Isto produz melhor resultado pós-operatório em relação à cicatrização e à recuperação funcional (Figs. 1-15 e 1-16).

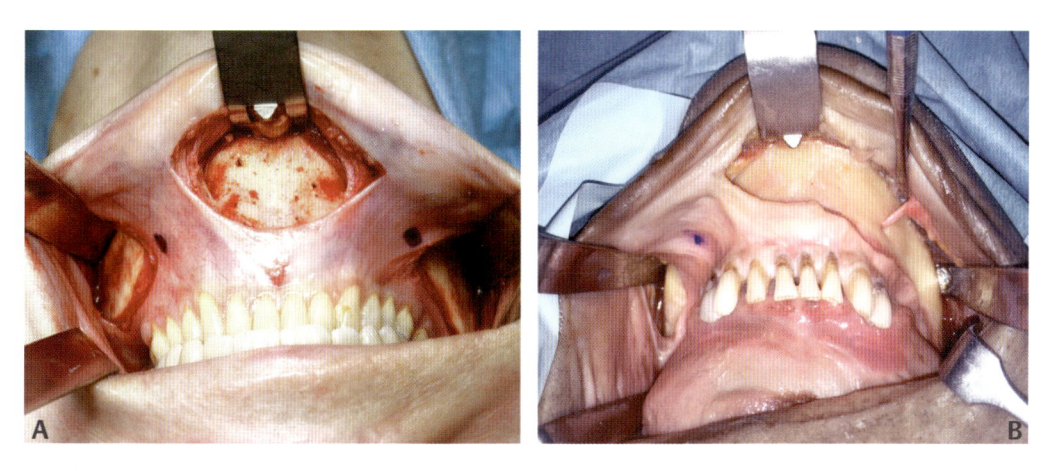

Fig. 1-15 Abordagem tripla para tratamento simultâneo do maxilar inferior e do queixo. **A,** Fotografia intraoperatória mostrando a exposição do maxilar inferior e do queixo sem desluvamento. Note as pontes mucosas que protegem os nervos mentonianos (marcados em *preto*). **B,** Dissecção anatômica de cadáver. Note a exposição nervosa excessiva com o uso da técnica de desluvamento em comparação com a abordagem combinada proposta.

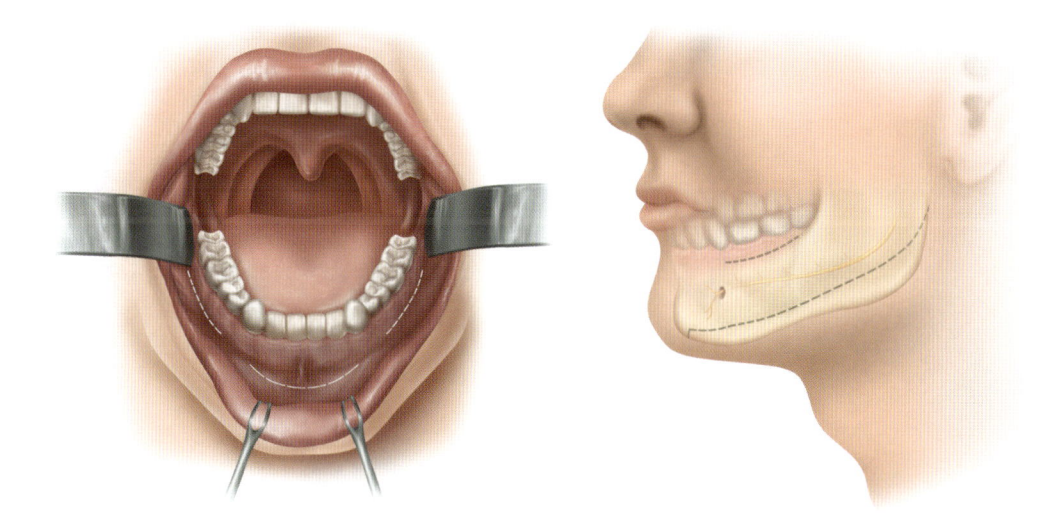

Fig. 1-16 A abordagem tripla, mostrando os nervos mentonianos e sua trajetória intramandibular (na *visualização lateral*) e linhas das osteotomias basais para redefinição dos contornos do maxilar inferior e do queixo.

CAPÍTULO 1
Cirurgia de Feminização Facial: Uma Abordagem Global

As técnicas cirúrgicas são baseadas na escultura óssea: desgaste ósseo, osteotomias padrões (secções ósseas), osteotomias por piezocirurgia (sistema de secção ultrassônica *Piezosurgery*) e controle endoscópico. A ampliação do campo com lupas cirúrgicas é recomendada durante o trabalho no maxilar inferior e no queixo.

O uso de brocas de alta velocidade reduz o volume ósseo no corpo e no ângulo do maxilar inferior e no queixo. Esta técnica requer altíssimo grau de controle para impedir a ocorrência de danos às estruturas adjacentes (nervos mentonianos, músculos ou vasos) ou enfraquecimento excessivo do córtex do maxilar inferior.

A osteotomia padrão é recomendada principalmente no queixo. O osso é seccionado com uma serra sabre, o que possibilita a movimentação dos segmentos ósseos e a modificação da posição do queixo (para avançá-lo, por exemplo).

A osteotomia com piezocirurgia é a técnica de escolha para ressecção basal do maxilar inferior e do queixo e redefinição dos ângulos maxilares. A cirurgia piezoelétrica óssea permite a realização de cortes muito precisos no tecido mineralizado (osso) sem afetar outras estruturas, evitando, assim, qualquer tipo de dano em mucosas, músculos, nervos ou vasos sanguíneos[30] (Fig. 1-17).

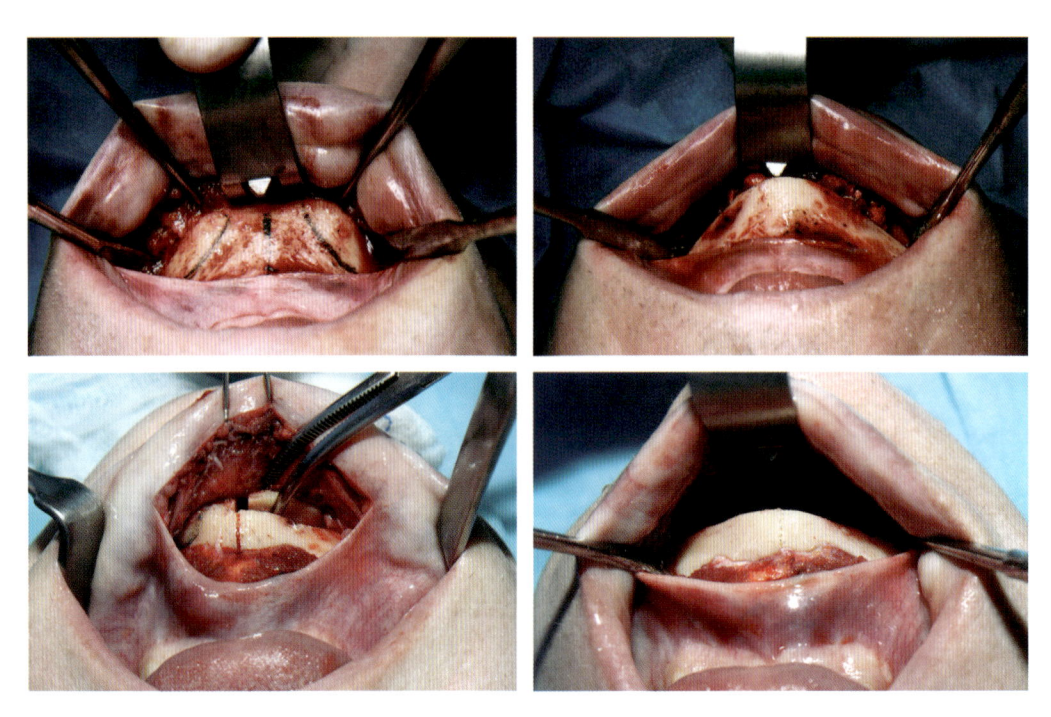

Fig. 1-17 Fotografias intraoperatórias mostrando as diferentes alternativas durante a feminização do queixo. Note as possíveis modificações de altura, largura e formato pelo uso de uma combinação de desgaste ósseo e osteotomia com piezocirurgia.

O controle endoscópico é muito importante nas osteotomias do maxilar inferior, principalmente na parte distal do ângulo, uma região de difícil acesso e que pode ter grande complexidade técnica (Fig. 1-18).

É preciso algum tempo, talvez até 12 meses, para que os tecidos moles se reajustem à nova estrutura, volume e posição do maxilar inferior e do queixo. De modo geral, em pacientes com flacidez prévia do tecido mole ou lassidão posterior significativa, recomendamos o reajuste cirúrgico com um procedimento de *lifting* em uma segunda sessão cirúrgica para corrigir a lassidão e enfatizar o trabalho ósseo (Figs. 1-19 e 1-20).

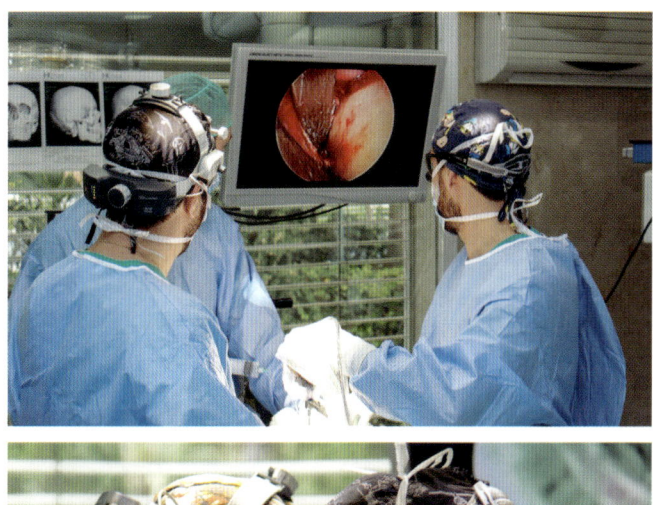

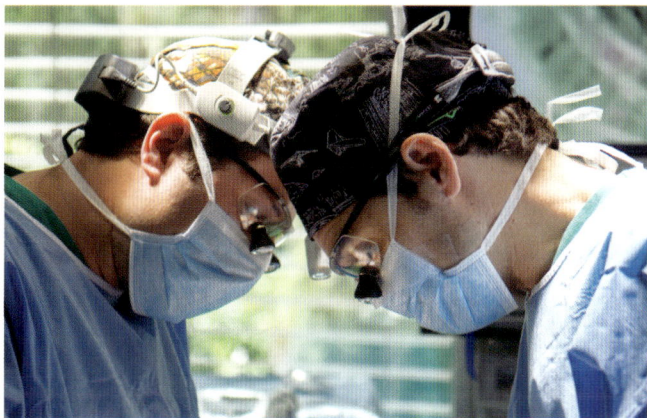

Fig. 1-18 Redefinição do contorno do maxilar inferior e do queixo com auxílio endoscópico e ampliação do campo com lupas cirúrgicas de 2,5×.

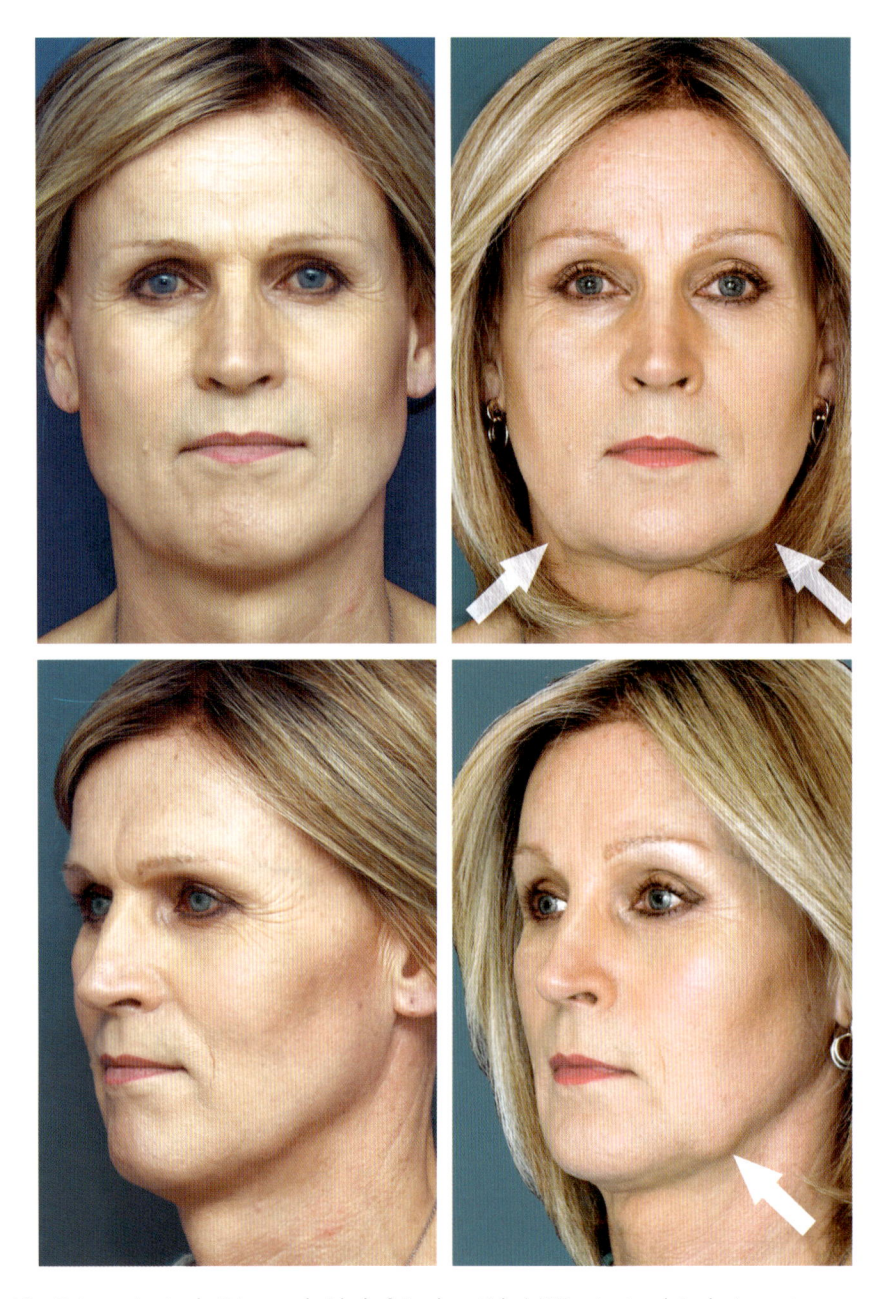

Fig. 1-19 Esta paciente de 64 anos de idade foi submetida à FFS estrutural, inclusive extensa redefinição do contorno do maxilar inferior e do queixo. Note o aumento no excesso anterior de tecido mole no terço inferior (*setas*). Esta paciente é candidata à cirurgia de readaptação de tecido mole em um segundo estágio. Frontoplastia, redefinição do contorno do maxilar inferior e do queixo e redução do pomo-de-adão foram realizadas.

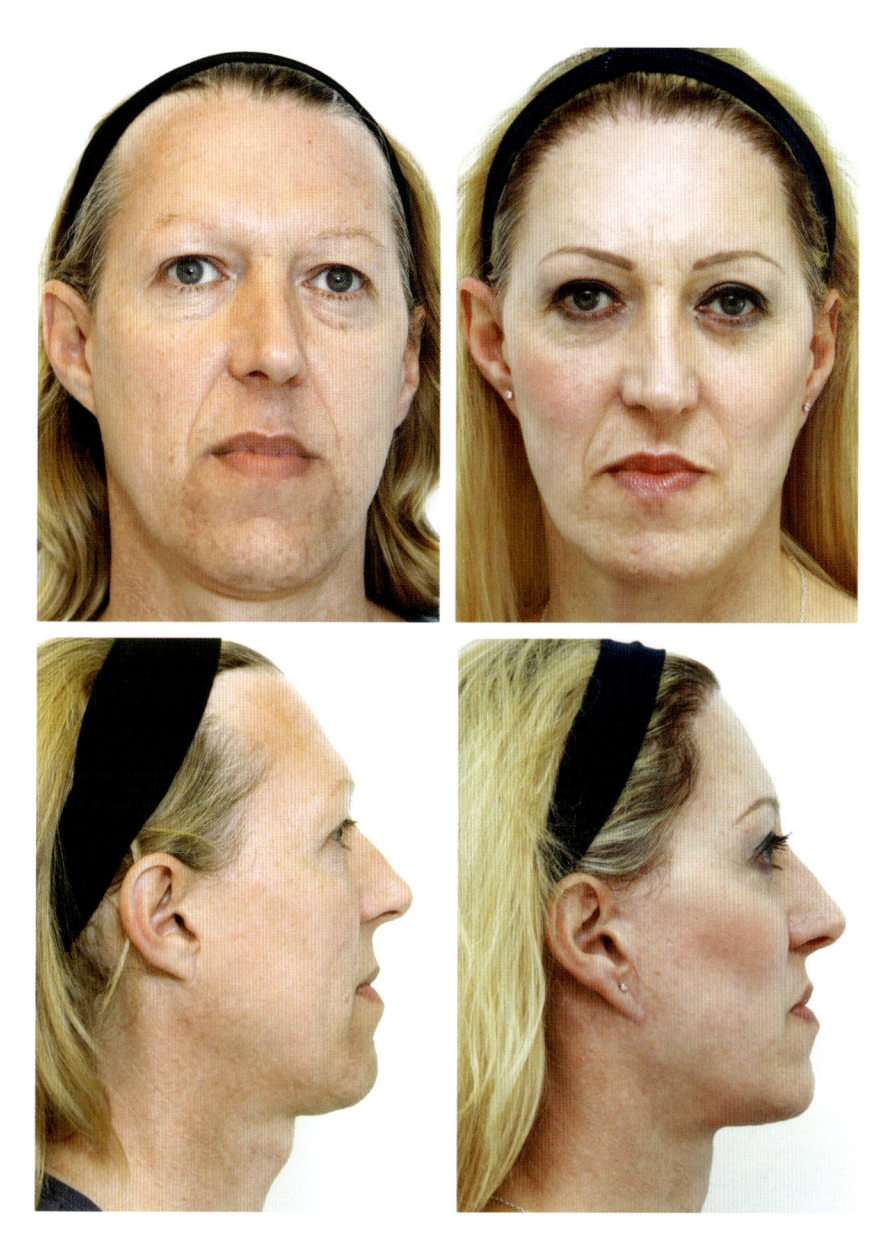

CAPÍTULO 1
Cirurgia de Feminização Facial: Uma Abordagem Global

Fig. 1-20 Esta paciente foi atendida antes e após a FFS. Os procedimentos realizados na primeira fase cirúrgica foram frontoplastia com IHT, *lifting* labial, redefinição do contorno do maxilar inferior e do queixo e redução do pomo-de-adão. Seis meses depois, uma segunda fase cirúrgica foi realizada para readaptação do tecido mole, inclusive *lifting* da face e do pescoço e blefaroplastia inferior e superior.

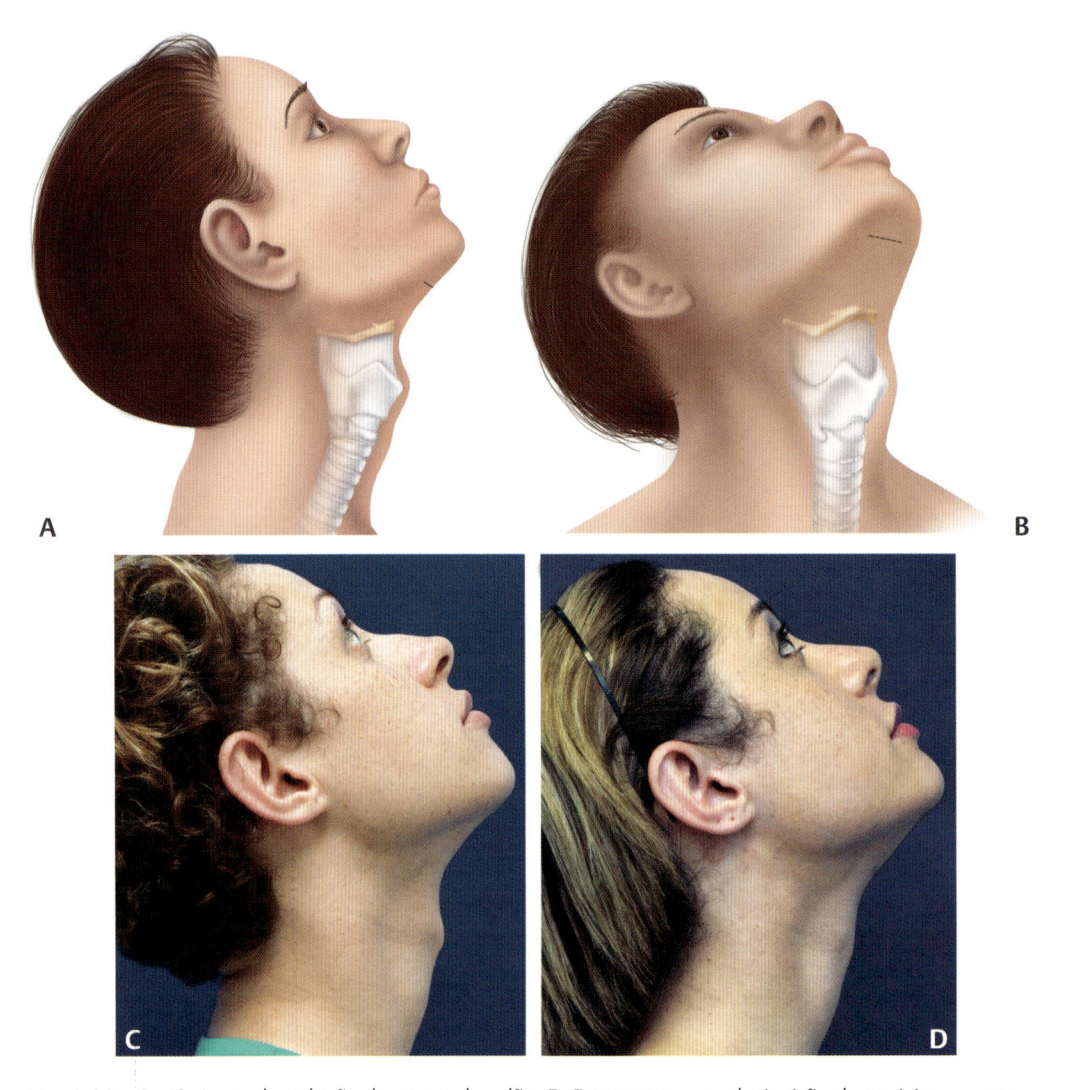

Fig. 1-21 A e **C,** Antes da redução do pomo-de-adão. **B,** Estrutura traqueal e incisão de posicionamento alto, distante da área de trabalho. **D,** Após a redução do pomo-de-adão.

Pescoço: Cartilagem Tireoidiana (Pomo-de-Adão)

Como já discutido, está é uma característica importante na identificação do gênero e motivo de consternação para muitas mulheres trans. Para abordar o pomo-de-adão, recomendamos fazer uma incisão distante da cartilagem em si, preferencialmente na região da prega cervicomentoniana. Isto impede a formação de cicatrizes visíveis e aderências entre a cartilagem tireoidiana e as camadas superiores. A incisão não deve ter mais do que 2 cm. O cirurgião deve evitar pontos de acesso excessivamente pequenos que afetem o procedimento de redução da cartilagem de maneira negativa. A aplicação das características da cartilagem (rigidez e posição), a redução pode ser feita por meio de desgaste ou com bisturi. Na redefinição do contorno por desgaste, recomendamos o uso de brocas de diamante, que são muito eficazes na escultura da cartilagem e não muito agressivas para o tecido mole adjacente. O conhecimento anatômico exato da região tratada é importante para evitar a escultura na área próxima à inserção das cordas vocais, afetando sua função. A abordagem pode ser fechada em uma camada (sutura intradérmica), que tem efeito positivo na cicatrização e no resultado estético pós-operatório (Fig. 1-21).

Tratamento Pós-Operatório na Cirurgia de Feminização Facial

Um dos fatores mais importantes na FFS é o tratamento pós-operatório da paciente, tanto imediatamente após a cirurgia quanto a médio e longo prazos. A boa recuperação tem grande influência no rápido retorno da paciente a sua rotina. O período pós-operatório imediato é o mais importante, física e emocionalmente. Um bom protocolo é necessário para assegurar que a paciente receba cuidados constantes e se sinta bem apoiada pelos profissionais participantes de seu tratamento. Embora a situação possa variar conforme a paciente, a face geralmente apresenta inflamação significativa após a manipulação cirúrgica, que é mais óbvia nas pálpebras, no nariz, no maxilar inferior e no queixo. A aplicação imediata de hiloterapia (dispositivo Hilotherm Clinic, Hilotherm GmbH, Ludwigsburg, Alemanha), uma terapia de resfriamento controlado, não impede a drenagem linfática, pode ajudar a rápida resolução do edema e traz uma sensação subjetiva de bem-estar à paciente.[31] Além disso, a realização precoce (2 a 5 dias após a cirurgia) de drenagem linfática manual por especialistas diminui consideravelmente o edema e acelera a recuperação e o ajuste dos tecidos moles.[32] Por fim, recomendamos o uso de terapia de compressão por 2 a 3 semanas após a cirurgia de redefinição do contorno do maxilar inferior e do queixo para auxiliar o reposicionamento tecidual.

Seis a 10 dias após a cirurgia, quando a inflamação aguda e os demais sintomas estiverem sob controle, a paciente entra em um período de 2 a 3 semanas de recuperação progressiva em que recomendamos tranquilidade e evitar atividades extenuantes. Depois deste período, a paciente pode retomar sua rotina usual. Exercícios físicos moderados podem começar a ser realizados 3 a 6 meses após a cirurgia. Por fim, a paciente deve saber que resultados definitivos e estáveis podem não aparecer até 1 ano após a intervenção. A paciente sempre deve ter fácil acesso aos especialistas envolvidos em seu caso, mantendo-os cientes de sua evolução e de quaisquer complicações que precisem ser resolvidas.

Acreditamos piamente na aplicação da abordagem multidisciplinar à FFS e encorajamos outros especialistas da área a compartilhar e publicar suas experiências. É hora de estabelecer a FFS como uma disciplina reconhecida e sólida nos campos clínicos e científicos e este objetivo apenas pode ser atingido quando todo o conhecimento e as responsabilidades éticas das equipes cirúrgicas que a realizam forem compartilhados.

Agradecimentos

Agradecemos a todos que ajudaram a dar vida a este incrível projeto: aos Drs. Bailón, Bellinga, Herrera, Kaye, Tenorio e Tobal, por nos estimularem a melhorar nosso trabalho todos os dias; à equipe de transplante de cabelos, por auxiliar o desenvolvimento de uma técnica cirúrgica pioneira; e à nossa unidade anestésica por nos dar segurança. Agradecemos nossa equipe: Mili, Lilia, Ana, Fernanda, Tamara, Laura H., Laura G., Antonio, Grassyt e Eva por serem a força motriz de nosso projeto; a Jenny Bowman por transformar um sonho em realidade; Alexandra Hamer por ser uma fonte constante de inspiração; Pamela por seu profissionalismo incrível; Jorge Laguna, por nos ajudar a crescer; Marcos Nascimento, por dar forma à nossa ideia; Curra, por sempre estar do outro lado; e Dr. Luis Fermín Capitán, por sua participação ativa no preparo deste capítulo. Agradecemos também a nossas famílias por seu constante amor e paciência, em especial Ino, Camila, Javier, Carolina, Lara, Felipe e Martina. Por fim, agradecemos a nossas queridas pacientes por nos deixarem participar de suas jornadas; sem vocês, nada disso seria realidade.

Referências

1. Davey A, Bouman WP, Arcelus J, et al. Social support and psychological well-being in gender dysphoria: a comparison of patients with matched controls. J Sex Med 11:2976, 2014.
2. Walch SE, Ngamake ST, Francisco J, et al. The attitudes toward transgendered individuals scale: psychometric properties. Arch Sex Behav 41:1283, 2012.
3. Capitán L, Simon D, Kaye K, et al. Facial feminization surgery: the forehead. Surgical techniques and analysis of results. Plast Reconstr Surg 134:609, 2014.
4. Marečková K, Weinbrand Z, Chakravarty MM, et al. Testosterone-mediated sex differences in the face shape during adolescence: subjective impressions and objective features. Horm Behav 60:681, 2011.
5. Iscan MY, Steyn M, eds. Sex. In The Human Skeleton in Forensic Medicine, ed 3. Springfield, IL: Charles C Thomas, 2013.
6. Hoenig JF. Frontal bone remodeling for gender reassignment of the male forehead: a gender-reassignment surgery. Aesthetic Plast Surg 35:1043, 2011.
7. Spiegel JH. Facial determinants of female gender and feminizing forehead cranioplasty. Laryngoscope 121:250, 2011.
8. Becking AG, Tuinzing DB, Hage JJ, et al. Transgender feminization of the facial skeleton. Clin Plast Surg 34:557, 2007.
9. Ousterhout DK. Feminization of the forehead: contour changing to improve female aesthetics. Plast Reconstr Surg 79:701, 1987.
10. Norwood OT. Male pattern baldness: classification and incidence. South Med J 68:1359, 1975.
11. Nusbaum BP, Fuentefria S. Naturally occurring female hairline patterns. Dermatol Surg 35:907, 2009.
12. Hamer A. Hairline height. Available at http://www.virtualffs.co.uk.
13. Wan D, Amirlak B, Rohrich R, et al. The clinical importance of the fat compartments in midfacial aging. Plast Reconstr Surg Glob Open 1:e92, 2013.
14. Hembree WC, Cohen-Kettenis P, Delemarre-van de Waal HA, et al; Endocrine Society. Endocrine treatment of transsexual persons: an Endocrine Society clinical practice guideline. J Clin Endocrinol Metab 94:3132, 2009.
15. Capitán L, Simon D, Kaye K, et al. Reply: Facial feminization surgery: the forehead. Surgical techniques and analysis of results. Plast Reconstr Surg 136:561e, 2015.
16. Ousterhout DK, Zlotolow IM. Aesthetic improvement of the forehead utilizing methylmethacrylate onlay implants. Aesthetic Plast Surg 14:281, 1990.
17. Kabaker SS, Champagne JP. Hairline lowering. Facial Plast Surg Clin North Am 21:479, 2013.
18. Jung JH, Rah DK, Yun IS. Classification of the female hairline and refined hairline correction techniques for Asian women. Dermatol Surg 37:495, 2011.
19. Gupta AK, Lyons DC, Daigle D. Progression of surgical hair restoration techniques. J Cutan Med Surg 19:17, 2015.
20. Binder WJ, Azizzadeh B. Malar and submalar augmentation. Facial Plast Surg Clin North Am 16:11, 2008.
21. Matros E, Momoh A, Yaremchuk MJ. The aging midfacial skeleton: implications for rejuvenation and reconstruction using implants. Facial Plast Surg 25:252, 2009.
22. Yaremchuk MJ. Facial skeletal reconstruction using porous polyethylene implants. Plast Reconstr Surg 111:1818, 2003.
23. Marten TJ, Elyassnia D. Fat grafting in facial rejuvenation. Clin Plast Surg 42:219, 2015.
24. Clauser LC, Consorti G, Elia G, et al. Three-dimensional volumetric restoration by structural fat grafting. Craniomaxillofac Trauma Reconstr 7:63, 2014.
25. Rohrich RJ, Adams WP, Ahmad J, et al, eds. Dallas Rhinoplasty: Nasal Surgery by the Masters, ed 3. London: CRC Press, 2014.
26. Beck DO, Kenkel JM. Evidence-based medicine: rhinoplasty. Plast Reconstr Surg 134:1356, 2014.
27. Surowitz JB, Most SP. Complications of rhinoplasty. Facial Plast Surg Clin North Am 21:639, 2013.
28. Rohrich RJ, Hoxworth RE, Kurkjian TJ. The role of the columellar strut in rhinoplasty: indications and rationale. Plast Reconstr Surg 129:118e, 2012.
29. Moragas JS, Vercruysse HJ, Mommaerts MY. "Non-filling" procedures for lip augmentation: a systematic review of contemporary techniques and their outcomes. J Craniomaxillofac Surg 42:943, 2014.
30. Pavlikova G, Foltan R, Horka M, et al. Piezosurgery in oral and maxillofacial surgery. Int J Oral Maxillofac Surg 40:451, 2011.
31. Rana M, Gellrich NC, Joos U, et al. 3D evaluation of postoperative swelling using two different cooling methods following orthognathic surgery: a randomised observer blind prospective pilot study. Int J Oral Maxillofac Surg 40:690, 2011.
32. Leduc A, Leduc O, eds. Drenaje Linfático. Teoría y Práctica. Issy-les-Moulineaux, France: Elsevier Masson, 2012.

CAPÍTULO 2

Modificação da Fala

James P. Thomas

Pontos Principais

- A cirurgia para mudança da voz de masculina para feminina é indicada em caso de insatisfação da paciente com a percepção de seu gênero por outras pessoas. Normalmente a decisão é baseada apenas no som com predominância de características masculinas.

- Em alguns indivíduos, o tom e a ressonância da voz podem ser modificados com a prática ou terapia vocal.

- Existem diversas abordagens cirúrgicas, mas não há um único método claro e correto.

- Dentre os métodos atuais estão a aproximação cricotireóidea (tireoplastia), a cordectomia a *laser*, o encurtamento da corda vocal com avanço da comissura anterior, a laringectomia parcial anterior, a elevação da tireoide ou alguma combinação destas técnicas.

- A cirurgia é a única forma de correção da complicação do descolamento da corda vocal após a redução da cartilagem tireoidiana, uma cirurgia frequente após a afirmação do gênero.

CAPÍTULO 2
Modificação da Fala

A voz é uma parte muito importante de nossa identidade e, às vezes, representa uma porção completa de quem somos, como ao atendermos o telefone. A voz também é um aspecto significativo de nossa identidade de gênero, já que, em segundos, a maioria de nós decide o gênero de quem está falando. As pessoas que querem alterar a identidade de gênero de suas vozes podem ser submetidas à alteração cirúrgica do mecanismo produtor de som.

Indicações e Contraindicações da Cirurgia

Indicações

- Pessoas que não podem alterar suas vozes por meio de terapia ou prática e que desejam ser identificadas como mulheres apenas pelo som, como em conversas telefônicas.
- Pessoas que voluntariamente alteram suas vozes para soarem femininas, mas desejam acabar com a possibilidade de soarem masculinas em caso de distração.
- Pessoas que voluntariamente alteram suas vozes para soarem femininas, mas que não querem mais pensar nisso antes do início de cada fala e que estão dispostas a aceitar os riscos da cirurgia.
- Pessoas com diminuição do tom e da amplitude vocal por complicações do descolamento da corda vocal após a traqueoplastia (redução da cartilagem tireoidiana).

Contraindicações

- Pessoas que não toleram a possibilidade de que a cirurgia não mudará o tom e/ou ressonância; todas as cirurgias têm o risco de alteração incompleta da voz masculina para feminina e a maioria dos procedimentos está associada a algum risco de ausência de mudança da qualidade de gênero da voz.
- Indivíduos que não toleram a perda do volume máximo não são candidatos cirúrgicos.

Avaliação da Paciente

Os cirurgiões devem realizar a anamnese de suas pacientes para determinarem o motivo da vontade de mudar a voz. Muitos indivíduos têm a queixa primária que se identificam como mulheres e vivem como mulheres, mas que a voz os trai. Isto pode variar de (1) não passar por mulher ao falar a (2) passar por mulher ao vivo, mas não ao telefone a (3) sempre passar por mulher, mas sentir cansaço ou desconforto após falar por muito tempo com voz feminina. Também há motivos com mais *nuances*, como o desejo de se sentir feminina sem a necessidade de pensar em soar feminina. Algumas pessoas expressam o desejo de ter voz de gênero mais neutro. Outra indicação é o indivíduo que tinha voz feminina antes do procedimento de redução da cartilagem tireoidiana.

A voz deve ser gravada para análise das seguintes capacidades:

- Tom confortável de fala, com leitura de um trecho padronizado com diversas frases.
- Menor tom que pode ser produzido, inclusive com deslize (*glide*) para baixo.
- Maior tom que pode ser produzido, inclusive com deslize (*glide*) para cima.
- Fonação alta, um grito robusto; sons vegetativos, tosse e limpeza da garganta.
- Cantarolar diversas palavras em tons altos e baixos, como em "Parabéns a Você".

Este grau de avaliação vocal documenta bem a voz em amplitude e qualidade antes e depois da intervenção cirúrgica. O cirurgião deve usar este tipo de avaliação para aprender o que funciona ou não. Este registro também é um documento legal mais crível do que a avaliação escrita. A análise vocal também pode dar um *feedback* valioso para as pacientes, que ouvem sua voz internamente de maneira muito diferente das demais pessoas. É bastante frequente que as pacientes digam que a voz está igual após a cirurgia; as gravações antes e depois do procedimento podem mostrar o grau de mudança e melhorar a confiança da paciente em sua nova voz.

O registro de um exame endoscópico (com áudio) traz informações vitais para o cirurgião sobre os efeitos da intervenção cirúrgica e aumenta a documentação legal. O registro endoscópico da faringe em tons altos e baixos documenta parte da variação de ressonância vocal. O registro endoscópico das cordas vocais deve incluir a respiração silenciosa, fungar para abdução máxima e fonação. O exame estroboscópico, incluindo a fonação em tom de fala confortável e, então, em tom alto e baixo, completa a avaliação.

Planejamento e Preparo Pré-Operatório

O termo de consentimento livre e esclarecido para o procedimento e o procedimento preciso dependem da modificação vocal planejada.

Técnicas Cirúrgicas

Hoje, seis técnicas cirúrgicas são usadas sozinhas ou combinadas: aproximação cricotireóidea (CTA, tireoplastia), cordectomia a *laser*, encurtamento da corda vocal, avanço da comissura anterior, laringectomia parcial anterior e elevação do tireóideo. A preferência do cirurgião parece determinar a escolha do procedimento, mas cada um tem seus prós e contras. Além disso, a combinação de procedimentos pode gerar a voz ideal.

Aproximação Cricotireóidea

A CTA,[1-8] uma das cirurgias mais simples e comuns de mudança do tom vocal, mimetiza a ação normal do músculo cricotireóideo de aumento da corda vocal.[9] A qualidade vocal produzida por este aumento de tensão (pelo aumento de volume) da corda vocal é chamada *falsetto*. Ao aproximar a cartilagem tireoidiana e a cartilagem cricoide na linha média anterior, a CTA, efetivamente, fixa o músculo cricotireoide em uma posição permanente de contração, embora em grau variável.

Alguns dos atributos positivos da CTA são:
- A cirurgia é relativamente fácil, já que a anatomia é muito próxima à pele.
- Os cirurgiões sem experiência com o procedimento podem realizar seu aspecto técnico relativamente bem.
- O desconforto associado ao procedimento é mínimo e a cirurgia pode ser realizada com a paciente sob anestesia local.
- A paciente pode falar durante a cirurgia e, para alguns, "a CTA é normalmente realizada com hiperelevação intencional do tom, esperando por um relaxamento gradual da tensão induzida na corda vocal com o passar do tempo".[10]
- Uma vez que este procedimento é relativamente fácil e rápido, além de seguro no que se refere às complicações intraoperatórias, os custos cirúrgicos são baixos.

Em uma revisão pessoal da CTA, apresentada na Reunião Bienal da *Harry Benjamin International Gender Dysphoria Association*, em 12 de setembro de 2003, em Gante, Bélgica, de pacientes transgênero do masculino para o feminino que desejavam falar de forma confortável em tom mais alto em conversas cotidianas, 23 pacientes apresentaram elevação do tom da fala confortável em 7 semitons. A mudança variou entre a redução do tom da fala em 2 semitons em uma paciente a uma elevação do tom de 18 semitons em outra paciente. A variação foi extensa e, aparentemente, imprevisível. Para alívio da maioria das pacientes, os indivíduos também perderam, em média, 9 semitons da base de sua amplitude de fala, sem risco de queda abrupta a um tom baixo e profundo.

No entanto, a CTA teve problemas significativos. Certas pacientes apresentaram uma elevação inicial do tom que regrediu ao tom basal depois de alguns meses; por fim, não houve alteração permanente da voz. Isto ocorreu em cerca de um terço das pacientes, embora as cordas vocais continuassem visivelmente estiradas à endoscopia. Neumann e Welzel[7] também notaram que cerca de um terço das pacientes apresentava tom neutro e que um terço não conseguia aumento do tom. Em tentativas de revisão cirúrgica, com uso de vários materiais e técnicas de sutura, não houve problemas relacionados com a sutura cricotireóidea. O espaço cricotireoide não apresentava alterações apesar da elevação inadequada do tom, normalmente com fusão das cartilagens cricoide e tireoidiana na linha média anterior. Embora diversas técnicas de sutura sejam usadas, é incomum que os pontos se soltem. Internamente, durante a respiração silenciosa, as margens do processo vocal e das membranas das cordas vocais tendem a ficar alinhadas, uma posição observada somente em caso de contração do músculo cricotireóideo. As pacientes parecem perder a elevação do tom por redução da tensão interna da corda vocal.

Outro problema com pacientes submetidas à CTA é que muitas das que apresentam elevação de tom podem soar pouco naturais, muito agudas, com voz em *falsetto* brando a extremo. As pacientes podem descrever esse som como "homossexual masculino".

Minha experiência com a cirurgia de revisão é a frequente fusão entre as cartilagens cricoide e tireoidiana na linha média anterior. No entanto, mesmo em caso de separação, as pacientes normalmente não conseguem controlar o *falsetto*. Acredita-se que as articulações cricotireoidianas sofrem ancilose após um período suficiente de imobilização e, subsequentemente, podem ficar fixas, talvez subluxadas, de modo que há perda de quase toda a capacidade de mudar o tom e o volume da voz, que fica monótona.

Apesar do sucesso na mudança do tom da fala confortável, a CTA leva à perda do uso dos músculos cricotireoidianos. A tensão do músculo tireoaritenoide deve agora produzir todas as alterações tônicas.

Cordectomia a *Laser*

Existem diversos tipos de *lasers* e modalidades para seu uso nas cordas vocais. Uma delas, o ajuste vocal assistido por *laser*, tenta aumentar o tom vocal por meio de adelgaçamento e tensão das cordas vocais. Esta técnica não tende a aumentar tanto a frequência fundamental como outros métodos cirúrgicos.[11] Uma vantagem é a ausência de incisão externa. O ajuste vocal assistido por *laser* pode ser, se necessário, realizado após a CTA para aumento do tom.

O *laser* de fosfato de titanil potássio (KTP) pode ser empregado para criação de uma queimadura superficial no aspecto superior das duas cordas vocais, o que aumenta a tensão da margem vibratória e o tom. Este procedimento é facilmente realizado em consultório com uso de anestésico tópico na corda vocal. Com esta técnica, o limite de mudança de tom parece ser de 0,5 a 1,5 semitom.

No centro cirúrgico, o *laser* de CO_2 pode ser usado para incisão da superfície superior da corda vocal adjacente ou no interior do ventrículo. O músculo tireoaritenoide pode ser removido pela incisão; no entanto, a paciente pode apresentar afonia prolongada após a cirurgia bilateral (1 a 3 meses), provavelmente por edema e enrijecimento, apesar de as margens da corda vocal serem poupadas.

Este *laser* tem sido utilizado no aumento do tom e na colocação das margens da corda vocal em uma posição reta após outros tipos de cirurgia, como o encurtamento da corda vocal com avanço da comissura anterior, a laringoplastia de feminização, com melhora do volume, da clareza e do tom.[12]

Encurtamento da Corda Vocal

O encurtamento da corda vocal,[11,13-15] que recentemente ganhou popularidade, é uma tentativa de redução do comprimento vibratório efetivo das cordas vocais. Este procedimento é realizado por microlaringoscopia, com a paciente sob anestesia geral. Não há incisão externa. Os cirurgiões removem a mucosa das cordas vocais anteriores e alguns também retiram parte do músculo. As bordas das cordas vocais anteriores são unidas por sutura.[15] A sutura no laringoscópio é um desafio técnico para alguns e um cirurgião experiente deve ser consultado.

Avanço da Comissura Anterior

Tucker[16] descreveu o avanço da comissura anterior e Somyos Kunachak (comunicação pessoal, 2015) recentemente modificou este procedimento. A incisão cutânea é realizada sobre a cartilagem tireoidiana. Esta cartilagem é incisada na vertical, deixando a comissura anterior anexa. Após a tração para frente, a cartilagem tireoidiana e as cordas vocais são suturadas, fixando o avanço. O suporte do avanço pode, então, ser removido.

Laringectomia Parcial Anterior

Kunachak *et al.*[17] propuseram uma laringoplastia aberta para mudança do tom. Este procedimento reduz a laringe a um tamanho mais feminino em sua dimensão transversal e encurta o comprimento da corda vocal vibratória.

Vídeo 2-1

Elevação do Tireóideo

Pacientes transgênero, principalmente adeptos da criação de voz feminina, conseguem manter a tensão muscular com dois parâmetros faríngeos: elevação da laringe e estreitamento da faringe. Com base nisso, comecei a suspender a laringe em uma posição mais alta no pescoço (componente de elevação do tireóideo), encurtando a câmara. Esta modificação ainda requer que a paciente altere o diâmetro da câmara através da contração muscular.

Procedimentos Cirúrgicos

Aproximação Cricotireóidea

Anestesia
Um anestésico local, com ou sem sedação, é usado.

Marcações
A incisão é feita na prega cutânea ou paralela a ela, de preferência a 1 cm do espaço cricotireóideo.

Posicionamento da Paciente
A paciente é colocada em posição supina; se necessário, a cabeça pode ser estendida com um suporte para os ombros, facilitando o trabalho no espaço cricotireóideo.

Técnica
O cirurgião faz a incisão horizontal, disseca o tecido adiposo e eleva os retalhos superior e inferior para visualização dos músculos infra-hioides. Os músculos são divididos na linha média. A laringe é exposta da cartilagem tireoidiana medial, na porção superior, à borda inferior da cartilagem cricoide. O pericôndrio é incisado na borda inferior da cartilagem tireoidiana e elevado desta estrutura em 3 a 5 mm ao longo de sua lâmina interna. Um orifício de 1 mm é criado de cada lado da lâmina tireoidiana, com ângulo inferior.

O pericôndrio da cartilagem cricoide é incisado na borda superior e um túnel é criado abaixo desta cartilagem. Uma sutura permanente, como Ethibond 0, é feita ao redor da cartilagem cricoide, por baixo. A sutura pode abarcar uma pequena quantidade de tecido cricotireoide e começa no aspecto posterior da cartilagem tireoidiana, no orifício criado. Uma segunda sutura é feita de maneira similar através do segundo orifício. As suturas são tracionadas (enquanto o cirurgião pode ouvir a mudança da voz) e fixadas.

As incisões no pescoço podem ser fechadas com uma sutura com Monocryl 4-0 em ponto único invertido para que os músculos infra-hioides voltem à linha média. As suturas invertidas são feitas na camada subcutânea profunda, alinhada ao músculo subcutâneo do pescoço. Uma única sutura subcuticular contínua fecha o epitélio de maneira cosmética, a partir da lateral da incisão até a saída pela pele do lado oposto. A cola de cianoacrilato é usada na pele.

Procedimentos Auxiliares
Nenhum procedimento auxiliar é realizado.

Cuidados Pós-Operatórios
A paciente pode falar. Não há necessidade de repouso vocal. A incisão pode estar úmida depois de 24 horas.

Cordectomia a *Laser*: Enrijecimento

Anestesia
Um anestésico local é usado: uma solução de lidocaína a 4% é espirrada em ambas as narinas com um descongestionante, como a oximetazalina. Uma mistura de lidocaína a 4% e

fenilefrina, com *stevia* e hortelã para aumentar a palatabilidade, é utilizada. A solução de lidocaína a 4% (até 4 mL) é gradualmente pingada nas cordas vocais fonadoras, criando um gargarejo laríngeo. Os efeitos do anestésico tópico perduram por 15 minutos ou mais.

Marcações
Não há marcações.

Posicionamento da Paciente
A paciente fica sentada. A posição olfativa tende a everter a laringe para melhor exposição.

Técnica
O *laser* de KTP pode ser usado para fazer uma queimadura na superfície superior das cordas vocais, causando a contração e o enrijecimento de suas margens.

A fibra do *laser* de KTP, de 400 a 600 nm, é inserida no canal de trabalho do endoscópio. O endoscópio passa pela narina maior. É mais difícil dobrar a fibra de 600 nm na nasofaringe. As configurações normais são 30 W, com largura de pulso de 40 ms e repetição de 2 pulsos por segundo.

Ao posicionar a fibra próxima à mucosa, uma queimadura pode ser criada na superfície superior da corda vocal, trabalhando a partir do ponto imediatamente lateral à margem vibratória até o ventrículo laríngeo. O cirurgião deve ter cuidado para não queimar a margem vibratória da corda vocal membranosa. O limite posterior é o processo vocal e o limite anterior é a comissura anterior. A mucosa cauterizada fica esbranquiçada e pode até ser vaporizada, deixando o músculo exposto.

Ocasionalmente, a corda vocal falsa é tão grande que é difícil atingir a superfície superior com o *laser*. Ao invés de aplicar a energia durante a respiração, a paciente pode falar de maneira suave, aduzindo as cordas vocais, por períodos de 10 a 15 segundos. É mais fácil determinar a borda vibratória durante a fala; a fonação em tom mais alto expõe uma porção maior da superfície do que o tom mais baixo.

Uma queimadura de grau similar é feita na corda vocal contralateral. Por causa da posição lateral da fibra de *laser* no endoscópio, a visualização do cirurgião pode ser obscurecida ao tentar chegar à superfície superior e pode ser necessário retirar, inverter e reinserir o equipamento.

Procedimentos Auxiliares
Um cateter de sucção 10 Fr pode ser colocado pela narina menor e ligado a um equipamento de evacuação de fumaça. A paciente e os membros da equipe devem usar óculos de proteção.

Cuidados Pós-Operatórios
Embora as pacientes possam falar após o procedimento, a voz fica mais grave em decorrência do edema. Ao monitorar as pacientes depois da cirurgia, aquelas que falam tendem a induzir maior escoriação nas cordas vocais. Consequentemente, recomenda-se que as pacientes façam 1 semana de repouso vocal. A voz fica gradualmente mais macia e, na maioria das pacientes, o tom sobe em 6 semanas.

Cordectomia a *Laser*: Redução da Massa

Anestesia
Anestesia geral com tubo endotraqueal 6-0 resistente a *laser*.

Marcações
Não há marcações.

Posicionamento da Paciente
A paciente deve ficar em posição supina. A cabeça da paciente pode ser elevada e colocada em posição olfativa para melhorar a exposição do vestíbulo laríngeo.

Técnica
Um *laser* programável de CO_2 (DEKA, Florença, Itália) pode ser usado para incisão da mucosa da corda vocal superior e remoção de parte do músculo tireoaritenoide. As configurações normais de 10 W e 0,8 mm de profundidade podem ser empregadas. O comprimento da linha de 40% (cerca de 4 mm) também é usado. Cada equipamento de *laser* pode ter configurações diferentes. O objetivo é a utilização do aspecto de corte do *laser* com minimização do dano térmico colateral.

Uma incisão é feita na superfície superior da corda vocal, junto com 80% do comprimento central da corda vocal membranosa. A incisão é centralizada aproximadamente na borda do ventrículo laríngeo. A incisão é alargada e o músculo tireoaritenoide é gradualmente removido.

De modo geral, erro ao remover pouco músculo e causar pouco dano térmico à musculatura remanescente.

A incisão, caso estreita, pode fechar por segunda intenção ou, alternativamente, uma sutura com Vicryl 8-0 pode fechar a incisão com um único ponto para acelerar a cicatrização.

Procedimentos Auxiliares
Nenhum procedimento auxiliar é realizado.

Cuidados Pós-Operatórios
Embora a paciente possa falar após o procedimento, é possível que fique afônica em razão do extenso edema intracorda. Quanto maior a quantidade removida de músculo, maior o período em que as margens da corda vocal não vibrarão. No entanto, desde que não haja dano térmico à margem vibratória, a voz volta ao normal quando as margens voltam a ter flexibilidade.

Encurtamento da Corda Vocal

Anestesia
Anestesia geral com tubo endotraqueal 6-0 resistente a *laser*.

Marcações
Não há marcações.

Posicionamento da Paciente
A paciente deve ficar em posição supina. A cabeça da paciente pode ser elevada e colocada em posição olfativa para melhorar a exposição do vestíbulo laríngeo. A paciente e a equipe devem usar óculos de proteção.

Técnica

Um *laser* programável de CO_2 (DEKA, Florença, Itália) com configurações de 5 W e 0,45 mm de profundidade pode ser usado e o comprimento da linha é configurado em 40% (cerca de 4 mm). Cada equipamento de *laser* pode ter configurações diferentes e o objetivo é a utilização do aspecto de corte do *laser* com minimização do dano térmico colateral.

A mucosa da superfície superior da corda vocal esquerda é incisada imediatamente lateral à margem vibratória, da comissura anterior ao ponto de 50% da corda vocal membranosa. A mucosa é removida com a margem medial na região subglótica e uma quantidade similar de mucosa é removida da corda vocal contralateral. O músculo que se projetar medialmente da borda incisada pode ser removido com o *laser*.

A sutura com *nylon* 6-0 é realizada, começando na porção mediana da incisão e passando pela borda de corte superior da mucosa da corda vocal direita, pelo músculo tireoaritenoide, da superfície superior à superfície inferior e pela borda de corte inferior da mucosa. A sutura entra na corda vocal esquerda pela margem inferior da mucosa incisada, através do músculo tireoaritenoide, de inferior a superior, e sai pela borda de corte superior da mucosa. Em uma posição ligeiramente diferente, a sutura novamente passa pelas duas cordas vocais. Esta sutura em formato do número oito é bem tracionada, aproximando as bordas musculares em aposição.

Uma segunda sutura é feita na corda vocal membranosa medial, na extensão posterior da incisão. Isto cria a nova comissura anterior.

Procedimentos Auxiliares
Nenhum procedimento auxiliar é realizado.

Cuidados Pós-Operatórios
As pacientes devem descansar a voz por 2 semanas após a cirurgia.

Avanço da Comissura Anterior

Anestesia
Anestesia geral ou local.

Marcações
As marcações são horizontais ou paralelas à prega cutânea sobre a cartilagem tireoidiana.

Posicionamento da Paciente
A paciente é colocada em posição supina.

Técnica
A cartilagem tireoidiana anterior é exposta e uma incisão vertical é feita a cerca de 2 mm dos dois lados da linha média. A faixa central de cartilagem é tracionada para frente enquanto as duas placas de cartilagem tireoidiana são colapsadas juntas abaixo da porção avançada. Suturas permanentes, como *nylon* 4-0, são colocadas pela borda anterior de corte da placa tireoidiana de cada lado e as bordas de corte são aproximadas e comprimem o tecido mole entre elas. Após dois a três pontos, o fragmento avançado de cartilagem central pode ser removido.

Procedimentos Auxiliares
Nenhum procedimento auxiliar é realizado.

Cuidados Pós-Operatórios
O repouso vocal pode não ser necessário.

Laringectomia Parcial Anterior

Anestesia
Anestesia geral.

Marcações
As marcações são horizontais ou paralelas à prega cutânea sobre a cartilagem tireoidiana, com aproximadamente 5 cm de comprimento. O cirurgião pode conseguir trabalhar por uma incisão até a altura do osso hioide, embora a incisão cervical mais elevada deva ser mais ampla, já que a borda cutânea inferior precisa ser tracionada para baixo para expor a borda inferior da cartilagem tireoidiana.

Antibióticos
Clindamicina e cefotaxima são administradas no momento da cirurgia. A paciente é submetida à terapia oral pós-operatória com cefuroxima ou levofloxacina por 7 dias.

Corticosteroides
A paciente recebe 10 mg de dexametasona intravenosa no início da cirurgia. Alguns casos com desenvolvimento significativo de edema depois de 1 a 3 dias são tratados com prednisona ou metilprednisolona por via oral.

Posicionamento da Paciente
A paciente é colocada em posição supina, com o pescoço estendido.

Técnica
Os retalhos superior e inferior são elevados abaixo da camada do músculo subcutâneo do pescoço. Os músculos infra-hioides são separados na linha média, expondo a anatomia do osso hioide à membrana cricotireoidiana superior (Fig. 2-1, *A* a *D*).

Em caso de realização concomitante da elevação do tireóideo, os 10 mm superiores da placa de cartilagem tireoidiana são removidos com bisturi ou serra (Fig. 2-1, *E* e *F*). O cirurgião deve evitar a incisão muito posterior, pois isso parece causar edema e equimose das aritenoides.

A cartilagem tireoidiana é dividida na vertical com uma serra oscilante a cerca de 4 a 7 mm dos dois lados da linha média; o entalhe da serra remove mais 1 mm de cartilagem (Fig. 2-1, *G* e *H*). O objetivo é diminuir a abertura interna da glote laríngea por meio do colapso medial da placa tireoidiana. A realização prévia de CTA pode impedir esta remoção.

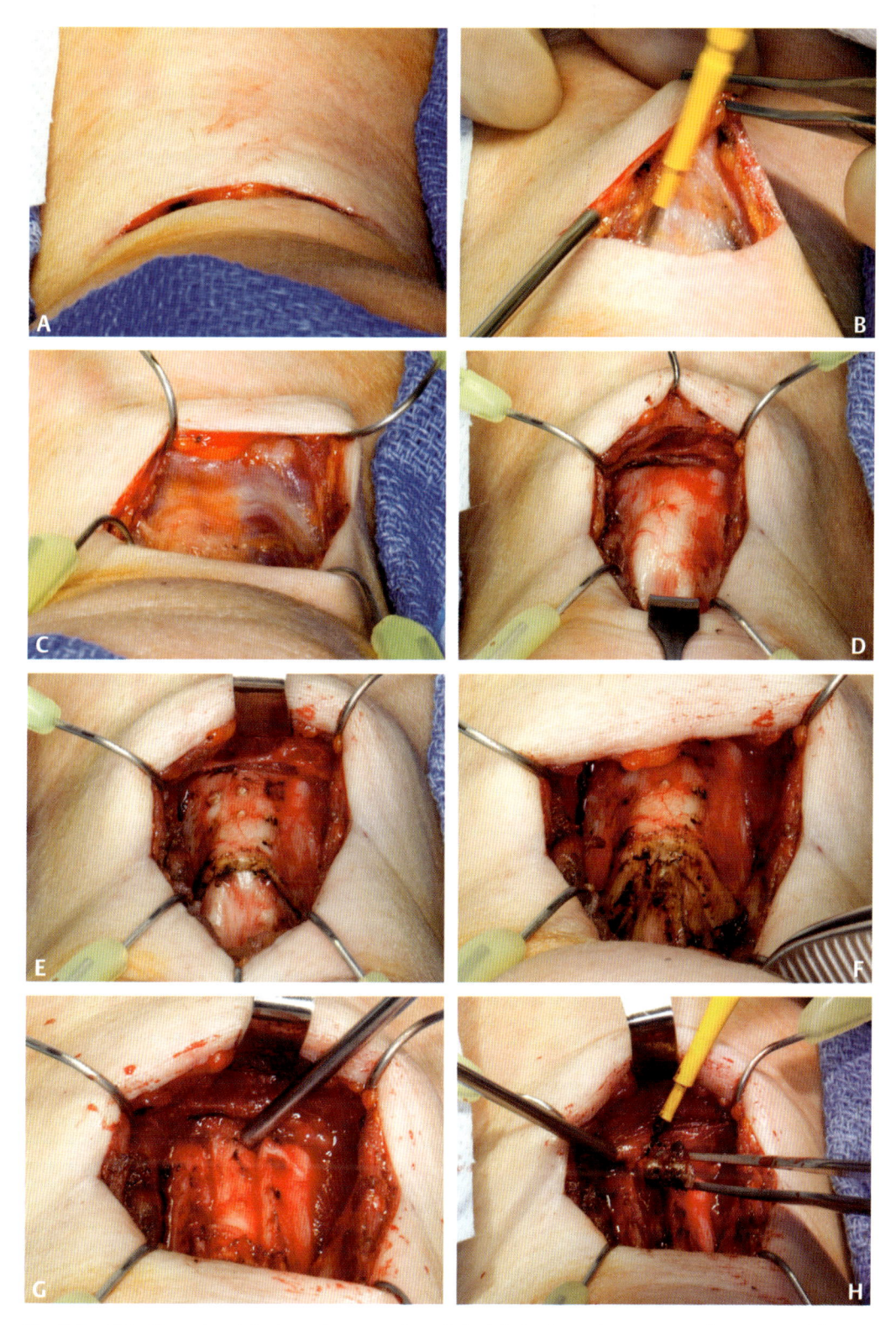

Fig. 2-1 Vista do centro cirúrgico pelo anestesista. **A,** Incisão horizontal na prega cutânea ou paralela a ela. **B,** Dissecção da camada abaixo do músculo subcutâneo do pescoço. **C,** Retração automática para exposição. **D,** Na linha média, toda a cartilagem tireoidiana é separada da incisura superior do espaço cricotireóideo e as alas tireoidianas superiores são removidas. **E,** Marcação com eletrocauterização da protuberância alar superior. **F,** Superfície de corte da cartilagem após a remoção da cartilagem tireoidiana central. **G,** Cortes verticais de 4 a 7 mm dos dois lados da linha média. **H,** Elevação do suporte e separação do pericôndrio tireoidiano interno e do tecido mole. *(Continua.)*

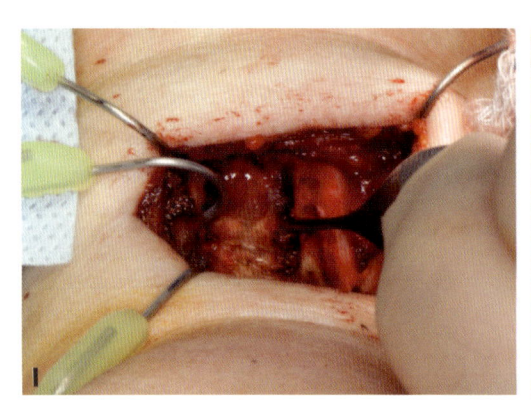

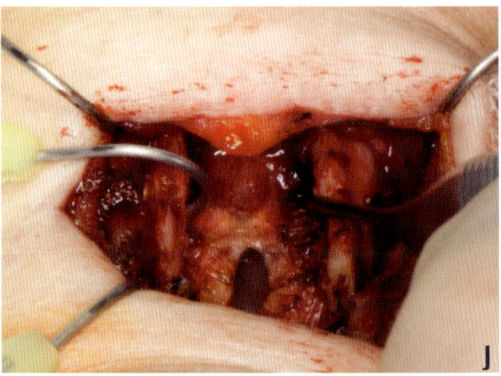

Fig. 2-1, cont. Se as incisões na cartilagem tireoidiana forem perpendiculares à superfície da estrutura em vez de paralelas ao plano sagital, somente a camada interna será aproximada. De modo geral, a lâmina tireoidiana interna não se aproxima em decorrência dos contornos e da provável ocorrência de extravasamento aéreo pós-operatório. **I,** Os ligamentos vocais anteriores são visíveis através do pericôndrio como duas placas brancas e densas. **J,** A laringe é acessada imediatamente acima da comissura anterior. (*Continua*.)

As incisões são quase paralelas ao plano sagital medial. A ligeira inclinação da incisão permite o fechamento completo e hermético da nova laringe anterior na linha média. A incisão em ângulo de 90 graus em relação à superfície da cartilagem permite a aproximação somente da lâmina tireoidiana interna. A lâmina interna tem contorno mais definido do que a lâmina externa e apresenta uma protuberância interna inferior às cordas vocais. Se o bom fechamento for impossível por causa do ângulo inadequado de corte ou qualquer variação da espessura da cartilagem, a margem pode ser ajustada com uma broca de corte.

A faixa central da cartilagem tireoidiana anterior é separada do tecido mole interno e removida por eletrocauterização (Fig. 2-1, *I* e *J*). A remoção do segmento anterior vertical da cartilagem tireoidiana estreita a abertura interna da laringe e retira o contorno do pomo-de-adão (de maneira mais completa do que a "redução da cartilagem tireoidiana"). Normalmente, as vias aéreas não são acessadas; no entanto, se isso ocorrer, a penetração é na área mais delgada, imediatamente superior à comissura anterior.

As placas da cartilagem tireoidiana podem ser lateralmente retraídas para melhorar a visualização da glote interna. Os ligamentos anteriores da corda vocal são identificados e as vias aéreas são acessadas imediatamente acima da comissura anterior.

As cordas vocais falsas são divididas e os 5 mm anteriores de cada corda vocal falsa, provavelmente incluindo a sácula, são removidos, o que reduz o diâmetro da supraglote após a cirurgia (Fig. 2-1, *K* e *L*). Durante a cirurgia, isto também melhora a visualização das cordas vocais verdadeiras e aumenta o espaço para a manipulação das agulhas na laringe.

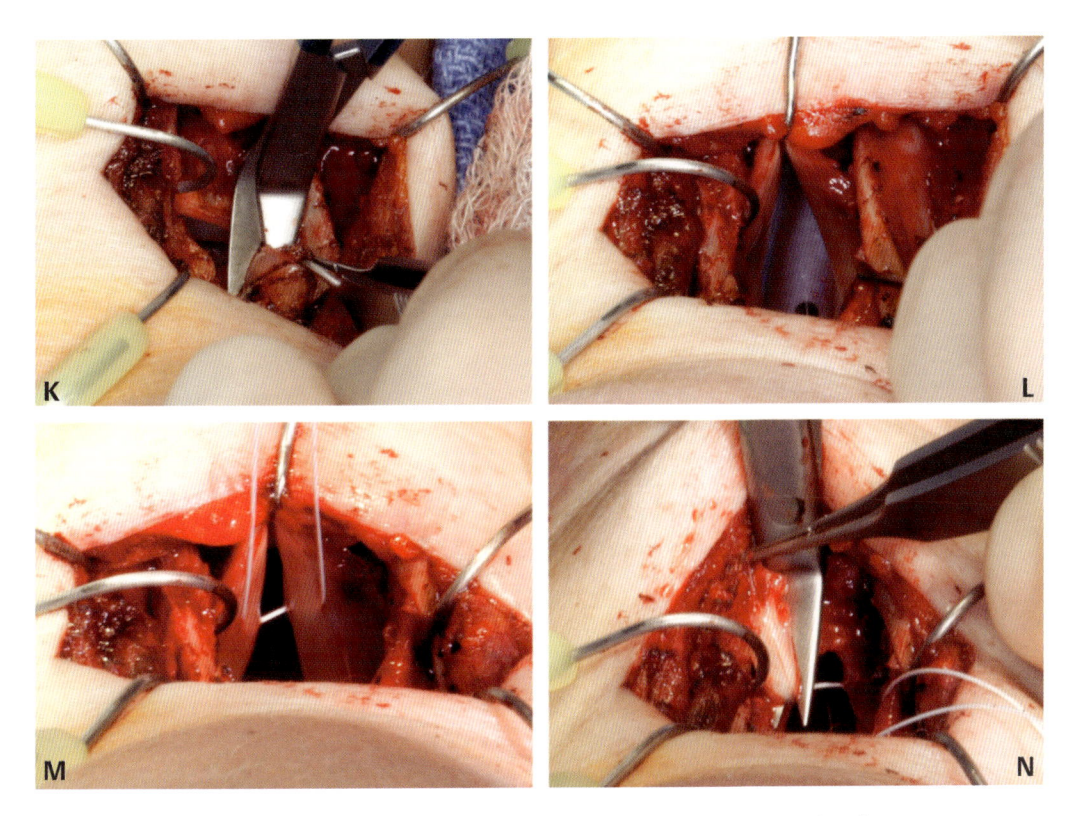

Fig. 2-1, cont. K, A corda vocal falsa anterior direita é excisada com tesouras em ângulo reto. **L,** A comissura anterior é distendida para identificação do comprimento da corda vocal verdadeira. **M,** Uma sutura temporária de marcação é feita na corda vocal membranosa no ponto de 50%. **N,** Os 40% anteriores da corda vocal verdadeira, o ligamento vocal e o músculo tireoaritenoide são excisados com tesouras em ângulos retos. (*Continua.*)

O ligamento glótico anterior deve ser tracionado para avaliação da quantidade de tecido das cordas vocais que deve ser removida para colapso das placas de cartilagem tireoidiana na linha média com manutenção da tensão das cordas (Fig. 2-1, *M*). Com metade de uma sutura de politetrafluoroetileno de ponta dupla (Gore-Tex) CV-5, o cirurgião marca as cordas vocais membranosas no ponto de 50% entre a comissura anterior e o processo vocal. Uma vez que ligamento vocal pode ser difícil de identificar após a remoção da corda anterior, esta sutura ajuda a manter não apenas o comprimento simétrico das novas cordas vocais, mas também a simetria vertical da margem vibratória.

Normalmente, os 40% anteriores de cada corda vocal membranosa e o músculo tireoaritenoide anterior à sutura de marcação são removidos (Fig. 2-1, *N*). Ao manter a extensão inferior da excisão superior ao limite inferior da cartilagem tireoidiana, o comprimento da incisão abaixo da corda vocal é minimizado. Se a incisão subglótica continuar além da borda inferior da cartilagem tireoidiana até a membrana cricotireóidea, é mais difícil conseguir o fechamento hermético.

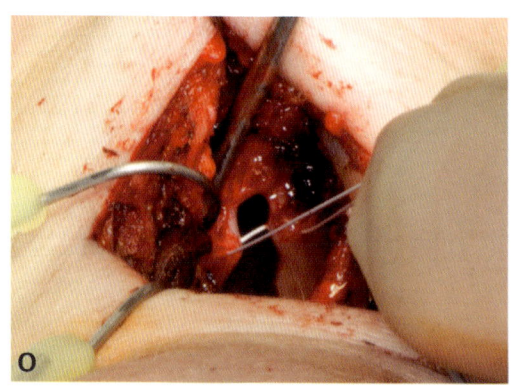

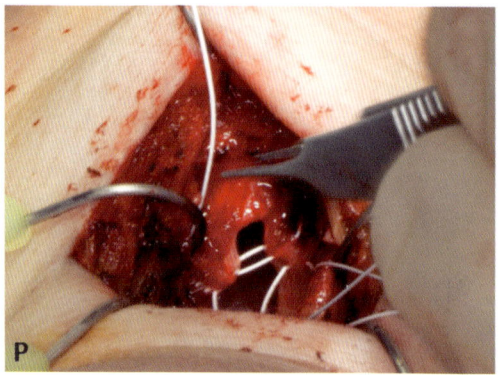

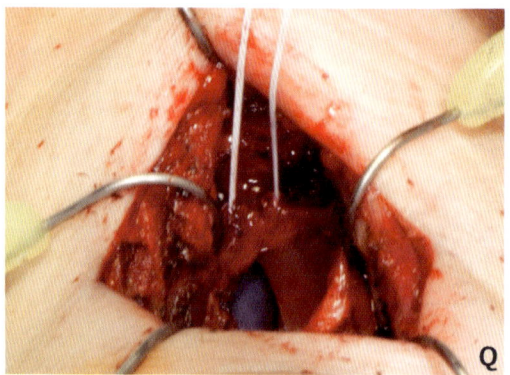

Fig. 2-1, cont. **O,** A sutura Gore-Tex passa pelo músculo tireoaritenoide esquerdo, o ligamento vocal e abarca cerca de 2 mm da mucosa; a seguir, passa pela mucosa da corda vocal direita, o ligamento vocal e sai pelo músculo tireoaritenoide. **P,** A mesma sutura é feita no sentido contrário, 1 a 2 mm abaixo da primeira; por fim, as duas extremidades livres deixam o músculo tireoaritenoide esquerdo. **Q,** A sutura de marcação é removida e colocada do lado oposto da sutura acima; as duas pontas se estendem até o músculo tireoaritenoide direito.

As cordas vocais são distendidas com a reaproximação das lâminas tireoidianas para verificar se não estão muito longas para ficarem sob tensão ao serem fixas nas lâminas tireoidianas internas. Se a tensão não for adequada, uma parte maior da corda vocal pode ser removida.

Uma sutura horizontal em bolsa de tabaco é realizada com Gore-Tex expandido CV-5 (Fig. 2-1, *O*). A agulha entra na porção medial do músculo tireoaritenoide esquerdo, passa pelo ligamento vocal (que parece um pouco denso) e inclui cerca de 1 mm da margem medial do epitélio da corda vocal, saindo pelo lábio vibratório superior da corda vocal membranosa. A sutura é, então, feita na corda oposta (Fig. 2-1, *P*) em um local correspondente, começando no epitélio da corda vocal e passando pela porção central do músculo tireoaritenoide seccionado. As duas pontas da primeira sutura saem pelo músculo tireoaritenoide esquerdo.

O cirurgião remove a sutura de marcação com Gore-Tex e a reutiliza do lado oposto, usando um caminho similar que começa no músculo tireoaritenoide direito (Fig. 2-1, *Q*). No final, as duas pontas da primeira sutura saem pela corda vocal esquerda e as duas pontas da segunda sutura saem pela corda vocal direita. A tração destas suturas forma a nova comissura anterior.

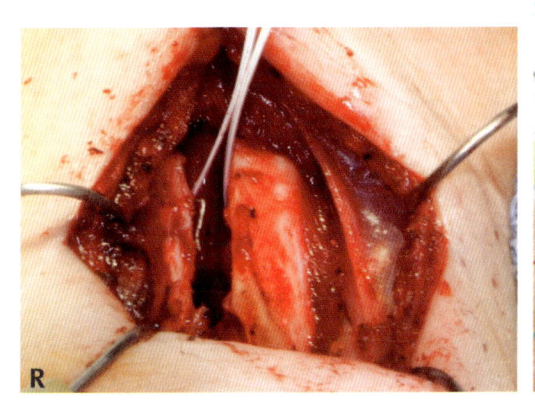

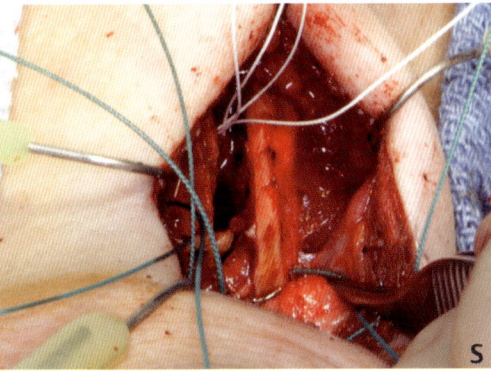

Fig. 2-1, cont. **R,** Antes da fixação das duas suturas de Gore-Tex, as placas de cartilagem tireoidiana podem colapsar e voltar a se unir. Com a tensão das duas suturas, a comissura anterior não deve se estender entre as margens de corte da cartilagem tireoidiana. **S,** Quatro suturas com Ethibond 0 passam pelos orifícios criados no osso hioide e na cartilagem tireoidiana superior, duas de cada lado. (*Continua*.)

A sutura Gore-Tex permite o deslizamento das placas de cartilagem tireoidiana durante sua reaproximação (Fig. 2-1, *R*).

No procedimento de elevação do tireóideo, os músculos são elevados da margem inferior anterior do osso hioide central com eletrocauterização. Os músculos infra-hioides são divididos em sua inserção ao longo da borda inferior do osso hioide por 15 mm de cada lado da linha média. Dois orifícios são criados em cada borda superior de cada placa tireoidiana e as asas superiores são removidas. Se a cartilagem for muito macia, os orifícios devem ser mais distantes da borda superior de corte para evitar a ocorrência de lacerações durante a tensão.

Quatro orifícios são feitos no osso hioide, dois de cada lado da linha média. Estes orifícios são ligeiramente inclinados para baixo para permitir a passagem de uma agulha calibrosa.

Dois orifícios de 1 mm são criados na nova borda anterior de cada cartilagem tireoidiana. Um é inferior à subglote e o outro, superior às cordas vocais falsas. Cada orifício é internamente angulado à linha média.

Quatro suturas trançadas, extensas e não absorvíveis são individualmente passadas em cada orifício na borda superior da cartilagem tireoidiana e, então, no orifício correspondente no osso hioide (Fig. 2-1, *S*). As suturas não são fixadas até o final do procedimento.

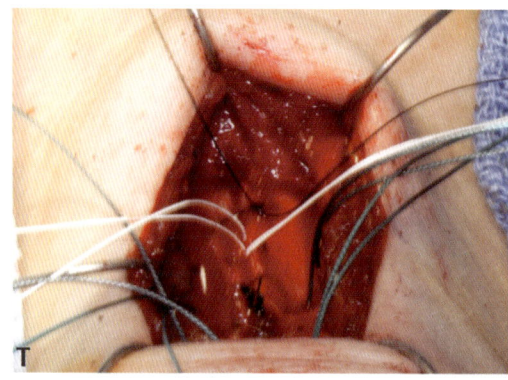

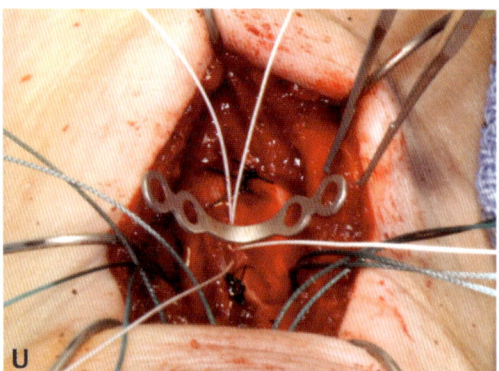

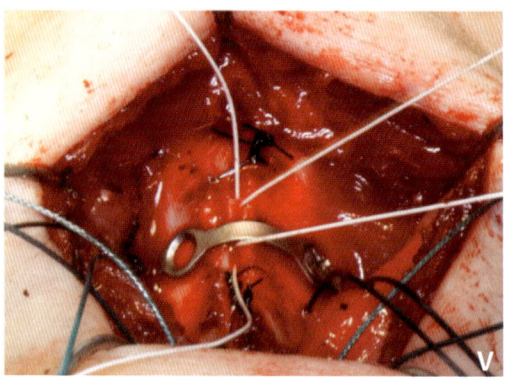

Fig. 2-1, cont. T, As suturas com *nylon* ou Monocryl 4-0 são realizadas. A sutura superior entra no orifício de 1 mm na cartilagem tireoidiana esquerda, passa pela borda de corte de cada corda vocal falsa e sai pela cartilagem tireoidiana direita. Uma sutura idêntica passa no orifício da cartilagem tireoidiana esquerda inferior, pelas bordas de corte da mucosa da subglote e, então, sai pela cartilagem tireoidiana direita. Neste ponto, todas as suturas estão soltas. **U,** As suturas da cartilagem tireoidiana superior e inferior são fixas; a cartilagem tireoidiana é firmemente fixa na linha média anterior. Uma placa de titânio é curvada para ser compatível com a cartilagem tireoidiana. **V,** Os parafusos automacheantes de 4 mm são colocados em alguns ou todos os orifícios, deixando uma extremidade de cada sutura Gore-Tex acima da placa e uma abaixo.

Uma sutura monofilamentosa 4-0 é colocada nos orifícios superiores da cartilagem tireoidiana superior (Fig. 2-1, *T*) e internamente, incluindo as bordas de corte das cordas vocais falsas, com o objetivo de tracioná-las contra a lâmina tireoidiana interna durante o fechamento. Esta agulha é temporariamente mantida.

Uma sutura absorvível 4-0 passa pelos orifícios inferiores e inclui a borda de corte da mucosa subglótica, novamente com o objetivo de adesão da mucosa ao pericôndrio tireoidiano interno e criação de um lacre hermético no período pós-operatório imediato. A agulha também precisa ser temporariamente mantida.

As bordas da cartilagem tireoidiana são aproximadas e as suturas monofilamentosas são fixadas (Fig. 2-1, *U*). Usando a sutura superior residual, o tecido na base da epiglote é tracionado contra a borda superior da cartilagem tireoidiana. A sutura inferior residual é usada para puxar o tecido mole da membrana cricotireoide contra a borda inferior.

Uma placa pré-moldada (*dog bone*) com quatro orifícios é dobrada no formato da nova cartilagem tireoidiana anterior. Esta placa é preferencialmente colocada à mesma altura que a inserção original da comissura anterior; parafusos automacheantes de 4 mm são colocados

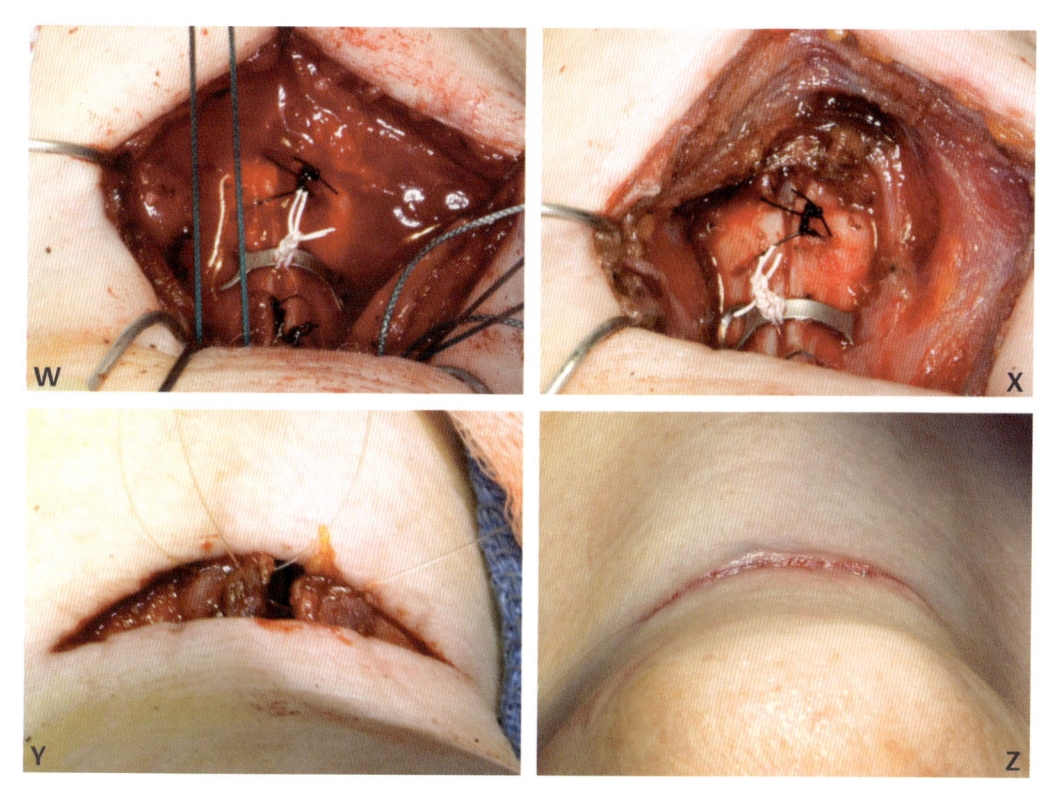

Fig. 2-1, cont. **W,** A tração das suturas Gore-Tex recria a comissura anterior e empurra as cordas vocais anteriores contra o pericôndrio tireoidiano interno. As suturas são, então, fixas sobre a placa. As suturas com Ethibond 0 puxam a laringe para cima no pescoço. **X,** Após o corte do excesso de material de sutura, a ferida está pronta para a irrigação. **Y,** As suturas com Monocryl 4-0 fecham os músculos infra-hioides na linha média e a camada subcutânea. **Z,** Uma sutura subcuticular contínua 4-0 reaproxima as bordas cutâneas.

dos dois lados (Fig. 2-1, V). As suturas Gore-Tex são puxadas entre as bordas coaptadas da cartilagem tireoidiana, tracionadas e fixadas ao redor da placa para manter a nova comissura anterior contra o pericôndrio tireoidiano interno.

As suturas com Ethibond 0 são bem tracionadas e fixadas, puxando a laringe em direção superior no pescoço (Fig. 2-1, W e X). Normalmente, a cartilagem tireoidiana não chega ao osso hioide.

A ferida é irrigada com soro fisiológico e bacitracina. Os músculos infra-hioides são reaproximados e podem ser ligeiramente pregueados, tracionados em direção superior e reinseridos no osso hioide com certa tensão. Os tecidos subcutâneos são fechados com suturas absorvíveis 4-0. A cola de cianoacrilato fecha a incisão (Fig. 2-1, Y e Z).

Procedimentos Auxiliares
Nenhum procedimento auxiliar é realizado.

Cuidados Pós-Operatórios
A cirurgia é realizada em ambulatório.

A laringoscopia flexível é realizada todos os dias por 3 dias para detecção de enfisema subcutâneo, edema supraglótico ou eritema.

Duas semanas de repouso vocal completo são sugeridas. A dor normalmente é mínima (embora varie de pessoa para pessoa). Um narcótico é prescrito para controle da dor e supressão da tosse. A paciente não pode levantar objetos com mais de 4,5 kg por 1 mês. Outras formas de esforço, como a manobra de Valsalva, são contraindicadas.

Intubações endotraqueais eletivas não podem ser feitas por 3 meses. Depois deste período, em caso de intubação para anestesia geral, a paciente deve solicitar o uso de um tubo endotraqueal de número 6.

Elevação do Tireóideo

Anestesia
Anestesia local.

Marcações
As marcações são horizontais ou paralelas à prega cutânea próxima ao osso hioide.

Posicionamento da Paciente
A paciente é colocada em posição supina.

Técnica
Embora geralmente concomitante à laringectomia parcial anterior, esta elevação pode ser feita sozinha. O osso hioide é exposto e os músculos são elevados das margens anteriores e inferiores do osso hioide central por meio de eletrocauterização. Os músculos infra-hioides são divididos em sua inserção ao longo da borda inferior do osso hioide por 15 mm de cada lado da linha média. Os 10 mm superiores das placas de cartilagem tireoidiana são removidos com bisturi ou serra.

Dois orifícios de 1 mm são feitos na borda superior de cada placa tireoidiana onde as asas superiores são removidas. Se a cartilagem for muito macia, os orifícios devem ser mais distantes da borda superior de corte para evitar a ocorrência de lacerações durante a tensão. Quatro orifícios são feitos no osso hioide central.

A sutura com Ethibond 0 passa pelo orifício da cartilagem tireoidiana e pelo orifício correspondente no osso hioide. Após a realização das quatro suturas, a laringe é puxada para cima e as suturas são fixadas. A incisão é fechada em camadas.

Procedimentos Auxiliares
Nenhum procedimento auxiliar é realizado.

Cuidados Pós-Operatórios
A sutura cutânea pode ser removida depois de 1 semana.

Discussão

Após a exposição à testosterona, normalmente, durante a puberdade, a cartilagem tireoidiana aumenta, assim como o tamanho do lúmen interno da laringe, o que altera o perfil do pescoço em razão da protrusão visível do pomo-de-adão. As cordas vocais se alongam e ficam mais espessas, reduzindo o tom confortável de fala e o tom vocal mais baixo. A redução da amplitude vocal superior ou pelo menos uma mudança na qualidade desta amplitude é geralmente observada, já que cordas vocais mais espessas devem ser mais estiradas para produção do mesmo tom que cordas vocais finas. A laringe relaxada tem posição mais baixa no pescoço, aumentando o comprimento interno da câmara faríngea; a câmara mais longa amplifica seletivamente as notas mais baixas.

Em pessoas que se identificam como gênero feminino (sejam homens genéticos, intersexuais ou mulheres), a fonoaudiologia ou prática pode ensinar a produção de tom e ressonância vocais desejáveis, mascarando as alterações induzidas pela testosterona. Estas técnicas empregam a contração muscular ativa dos músculos intrínsecos da laringe, da faringe e da região cervical e exigem esforço contínuo. Algumas pessoas conseguem desenvolver a contração habitual a ponto de precisarem de um esforço consciente para abaixarem a laringe na posição genética e anatômica comum para falarem com sua "voz masculina". Muitas pessoas, porém, ficam bastante cansadas com estas tentativas de manutenção do tom e da ressonância femininas por meio da contração muscular tônica. Alguns indivíduos não conseguem isso. Mesmo quando conseguem, algumas pessoas temem se distrair por algum momento em uma situação delicada, onde a voz masculina não seria adequada.

Após a transição de gênero, o ideal é que a fala confortável ocorra em tom feminino e com qualidade feminina sem necessidade de pensar na contração de diversos músculos antes de cada fonação. Assim, as pessoas adquirem a voz feminina sozinhas, com facilidade, ou consideram a modificação cirúrgica de seu trato fonador.

Uma frequência fundamental de fala é um parâmetro distinto na determinação da voz masculina ou feminina.[1,2] Diversas cirurgias de alteração de tom, discutidas nestes artigos, tentaram resolver essa discordância entre voz e gênero.

Embora a frequência fundamental (Fo) proposta em mulheres adultas varie entre 145 e 275 Hz (D3-C#4) e, em homens, de 80 a 165 Hz (D#2-E3),[12] isto deixa uma área de sobreposição de 145 a 165 Hz (D3-E3), onde a frequência fundamental, em si, pode ser insuficiente para determinar o sexo de uma paciente. Isto é importante porque as pacientes transgêneras com Fo de 181 Hz já foram percebidas como homens. "Aparentemente, a interação entre Fo, a faixa de Fo, a entonação e a ressonância determinam a percepção do falante como mulher".[18] Tratar estes componentes como complementares é uma abordagem mais desejável à modificação vocal do que a mudança apenas do tom fundamental.

A frequência ressonante também afeta a percepção de gênero da voz. Isto ocorre, principalmente, em uma área cinzenta, onde os tons normais de fala de homens e mulheres se sobrepõem.[19] A frequência ressonante é inversamente relacionada com o comprimento do tubo de ressonância, a faringe.[17] As técnicas de fonoaudiologia foram usadas para modificação da abertura da boca e da colocação da língua.[18] Thomas e Macmillan[20] notaram que, à comparação da voz transexual masculina à feminina, há uma mudança nos padrões de ressonância. A hipótese destes autores é que isto era conseguido pela manipulação praticada do formato orofaríngeo e da elevação da laringe.[2,20] A elevação da laringe aumenta a frequência ressonante da faringe por redução do comprimento do tubo de ressonância.[21]

Referências

1. Brown M, Perry A, Cheesman AD, et al. Pitch changes in male-to-female transsexuals: has phonosurgery a role to play? Int J Lang Comm Dis 35:129, 2000.
2. Wagner I, Fugain C, Monneron-Girard L, et al. Pitch-raising surgery in fourteen male-to-female transsexuals. Laryngoscope 113:1157, 2003.
3. Isshiki N, Morita H, Okamura H, et al. Thyroplasty as a new phonosurgical technique. Acta Otolaryngol 78:451, 1974.
4. Isshiki N, Taira T, Tanabe M. Surgical alteration of the vocal pitch. J Otolaryngol 12:335, 1983.
5. Isshiki N. Mechanical and dynamic aspects of voice production as related to voice therapy and phonosurgery. J Voice 12:125, 1998.
6. Matai V, Cheesman AD, Clarke PM. Cricothyroid approximation and thyroid chondroplasty: a patient survey. Otolaryngol Head Neck Surg 128:841, 2003.
7. Neumann K, Welzel C. The importance of the voice in male-to-female transsexualism. J Voice 18:153, 2004.
8. Yang CY, Palmer AD, Murray KD, et al. Cricothyroid approximation to elevate vocal pitch in male-to-female transsexuals: results of surgery. Ann Otol Rhinol Laryngol 111:477, 2002.
9. Hong KH, Ye M, Kim YM, et al. Functional differences between the two bellies of the cricothyroid muscle. Otolaryngol Head Neck Surg 118:714, 1998.
10. Orloff LA, Mann AP, Damrose JF, et al. Laser-assisted voice adjustment (LAVA) in transsexuals. Laryngoscope 116:655, 2006.
11. Wendler J. Vocal pitch elevation after transexualism male to female. In Proceedings of the Union European Phoniatricians. Salsomaggiore, Italy: Union European Phoniatricians, Oct 1990.
12. Koçak I, Akpınar ME, Cakır ZA, et al. Laser reduction glottoplasty for managing androphonia after failed cricothyroid approximation surgery. J Voice 24:758, 2010.
13. Donald PJ. Voice change surgery in the transsexual. Head Neck Surg 4:433, 1982.
14. Gross M. Pitch-raising surgery in male-to-female transsexuals. J Voice 13:246, 1999.
15. Remacle M, Matar N, Morsomme D, et al. Glottoplasty for male-to-female transsexualism: voice results. J Voice 25:120, 2011.
16. Tucker HM. Anterior commissure laryngoplasty for adjustment of vocal fold tension. Ann Otol Rhinol Laryngol 94(6 Pt 1):547, 1985.
17. Kunachak S, Prakunhungsit S, Sujjalak K. Thyroid cartilage and vocal fold reduction: a new phonosurgical method for male-to-female transsexuals. Ann Otol Rhinol Laryngol 109:1082, 2000.
18. Mastronikolis NS, Remacle M, Biagini M, et al. Wendler glottoplasty: an effective pitch raising surgery in male-to-female transsexuals. J Voice 27:516, 2013.
19. Wendler J. Pitch raising by shortening of the glottis. In Abstracts of Third International Symposium on Phonosurgery. Kyoto, Japan: International Association of Phonosurgeons, June 26-28, 1994.
20. Thomas JP, Macmillan C. Feminization laryngoplasty: assessment of surgical pitch elevation. Eur Arch Otorhinolaryngol 270:2695, 2013.
21. Carew L, Dacakis G, Oates J. The effectiveness of oral resonance therapy on the perception of femininity of voice in male-to-female transsexuals. J Voice 21:591, 2007.

CAPÍTULO 3

Cirurgia Torácica

Britt Colebunders
Salvatore D'Arpa ▪ Stan J. Monstrey

Pontos Principais

- A cirurgia torácica é um dos procedimentos de redesignação de gênero mais comumente realizados.
- Na maioria das mulheres trans, o aumento das mamas melhora muito os sentimentos subjetivos de feminilidade.
- Embora existam algumas diferenças sexuais na parede torácica e na anatomia mamária, o implante de uma prótese de mama não é, essencialmente, diferente do aumento das mamas em mulheres cis.
- O volume da mama e a qualidade da pele são fatores essenciais na determinação da técnica adequada de mastectomia em homens trans.
- O algoritmo de Ghent auxilia a escolha dentre cinco técnicas para criação do tórax masculino com boa estética.

Indicações e Contraindicações

A cirurgia torácica é um dos procedimentos de redesignação de gênero mais comumente realizados. A cirurgia torácica para redesignação de homem para mulher é composta pelo aumento das mamas com implantes e/ou tecido autólogo. A cirurgia de mulher para homem é composta por mastectomia e criação do tórax masculino. Os Padrões de Atendimento (SOC, do inglês *Standard of Care*) da *World Professional Association of Transgender Health* (WPATH) trazem orientações flexíveis para o tratamento de pessoas com disforia de gênero e determinam os seguintes critérios para realização da cirurgia torácica:[1]

- Disforia de gênero persistente e bem documentada.
- Capacidade de decisão com grande consciência e de consentimento do tratamento.
- Maioridade segundo a legislação nacional local.
- Problemas significativos de ordem médica ou de saúde mental apresentados pelo candidato à cirurgia torácica devem estar bem controlados.

Embora não seja um critério explícito, recomenda-se que mulheres trans sejam submetidas à terapia hormonal de feminização (por, no mínimo, 12 meses) antes da cirurgia de aumento das mamas. O objetivo é maximizar o crescimento mamário para obtenção dos melhores resultados cirúrgicos (estéticos).

A cirurgia torácica pode facilitar muito a experiência dos pacientes de viver o gênero correspondente à sua identidade. Esta experiência é necessária por pelo menos 12 meses antes da cirurgia genital (vaginoplastia ou metoidioplastia/faloplastia). No entanto, em alguns indivíduos trans, a cirurgia torácica pode ser o único procedimento cirúrgico realizado durante a transição.

Aumento das Mamas em Mulheres Trans

Nas mulheres trans, o aumento das mamas (ou "reconstrução" das mamas) melhora muito os sentimentos subjetivos de feminilidade. A mamoplastia dá um perfil mais feminino, facilita o ajuste na identidade de gênero e aumenta os fatores envolvidos na identificação do gênero por outras pessoas (Fig. 3-1). Um estudo prospectivo, não comparativo e de coorte demonstrou que os ganhos em satisfação com as mamas, bem-estar psicológico e bem-estar sexual de mulheres trans após o aumento da mama foram estatística e clinicamente significativos para a paciente logo após a cirurgia e também a longo prazo.[2]

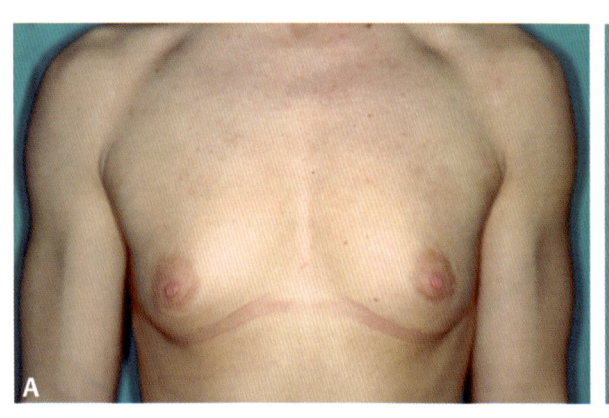

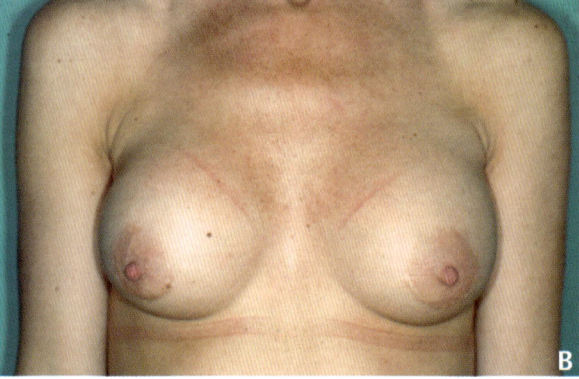

Fig. 3-1 Aumento das mamas. **A**, Pré-operatório. **B**, Pós-operatório.

Algumas alterações, mesmo depois de anos de terapia com estrógenos, criam a aparência feminina do corpo masculino biológico. A terapia hormonal não modifica a voz ou as dimensões das mãos, dos pés ou dos ombros. Embora haja certa formação de mamas, é insuficiente para a maioria das pacientes. Infelizmente, nenhum estudo determinou a duração mínima da terapia hormonal antes da realização da cirurgia de mamas. No entanto, a maioria dos cirurgiões recomenda um período de 12 meses de terapia hormonal de feminização antes da cirurgia para aumento das mamas para maximizar o crescimento mamário e obter os melhores resultados cirúrgicos (estéticos).

A mamogênese em mulheres trans tratadas com estrógenos segue um padrão similar à mamogênese púbere feminina, como descrito por Marshall e Tanner.[3] O desenvolvimento mamário não é exclusivamente dose-responsivo – 67 a 75% das mulheres trans requerem mamoplastia de aumento, já que a terapia hormonal provoca apenas uma pequena protuberância mamária, como a observada em meninas, ou a pequena forma cônica observada em adolescentes jovens (estágios de Tanner 2 ou 3).[4]

Técnicas Cirúrgicas

Implante Mamário

Uma vez que as próteses mamárias são implantadas em transexuais com desenvolvimento mamário de "adolescente jovem", a paciente deve ser informada que a forma feminina complexa e as alterações da mama relacionadas com a idade não podem ser imitadas com implantes hemisféricos simétricos. Assim, os resultados da mamoplastia de aumento em mulheres trans com mamogênese mínima induzida por hormônios podem ser ruins.[4] Outras diferenças anatômicas que devem ser consideradas em mulheres trans são a maior amplitude do tórax masculino, a maior força da fáscia peitoral, o maior desenvolvimento do músculo peitoral e as menores dimensões do mamilo e da aréola. De modo geral, a mulher trans escolhe um implante mamário de volume maior do que a mulher cis submetida à mamoplastia; no entanto, mesmo com o implante maior, normalmente é impossível evitar que as mamas fiquem muito espaçadas. O mamilo e a aréola devem ser sempre alinhados centralmente ao implante; o posicionamento muito medial destes implantes pode tornar os mamilos divergentes e, assim, a aparência da mama é inaceitável.[5]

Apesar de algumas diferenças sexuais na parede torácica e na anatomia mamária, o implante de próteses mamárias não é muito diferente da mamoplastia em mulheres cis, exceto pelo tamanho geralmente maior das próteses. As mesmas escolhas se aplicam ao tipo de implante, à posição do bolso e à abordagem cirúrgica. A paciente e o cirurgião podem escolher um implante de gel de silicone ou solução salina. Na maioria das pacientes, o implante texturizado é escolhido para redução da possibilidade de contratura capsular. O implante de gel mais coeso pode ser anatômico, aumentando a proeminência da parte inferior da mama.

A incisão pode ser axilar, inframamária ou até mesmo periareolar, embora esta última seja menos popular em mulheres trans em razão do menor tamanho da aréola. A incisão inframamária deve ser realizada abaixo da prega inframamária pré-operatória, já que a distância entre a margem areolar inferior e a prega inframamária se expande após a mamoplastia de aumento, provavelmente por causa do recrutamento de pele inframamária ou mesmo abdominal.[4]

O bolso para o implante pode ser criado atrás do tecido glandular ou do músculo peitoral. Alguns autores recomendam o implante da prótese em uma posição subglandular.[4] Isto é indicado principalmente em pacientes que, a princípio, apresentam mais tecido subcutâneo ou glandular (estágios de Tanner 4 a 5). O procedimento cirúrgico é mais fácil e menos doloroso. Muitos cirurgiões, porém, preferem colocar o implante em posição retropeitoral. Neste caso, a porção inferior (bem como a origem medial) do músculo peitoral deve ser separada da caixa torácica.[6] Na posição retropeitoral, a prótese é coberta com mais tecido mole (importante em pacientes magras) e há menor risco de contração capsular.

Na maioria das instituições, a mamoplastia é realizada no mesmo procedimento que a cirurgia genital. Neste caso, a cirurgia começa com o aumento das mamas, que é a parte mais estéril da intervenção. No entanto, os dois procedimentos podem ser realizados de maneira simultânea caso existam duas equipes cirúrgicas. Por diversos motivos, algumas pacientes preferem que a mamoplastia de aumento (às vezes combinada à castração para permitir a mudança oficial de gênero) seja realizada como procedimento prévio ou intervenção cirúrgica subsequente.

Lipoescultura

A lipoescultura ou enxerto de gordura é uma técnica em que a gordura é coletada por lipoaspiração do abdome ou das coxas. Subsequentemente, a gordura é centrifugada para separação de sobrenadantes de óleo, fluido e sangue.[7] Com isso, obtém-se uma amostra de gordura concentrada e "purificada" que pode ser injetada no plano subcutâneo (Fig. 3-2). Em mulheres trans que já apresentam certo volume mamário em decorrência de terapia hormonal, a lipoescultura pode ser uma boa opção para o aumento moderado da mama, evitando o uso de implante. No entanto, as pacientes devem ser informadas que uma porcentagem variável da gordura injetada é reabsorvida e um segundo ou mesmo terceiro procedimento pode ser necessário para obtenção do volume suficiente.

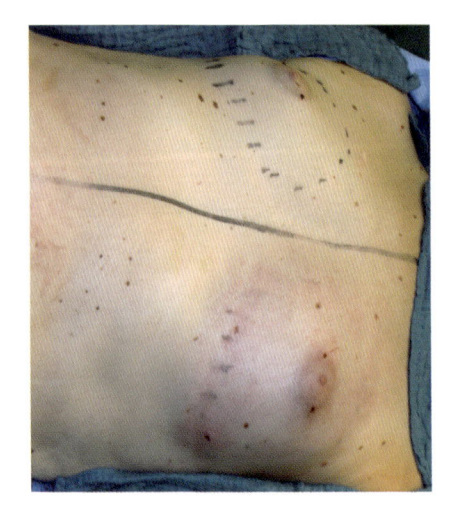

Fig. 3-2 A lipoescultura pode ser usada para obtenção de aumento moderado (aqui, apenas do lado esquerdo).

Também usamos a lipoescultura como adjunto ao aumento das mamas com implantes. A gordura é injetada no plano subcutâneo para que os implantes fiquem menos visíveis e palpáveis e para diminuir a grande distância entre as mamas.

Cirurgia com Retalho Autólogo

A reconstrução da mama com retalhos livres autólogos ou retalhos pediculados em mulheres trans ainda não foi descrita. No entanto, em uma era em que a triagem para detecção de predisposição genética ao desenvolvimento de câncer de mama é mais comum, este procedimento pode se tornar importante no futuro. A mastectomia profilática bilateral e a reconstrução primária consecutiva com tecido autólogo (p. ex., retalho de perfurador epigástrico profundo) ou implante mamário devem ser oferecidas a pacientes com predisposição genética ao desenvolvimento de câncer de mama.[8]

Complicações

Kanhai *et al.*[4] relataram as principais (mas raras) complicações após o aumento das mamas: hematoma, simastia, contratura capsular, redução da sensibilidade no mamilo e/ou parte da mama, extravasamento da prótese (mais óbvio com as próteses salinas do que com as de gel de silicone coeso) e mau posicionamento das próteses. Embora muito rara nestas pacientes, a mastopexia pode ser o tratamento de escolha para correção da ptose mamária substancial, mas, de modo geral, o aumento das mamas pode ser suficiente para correção da ptose branda.

A galactorreia é outra doença rara que pode ocorrer antes ou depois da cirurgia. Esta doença requer extensa avaliação hormonal, com atenção especial à hipófise. À exceção das causas hormonais, a secreção excessiva de prolactina que provoca galactorreia também pode ser decorrente de um estímulo periférico, como a manipulação das mamas ou a estimulação do nervo intercostal. Neste último caso, a galactorreia é associada às incisões torácicas ou à inflamação da parede do tórax e, assim, também pode ser causada pelos implantes mamários. Em muitas pacientes, porém, a causa da galactorreia não pode ser determinada e a doença é considerada idiopática.

O acompanhamento pós-operatório é obrigatório em todas as pacientes submetidas a aumento das mamas. Gooren *et al.*[9] realizaram um estudo de coorte documentando a ocorrência de câncer de mama em 2.307 indivíduos transgênero com exposição a hormônios sexuais cruzados por um período entre 5 e 30 anos e relataram 10 casos da doença em mulheres trans. Todas as pacientes receberam estrógenos por via oral e períodos prolongados para manutenção das características femininas secundárias. Três destes 10 casos eram carcinomas mamários não dependentes de estrógeno. Este estudo sugeriu que a administração de hormônios sexuais cruzados não aumenta o risco de desenvolvimento de câncer de mama em mulheres trans. As incidências de carcinoma mamário foram comparáveis às de câncer de mama em homens e, assim, menores do que na população feminina. No entanto, a história de uso de hormônios sexuais cruzados pode ser muito curta para o desenvolvimento de tumores malignos. Assim, a triagem e o acompanhamento de boa qualidade são essenciais. Além disso, uma vez que os exames de mama também são muito bem aceitos pelas mulheres trans, estas pacientes devem ser encorajadas a participar de protocolos relevantes de triagem para detecção de câncer que, no caso do câncer de mama, são os mesmos realizados em mulheres cis.[10]

A investigação pré-operatória de rotina do histórico familiar é muito importante. A triagem da predisposição genética (p. ex., mutações BRCA) deve ser considerada em pacientes com múltiplos tumores de mama e/ou ovário na família (geralmente com diagnóstico precoce) – dois ou mais cânceres primários de mama e/ou ovário em um único familiar e/ou casos de câncer de mama em homens da família.

Mastectomia Subcutânea em Homens Trans

Uma vez que a terapia hormonal tem pouca influência sobre o tamanho das mamas, a primeira (e, talvez, a mais importante) cirurgia realizada em homens trans é a criação de um tórax masculino por meio da mastectomia subcutânea (SCM). Este procedimento permite que o paciente viva melhor como homem e, assim, facilidade a experiência de vida como o gênero correspondente com sua identidade, o que é um pré-requisito para a cirurgia genital externa. Há muita literatura sobre a técnica ideal para realização da SCM, mas a maioria enfoca mulheres com doença mamária ou homens com ginecomastia. Existem poucas informações sobre a remoção das mamas em homens trans.

Os tórax masculino e feminino são, é claro, anatomicamente diferentes.[11,12] O tórax feminino apresenta excesso de pele e de tecido glandular e mais gordura subcutânea. Em relação ao confinamento inferior da mama, a prega inframamária é bem definida em mulheres. No homem mediano, o tórax não possui a prega inframamária e a margem inferior do músculo peitoral (geralmente um pouco quadrada em decorrência do tecido mamário rudimentar e do mamilo) representa a margem inferior obscura do tórax. A importância da obliteração da prega inframamária ao fazer o contorno do tórax masculino foi enfatizada por diversos autores.[11]

Do ponto de vista puramente anatômico, a SCM em homens trans é praticamente idêntica à mastectomia para doença mamária ou profilaxia. No entanto, os objetivos em homens trans são diferentes, já que incluem o contorno estético da parede torácica por meio da remoção do tecido mamário e do excesso de pele, a redução e o posicionamento adequado do mamilo e da aréola, a obliteração da prega inframamária e a minimização das cicatrizes na parede torácica – em resumo, a criação de um tórax masculino de boa aparência.[12] Muitas das técnicas para tratamento da ginecomastia foram usadas ou modificadas na SCM para homens trans e os métodos e as indicações de cada procedimento foram discutidos na literatura.[12-14] Os relatos descrevem lipoaspiração, técnicas circum-areolares semicirculares, técnicas circulares concêntricas, técnicas de incisão transareolar e procedimentos mais radicais, como a amputação da mama com enxerto livre de mamilo.[15-19]

Os maus resultados estéticos incluem anomalias de contorno (mama, prega inframamária e mamilo), problemas relacionados com o complexo mamilo-aréola (NAC) (tamanho, posição e viabilidade), redundância de pele e má cicatrização.[11] Correções secundárias são, ocasionalmente, necessárias.

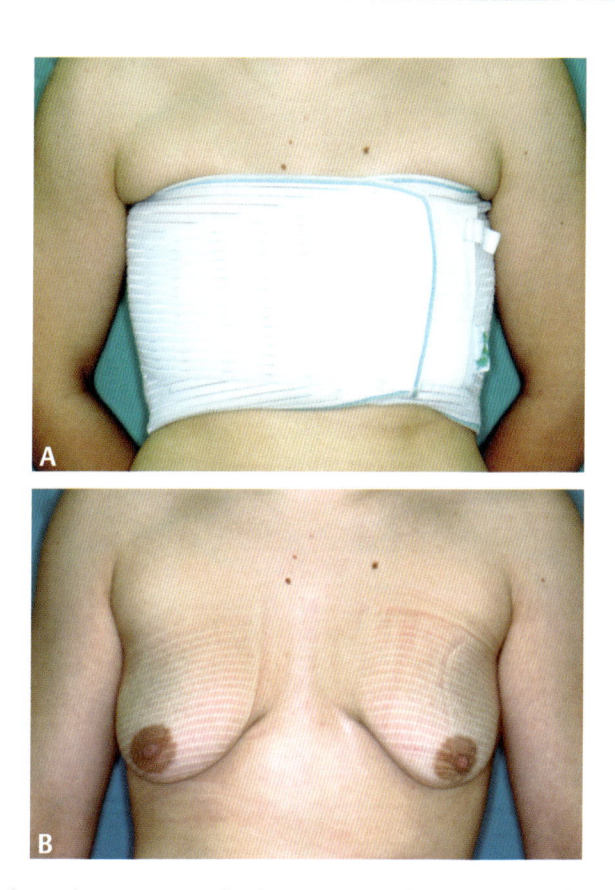

Fig. 3-3 A, Uso das faixas de compressão (*binding*) para camuflagem do tórax de aparência feminina. **B,** O uso destas faixas pode causar ptose mamária com baixa elasticidade cutânea.

Na verdade, a realização da SCM em homens trans é mais difícil do que a correção da ginecomastia em homens cis, já que, na maioria dos casos, os homens trans apresentam maior volume mamário e maior grau de excesso de pele e ptose. De acordo com Hage e Bloem,[12] o excesso de pele, e não o volume mamário, é o fator que deve determinar a técnica adequada de SCM. Com base nas mais de 400 SCM que realizamos em homens trans nos últimos 15 anos, concordamos que a qualidade cutânea – especificamente, a "elasticidade" da pele – também é um fator importantíssimo. Este fator pode fazer a diferença entre o bom e o mau resultado estético, principalmente com cirurgiões menos experientes. Nesta população de pacientes, a má qualidade da pele pode ser exacerbada em caso de anos de uso de faixas de compressão (*binding*) (Fig. 3-3).

CAPÍTULO 3
Cirurgia Torácica

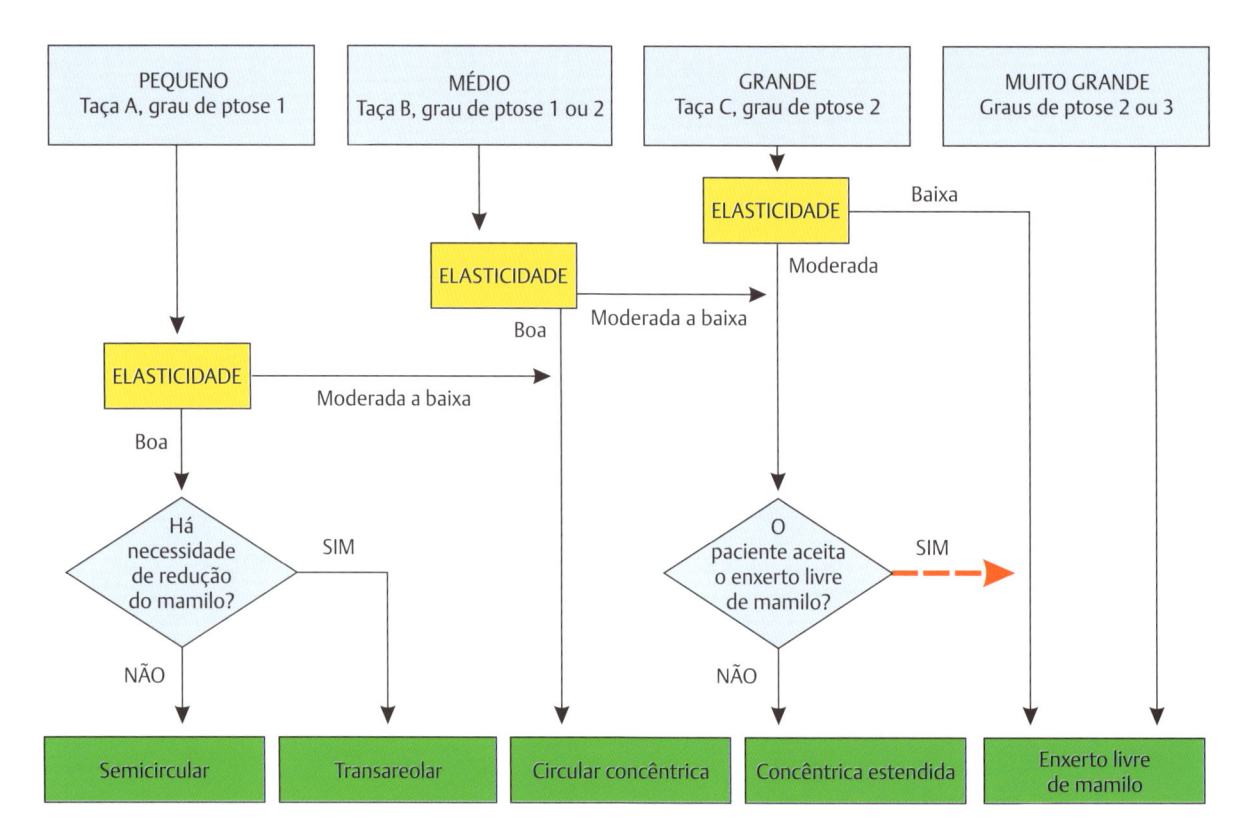

Fig. 3-4 Algoritmo para escolha da técnica adequada de SCM.

Técnicas Cirúrgicas

Os parâmetros pré-operatórios a serem avaliados são o volume das mamas, o grau de excesso de pele, o tamanho e a posição do NAC e a elasticidade cutânea. Se o paciente for fumante, o cirurgião deve discutir os efeitos do tabagismo na qualidade da pele, na cicatrização de feridas e na vascularidade e encorajá-lo a parar. A terapia hormonal é interrompida por 2 a 3 semanas antes da cirurgia.

Em razão do grande número de técnicas, a dificuldade da SCM é menos relacionada com o procedimento em si (apesar de erroneamente considerado "fácil") e mais à sua escolha. Por isso, desenvolvemos um algoritmo para ajudar a escolha entre cinco técnicas para criação do tórax masculino com boa estética[20] (Fig. 3-4).

Independentemente da técnica, é muito importante preservar toda a gordura subcutânea ao dissecar o tecido glandular dos retalhos. Isto assegura a criação de retalhos espessos, que produzam bom contorno e, subsequentemente, não fiquem presos à parede torácica. Pelo mesmo motivo, preservamos a fáscia peitoral. Não fazemos a lipoaspiração no aspecto anterior da mama. No entanto, o uso meticuloso da lipoaspiração pode ser indicado lateralmente ou para obtenção da simetria completa ao final do procedimento. A prega inframamária é sempre liberada e é uma manobra muito importante em pacientes com mamas grandes. Isto é feito por meio da extensão do retalho inferior até o abdome e, no local da banda firme, sua incisão com múltiplos cortes transversais. No período pós-operatório, uma bandagem elástica circunferencial é colocada ao redor da parede torácica e mantida, dia e noite, por 4 a 6 semanas.

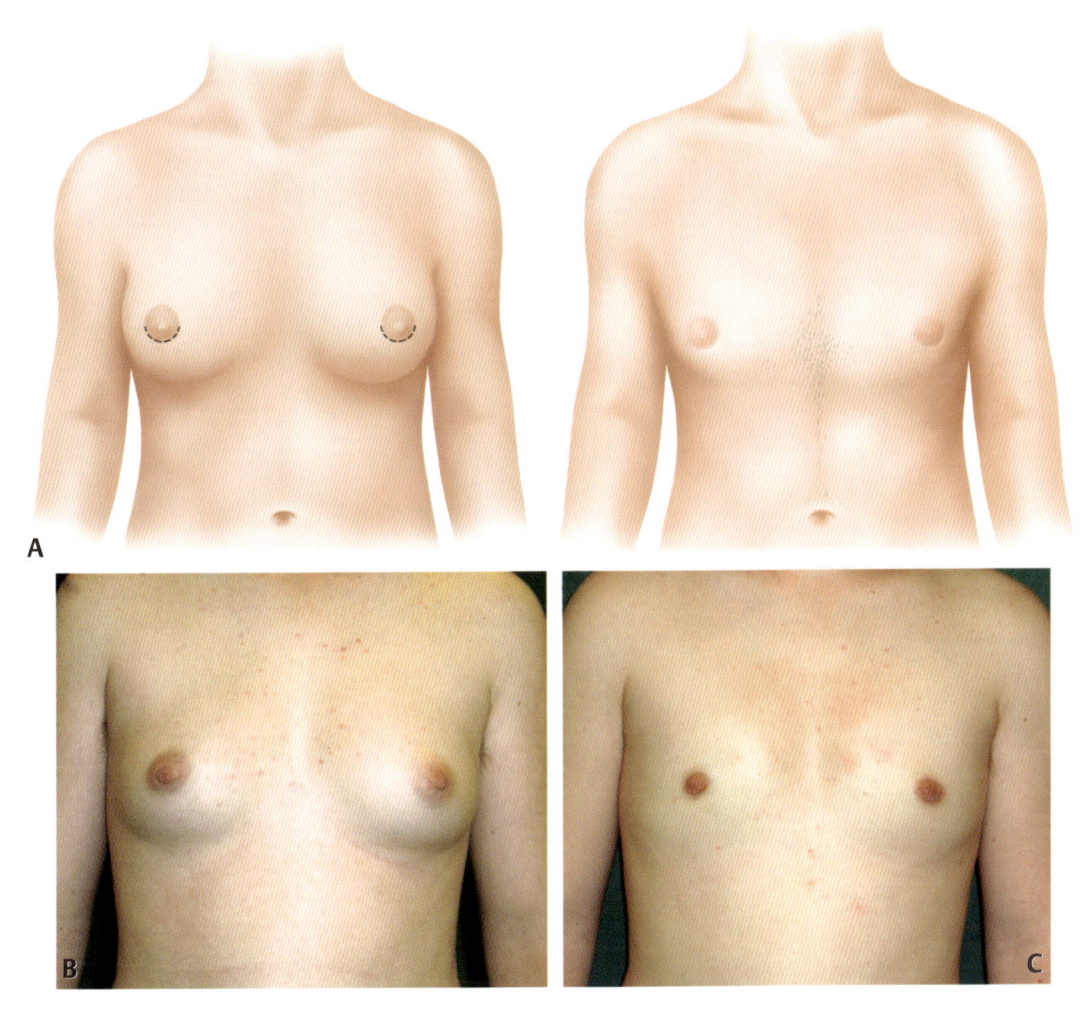

Fig. 3-5 Técnica semicircular. **A,** Incisões e cicatrizes. **B,** Aspecto pré-operatório. **C,** Resultado pós-operatório.

Técnica Semicircular

A técnica semicircular (Fig. 3-5) é, essencialmente, o mesmo procedimento descrito por Webster[19] em 1946 para correção da ginecomastia. É empregada em indivíduos com mamas pequenas. A cicatriz resultante é confinada à metade inferior da periferia da aréola (infra-areolar). Uma quantidade suficiente de tecido glandular deve permanecer *in situ*, abaixo, do NAC, para evitar uma depressão. A vantagem desta técnica é a cicatriz pequena e oculta, confinada ao NAC. A principal desvantagem é a pequena janela de trabalho, que dificulta a excisão do tecido mamário e a hemostasia. O cirurgião deve evitar a tração excessiva das bordas cutâneas pelos afastadores, o que pode provocar deiscência da ferida ou necrose da pele marginal.

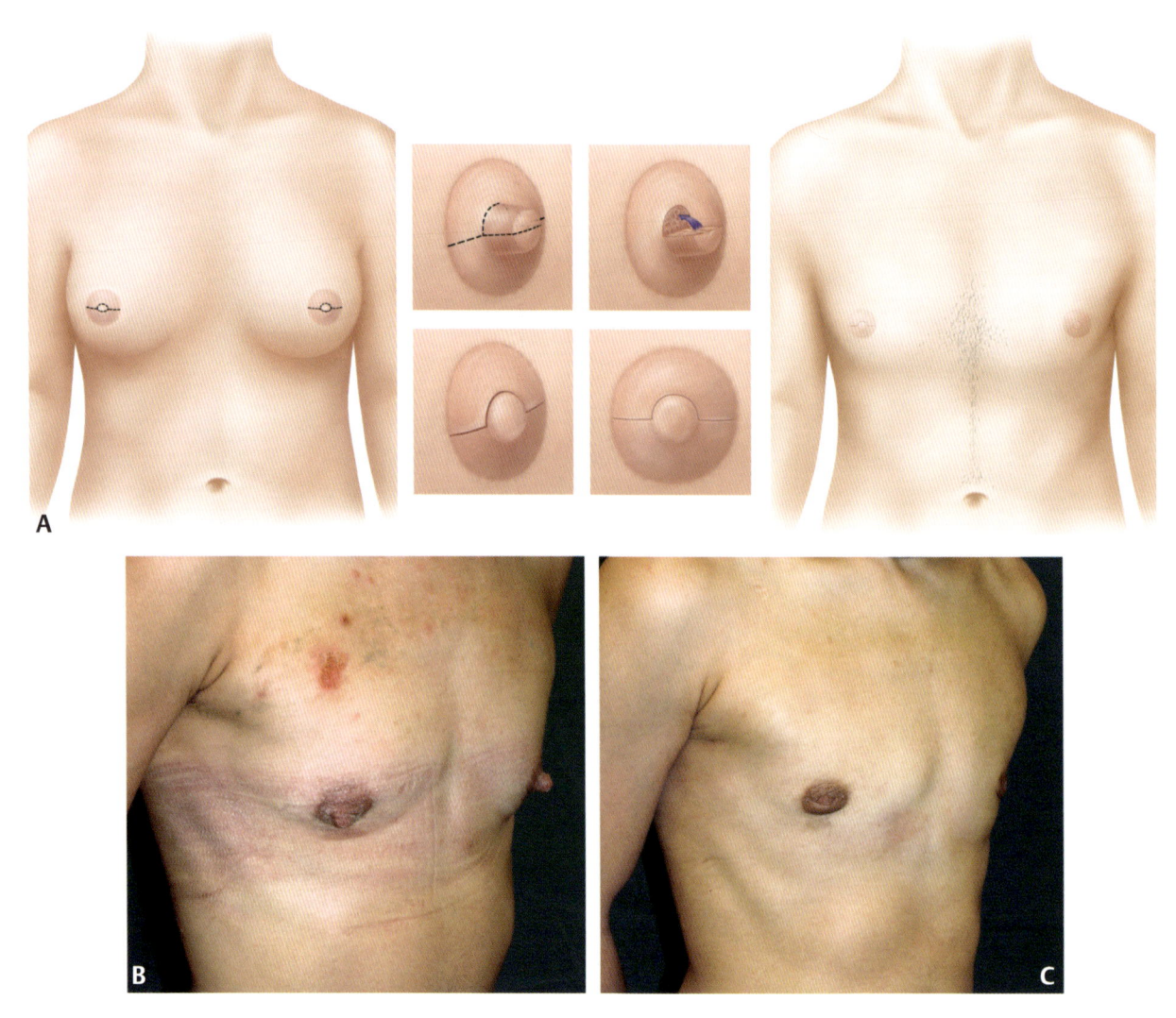

Fig. 3-6 Técnica transareolar. **A,** Incisões e cicatrizes. **B,** Aspecto pré-operatório. **C,** Resultado pós-operatório.

Técnica Transareolar

Em pacientes com mamas pequenas e mamilos grandes e proeminentes, a técnica transareolar (Fig. 3-6) é usada. Este procedimento é similar ao descrito por Pitanguy[18] em 1966. Esta técnica permite a ressecção subtotal do mamilo e geralmente incorpora o aspecto superior, o que tende a melhorar o efeito da gravidade. A cicatriz resultante atravessa a aréola em sentido horizontal e passa pelo aspecto superior do mamilo. Outra vantagem desta técnica é a possibilidade de redução imediata do mamilo. A desvantagem é a mesma da técnica semicircular – a excisão do tecido mamário e a hemostasia são mais difíceis. Além disso, a cicatriz transareolar tende a ser mais aparente.

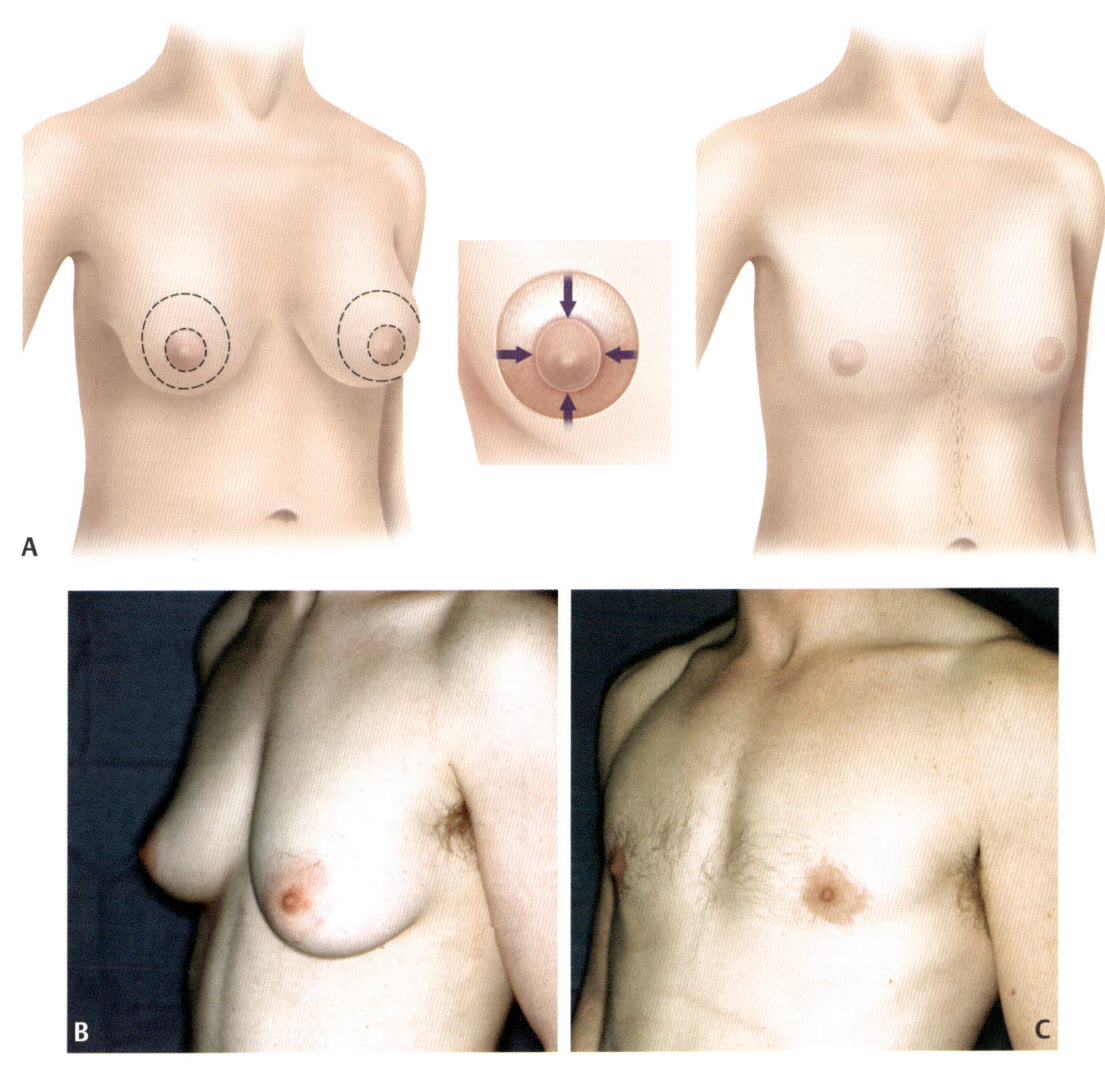

Fig. 3-7 Técnica circular concêntrica. **A,** Incisões e cicatrizes. **B,** Aspecto pré-operatório. **C,** Resultado pós-operatório.

Técnica Circular Concêntrica

A técnica circular concêntrica foi descrita por Davidson[15] em 1979 (Fig. 3-7). Esta técnica é usada em mamas com envelope cutâneo médio (taça B) ou mamas menores com pouca elasticidade cutânea. A cicatriz resultante é confinada à circunferência da aréola. A incisão concêntrica pode ser circular ou elíptica, permitindo a desepitelialização de uma quantidade calculada de pele em direção horizontal ou vertical.[12] O acesso é feito por uma incisão no aspecto inferior do círculo externo. O tecido glandular é cuidadosamente dissecado do NAC subjacente, tendo como base, principalmente, um pedículo dérmico. Neste caso, não é necessário deixar um excesso de tecido glandular abaixo do NAC, já que a derme desepitelializada dobrada ao redor da aréola faz a projeção suficiente do NAC e impede a adesão do mamilo à parede torácica. Uma sutura permanente em bolsa de tabaco é feita conforme o diâmetro areolar desejado (geralmente de 25 mm). A vantagem desta técnica é a possibilidade de redução e/ou reposicionamento da aréola, onde for necessário, e a remoção do excesso de pele. Esta técnica também confere boa exposição para excisão glandular e hemostasia. No entanto, requer experiência para determinação da quantidade de pele a ser desepitelializada. A cicatriz pode se expandir no período pós-operatório, às vezes com necessidade de correção estética.

Técnica Circular Concêntrica Estendida

A técnica circular concêntrica estendida é similar à técnica circular concêntrica, mas inclui mais uma ou duas excisões triangulares de pele e tecido subcutâneo, que podem ser inferior e lateral ou medial e lateral (Fig. 3-8). O acesso para a excisão do tecido glandular é feito por estas excisões cutâneas adicionais. Esta técnica é usada na correção do excesso de pele e do enrugamento produzido por grandes diferenças entre os círculos interno

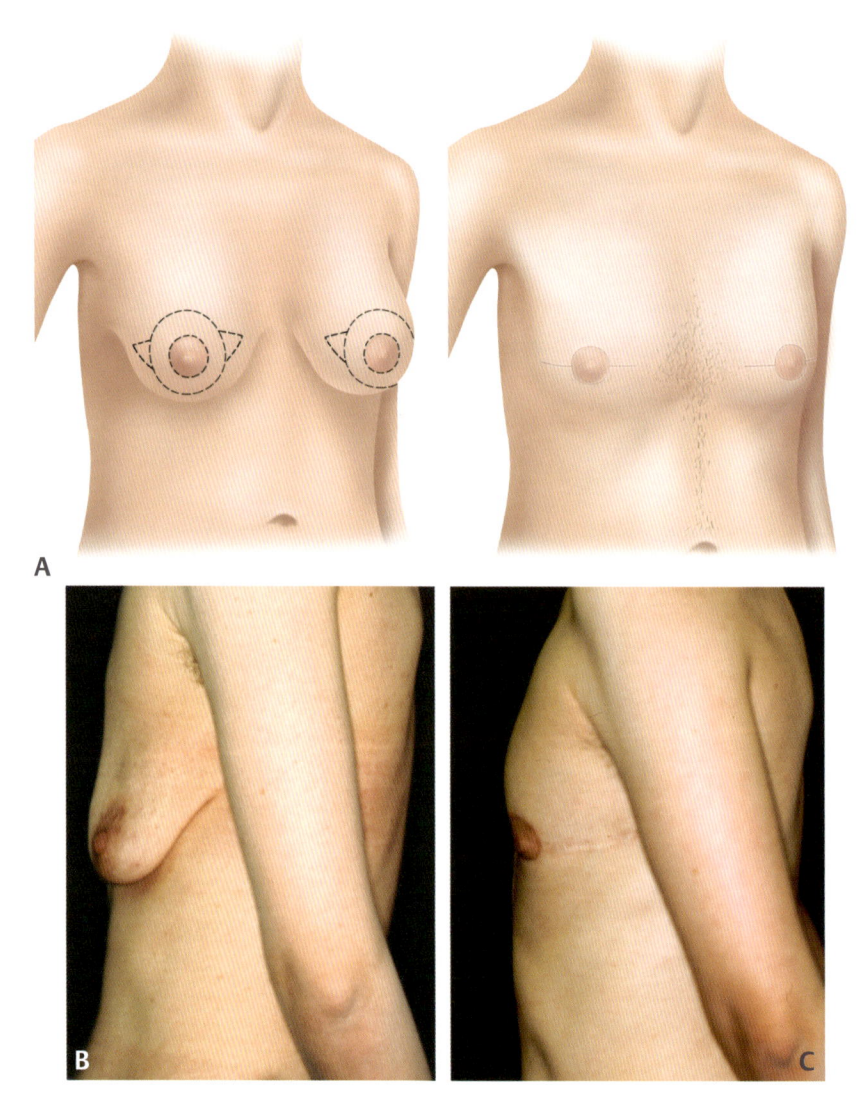

Fig. 3-8 Técnica circular concêntrica estendida. **A,** Incisões e cicatrizes. **B,** Aspecto pré-operatório. **C,** Resultado pós-operatório.

e externo. Nos poucos casos em que uma única excisão triangular vertical inferior ao NAC foi empregada, os resultados foram abaixo do ideal. Subsequentemente, esta técnica foi abandonada. Aqui também uma sutura permanente em bolsa de tabaco é feita conforme o diâmetro areolar desejado. As cicatrizes resultantes são ao redor da aréola, com extensões horizontais na pele da mama, dependendo do grau de excesso de pele. As vantagens desta técnica são a ampla exposição para a excisão glandular e a hemostasia, a redução do NAC e o reposicionamento e a adequação do excesso de pele, o que reduz a formação de rugas ao redor da aréola. As principais desvantagens são a cicatrização não mais confinada ao NAC e a experiência necessária ao planejamento da quantidade de tecido a ser excisada e/ou desepitelializada.

Técnica do Enxerto Livre de Mamilo

A técnica do enxerto livre de mamilo foi proposta por diversos autores para pacientes com mamas grandes e ptóticas[13,14,21,22] (Fig. 3-9). Nesta técnica, o NAC é coletado como um enxerto cutâneo de espessura total, a mama é amputada e o NAC é colocado em sua nova lo-

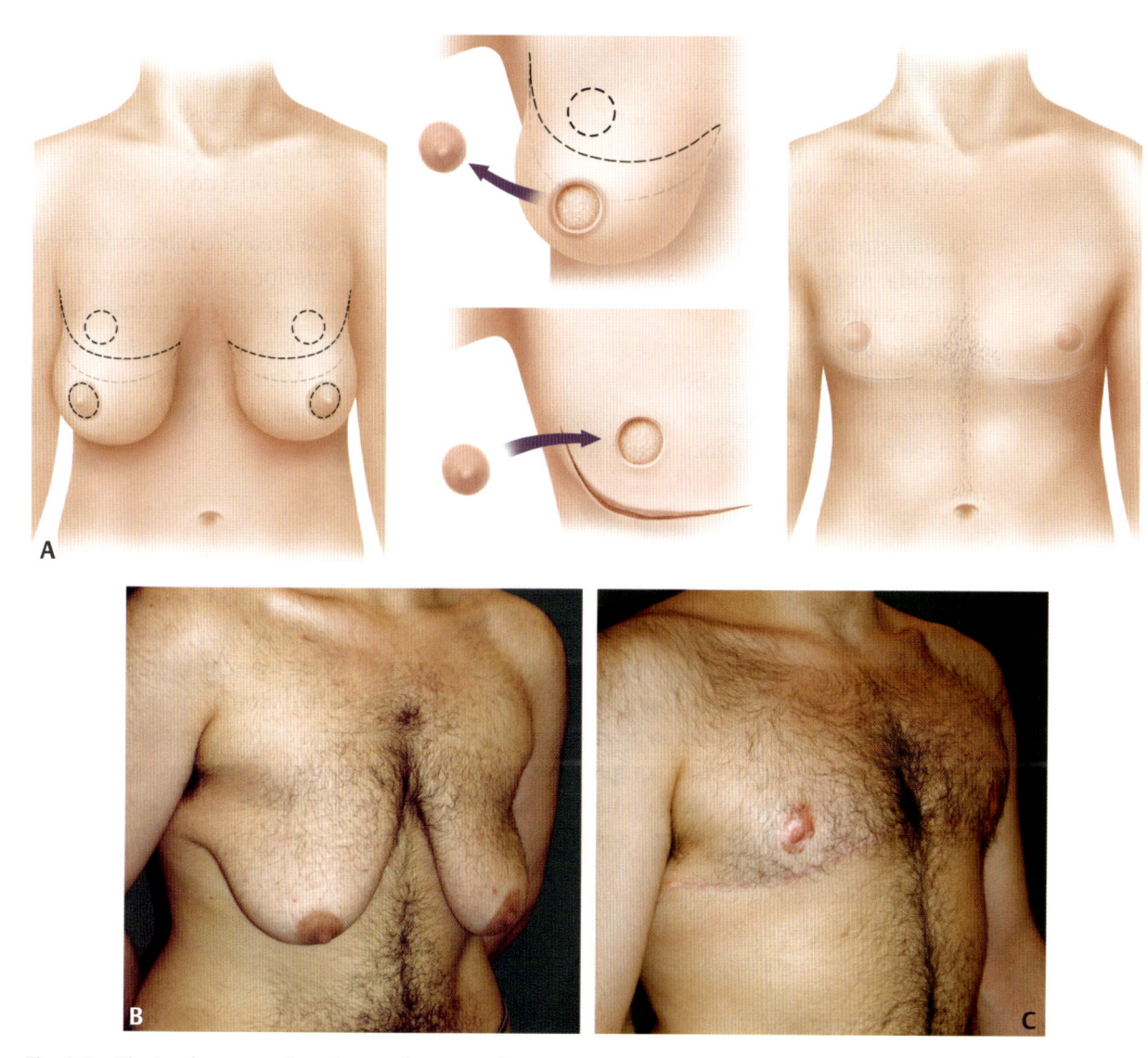

Fig. 3-9 Técnica do enxerto livre de mamilo. **A,** Incisões e cicatrizes. **B,** Aspecto pré-operatório. **C,** Resultado pós-operatório.

calização na parede torácica. Preferimos fazer a incisão horizontalmente 1 a 2 cm acima da prega inframamária e, então, seguir em sentido superior e lateral abaixo da borda lateral do músculo peitoral maior. As incisões não devem cruzar a linha média. Após a amputação da mama, o retalho superior é tracionado para baixo para eliminação da redundância cutânea. Neste estágio, a remoção de gordura ou lipoaspiração cuidadosa pode ser realizada lateral e medialmente para evitar a redundância do coxim adiposo axilar e assegurar o contorno simétrico. Novamente, o cirurgião deve deixar a gordura na superfície inferior dos retalhos cutâneos. Após o fechamento, o NAC é enxertado no local desejado na parede torácica.

Acreditamos que o uso de medidas absolutas para determinação da posição ideal do NAC pode ser enganoso. Concordamos com as recomendações de muitos autores, que posicionam o NAC de acordo com as referências anatômicas do próprio paciente.[23,24] Atiyeh *et al.*[25] afirmam que a posição do mamilo pode ser deduzida a partir da distância entre o umbigo e o ápice anterior da prega axilar e entre o umbigo e a incisura supraesternal. A distância intermamilar e a posição do plano mamilar horizontal em relação à incisura supraesternal podem ser calculadas a partir destas medidas (do umbigo ao ápice anterior da prega axilar e do umbigo à incisura supraesternal).[25] Em nossa série, os mamilos foram colocados ao longo da linha mamilar vertical existente e a altura foi ajustada a aproximadamente 2 a 3 cm acima da borda inferior do peitoral maior. Em um paciente mediano, isto corresponde ao quarto ou quinto espaço intercostal. No entanto, o julgamento clínico é mais importante e sempre colocamos o paciente sentado durante a cirurgia para verificar a posição final do mamilo.

O diâmetro do NAC é de 20 a 25 mm e é seccionado enquanto a área circunferencial é estendida. As cicatrizes resultantes são uma linha no aspecto inferior da nova mama masculina e uma ao redor da aréola. As vantagens da técnica de enxerto livre de mamilo são a exposição excelente e a ressecção mais rápida do tecido, assim como a redução do mamilo e a redefinição do tamanho da aréola e seu reposicionamento. As desvantagens são as cicatrizes residuais longas, as alterações de pigmentação e sensibilidade do NAC e a possibilidade de incorporação incompleta do enxerto.

Complicações

A taxa geral de complicação pós-operatória é de 10% em nossa série, similar à maioria dos demais estudos descritos na literatura. O hematoma é a complicação mais frequente. Como esperado, a frequência de ocorrência de hematomas é maior com a técnica periareolar e cai nos procedimentos concêntricos estendidos e de enxerto livre de mamilo, onde o acesso é mais amplo. Algumas outras complicações foram associadas ao hematoma, inclusive necrose (parcial) do mamilo e formação de abscessos. Drenos e bandagens de compressão não necessariamente impediram estas complicações. Isto enfatiza a importância da boa hemostasia durante o procedimento. Hematomas e seromas menores podem ser evacuados por punção. No entanto, em cerca de metade dos casos, há necessidade de evacuação cirúrgica.

Uma complicação significativa é a perda cutânea simples do NAC, que pode cicatrizar com medidas conservativas. Os casos excepcionais de necrose mamilar parcial ou total podem requerer a reconstrução secundária do mamilo.

Apesar da taxa relativamente baixa de complicações, cerca de um terço dos pacientes precisa de mais um procedimento para melhora dos resultados estéticos. A probabilidade de realização de mais uma correção estética deve ser previamente discutida com o paciente.[24]

Alguns cirurgiões preferem realizar o procedimento planejado em dois estágios.[11] No primeiro estágio, a pele é inicialmente deixada em tamanho excessivo para encolher por completo sem distensão das cicatrizes e da aréola. Isto pode reduzir um pouco o comprimento da cicatriz final (dependendo da elasticidade cutânea). O segundo procedimento remove o excesso de pele ainda presente após um período de encolhimento.

Recomendações

Em mamas com envelope pequeno e boa elasticidade cutânea, a técnica semicircular é adequada. Na mesma mama com mamilo grande, a técnica transareolar é recomendada. A mesma mama com elasticidade moderada a baixa ou a mama com envelope maior (taça B, ptose de grau 1 ou 2) requer a técnica circular concêntrica. A mama de tamanho moderado (taças B ou C, ptose de grau 1 ou 2) com pouca elasticidade cutânea requer a técnica circular concêntrica estendida. Por fim, a mama muito volumosa (taça C ou maior) com excesso cutâneo substancial e elasticidade cutânea mínima ou nula provavelmente requer a amputação com enxerto do mamilo livre. O algoritmo demonstra que, da esquerda para a direita, as técnicas exigem incisões progressivamente maiores com aumento inerente da cicatrização residual. Quando a elasticidade cutânea é menor do que a ideal e todos os demais fatores são iguais, é muito melhor dar um passo para direita no algoritmo do que arriscar o mau resultado estético, com pele enrugada ou desigual. Inevitavelmente, isto envolve mais incisões e cicatrizes maiores.

Esta abordagem parece muito diferente dos conceitos de "cicatriz curta" que são tão populares na redução de mama e mastopexia. No entanto, em nossa experiência com este grupo de pacientes, o aumento do tamanho da cicatriz é bem preferível ao enrugamento, à adesão e ao excesso de pele no tórax de aparência masculina. É claro que, com a boa elasticidade cutânea, há menos incisões, as cicatrizes são menores e, talvez, a formação de rugas cutâneas também seja menor. Ao escolher entre a cicatriz e o contorno, porém, notamos que a maioria de nossos pacientes prefere um contorno melhor a uma cicatriz mais curta; por isso, temos realizado um número muito superior de SCM com técnica de enxerto livre de mamilo nos últimos anos.

Em 2014, um estudo retrospectivo conduzido no Sahlgrenska University Hospital comparou nosso algoritmo à abordagem circular concêntrica em duas etapas.[26] O estudo mostrou que o número de complicações (p. ex., hematoma, necrose do mamilo, seroma, deiscência da ferida e infecção) e o número total de cirurgias realizadas para satisfazer ao paciente foram menores com o uso do algoritmo de Monstrey.[26]

Os homens trans estão ficando legitimamente mais informados e exigentes. O fato é que os bons resultados, embora às vezes de difícil obtenção e, talvez, com necessidade de maior correção, são cruciais para a melhora da imagem corpórea do paciente.

Por fim, houve relatos de câncer de mama após a SCM bilateral nesta população.[27-29] A preservação do NAC após a SCM deixa o tecido ductal insensível suscetível à transformação maligna. O tecido mamário residual persiste até mesmo depois da mastectomia profilática mais radial e a SCM normal nunca remove todo o tecido glandular. Embora o papel etiológico preciso dos andrógenos na origem do câncer de mama não tenha sido esclarecido, a associação entre os níveis destes hormônios e o risco de desenvolvimento de neoplasias mamárias está bem documentado. Aparentemente, os altos níveis circulantes de andrógenos em mulheres pós-menopausadas podem aumentar a concentração de estrógenos por aromatização periférica da desidroepiandrosterona a estradiol e estrona na mama e no tecido adiposo. Esta estimulação estrogênica prolongada e sem resistência pode aumentar o desenvolvimento do câncer de mama. Além disso, a história familiar da doença pode ser importante nestes casos. Assim, estes pacientes devem ser acompanhados por toda a vida.

Referências

1. Coleman E, Bockting W, Botzer M, et al. Standards of Care for the Health of Transsexual, Transgender, and Gender-Nonconforming People, version 7. Int J Transgenderism 13:165, 2011.
2. Weigert R, Frison E, Sessiecq Q, et al. Patient satisfaction with breasts and psychosocial, sexual, and physical well-being after breast augmentation in male-to-female transsexuals. Plast Reconstr Surg 132:1421, 2013.
3. Marshall WA, Tanner JM. Variations in pattern of pubertal changes in girls. Arch Dis Child 44:291, 1969.
4. Kanhai RC, Hage JJ, Karim RB, et al. Exceptional presenting conditions and outcome of augmentation mammaplasty in male-to-female transsexuals. Ann Plast Surg 43:476, 1999.
5. Laub DR, Fisk N. A rehabilitation program for gender dysphoria syndrome by surgical sex change. Plast Reconstr Surg 53:388, 1974.
6. Monstrey S, Hoebeke P, Dhont M, et al. Surgical therapy in transsexual patients: a multidisciplinary approach. Acta Chir Belg 101:200, 2001.
7. Strong AL, Cederna PS, Rubin JP, et al. The current state of fat grafting: a review of harvesting, processing, and injection techniques. Plast Reconstr Surg 136:897, 2015.
8. Colebunders B, T'Sjoen G, Weyers S, et al. Hormonal and surgical treatment in trans-women with BRCA1 mutations: a controversial topic. J Sex Med 11:2496, 2014.
9. Gooren LJ, van Trotsenburg MA, Giltay EJ, et al. Breast cancer development in transsexual subjects receiving cross-sex hormone treatment. J Sex Med 10:3129, 2013.
10. Weyers S, Villeirs G, Vanherreweghe E, et al. Mammography and breast sonography in transsexual women. Eur J Radiol 74:508, 2010.
11. Hage JJ, van Kesteren PJ. Chest-wall contouring in female-to-male transsexuals: basic considerations and review of the literature. Plast Reconstr Surg 96:386, 1995.
12. Hage JJ, Bloem JJ. Chest wall contouring for female-to-male transsexuals: Amsterdam experience. Ann Plast Surg 34:59, 1995.
13. Eicher W. [Transsexualism] Dtsch Krankenpflegez 45:183, 1992.
14. Lindsay WR. Creation of a male chest in female transsexuals. Ann Plast Surg 3:39, 1979.
15. Davidson BA. Concentric circle operation for massive gynecomastia to excise the redundant skin. Plast Reconstr Surg 63:350, 1979.
16. Dolsky RL. Gynecomastia. Treatment by liposuction subcutaneous mastectomy. Dermatol Clin 8:469, 1990.
17. Letterman G, Schurter M. The surgical correction of gynecomastia. Am Surg 35:322, 1969.
18. Pitanguy I. Transareolar incision for gynecomastia. Plast Reconstr Surg 38:414, 1966.
19. Webster JP. Mastectomy for gynecomastia through a semicircular intra-areolar incision. Ann Surg 124:557, 1946.
20. Monstrey S, Selvaggi G, Ceulemans P, et al. Chest-wall contouring surgery in female-to-male transsexuals: a new algorithm. Plast Reconstr Surg 121:849, 2008.
21. Kluzak R. Sex conversion operation in female transsexualism. Acta Chir Plast 10:188, 1968.
22. Wray RC Jr, Hoopes JE, Davis GM. Correction of extreme gynaecomastia. Br J Plast Surg 27:39, 1974.
23. Beckenstein MS, Windle BH, Stroup RT Jr. Anatomical parameters for nipple position and areolar diameter in males. Ann Plast Surg 36:33, 1996.
24. Beer GM, Budi S, Seifert B, et al. Configuration and localization of the nipple-areola complex in men. Plast Reconstr Surg 108:1947; discussion 1953, 2001.
25. Atiyeh BS, Dibo SA, El Chafic AH. Vertical and horizontal coordinates of the nipple-areola complex position in males. Ann Plast Surg 63:499, 2009.
26. Bjerrome Ahlin H, Kölby L, Elander A, et al. Improved results after implementation of the Ghent algorithm for subcutaneous mastectomy in female-to-male transsexuals. J Plast Surg Hand Surg 48:362, 2014.
27. Burcombe RJ, Makris A, Pittam M, et al. Breast cancer after bilateral subcutaneous mastectomy in a female-to-male transsexual. Breast 12:290, 2003.
28. Symmers WS. Carcinoma of breast in transsexual individuals after surgical and hormonal interference with the primary and secondary sex characteristics. Br Med J 2:83, 1968.
29. Secreto G, Toniolo P, Berrino F, et al. Increased androgenic activity and breast cancer risk in premenopausal women. Cancer Res 44(12 Pt 1):5902, 1984.

CAPÍTULO 4

Uso Combinado de Histerectomia, Ooforectomia e Reconstrução do Tórax em Pacientes Transgênero do Feminino para o Masculino

Christopher J. Salgado ▪ Renee Gasgarth
Lydia A. Fein ▪ Christopher Estes

Pontos Principais

- Em pacientes transgênero do feminino para o masculino (FTM) que desejam remover as mamas e os órgãos reprodutores femininos para a interrupção da produção endógena de hormônios gonadais feminilizantes, uma excelente opção é o uso combinado da reconstrução torácica e a histerectomia laparoscópica total (TLH) com salpingo-ooforectomia bilateral (BSO).

- O uso combinado de TLH/BSO e reconstrução torácica é seguro e eficaz, além de reduzir o número total de intervenções cirúrgicas que um paciente transgênero deve sofrer para atenuar a disforia de gênero.

- A técnica laparoscópica é recomendada para a histerectomia e ooforectomia em pacientes transgênero masculino.

- Cinco técnicas de mastectomia subcutânea esteticamente satisfatória foram descritas. A técnica apropriada deve ser selecionada com base no tamanho da mama e o grau de ptose.

- A TLH/BSO combinada tem-se demonstrado bem-sucedida em adolescentes com disforia de gênero e deve ser considerada uma opção viável nesta faixa etária, se essas cirurgias são indicadas para auxiliar o paciente a alcançar os objetivos de expressão do gênero.

CAPÍTULO 4
Uso Combinado de Histerectomia, Ooforectomia e Reconstrução do Tórax em Pacientes Transgênero do Feminino para o Masculino

Os *Standards of Care for the Health of Transsexual, Transgender and Gender-Nonconforming People* (SOC) publicados pela World Professional Association for Transgender Health (WPATH) são diretrizes profissionais que estabelecem recomendações para realizar a cirurgia de afirmação do gênero (GAS) em pacientes transgêneros.[1] Os SOC são específicos em determinadas diretrizes, tais como recomendar que todos os pacientes realizem a terapia hormonal por um período mínimo de 1 ano antes da gonadectomia para introduzir um período de mudanças reversíveis na aparência antes de o paciente ser submetido à cirurgia irreversível. No entanto, são notavelmente mais vagos em outras recomendações, pois a WPATH reconhece que os objetivos terapêuticos e cirúrgicos são únicos para cada paciente. O Box 4-1 lista a WPATH SOC para cirurgia da mama/tórax e histerectomia/ooforectomia.[1]

Notavelmente, os SOC não especificam a ordem pela qual as cirurgias de transição devem ocorrer. O número e a ordem podem variar, dependendo das necessidades individuais do paciente e como ele ou ela escolhe coordenar um plano de tratamento com as equipes de cirurgia. A cirurgia mamária/torácica pode ser realizada de forma independente, o que pode ser ideal para uma pessoa que deseja manter os órgãos reprodutores (dele ou dela) intactos. No entanto, muitos pacientes escolhem o procedimento de gonadectomia e cirurgia de reconstrução genital, além da cirurgia mamária/torácica. Particularmente, para o paciente transgênero do feminino para o masculino (FTM) que deseja a reconstrução mamária, gonadectomia e a GAS subsequente, frequentemente é bom combinar a reconstrução torácica com a histerectomia laparoscópica total e a salpingo-oforectomia bilateral (TLH/BSO) em um procedimento.

Box 4-1 Critérios da World Professional Association for Transgender Health para Cirurgia Mamária/Torácica e Histerectomia/Ooforectomia em Paciente do Gênero Feminino para Masculino

Cirurgia da Mama/Tórax*

1. Recomendação de um profissional de saúde mental com experiência em cuidado de pacientes transgênero
2. Disforia de gênero persistente, bem documentada por um período mínimo de 1 ano
3. Capacidade para tomar uma decisão plenamente informada e consentimento para o tratamento
4. Maioridade em determinado país (se mais jovem, seguir os SOC para crianças e adolescentes)
5. Se problemas significativos de saúde mental ou médicos estão presentes, devem ser bem controlados

Histerectomia/Ooforectomia

1. Duas recomendações de profissionais de saúde mental com experiência no cuidado de pacientes transgênero
2. Disforia de gênero persistente, bem documentada por período mínimo de 2 anos
3. Capacidade para tomar uma decisão plenamente informada e para o consentimento do tratamento
4. Maioridade em determinado país (se mais jovem, seguir os SOC para crianças e adolescentes)
5. Se problemas significativos de saúde mental ou médicos estão presentes, devem ser bem controlados
6. Doze meses contínuos de terapia hormonal quando apropriada aos objetivos de gênero do paciente (a menos que os hormônios não sejam clinicamente indicados para o indivíduo)

*Terapia hormonal não é um pré-requisito.

A realização dessas cirurgias em conjunto – a primeira por cirurgiões plásticos e a última por ginecologistas – pode ser obtida com segurança e eficientemente, com pouca ou nenhuma complicação e pode conferir benefício ao paciente.[2,3] O procedimento combinado pode resultar em um número menor de intervenções totais em sala de cirurgia, menos tempo fora do trabalho, custos hospitalares reduzidos e benefícios psicológicos da remoção de diversos componentes da anatomia que potencializam a disforia de gênero. Embora o tempo de cirurgia deva sempre ser adaptado às necessidades individuais do paciente, a combinação dessas cirurgias pode ser indicada como uma opção segura para pacientes FTM.

Outra área em que os SOC são inespecíficos é no tratamento de adolescentes. Embora recomendem que a cirurgia irreversível deva ser evitada até a maioridade, os especialistas reconhecem que essa decisão, em última análise, deve ser deixada para o paciente, seus pais e os médicos. Portanto, em circunstâncias apropriadas, a cirurgia irreversível pode ser realizada em adolescentes. A literatura existente apoia a declaração de que a GAS em uma população adolescente cuidadosamente selecionada é benéfica para aliviar a disforia de gênero e contribuir para uma transição do gênero bem-sucedida.[4,5]

Indicações e Contraindicações

Os pacientes transgênero com diagnósticos bem documentados de disforia do gênero que desejam realizar procedimentos de GAS irreversíveis são candidatos ao uso combinado de reconstrução torácica e TLH/BSO. A indicação de cirurgia em geral é feita, primeiramente, por um psiquiatra ou psicoterapeuta, que fornece ao paciente uma carta de encaminhamento contendo o diagnóstico de disforia do gênero. Os pacientes devem atender a todos os critérios estabelecidos pela WPATH SOC para serem candidatos à cirurgia. A exposição à terapia a longo prazo com testosterona também pode apresentar indicações adicionais para histerectomia. A exposição à terapia a longo prazo com testosterona pode conferir risco aumentado de malignidade do trato genital superior feminino, embora os dados sejam relativamente limitados e conflitantes.[6,7] Além disso, alguma evidência sugere que a exposição à testosterona aumenta o risco de hemorragia uterina anormal em alguns indivíduos, o que pode ser também uma indicação para histerectomia.[8,9]

Não existem contraindicações absolutas para reconstrução torácica e TLH/BSO combinadas. No entanto, o aconselhamento cuidadoso referente às opções para preservação de fertilidade deve ser realizado por um profissional (tanto pessoalmente ou por indicação) que é bem informado sobre as opções disponíveis antes de realizar o procedimento cirúrgico. O paciente deve estar ciente da opção de preservar o útero e o uso de tecnologias de reprodução assistida para engravidar. O paciente também pode optar por submeter-se à coleta e criopreservação de oócitos antes da TLH/BSO. O oócito preservado pode, então, ser utilizado para a fertilização *in vitro* e implantado no útero de uma parceira ou mãe de aluguel. O paciente deve estar ciente do fato de que ele precisará descontinuar a terapia com testosterona durante a preparação e a execução desses procedimentos. Se ele optar por levar a gravidez a termo, a testosterona também deve ser descontinuada para a gestação completa. Finalmente, as considerações sobre os custos devem ser discutidas. Os gastos associados à tecnologia de reprodução assistida geralmente não são cobertos pelas seguradoras de saúde e podem apresentar custo adicional.

Avaliação do Paciente

Tanto o cirurgião plástico quanto o ginecologista que realizarão os procedimentos combinados devem avaliar o paciente antes da cirurgia. As avaliações correspondentes podem ocorrer separadamente e podem prosseguir no modo padrão para o exame físico pré-cirúrgico de mastectomia e TLH/BSO por cada clínico.

A avaliação pré-cirúrgica de histerectomia/ooforectomia também deve incluir uma discussão dos planos futuros do paciente para a cirurgia de mudança do sexo (GRS) e o desejo de realizar a vaginectomia, que pode ser feita durante a histerectomia ou GRS. Se o paciente desejar a vaginectomia no momento da histerectomia e o cirurgião estiver confortável em realizar esse procedimento, a cirurgia pode ser incorporada nos planos cirúrgicos. Se o paciente desejar a GRS, ele pode optar pela vaginectomia durante qualquer uma das cirurgias. Todavia, a vaginectomia realizada durante a GRS pode ser preferível, pois a mucosa vaginal frequentemente é utilizada para o alongamento uretral durante a construção do neofalo.

Manejo Pré-Operatório

Sabe-se bem que alguns fatores afetam a cicatrização e os resultados estéticos. Os candidatos cirúrgicos que fumam e/ou apresentam sobrepeso devem ser aconselhados a não fumar e a atingir um BMI saudável antes da cirurgia.[10,11] Condições como diabetes, que afetam a cicatrização, também devem ser adequadamente controladas antes da cirurgia.[12]

No período perioperatório, a terapia hormonal do paciente frequentemente é descontinuada, em geral por no mínimo 2 semanas antes da cirurgia. Os níveis de testosterona suprafisiológicos podem levar a níveis séricos elevados de estrógeno, que potencialmente aumentam o risco de eventos tromboembólicos.[13] No entanto, a incidência de eventos tromboembólicos em indivíduos transgênero é baixa.[14] Portanto, a decisão de reter a terapia hormonal antes da cirurgia é individualizada com base na apresentação do paciente e deve ser uma decisão que envolva uma discussão entre a equipe de cirurgia, o endocrinologista e o paciente. A profilaxia tromboembólica perioperatória por tratamento médico, como heparina ou enoxaparina e métodos mecânicos, como meias de compressão, dispositivos sequenciais de compressão e deambulação precoce, também devem ser considerados.

Realizar duas cirurgias simultaneamente no mesmo período operatório também gera preocupação sobre o risco aumentado de infecção. A administração de profilaxia com antibióticos cobrindo organismos Gram-negativos e Gram-positivos e anaeróbios é recomendada. As duas cirurgias não precisam ser realizadas em qualquer sequência particular. Tanto a TLH/BSO que precede a reconstrução torácica e a ordem reversa resultam em desfechos similares bem-sucedidos.[3]

Técnica Cirúrgica: Histerectomia Laparoscópica Total e Salpingo-ooforectomia Bilateral

A histerectomia total envolve a remoção completa do útero e da cérvice, e em pacientes transgênero, geralmente é realizada em combinação com uma salpingo-oforectomia, que é a remoção dos ovários e tubas uterinas. Para pacientes que não apresentam outras contraindicações para a laparoscopia, a TLH é recomendada. É esteticamente satisfatória, pois evita criar uma cicatriz abdominal inferior e oferece melhores resultados com menores complicações.[15,16] Além disso, pode diminuir potencialmente a dor pós-operatória e também preservar as estruturas que ge-

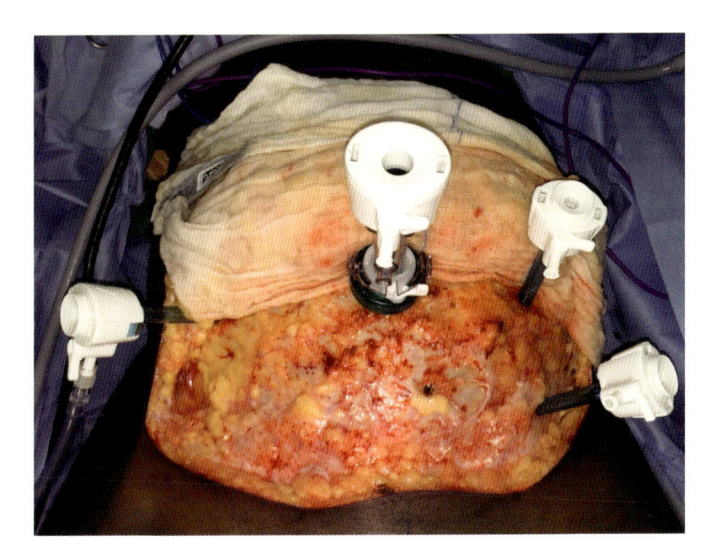

Fig. 4-1 Colocação do sítio portal da TLH para uma abordagem que utiliza um portal periumbilical e três trocartes adicionais. O paciente foi submetido à paniculectomia concomitante.

ralmente são necessárias para a faloplastia subsequente, como os vasos epigástricos inferiores e os músculos do reto.[17] A histerectomia vaginal, embora minimamente invasiva, pode ser um desafio em homens transgênero, pois são frequentemente nulíparos e podem ter atrofia significativa do canal vaginal resultante de uma combinação de efeitos da testosterona e ausência de relação sexual vaginal receptiva.[18] Em alguns pacientes, a histerectomia vaginal pode ser apropriada. No entanto, a técnica laparoscópica é mais comumente realizada em pacientes transgênero e, portanto, será descrita aqui.

O procedimento inicia-se pela colocação do paciente em anestesia geral endotraqueal seguida pela posição em litotomia dorsal. Após desinfecção da pele e da vagina, a bexiga é drenada pelo cateter de Foley. Um manipulador uterino é inserido pela vagina com um copo ao redor da cérvice. Pode ser fixado na cérvice por uma única sutura através do anel e preso com um hemostato. O acesso ao abdome e o estabelecimento do pneumoperitônio podem ser realizados pela técnica de escolha do cirurgião (aberta, inserção direta ou agulha de Veress), levando em consideração quaisquer fatores do paciente que possam afetar sua segurança. O pneumoperitônio com pressão intra-abdominal de 12 a 15 mm/Hg é recomendado para manter a visualização adequada dos órgãos pélvicos sem ter um impacto adverso na necessidade de ventilação com pressão positiva. Em algumas técnicas de TLH/BSO, um portal periumbilical e três trocartes são utilizados (Fig. 4-1). Em outra técnica, duas incisões são colocadas lateralmente aos vasos epigástricos para os trocartes de 5 mm. Em ambas as situações, os sítios podem ser ajustados de acordo com o tamanho do útero e a presença de outra patologia.[3,17,19]

As aderências abdominais e/ou anexiais devem ser removidas em primeiro lugar, se estiverem presentes. Os ligamentos redondo e infundíbulo-pélvico são coagulados e cortados, e os ligamentos largos são abertos para identificar os ureteres e, então, cortados nas bordas laterais do útero. As artérias uterinas são, em seguida, esqueletonizadas. O cirurgião deve mobilizar a folha inferior do peritônio caudal e lateralmente para mover os ureteres, bem distante da área em que as artérias uterinas serão divididas. Em seguida, o peritônio vesicouterino que recobre a cérvice é dissecado e mobilizado inferiormente. O copo que é disposto ao redor da cérvice na vagina pode ser comprimido cefalicamente para auxiliar esta dissecção e prevenir a lesão na bexiga e ureteres durante a mesma dissecção. O cirurgião deve, cuidadosamente, mobilizar a bexiga inferiormente apenas na medida necessária para, em uma eventualidade, amputar a cérvice e o útero a partir da vagina. A dissecção bem distante inferiormente aumentará o risco de hemorragia e lesão nos ureteres. Após alcançar a mobilização adequada da bexiga, os vasos uterinos podem ser coagulados e seccionados na região onde a incisão será feita na cúpula vaginal. Posteriormente, o útero e a cérvice devem ser separados do fórnice vaginal ao empurrar cefalicamente com o manipulador uterino e utilizando o copo como um encosto. Os aparelhos de energia monopolar ou harmônica podem ser utilizados para amputar o espécime. O útero pode ser puxado pela vagina se ele encaixar e pode permanecer lá para manter o pneumoperitônio durante a sutura. Alternativamente, pode ser totalmente removido e uma luva com duas esponjas 4 × 4 pode ser utilizada em seu lugar. Se o útero é excessivamente grande para encaixar pela vagina, o que é improvável em um paciente FTM, ele pode ser morcelado transvaginalmente. A cúpula vaginal pode ser fechada com suturas absorvíveis de maneira interrompida. O cirurgião deve incluir a mucosa vaginal e a fáscia pubocervical e retovaginal. Os ligamentos uterossacrais podem ser incluídos no fechamento dos ápices. Finalmente, todos os instrumentos e portais são removidos e os sítios são fechados.

Técnica Cirúrgica: Reconstrução Torácica

A cirurgia de reconstrução torácica é considerada como uma opção segura e benéfica do paciente FTM para expressar uma aparência mais masculina.[20,21] Além disso, constatou-se maior qualidade de vida em indivíduos que foram submetidos à reconstrução torácica.[21,22] A mastectomia subcutânea (SCM) é a técnica mais adequada para pacientes transgênero FTM, pois produz a aparência estética de um tórax masculino ao remover o tecido mamário e o excesso de pele, reduzindo e reposicionando o mamilo e a aréola, além de obliterar a prega inframamária, tendo como objetivo minimizar as cicatrizes torácicas. A lipoaspiração sozinha não pode lidar com o excesso de pele ou permitir o tratamento completo da prega inframamária ou reposicionamento do complexo mamilo-aréola (NAC). Embora muitas técnicas de mastectomia subcutânea sejam descritas, a escolha deve ser baseada, em última análise, na experiência do cirurgião. Todavia, a quantidade de excesso de pele em vez do volume mamário é o principal determinante da técnica. A elasticidade da pele também é importante fator e pode ser problemático para a população transgênero, que frequentemente se envolve no enrugamento da pele.[20,23-25]

Monstrey *et al.*[26] descreveram um algoritmo de cinco técnicas diferentes para realizar uma SCM esteticamente satisfatória (Fig. 4-2). Os parâmetros pré-operatórios a serem avaliados incluem o volume mamário, o grau de pele em excesso, o tamanho e posição do NAC e a elasticidade da pele. Independentemente da técnica, a gordura subcutânea deve ser preservada ao dissecar os tecidos glandulares dos retalhos para assegurar os retalhos espessos que produzem um contorno satisfatório. Os retalhos na pele não devem ser tão finos quanto aqueles utilizados em mastectomias oncológicas e o cirurgião deve estar ciente do aspecto central do retalho para evitar a deiscência. A lipoaspiração pode ser utilizada como um procedimento adjuvante para auxiliar no contorno da parede torácica lateral ou para melhorar a simetria no fim do procedimento. A técnica semicircular envolve a menor incisão, geralmente ao longo do aspecto inferior da aréola. É mais útil para o tratamento de indivíduos com menos pele elástica e mamas menores. Esta técnica é familiar para muitos cirurgiões, pois é frequentemente recomendada no tratamento excisional de ginecomastia.[27] Uma quantidade suficiente de tecido glandular deve ser mantida *in situ* abaixo do

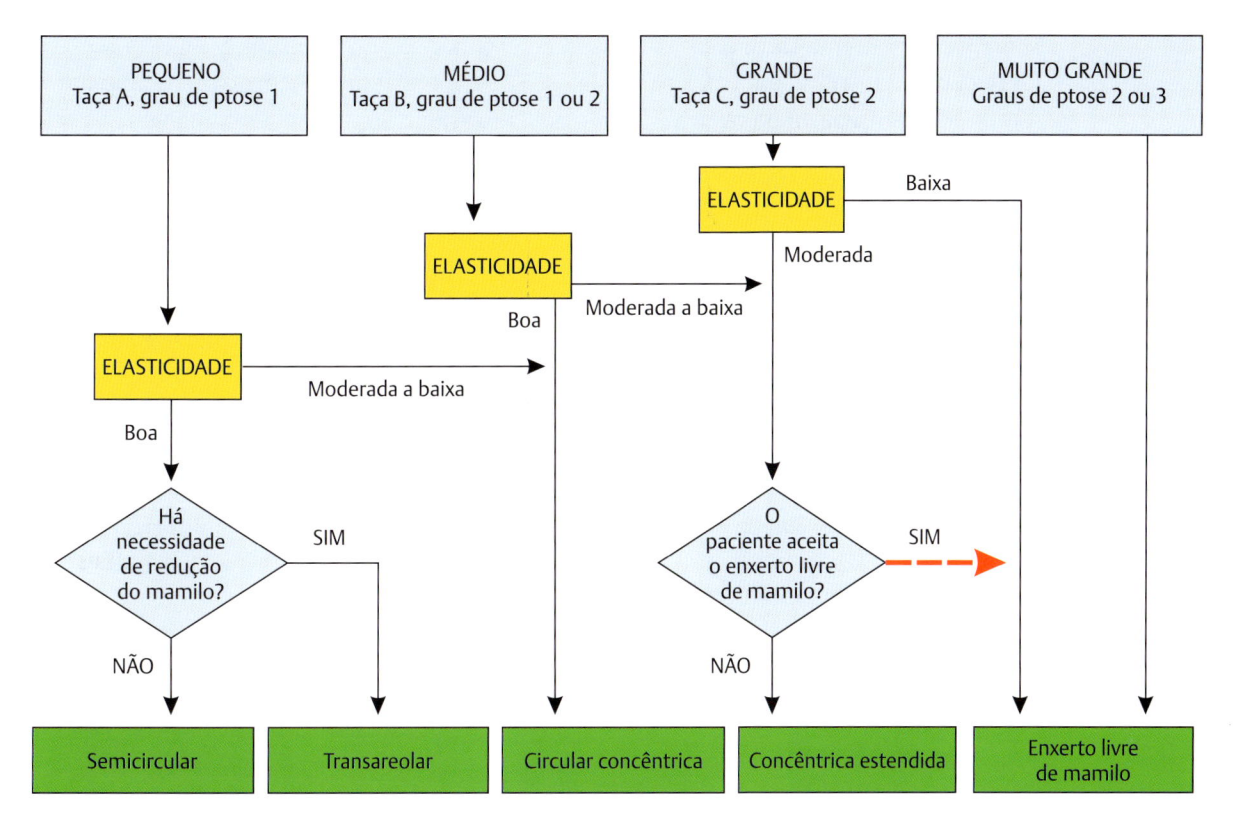

CAPÍTULO 4
Uso Combinado de Histerectomia, Ooforectomia e Reconstrução do Tórax em Pacientes Transgênero do Feminino para o Masculino

Fig. 4-2 Este algoritmo fornece cinco técnicas diferentes para realizar mastectomia subcutânea esteticamente satisfatória.

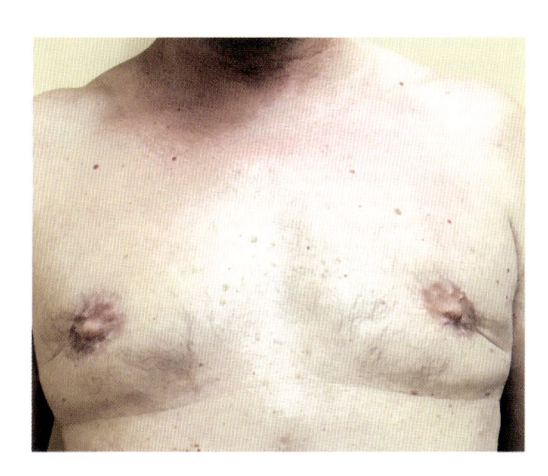

Fig. 4-3 Um paciente após reconstrução do tórax por abordagem transareolar.

NAC para evitar uma depressão. A vantagem dessa técnica é a cicatrização bem escondida. No entanto, essa incisão fornece menor visualização do tecido subjacente e cria um desafio técnico. Além disso, não permite a ressecção do excesso de pele ou alterações na localização ou tamanho do NAC.

Uma técnica transareolar também foi originalmente descrita na literatura sobre ginecomastia. Permite uma melhor visualização por meio de uma incisão maior e ressecção subtotal do NAC. A cicatriz é ainda bem camuflada, mas novamente, essa incisão não permite a ressecção da pele em excesso ou uma aréola maior, que normalmente deve ser reduzida em tamanho nessa operação (Fig. 4-3).

Se o tecido mamário nativo é maior, a pele tem pouca elasticidade ou há excesso de pele redundante, a técnica concêntrica circular pode ser empregada. A cicatrização resultante será, principalmente, dentro da aréola e permite a ressecção de pele redundante e reposicionamento do NAC. Uma incisão concêntrica é desenhada como um círculo ou elipse ao redor do NAC; isso permite a desepitelização de uma quantidade específica de pele horizontalmente ou verticalmente.[20,23] Portanto, o complexo NAC pode ser deslocado com base nas necessidades do paciente. Esta técnica também deixa um pedículo bem preservado no mamilo. O diâmetro areolar também pode ser ajustado com uma sutura em bolsa. Esta técnica permite bastante flexibilidade e visualização adequada durante a mastectomia. Entretanto, há correção ainda limitada da ptose do mamilo e excesso de pele.[28]

Mamas maiores, mais ptóticas com excesso de pele e um NAC mal posicionado necessitarão de diferentes técnicas. Várias técnicas foram descritas, incluindo a técnica concêntrica circular aumentada. Isso requer uma ou duas excisões triangulares adicionais da pele e tecido subcutâneo, além da técnica concêntrica circular. As cicatrizes estão localizadas ao redor da aréola com possíveis extensões horizontais sobre a pele da mama, dependendo da quantidade de pele que necessita de remoção. Esta técnica deixou de ser utilizada por causa das taxas mais elevadas de insatisfação do paciente e do cirurgião. Também está associada à maior taxa de necrose do mamilo do que os enxertos livres de mamilo.[28]

A técnica livre de mamilo é mais bem utilizada em pacientes com mamas maiores e ptóticas.[24,25,29,30] Esta técnica requer que o NAC seja coletado como um enxerto de pele de espessura total, amputação da mama e enxerto do NAC na parede torácica. A incisão pode ser colocada horizontalmente, 1 a 2 cm acima da prega inframamária e elevada lateralmente abaixo da borda lateral do músculo peitoral maior. O enxerto livre de mamilo permite a reconstrução mais precisa do NAC e a ressecção mais radical do excesso de pele. A reconstrução do NAC é um componente importante para alcançar uma aparência masculina do tórax. Os NACs masculinos provavelmente são mais ovais e os eixos longitudinais mais prováveis de serem oblíquos e alinhados com as fibras musculares peitorais maiores.[31] O complexo NAC em pacientes que nasceram homens tende a localizar-se no quarto espaço intercostal, com uma distância média do corte no esterno ao mamilo de 20 cm. Tanto o mamilo e a aréola tendem a ser menores em homens e a projeção do mamilo também deve ser menor para uma estética masculina ideal (Fig. 4-4). No entanto, semelhante à variabilidade entre os indivíduos do gênero feminino, observa-se muita variabilidade entre homens em relação ao tamanho do NAC. Portanto,

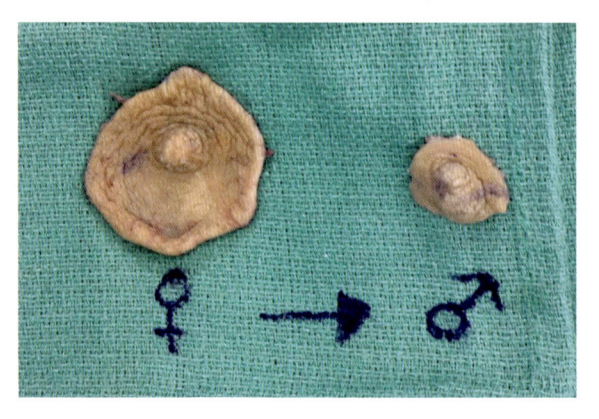

Fig. 4-4 Reconstrução do enxerto livre de mamilo para reconstrução torácica em paciente transgênero FTM. O mamilo e a aréola devem ser menores e com menos projeção do mamilo para obter uma aparência mais masculina.

recomendamos que o paciente fique sentado no período intraoperatório para verificar a posição final do mamilo.[28] As vantagens da amputação da mama e da técnica do enxerto livre de mamilo são o contorno torácico facilitado, exposição excelente e ressecção rápida do tecido, redução do mamilo e redimensionamento/reposicionamento da aréola. Além disso, a pele ressecada pode ser utilizada imediatamente para a pré-laminação do retalho ou construção da neouretra, se a criação do neofalo for feita concomitantemente, ou pode ser armazenada, se a faloplastia for realizada em uma data posterior. As desvantagens da amputação da mama com o enxerto livre de mamilo são as cicatrizes grandes e visíveis, hipopigmentação do NAC, sensação reduzida e mamilos possivelmente insensíveis, além do risco de enxerto incompleto, que pode variar de descamação da epiderme à perda completa do NAC.[28]

Resultados e Desfechos

D.G. é um paciente que inicialmente se apresentou como um transgênero masculino de 14 anos de idade. Ele tem vivido em seu papel de gênero por mais de 2 anos, tinha duas cartas de profissionais de saúde mental que o diagnosticaram com disforia de gênero e havia recebido terapia hormonal cruzada por quase 2 anos. Seus pais o acompanharam em visitas clínicas e autorizaram que fosse submetido ao tratamento combinado de reconstrução torácica e TLH/BSO. Os medicamentos pré-operatórios utilizados foram fluoxetina, oxcarbazepina e testosterona. No exame inicial pelo cirurgião plástico, ele tinha 1,75 m e 81,65 kg, com músculos peitorais maiores bem desenvolvidos com grau 3 de ptose bilateral, sem massas mamárias, NACS grandes bilateralmente e evidência de ligação mamária a longo prazo. Ele também foi examinado pelo ginecologista, que ao exame determinou a presença de genitália feminina externa e interna normal e pouco notáveis.

Um ano depois ele foi ao cirurgião plástico para planejamento cirúrgico de mastectomia total e TLH/BSO realizadas concomitantemente. A terapia hormonal de D.G. não foi descontinuada antes da cirurgia. A profilaxia com antibióticos de amplo espectro foi administrada no dia da cirurgia. A equipe de ginecologistas realizou primeiramente a TLH/BSO. O útero e anexos foram removidos vaginalmente e a cúpula vaginal foi fechada por laparoscopia. Após a TLH/BSO não complicada, a equipe de cirurgia plástica iniciou a reconstrução torácica imediatamente após o fechamento dos sítios dos trocartes e portais.

A reconstrução torácica de D.G. foi realizada com a técnica de enxerto subcutâneo livre de mamilo, que é mais adequada a pacientes transgênero FTM com mamas grandes e ptóticas. Os NACs foram coletados como enxertos de pele com espessura total, as mamas foram amputadas e os NACs foram implantados na parede torácica, permitindo uma reconstrução mais precisa para chegar a uma aparência masculina do tórax. O paciente foi posicionado em pé no período intraoperatório para verificar a posição final do mamilo. A reconstrução torácica foi realizada sem complicação. O uso de curativo Xeroform® e bolas de algodão forneceu suporte para cada enxerto livre de mamilo e, como é prática padrão após a mastectomia, uma bandagem elástica circunferencial foi colocada ao redor do tórax. D.G. foi instruído a utilizar essa bandagem por 4-6 semanas.

Ele recebeu alta após o primeiro dia do pós-operatório. Os suportes do mamilo e os drenos foram removidos após 1 semana da cirurgia. As consultas regulares de acompanhamento com o cirurgião plástico e o ginecologista devem ocorrer frequentemente nos primeiros 6 meses e o paciente D.G. foi instruído a retornar aos médicos várias vezes por um período de tempo. Um mês após a cirurgia, com incisões bem cicatrizadas, enxertos de mamilos

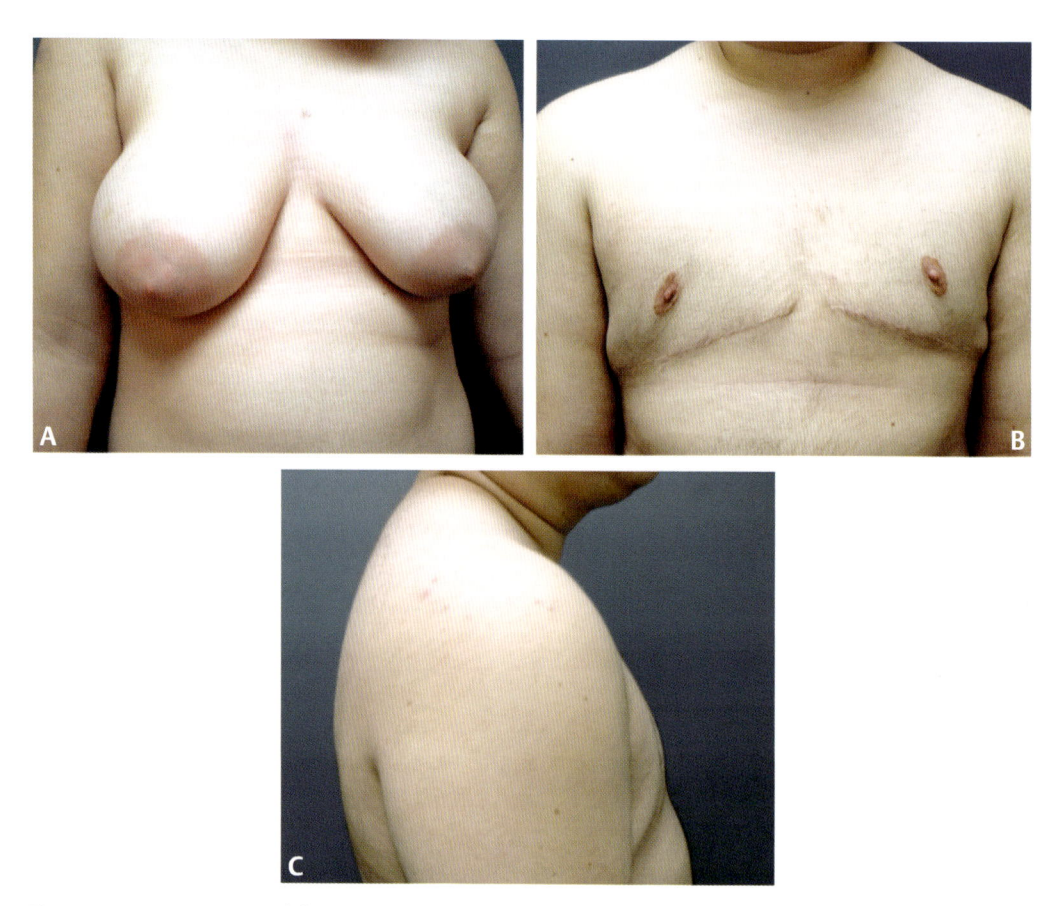

Fig. 4-5 A, Mastectomias bilaterais, enxertos livres de mamilos e uso combinado de histerectomia laparoscópica e ooforectomia bilateral foram planejados em um transgênero masculino de 19 anos de idade. **B** e **C,** Oito meses de pós-operatório após a TLH/BSO, além da cirurgia de reconstrução torácica com enxertos livres de mamilo.

100% sobreviventes e uma cúpula vaginal intacta e bem suspensa, ele foi capaz de participar de um acampamento de verão com mínimas restrições médicas. Ele e seus pais ficaram muito satisfeitos com os desfechos das cirurgias.

Um ano depois da cirurgia, o paciente permaneceu extremamente satisfeito com as cirurgias. As cicatrizes e os enxertos dos mamilos foram bem cicatrizados, deixando-o com excelentes resultados estéticos (Fig. 4-5). Como o cuidado pós-operatório a longo prazo e o acompanhamento posterior aos tratamentos cirúrgicos de disforia do gênero estão associados aos bons desfechos cirúrgicos e psicossociais, D.G. foi instruído a fazer o acompanhamento com o seu cirurgião plástico e ginecologista a cada 6-12 meses.[32] Três anos mais tarde, o paciente integrou-se bem em sua escola e está aguardando a construção do falo.

Problemas, Complicações e Considerações
Histerectomia Laparoscópica Total com Salpingo-ooforectomia Bilateral

Ao comparar pacientes transgênero FTM com os equivalentes cisgêneros, os úteros tendem a pesar menos, os pacientes são mais jovens durante o procedimento e baixa paridade. Esses fatores contribuem para a menor perda sanguínea e tempos mais curtos de operação para pacientes transgênero.[16] As taxas de complicação são similares ou menores do que em pacientes

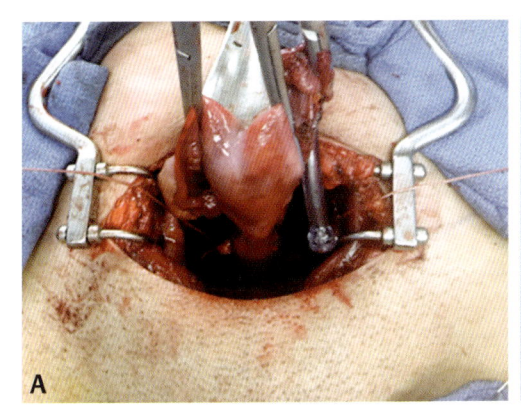

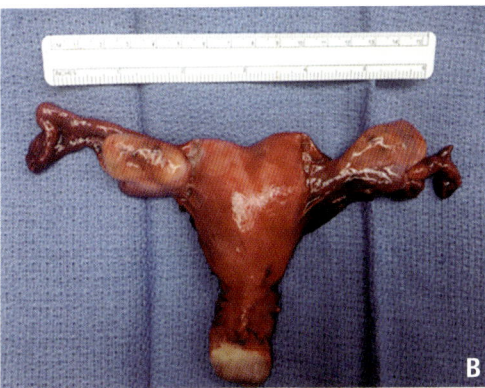

Fig. 4-6 A, A TAH/BSO em um paciente FTM foi realizada em conjunto com o estágio 1 da faloplastia antebraquial radial (pré-laminação do retalho, alongamento uretral e vaginectomia). Esta incisão abdominal será utilizada no estágio 2 da coleta do vaso epigástrico antes da transferência do retalho. **B,** Útero e anexos após TAH/BSO em um paciente FTM. O comprimento e a largura do útero são menores do que a média quando comparados em indivíduos do gênero feminino, adultas e nulíparas biológicas.

não transgênero e geralmente apenas complicações menores foram relatadas, mesmo em casos combinados com a reconstrução torácica. Essas pequenas complicações incluem hematoma, infecção do trato urinário, reação alérgica e hipoestesia da perna.[3,16]

Embora a TLH/BSO em pacientes transgênero tenha resultados semelhantes àqueles observados em pacientes cisgêneros, existem alguns desafios para a abordagem dessa cirurgia em pacientes FTM que devem considerados. Em combinação, fatores como nuliparidade, nunca ter relação sexual vaginal receptiva e longa exposição à testosterona causam significante atrofia vaginal. Isso torna o acesso vaginal mais desafiador. Saridogan e Cutner[33] relataram que a histerectomia laparoscópica com um tubo McCartney é útil em superar os desafios do acesso vaginal restrito. Outra técnica para remover o útero e anexos por meio de uma abertura vaginal estreita é utilizar um morcelador uterino antes da extração.

Como o resultado estético é tão importante em pacientes transgênero, as técnicas com ponto de acesso único, tanto laparoscópica quanto robótica, são cada vez mais utilizadas.[34,35] No entanto, dados a longo prazo ou pós-operatórios ainda não estão disponíveis para essas técnicas em pacientes transgênero. A histerectomia vaginal assistida por laparoscopia ou a histerectomia abdominal total (TAH) pode ser considerada se a vaginectomia for realizada concomitantemente. Embora a histerectomia vaginal assistida por laparoscopia não seja estudada extensivamente, a combinação de histerectomia abdominal e vaginectomia pode estar associada à maior perda de sangue do que a vaginectomia quando realizada durante a faloplastia subsequente.[36] Se a histerectomia é parte de um procedimento de faloplastia gradual ou uma faloplastia futura é planejada, uma abordagem abdominal pode ser utilizada se o cuidado é realizar a incisão em uma localização abdominal que pode ser empregada para coletar vasos ou criar um retalho em cirurgia subsequente[37-39] (Fig. 4-6).

Uma discussão importante que deve ser feita com pacientes FTM após TLH/BSO é se eles precisam fazer um exame regular de câncer cervical. De acordo com as diretrizes da American Society for Colposcopy and Cervical Pathology, há necessidade de continuar o exame de Papanicolaou após histerectomia a menos que o paciente tenha história prévia de displasia cervical de alto grau.[40] Se um paciente apresenta história de neoplasia intraepitelial cervical 2 ou 3, essas diretrizes declaram que o exame de rotina deve continuar por um período mínimo de 20 anos a partir do diagnóstico.[40] Pacientes FTM que são diagnosticados com câncer cervical durante a preparação para histerectomia devem ser encaminhados para um oncologista ginecologista para a avaliação e tratamento adequados.

Reconstrução Torácica

Como em todos os procedimentos reconstrutivos, é essencial realizar uma discussão pré-operatória com pacientes durante o processo de consentimento informado sobre os riscos de complicações. Todos os pacientes terão cicatriz e a técnica necessária para evitar a ondulação da pele em excesso, anormalidades no contorno, exposição adequada e NACs aceitáveis determina o grau de cicatriz. A taxa de complicação relatada na literatura é relativamente baixa e a maioria dos problemas pode ser tratada conservadoramente. Por exemplo, Monstrey et al.[28] relataram uma taxa de complicação de 12,5% e apenas 4,3% necessitaram de reoperação. Complicações pós-operatórias comuns incluem hematoma, seroma, deiscência superficial da ferida, necrose parcial ou completa de NAC e abscesso. É indispensável que os pacientes também estejam cientes que embora menos de 5% necessitem de uma segunda operação em decorrência de uma complicação, 25% necessitarão de uma cirurgia de acompanhamento para melhorar os resultados estéticos.[28,41] Isso é particularmente importante em um paciente obeso com mamas grandes no pré-operatório, que normalmente apresentarão pregas axilares/processos mamários após a cirurgia como resultado da remoção da mama. A cirurgia estética secundária pode incluir revisão da cicatriz, lipoaspiração ou revisão dos NACs e pregas axilares. Em casos extremos, a necrose parcial ou total do mamilo pode exigir a reconstrução secundária do mamilo. Também, a tatuagem da aréola pode ser realizada para despigmentação.[28]

Finalmente, é importante discutir o risco persistente de câncer de mama no paciente FTM após reconstrução torácica. Agora há um caso relatado de câncer de mama nesta população.[42] Nenhum estudo confirmou o risco teórico de suplementação hormonal, mas a aromatização de testosterona para o estrógeno exógeno pode ser um fator de risco para o desenvolvimento de câncer de mama. Os dados provenientes das mastectomias com preservação do mamilo em mulheres com fator de risco genético para o desenvolvimento de câncer de mama foram utilizados para extrapolar os resultados para a população transgênero. O risco de câncer de mama em mulheres submetidas à mastectomia com preservação do mamilo que são BRCA positivas é de 2 a 4% e o risco em pacientes transgênero é, provavelmente, menor que 2%.[43,44] A WPATH não possui, atualmente, quaisquer recomendações para exames da mama ou mamografias em pacientes FTM que foram submetidos à reconstrução torácica. No protocolo de cuidado primário para prevenção e exame de pacientes transgênero, a University of San Francisco recomenda as mamografias apenas para pacientes que realizaram a redução em vez da reconstrução torácica completa.[45] É incerto qual é o risco verdadeiro de câncer de mama em pacientes FTM após a reconstrução torácica e as implicações psicológicas de recomendar que pacientes FTM continuem o exame de câncer de mama no pós-operatório. Todavia, certamente é prudente revisar os fatores de risco individuais do paciente para o câncer de mama como parte da discussão pré-operatória.

Uso Combinado de Histerectomia Laparoscópica Total com Salpingo-ooforectomia Bilateral em Adolescentes

A WPATH publicou diretrizes para o manejo de intervenções médicas e cirúrgicas em adolescentes. São divididas em três categorias: totalmente reversível, parcialmente reversível e irreversível. As intervenções totalmente reversíveis são aquelas que retardam as mudanças físicas de puberdade. As intervenções parcialmente reversíveis incluem a terapia hormonal e as intervenções irreversíveis referem-se aos procedimentos cirúrgicos. A WPATH recomenda que os adolescentes não realizem a cirurgia até alcançarem a maioridade legal para o consentimento médico e tenham vivido, continuamente, por 12 meses no papel de gênero em conformidade com sua identidade de gênero. A cirurgia torácica pode ser realizada antes da maioridade legal se os pacientes viveram em seu papel de gênero identificado e foram submetidos à terapia hormonal por um período mínimo de 1 ano.[1]

Apesar da recomendação da WPATH de que a cirurgia irreversível, que incluiria a histerectomia e a ooforectomia, não deva ocorrer até o paciente atingir 18 anos de idade, reconhecem que as diferentes abordagens podem ser necessárias, dependendo da situação clínica de cada paciente, o suporte emocional e os objetivos para expressão da identidade de gênero.[1] Existem dados limitados no campo de GAS em adolescentes, principalmente a remoção de órgãos reprodutores femininos, mas estudos publicados demonstraram que o início do processo de mudança do gênero, incluindo a cirurgia antes da fase adulta, resulta no funcionamento pós-operatório favorável e resolução da disforia de gênero.[4,5] Além disso, os médicos e pesquisadores com experiência considerável no campo da saúde transgênero estão encorajando profissionais de saúde a serem mais abertos sobre realizarem a GAS em adolescentes.[46]

Em nosso exemplo de caso e em vários outros pacientes adolescentes nos quais nós realizamos este procedimento, os pacientes identificados como garotos por muitos anos, receberam a terapia hormonal cruzada por mais de 1 ano e tiveram duas cartas de diagnóstico de profissionais de saúde mental confirmando a disforia de gênero. Em todos os casos, os pais dos pacientes estavam dispostos a consentir com as cirurgias. Nós optamos por realizar a TLH/BSO e reconstrução torácica combinadas nesses pacientes. A combinação desses procedimentos serve para reduzir o número total de cirurgias no paciente e contribui de forma ainda mais significativa para resolver a disforia de gênero do paciente ao masculinizar sua aparência e remover seus órgãos reprodutores femininos em um processo cirúrgico. Também fornece benefício adicional de reduzir o custo total de cirurgia para esses pacientes e seus familiares. Tal como acontece com qualquer modificação permanente em relação à afirmação do gênero, a decisão de realizar esta cirurgia deve ser feita de acordo com a WPATH SOC e somente após a ampla consulta com o paciente ou os pais do paciente adolescente. Estas etapas foram sempre atendidas cuidadosamente e nós ficamos bastante satisfeitos não apenas com os resultados estéticos e funcionais das cirurgias, mas também com os benefícios psicológicos para os nossos pacientes.

Conclusão

A realização da reconstrução torácica e a TLH/BSO no mesmo período operatório pode ser uma etapa segura e significativa para a afirmação do gênero em um paciente masculino com disforia de gênero e que deseja a remoção das mamas e dos órgãos reprodutores femininos, assim como a interrupção da produção endógena de hormônios feminilizantes. Cada cirurgia deve ser realizada em conformidade com a WPATH SOC e após um processo de tomada de decisões ponderadas feitas pelo paciente, cirurgiões e profissionais de saúde mental. Em circunstâncias apropriadas, este procedimento combinado pode ser realizado em adolescentes e neste caso, os pais dos pacientes também devem ser inseridos no processo de planejamento pré-cirúrgico.

Referências

1. Coleman E, Bockting W, Botzer M, et al. Standards of Care for the Health of Transsexual, Transgender, and Gender-Nonconforming People, version 7. Intl J Transgenderism 13:165, 2011.
2. Willsher P, Ali A, Jackson L. Laparoscopic oophorectomy in the management of breast disease. ANZ J Surg 78:670, 2008.
3. Ott J, van Trotsenburg M, Kaufmann U, et al. Combined hysterectomy/salpingo-oophorectomy and mastectomy is a safe and valuable procedure for female-to-male transsexuals. J Sex Med 7:2130, 2010.
4. Cohen-Kettenis P, van Goozen SH. Sex reassignment of adolescent transsexuals: a follow-up study. J Am Acad Child Adolesc Psychiatry 2:263, 1997.
5. de Vries AL, McGuire JK, Steensma TD, et al. Young adult psychological outcome after puberty suppression and gender reassignment. Pediatrics 134:696, 2014.
6. Mueller A, Gooren L. Hormone-related tumors in transsexuals receiving treatment with cross-sex hormones. Eur J Endocrinol 159:197, 2006.
7. Asscheman H, Giltay EJ, Megens JA, et al. A long-term follow-up study of mortality in transsexuals receiving treatment with cross-sex hormones. Eur J Endocrinol 164:635, 2011.
8. Perrone A, Cerpolini S, Cosimo N, et al. Effect of long-term testosterone administration on the endometrium of female-to-male (FtM) transsexuals. J Sex Med 6:3193, 2009.
9. Baba T, Endo T, Honma H, et al. Association between polycystic ovarian syndrome and female-to-male transsexuality. Hum Reprod 22:1011, 2007.
10. Nelson JA, Chung CU, Fischer JP, et al. Wound healing complications after autologous breast reconstruction: a model to predict risk. J Plast Reconstr Aesthet Surg 68:531, 2015.
11. Pence BD, Woods JA. Exercise, obesity, and cutaneous wound healing: evidence from rodent and human studies. Adv Wound Care (New Rochelle) 3:71, 2014.
12. Blakytny R, Jude E. The molecular biology of chronic wounds and delayed healing in diabetes. Diabet Med 23:594, 2006.
13. Glueck CJ, Richardson-Royer C, Schultz R, et al. Testosterone, thrombophilia, and thrombosis. Clin Appl Thromb Hemost 20:22, 2014.
14. Ott J, Kaufmann U, Bentz EK, et al. Incidence of thrombophilia and venous thrombosis in transsexuals under cross-sex hormone therapy. Fertil Steril 93:1267, 2010.
15. Sehnal B, Sottner O, Zahumensky J, et al. [Comparison of three hysterectomy methods in a set of female to male transsexuals] Geburtshilfe Frauenheilkunde 68:625, 2008.
16. O'Hanlan K, Dibble S, Young-Spint M. Total laparoscopic hysterectomy for female-to-male transsexuals. Obstet Gynecol 110:1096, 2007.
17. Ergeneli M, Duran EH, Ozcan G, et al. Vaginectomy and laparoscopically assisted vaginal hysterectomy as adjunctive surgery for female-to-male transsexual reassignment: preliminary report. Eur J Obstet Gynecol Reprod Biol 87:35, 1999.
18. Weyers S, De Sutter P, Hoebeke P, et al. Gynaecological aspects of the treatment and follow-up of transsexual men and women. Facts Views Vis Obgyn 2:35, 2010.
19. Einarsson J, Suzuki Y. Total laparoscopic hysterectomy: 10 steps toward a successful procedure. Rev Obstet Gynecol 2:57, 2009.
20. Hage J, Bloem J. Chest wall contouring for female-to-male transsexuals: Amsterdam experience. Ann Plast Surg 34:59, 1995.
21. Richards CB. The case for bilateral mastectomy and male chest contouring for the female-to-male transsexual. Ann R Coll Surg Engl 95:93, 2013.
22. Newfield E, Hart S, Dibble S, et al. Female-to-male transgender quality of life. Qual Life Res 15:1447, 2006.
23. Hage J, van Kesteren P. Chest-wall contouring in female-to-male transsexuals: basic considerations and review of the literature. Plast Reconstr Surg 96:386, 1995.
24. Eicher W. Transsexualism. Rev Fr Gynecol Obstet 85:507, 1990.
25. Lindsay W. Creation of a male chest in female transsexuals. Ann Plast Surg 3:39, 1979.
26. Monstrey S, Selvaggi G, Ceulemans P, et al. Chest-wall contouring surgery in female-to-male transsexuals: a new algorithm. Plast Reconstr Surg 121:849, 2008.
27. Webster J. Mastectomy for gynecomastia through a semicircular intra-areolar incision. Ann Surg 124:557, 1946.
28. Monstrey S, Cuelemans P, Hoebeke P. Sex reassignment surgery in the female-to-male transsexual. Semin Plast Surg 25:229, 2011.
29. Hoopes J. Surgical construction of the male external genitalia. Clin Plast Surg 1:325, 1974.
30. Kenney J, Edgerton MT. Reduction mammoplasty in gender dysphoria. Principles of transgender medicine and surgery. In Bilowitz A, ed. Abstract Book of the Eleventh Symposium of the Harry Benjamin International Gender Dysphoria Association, Cleveland, 1989.
31. Beer GM, Budi S, Seifer B, et al. Configuration and localization of the nipple-areola complex in men. Plast Reconstr Surg 108:1947, 2001.
32. Monstrey S, Hoebeke P, Selvaggi G, et al. Penile reconstruction: is the radial forearm flap really the standard technique? Plast Reconstr Surg 124:510, 2009.
33. Saridogan E, Cutner A. The use of McCartney tube during total laparoscopic hysterectomy for gender reassignment: a report of two cases. BJOG 111:277, 2004.

34. Lazard A, Cravello L, Poizac S, et al. Hysterectomy and bilateral adnexectomy by laparoscopic single port access for female to male transsexualism. J Sex Med 10:1439, 2013.
35. Bogliolo S, Cassani C, Babilonti L, et al. Robotic single site hysterectomy with bilateral salpingo-oophorectomy in female to male transsexualism. J Sex Med 11:313, 2014.
36. Weyers S, Selvaggi G, Monstrey S, et al. Two-stage versus one-stage sex reassignment surgery in female-to-male transsexual individuals. Gynecol Surg 3:190, 2006.
37. Vergut J, Ameye L, Bourne T, et al. Normative data for uterine size according to age and gravidity and possible role for classical golden ratio. Ultrasound Obstet Gynecol 42:713, 2013.
38. Tsilchorodizou T, Conway GS. Uterus size and ovarian morphology in women with isolated growth hormone deficiency, hypogonadotrophic hypogonadism, and hypopituitarism. Clin Endocrinol 61:567, 2004.
39. Platt JF, Bree RL, Davidson D. Ultrasound of the normal nongravid uterus: correlation with gross and histopathology. J Clinic Ultrasound 18:15, 1990.
40. Massad LS, Einstein MH, Huh WK, et al; 2012 ASCCP Consensus Guidelines Conference. 2012 updated consensus guidelines for the management of abnormal cervical cancer screening tests and cancer precursors. J Lower Genital Tract Dis 17:S1, 2013.
41. Beer G, Budi S, Seifert W, et al. Configuration and localization of the nipple-areola complexes in men. Plast Reconstr Surg 108:1947; discussion 1953, 2001.
42. Nikolic D, Djordjevic ML, Granic M, et al. Importance of revealing a rare case of breast cancer in a female to male transsexual after bilateral mastectomy. World J Surg Oncol 28:280, 2012.
43. Willemsen HW, Kaas R, Peterson JH, et al. Breast carcinoma in residual breast tissue after prophylactic bilateral subcutaneous mastectomy. Eur J Surg Oncol 24:331, 1998.
44. Paled AW. Total skin-sparing mastectomy in BRCA mutation carriers. Ann Surg Oncol 21:37, 2014.
45. General Prevention and Screening. Center of Excellence for Transgender Health, University of California, San Francisco, 2013. Available at http://transhealth.ucsf.edu/trans?page=protocol-screening#S2X.
46. Cohen-Kettenis P, Klink D. Adolescents with gender dysphoria. Best Pract Res Clin Endocrinol Metab 29:485, 2015.

CAPÍTULO 5

Vaginoplastia com Retalho Cutâneo para Afirmação do Gênero Masculino para o Feminino

Miroslav L. Djordjevic
Dusan Stanojevic ▪ Marta Bizic

Pontos Principais

- A técnica de inversão peniana é uma das melhores soluções para reconstrução vaginal em pacientes transgênero do masculino para o feminino.
- A técnica de desmontagem do pênis permite a remoção radical do corpo cavernoso, que previne complicações pós-operatórias, tais como ereções pós-operatórias, relação sexual dolorosa e distúrbios psicológicos.
- O retalho uretral vascularizado é uma boa opção para a parte da mucosa da neovagina e deve ser utilizado para assegurar melhor umidade da neovagina no pós-operatório.
- O retalho uretral vascularizado é uma boa opção para a parte da mucosa da neovagina e deve ser utilizado para assegurar melhor umidade da neovagina no pós-operatório.
- A fixação da neovagina ao ligamento sacroespinal é a chave para prevenção bem-sucedida do prolapso pós-operatório.
- A dilatação pós-operatória da neovagina é obrigatória nos primeiros 6 meses após a cirurgia.

CAPÍTULO 5
Vaginoplastia com Retalho Cutâneo para Afirmação do Gênero Masculino para o Feminino

A ausência da vagina tem um impacto devastador em uma pessoa nascida biologicamente mulher ou em pacientes transgênero do masculino para o feminino. Portanto, nesses pacientes, é essencial criar uma neovagina funcionante normal com função sexual e aparência estética satisfatórias. A reconstrução vaginal é inevitável no caso de agênese vaginal, distúrbios de desenvolvimento sexual, transexualismo, defeitos resultantes de cirurgias de câncer genital e trauma. Há muitos relatos sobre vários procedimentos cirúrgicos, seus desfechos após complicações pós-operatórias e resultados anatômicos e funcionais.[1-6] Alguns métodos populares incluem enxertos cutâneos de espessura parcial e espessura total, enxertos de bexiga ou mucosa bucal, retalhos cutâneos penianos ou penoscrotais, retalhos genitais locais e retalhos intestinais.[1-6] Os enxertos cutâneos são utilizados frequentemente em decorrência de sua simplicidade e pelo fato de que estão associados às menores complicações.

Avaliação Clínica

Em pacientes transgênero com pênis e escroto preservados, o uso de retalhos cutâneos penianos e penoscrotais permanece como o método de escolha. No entanto, esses métodos possuem algumas desvantagens, como cicatrização, retração, uma cavidade vaginal insuficiente, crescimento de pelo intravaginal, a necessidade de lubrificação durante a relação sexual e dilatação permanente. O debate sobre o tratamento cirúrgico dessa condição com inúmeras técnicas descritas é contínuo e ainda há considerável controvérsia quanto à melhor técnica a ser escolhida. As técnicas cirúrgicas devem ser classificadas pelo tipo de retalho ou enxerto que será utilizado para a reconstrução vaginal. Os tipos de retalhos ou enxertos incluem enxertos cutâneos penianos/penoscrotais, retalhos penianos/penoscrotais pediculados, enxertos cutâneos livres, mucosa vesical e segmentos intestinais.[7,8]

Indicações e Contraindicações

Os resultados estéticos, funcionais e de sensibilidade da vaginoplastia variam amplamente. Os cirurgiões variam consideravelmente em suas técnicas e habilidades, a pele do paciente varia em elasticidade e capacidade de cicatrização, a cirurgia prévia na área pode ter impacto nos resultados e a cirurgia pode ser complicada por problemas como infecções, perda de sangue ou danos neurais. Todavia, nos melhores casos, quando a recuperação da cirurgia é completa, frequentemente é muito difícil para qualquer um, incluindo ginecologistas, detectar mulheres que realizaram vaginoplastia. Os defensores da colonvaginoplastia argumentam que este método é melhor do que o uso de enxertos cutâneos, pois o colo já é mucoso, enquanto a pele não é. Entretanto, muitas transmulheres relatam que no período pós-operatório a pele utilizada para revestir as vaginas desenvolve qualidades mucosas em um período de meses a anos após a cirurgia. Para outras, a lubrificação durante a relação sexual é necessária e o uso de ducha ocasional é aconselhado para prevenir o crescimento de bactérias e os odores resultantes. Como o corpo humano trata a nova vagina como uma lesão, qualquer técnica atual de vaginoplastia requer alguma manutenção de longo prazo pelo paciente em relação ao volume (dilatação vaginal) com dilatadores médicos graduados, vibradores ou substitutos adequados para manter a vagina aberta. A relação sexual não é sempre um método adequado para realizar a dilatação. Em nosso centro de cirurgia de transgêneros, a técnica de retalho cutâneo invertido do pênis ainda permanece a primeira escolha para vaginoplastia em pacientes transexuais.[9]

Neste capítulo, nós descrevemos nossa técnica de vaginoplastia de retalho cutâneo em pacientes transgênero do masculino para o feminino. Existem diversas vantagens da vaginoplastia com retalho cutâneo do pênis. Como um retalho, a pele peniana tem menos tendência para contrair, melhor inervação local e sensibilidade da neovagina, além de produzir uma neovagina sem pelos e de coloração natural.[2,8,10-13] Muitos pacientes são capazes de ter uma vida sexual normal no pós-operatório, embora o nível de satisfação nesta população seja variável. Os desfechos psicossociais e psicossexuais nos levam à compreensão do significado de reparo cirúrgico e o impacto sobre a vida da paciente e do parceiro após a cirurgia. Além disso, visto que complicações pós-operatórias e obstáculos dão origem a diversos problemas físicos e psicológicos, é importante que sejam reconhecidos e corrigidos em tempo hábil.

Planejamento Pré-operatório e Preparação

Antes da cirurgia de mudança do gênero, todos os pacientes devem ter a documentação completa do *Standards of Care for Gender Identity Disorders* (SOC). Os SOC mais amplos neste campo são publicados pela World Professional Association for Transgender Health, previamente conhecida como a Harry Benjamin International Gender Dysforia Association.[14] Uma avaliação pré-operatória de todos os pacientes inclui o exame clínico da genitália externa, ecossonografia dos testículos, cistoscopia e um perfil hormonal completo. Pacientes são admitidos no hospital no dia anterior à cirurgia para preparação intestinal mecânica com enema; 2 g de ceftriaxona e 500 mg de metronidazol são administrados intravenosamente com a indução de anestesia. O planejamento pré-operatorio inclui a estimativa do tamanho apropriado e posição do neoclitóris com base nas preferências do paciente. No caso de pele peniana peluda, a depilação a *laser* pré-operatória é recomendada para prevenir uma neovagina peluda.

Técnicas Cirúrgicas

Para formar a nova vagina, vários subprocedimentos devem ser realizados: orquiectomia, remoção dos corpos cavernosos, criação da cavidade neovaginal, vaginoplastia, revestimento da cavidade com o orifício uretral e introito vaginal, clitoroplastia e labioplastia.

Após a orquiectomia bilateral comum, o pênis é dissecado em seus componentes anatômicos; isto é, os corpos cavernosos, a coroa da glande com a uretra e o feixe neurovascular, além da pele peniana vascularizada (Fig. 5-1, A e B). Este princípio, denominado *técnica de desmontagem peniana*, apresenta grande vantagem, pois permite o uso ideal de todos os componentes penianos (exceto os corpos cavernosos) na construção da nova vulva, clitóris e vagina.[15,16] A glande, com o feixe neurovascular dorsalmente e a uretra ventralmente, é elevada a partir das extremidades dos corpos cavernosos juntamente com a fáscia de Buck, desse modo preservando completamente esses componentes (Fig. 5-1, C).

Como a coroa da glande é dividida em duas, a parte dorsal da glande é reduzida pela excisão do tecido ventral central, deixando as laterais da glande intactas. Isso é utilizado para criar o neoclitóris. As excisões laterais na glande não são recomendadas para evitar a lesão no feixe neurovascular, que entra na coroa da glande lateroventralmente. No entanto, as laterais são desepitelizadas e suturadas para alcançar uma forma cônica e um tamanho apropriado para o neoclitóris, com vascularização e sensibilidade preservadas (Fig. 5-1, D). A desmontagem peniana também fornece a exposição ideal dos corpos cavernosos para sua remoção em nível de fixação aos ramos púbicos. Os pequenos remanescentes dos corpos cavernosos (tecido erétil) também são destruídos para prevenir qualquer ereção pós-operatória que possa prejudicar a relação sexual (Fig. 5-1, E).

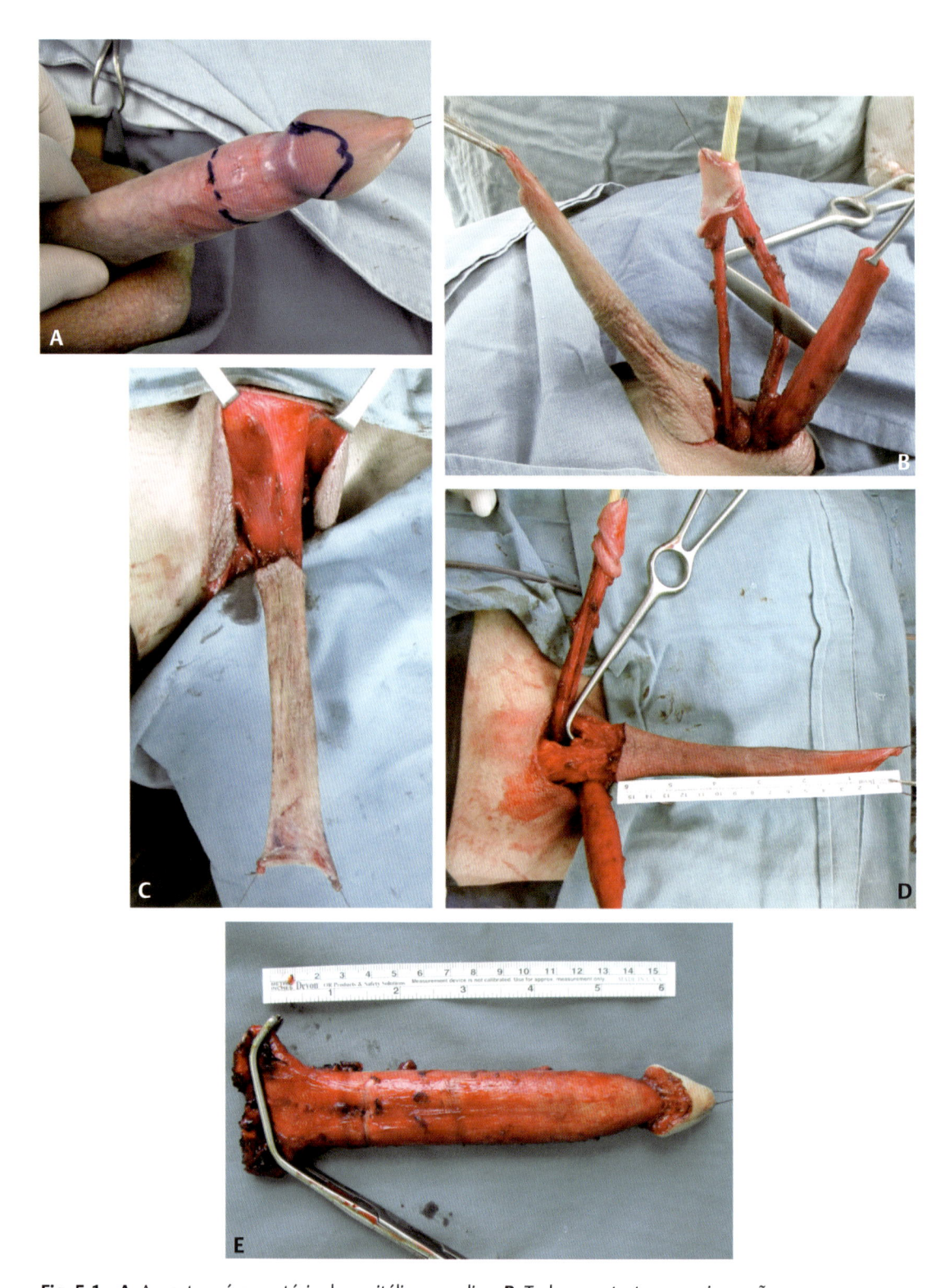

CAPÍTULO 5
Vaginoplastia com Retalho Cutâneo para Afirmação do Gênero Masculino para o Feminino

Fig. 5-1 **A,** Aspecto pré-operatório da genitália masculina. **B,** Todas as estruturas penianas são desmontadas – a glande com o feixe neurovascular, dorsalmente, e a uretra, ventralmente, corpos cavernosos e a pele peniana. **C,** A pele peniana é dissecada com um pedículo vascular longo que permite a inserção da neovagina no espaço perineal. **D,** O clitóris é criado com a parte dorsal da glande, que é suturada após excisão do tecido ventral central. **E,** Os corpos cavernosos são completamente removidos dos ossos.

CAPÍTULO 5
Vaginoplastia com Retalho Cutâneo para Afirmação do Gênero Masculino para o Feminino

O retalho uretral vascularizado é essencial para a vaginoplastia atualmente em uso; tem comprimento adequado, e desse modo, nunca é o fator limitante. Com a técnica de desmontagem peniana, o corpo esponjoso é completamente preservado e assegura excelente suprimento sanguíneo. O músculo bulboesponjoso é removido da parte bulbosa da uretra; a dissecção da uretra bulbar deve ser precisa para evitar a lesão na bainha da fáscia. A uretra é então espatulada, incluindo a parte bulbar e utilizada para criar a parte anterior da mucosa da neovagina. O retalho uretral também permite uma neovagina mais larga, principalmente o introito. Qualquer sangramento na uretra bulbar é controlado com suturas hemostáticas. O uso extensivo de eletrocauterização não é recomendado, pois a vascularização do retalho uretral pode ser comprometida. Uma uretra do tipo feminino é então formada e o neoclitóris é fixado acima do novo meato uretral. Na reconstrução da nova vagina, a pele do corpo peniano e do prepúcio (se presente) é formado em um retalho tubular em ilha vascularizado. Visto que o pedículo longo vascularizado deve ser obtido para o tubo, a incisão é feita a menos de 2 cm acima da base da pele peniana mobilizada. O tecido subcutâneo frouxo existente permite a formação de um pedículo longo vascularizado. Um buraco é produzido na base do pedículo para transpor o retalho uretral e o neoclitóris. No lado dorsal apenas do retalho tubular cutâneo, a pele é seccionada, enquanto o tecido subcutâneo vascularizado permanece intacto. O retalho uretral, que é transposto através do buraco pedicular, é embebido no tubo cutâneo e suturado (Fig. 5-1, *F* e *G*). A base do tubo é fechada com a parte distal da uretra e/ou a metade ventral remanescente da coroa da glande após a desepitelização de seu lado interno. O tubo, que consiste em pele e o retalho uretral, é invertido, formando assim a nova vagina (Fig. 5-1, *H*). Se existe pele peniana insuficiente (um pênis pequeno e/ou circuncidado), o tubo cutâneo curto e o retalho uretral longo serão desproporcionais. Se este é o caso, a vagina pode ser formada de duas formas. A parte proximal na base da vagina pode ser constituída apenas pelo retalho uretral, que ini-

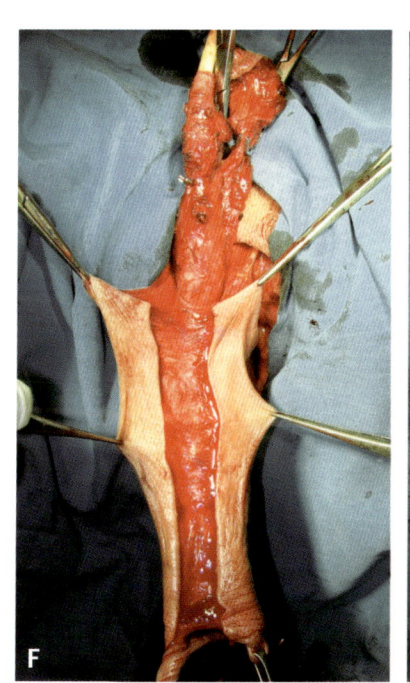

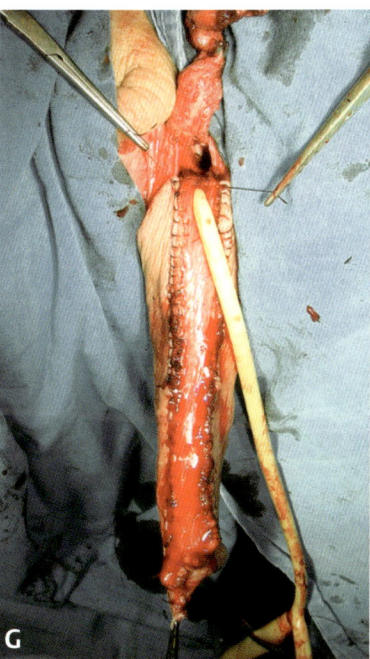

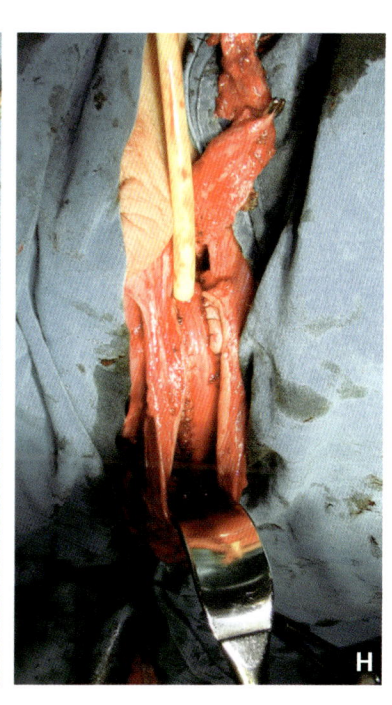

Vídeo 5-1

Fig. 5-1, cont. F, Uma incisão superficial é realizada na parte dorsal da pele peniana, enquanto o tecido subcutâneo vascularizado permanece intacto. **G,** A uretra é espatulada até a sua porção bulbar.
O retalho uretral é embebido no tubo cutâneo e suturado nas bordas cutâneas. **H,** A vagina é formada pela inversão da pele peniana e do retalho uretral. (*Continua*.)

cia a epitelização secundária. Se o pedículo tubular é curto demais para colocar o tubo na cavidade perineal, a nova vagina é criada com o retalho uretral vascularizado e os enxertos livres de pele peniana. Neste caso, o retalho uretral vascularizado tem um papel essencial na criação da nova vagina.

O espaço para a nova vagina é criado no períneo; dois túneis são produzidos em ambos os lados no centro do arco tendíneo; este e o músculo retouretral são seccionados, permitindo acesso à cavidade perineal profunda e larga entre a uretra, bexiga e reto. Cuidados especiais devem ser fornecidos para evitar a lesão no reto. O prolapso da parte uretral da vagina, que nós observamos ao utilizar o procedimento de fixação de Stamey, é completamente evitado com a fixação vaginal ao ligamento sacroespinal, como é um frênulo vaginal posterior exagerado. O ingurgitamento da uretra bulbar durante a excitação sexual é moderado e não apresenta uma barreira para a relação sexual, contrário à fixação do ligamento sacroespinal transvaginal para tratamento de prolapso vaginal em pessoas nascidas biologicamente mulheres.[17] Observam-se dificuldades significativas quanto ao uso deste procedimento em pacientes transgênero masculino. Boa exposição e direta visualização do ligamento sacroespinal são cruciais para prevenir a lesão no reto, nervo pudendo e também a artéria e veia pudenda interna; ampla experiência com a cirurgia pélvica masculina é necessária. A transposição da vagina ao lado fixado não apresenta consequências clínicas em pacientes transgênero masculino, pois a distância entre os ligamentos sacroespinais é mais curta do que em transgênero feminino. Com o uso da espinha isquiática como um marco evidente, o ligamento sacroespinal é apalpado quando passa da espinha isquiática para a parte inferior do sacro. Após a exposição do ligamento, um porta agulha Deschamps de cabo longo pré-carregado com uma sutura de absorção tardia 2-0 é utilizado para perfurar o ligamento medialmente até a espinha isquiática. O cirurgião deve ser cuidadoso para não colocar a sutura próxima à espinha isquiática para prevenir a lesão no nervo pudendo e vasos pudendos internos. A sutura também não deve ser colocada atrás do ligamento para prevenir a lesão na artéria pudenda, pois seu curso é variável e pode estar em qualquer distância da espinha isquiática. Ambas as extremidades da sutura são realçadas; uma é atravessada pela porção da pele, enquanto a outra é atravessada pela parte uretral do terço distal da neovagina e as suturas de fixação são firmemente ligadas. Nós utilizamos o ligamento sacroespinal direito em todos os pacientes; nenhuma fixação bilateral foi realizada. É tecnicamente mais fácil para o cirurgião destro utilizar o ligamento direito. A vaginopexia no ligamento sacroespinal é realizada e a neovagina é situada profundamente na cavidade peritoneal. Isso fornece bom posicionamento da neovagina e assegura que o prolapso não ocorrerá.[18]

A vulvoplastia envolve a criação dos lábios menores e lábios maiores. A parte remanescente da base da pele peniana é utilizada para formar os lábios menores, que são suturados até a área de-epitelizada do neoclitóris; portanto, o neoclitóris é coberto com os lábios menores. A pele excessiva do escroto é removida e a parte remanescente é utilizada para formar os lábios maiores (Fig. 5-1, *I*).

O dreno perivaginal de Jackson-Pratt é deixado por 3 dias. O paciente tem alta no quarto dia após a cirurgia; um cateter de Foley de demora é mantido no lugar nos próximos 7 dias. Os antibióticos (cefalosporinas e metronidazol) são administrados até 5-7 dias do pós--operatório. O empacotamento vaginal (um preservativo preenchido com material macio e gazes com petrolato) é colocado na cavidade neovaginal por 1 semana após a cirurgia e acompanhado por um *stent* vaginal no período noturno por 6 semanas. Com a alta hospitalar, os pacientes são instruídos de como manter a higiene e dilatar a neovagina. A dilatação

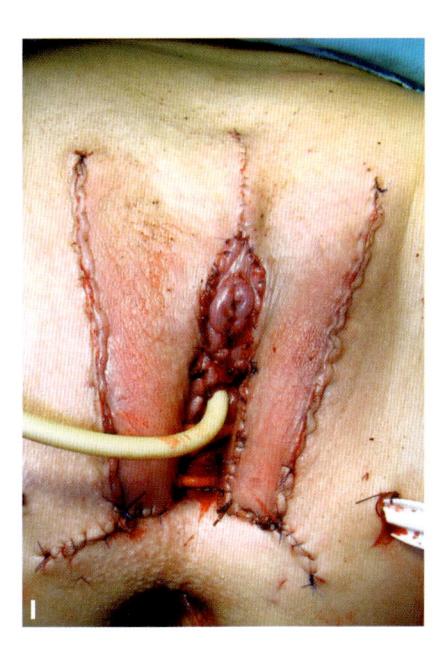

CAPÍTULO 5
Vaginoplastia com Retalho Cutâneo para Afirmação do Gênero Masculino para o Feminino

Fig. 5-1, cont. I, Aspecto no final da cirurgia. A vagina é colocada na cavidade e fixada ao ligamento sacroespinal. Os lábios menores e lábios maiores são criados a partir da pele peniana e escrotal remanescente.

da neovagina é necessária 1 vez ao dia por 6 meses, com uma série de dilatadores vaginais em 5 tamanhos (diâmetros que variam de 14 a 35 mm; comprimentos que variam de 70 a 163 mm).

Resultados

Profundidade e Diâmetro da Neovagina

Os aspectos mais importantes da nova vagina são a profundidade e a largura; a profundidade média (faixa) foi de 11,6 cm (9 ± 18), mas é difícil realizar a medida precisa da largura vaginal. Essas medidas foram calculadas em pacientes atuais com *stent* vaginal e foram classificadas como pequenas, médias e grandes com diâmetros de 2,7, 3,5 e 4,5 cm, respectivamente.

Umidade, Orgasmo e Sensibilidade da Neovagina

Outra característica importante da nova vagina é a umidade. Na vaginoplastia atual, o retalho uretral vascularizado é essencial para a umidade e a sensibilidade da neovagina. Informações sobre a sensibilidade e orgasmo foram obtidas pela entrevista de nossos pacientes; boa sensibilidade e orgasmo total foram relatados em 96 e 83% dos pacientes, respectivamente.

Aparência Estética da Genitália Externa e Micção

Pacientes que respondem ao questionário notaram o grau de satisfação com a aparência estética da genitália externa. Apesar da alta satisfação com os resultados finais após vaginoplastia com o uso de retalho cutâneo, alguns pacientes desaprovaram a aparência do

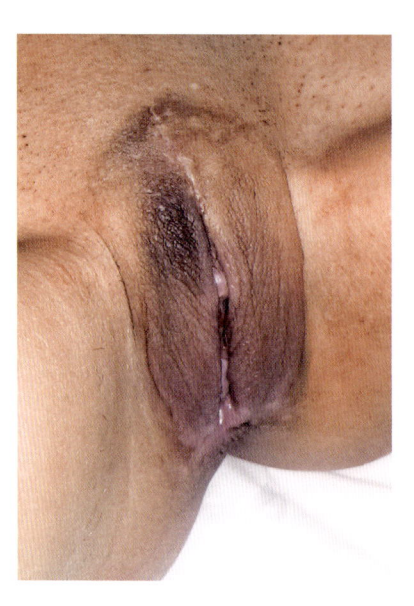

Fig. 5-2 Desfecho após 1 ano. Um bom resultado estético foi alcançado.

clitóris, lábios menores e lábios maiores (Fig. 5-2). Entretanto, pequenas modificações solucionaram todos os problemas apontados.[19] A micção pós-operatória foi satisfatória em todos os nossos pacientes. Uma das principais razões para a prevenção da estenose pós--operatória é a continuidade entre o novo orifício uretral e o retalho uretral que foi utilizada para a neovaginoplastia. Em um pequeno número de pacientes, alguns distúrbios, como a posição elevada do novo meato ou sua lateralização, foram corrigidos por uma abordagem minimamente invasiva.

Atividade Sexual

A relação sexual pode ser retomada depois de 6 a 12 meses da vaginoplastia. Nós observamos que 79% de nossos pacientes estavam aptos à relação sexual normal, mas apesar de uma vagina adequada, alguns pacientes se abstiveram da relação sexual. Em pacientes sexualmente ativos, 81% relataram atividade sexual satisfatória.

Avaliação do Paciente

Há relatos de satisfação sexual após a vaginoplastia, avaliada predominantemente ao pedir às transmulheres que definam o grau de satisfação sexual. Apenas poucos relatos publicados apresentaram resultados com base no questionário funcional da vaginoplastia em pacientes com agênese vaginal congênita.[20-22] Borkowski *et al.*[23] avaliaram o desfecho funcional da cistovaginoplastia de Krzeski e a satisfação dos pacientes com o uso de 18 parâmetros. No entanto, é difícil estabelecer qualquer comparação entre os estudos, pois diferentes levantamentos e técnicas cirúrgicas foram utilizados nos grupos de pacientes. Relatamos resultados satisfatórios em 79% dos pacientes transgênero do masculino para o feminino após a vaginoplastia envolvendo a pele peniana combinada ao retalho uretral.[8] Entretanto, esses resultados foram baseados, principalmente, nas declarações dos pacientes em vez do uso de parâmetros adequados e padronizados. Também não incluíram o acompanhamento a longo prazo, pois a maioria dos estudos foi relatada em até 1 ano após a cirurgia.

> **Box 5-1 Lista de Complicações Relatadas após Cirurgia de Mudança do Gênero Masculino para o Feminino**
>
> Hemorragia pós-operatória
> Trombose venosa profunda
> Infecção de ferida
> Lesão uretral
> Lesão retal – perfuração
> Necrose cutânea (labial)
> Necrose vaginal
> Necrose do clitóris
> Retração vaginal
> Estenose do introito
> Estenose uretral
> Assimetria labial
> Prolapso vaginal
> Remanescente dos corpos cavernosos
> Remanescente de tecido do corpo esponjoso uretral

Além de resultados funcionais e estéticos, acreditamos que a recuperação psicológica e psicossocial, assim como a qualidade de vida, devem ser consideradas em uma avaliação pós-operatória desses pacientes.[24] A avaliação psicológica e psicossocial com uma entrevista estruturada e questionários padronizados deve ser parte deste tipo de estudo. No entanto, ainda pode ser difícil identificar um grupo-controle em qualquer estudo comparativo. A falta de métodos padronizados para registrar os desfechos em complicações a longo prazo e a função sexual limita qualquer possibilidade de comparação direta com os nossos resultados. Portanto, embora um consenso sobre o método ideal de substituição vaginal possa nunca ser atingido, esforços atuais devem centrar-se no modo ideal para monitorar esses pacientes em longo prazo.

Complicações

A cirurgia do gênero masculino para o feminino pode ser complicada por todas as complicações normais inespecíficas em cirurgias de grande porte. Em uma revisão de literatura, compilamos as complicações pós-operatórias principais e mais comuns, que variaram de estenose do meato à hemorragia pós-operatória e da necrose do clitóris à estenose do introito e prolapso neovaginal (Box 5-1).

Tivemos apenas uma complicação principal: uma fístula retovaginal causada por lesão intraoperatória no reto. Outras complicações foram a retração vaginal em dois pacientes, causada por um pedículo vaginal que era curto demais (vaginopexia sob alta tensão) e resolvida por vaginoplastia retossigmóidea. A estenose do introito e a estenose do meato fo-

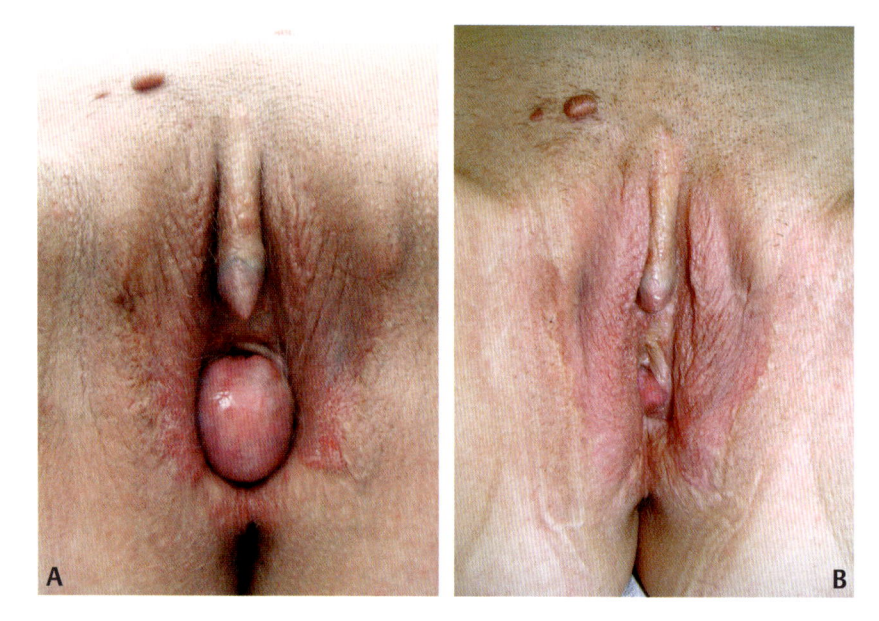

Fig. 5-3 A, Saliência da uretra bulbar após vaginoplastia primária do retalho cutâneo. **B,** Aparência após excisão do tecido esponjoso excessivo da uretra.

ram observadas em 7 e 2 pacientes, respectivamente. O tecido esponjoso bulbar excessivo e o prolapso uretral foram mais frequentes nos primeiros anos de nosso trabalho e resolvidos por uma simples excisão (Fig. 5-3). Geralmente é prevenida por fixação do ligamento sacroespinal da neovagina. Também tivemos algumas complicações raras, como ruptura da parede vaginal posterior durante a relação sexual, mas sem lesão retal.

Conclusão

A reconstrução da genitália feminina em pacientes transgênero masculino geralmente representa uma escolha segura e razoável com complicações aceitáveis e resultados satisfatórios. Embora um consenso sobre o método ideal de vaginoplastia possa nunca ser alcançado, esforços devem ser feitos para selecionar o método ideal de acompanhamento a longo prazo desses pacientes. Apesar de a vaginoplastia por inversão do retalho cutâneo peniano ser amplamente padronizada como primeira opção, novos aperfeiçoamentos e melhorias são necessários para satisfazer as exigências específicas do paciente associadas ao funcionamento da neovagina e os resultados estéticos ideais.

Agradecimento

Este capítulo foi apoiado pelo Ministério da Ciência, República da Sérvia, Projeto Nº 175048.

Referências

1. Karim RB, Hage JJ, Mulder JW. Neovaginoplasty in male transsexuals: review of surgical techniques and recommendations regarding eligibility. Ann Plast Surg 37:669, 1996.
2. Selvaggi G, Ceulemans P, de Cuypere G, et al. Gender identity disorder: general overview and surgical treatment for vaginoplasty in male-to-female transsexuals. Plast Reconstr Surg 116:135e, 2005.
3. Goddard JC, Vickery RM, Qureshi A, et al. Feminizing genitoplasty in adult transsexuals: early and long-term surgical results. BJU Int 100:607, 2007.
4. Sohn M, Bosinski HA. Gender identity disorders: diagnostic and surgical aspects. J Sex Med 4:1193, 2007.
5. Hage JJ. Vaginoplasty in male to female transsexuals by inversion of penile and scrotal skin. In Ehrlich RM, Alter GJ, eds. Reconstructive and Plastic Surgery of the External Genitalia. Philadelphia: WB Saunders, 1999.
6. Djordjevic ML, Stanojevic DS, Bizic MR. Rectosigmoid vaginoplasty: clinical experience and outcomes in 86 cases. J Sex Med 8:3487, 2011.
7. Krege S, Bex A, Lümmen G, et al. Male-to-female transsexualism: a technique, results and long-term follow-up in 66 patients. BJU Int 88:396, 2001.
8. Perovic SV, Stanojevic DS, Djordjevic ML. Vaginoplasty in male transsexuals using penile skin and urethral flap. BJU Int 86:843, 2000.
9. Vujovic S, Popovic S, Sbutega-Milosevic G, et al. Transsexualism in Serbia: a twenty-year follow-up study. J Sex Med 6:1018, 2009.
10. Amend B, Seibold J, Toomey P, et al. Surgical reconstruction for male-to-female sex reassignment. Euro Urol 64:141, 2013.
11. Karim RB, Hage JJ, Bouman FG, et al. Refinements of pre-, intra-, and postoperative care to prevent complications of vaginoplasty in male transsexuals. Ann Plast Surg 35:279, 1995.
12. Davies MC, Creighton SM, Woodhouse CR. The pitfalls of vaginal reconstruction. BJU Int 95:1293, 2005.
13. Soli M, Brunocilla E, Bertaccini A, et al. Male to female gender reassignment: modified surgical technique for creating the neoclitoris and mons veneris. J Sex Med 5:210, 2008.
14. Coleman E, Bockting W, Botzer M, et al. Standards of Care for the Health of Transsexuals, Transgender, and Gender-nonconforming People, version 7. Int J Transgenderism 13:165, 2011.
15. Perović S. Male to female surgery: a new contribution to operative technique. Plast Reconstr Surg 91:703; discussion 712, 1993.
16. Perovic SV, Stanojevic DS, Djordjevic ML. Vaginoplasty in male to female transsexuals using penile skin and urethral flap. Int J Transgenderism 8:43, 2005.
17. Sauer HA, Klutke CG. Transvaginal sacrospinous ligament fixation for treatment of vaginal prolapse. J Urol 154:1008, 1995.
18. Stanojevic DS, Djordjevic ML, Milosevic A, et al. Sacrospinous ligament fixation for neovaginal prolapse prevention in male-to-female surgery. Urology 70:767, 2007.
19. Hage JJ, Goedkoop AY, Karim RB, et al. Secondary corrections of the vulva in male-to-female transsexuals. Plast Reconstr Surg 106:350, 2000.
20. Lawrence AA. Patient-reported complications and functional outcomes of male-to-female sex reassignment surgery. Arch Sex Behav 35:717, 2006.
21. De Cuypere G, T'Sjoen G, Beerten R, et al. Sexual and physical health after sex reassignment surgery. Arch Sex Behav 34:679, 2005.
22. Weyers S, Elaut E, De Sutter P, et al. Long-term assessment of the physical, mental, and sexual health among transsexual women. J Sex Med 6:752, 2009.
23. Borkowski A, Czaplicki M, Dobronski P. Twenty years of experience with Krzeski's cystovaginoplasty for vaginal agenesis in Mayer-Rokitansky-Küster-Hauser syndrome: anatomical, histological, cytological and functional results. BJU Int 101:1433, 2008.
24. Labus LD, Djordjevic ML, Stanojevic DS, et al. Rectosigmoid vaginoplasty in patients with vaginal agenesis: sexual and psychosocial outcomes. Sex Health 8:427, 2011.

CAPÍTULO 6

Vaginoplastia do Cólon na Afirmação do Gênero Masculino para o Feminino: Vaginoplastia Laparoscópica Total com Cólon Sigmoide

Mark-Bram Bouman
Wouter B. van der Sluis
Marlon E. Buncamper
Wilhelmus J.H.J. Meijerink

Pontos Principais

- A vaginoplastia laparoscópica total com cólon sigmoide é uma técnica cirúrgica viável e segura para a construção da vagina (reconstrução), se realizada por uma equipe experiente, com infraestrutura médica e equipamento laparoscópico adequados.
- É indicada para vaginoplastia primária e de revisão em transgêneros e indivíduos biologicamente nascidos mulheres.
- A técnica fornece bons resultados cirúrgicos e funcionais.

A reconstrução vaginal é de extrema importância para o bem-estar psicológico e sexual e para a qualidade de vida em mulheres transgênero e pessoas biologicamente nascidas mulheres com ausência congênita da vagina ou pós-ablativa.[1] Diferentes tipos de enxertos podem ser empregados na vaginoplastia, cada um com suas vantagens e desvantagens.[2] As vantagens da vaginoplastia intestinal incluem fornecer profundidade vaginal suficiente, autolubrificação e menor tendência à retração.[2,3] Entretanto, as desvantagens são a necessidade de cirurgia intestinal e anastomose intestinal com riscos concomitantes. Neste capítulo teremos como enfoque a técnica cirúrgica de vaginoplastia laparoscópica total primária com cólon sigmoide. A vaginoplastia laparoscópica secundária intestinal também será discutida.

Indicações e Contraindicações

Existem três grupos distintos de pacientes com indicações para a realização de vaginoplastia com cólon sigmoide por laparoscopia total:

1. Mulheres transgênero com hipoplasia penoscrotal: Estas são mulheres transgênero que não podem ser submetidas à vaginoplastia por inversão do pênis, por causa da falta de pele peniana suficiente. A hipoplasia do pênis e do escroto, que é potencialmente causada por inibição da puberdade e tratamento hormonal cruzado subsequente e/ou circuncisão prévia, pode causar essa escassez.
2. Mulheres transgênero com vaginoplastia primária malsucedida: Este grupo inclui pacientes submetidos previamente à vaginoplastia, que falhou em fornecer profundidade neovaginal suficiente; por exemplo, como resultado da estenose neovaginal total ou parcial. Esses pacientes são aptos à realização de vaginoplastia laparoscópica com cólon sigmoide como revisão ou vaginoplastia refeita.
3. Pessoas biologicamente nascidas mulheres com ausência tanto adquirida quanto congênita da vagina funcional: O trauma genital ou cirurgia vaginal por doença maligna pode resultar em ausência vaginal adquirida. A ausência vaginal congênita é observada em pacientes com síndrome de Mayer-Rokitansky-Küster-Hauser, síndrome da insensibilidade andrógena, disgenesia gonadal, extrofia da bexiga, hermafroditismo e síndrome do seio urogenital comum.

Contraindicações, embora relativas, incluem a incapacidade de realizar com segurança a anestesia geral, história de malignidade intestinal, doença intestinal inflamatória, cirurgia abdominal extensa, tabagismo e obesidade (BMI maior que 30 kg/m^2).

Equipe e Infraestrutura

Se a vaginoplastia laparoscópica intestinal é realizada por uma equipe experiente com infraestrutura médica e equipamento laparoscópico adequados, resultados bem-sucedidos e reprodutíveis podem ser alcançados. Isso inclui a triagem pré-operatória de pacientes por um psicólogo especializado na área de gêneros. Essa abordagem requer dois cirurgiões em diferentes áreas cirúrgicas, trabalhando simultaneamente com o mesmo paciente. A porção laparoscópica pode ser realizada apenas por um profissional especializado em cirurgia de laparoscopia avançada e a porção genital é feita por um cirurgião de gênero com vasta experiência em vaginoplastias.

Para o procedimento laparoscópico, utilizamos instrumentos laparoscópicos básicos, incluindo pinças tipo *grasper* e um porta-agulhas. Em relação aos dispositivos, estes devem incluir pelo menos uma câmera e tela em HD, óptica de 30 graus e uma variedade de grampeadores laparoscópicos e um dispositivo de selagem. Preferivelmente, utilizamos câmeras/telas tridimensionais e óculos de proteção. Um sistema com câmera infravermelha em combinação com a injeção pré-operatória de indocianina verde também pode ser de grande auxílio na identificação da anatomia vascular, principalmente em pacientes obesos.

Em caso de complicações graves como extravasamento anastomótico ou necrose do enxerto, a experiência cirúrgica e o fácil acesso a uma unidade semi-intensiva ou ICU são essenciais, preferivelmente, na mesma instituição ou pelo menos em locais próximos.

Avaliação do Paciente

Recomenda-se que um psicólogo especializado com experiência na área de gênero realize uma avaliação da condição psicológica de mulheres transgênero para a realização da cirurgia. Isso também inclui a história sexual para estabelecer as expectativas sexuais pós-operatórias e os desejos do paciente. A vaginoplastia intestinal com cólon sigmoide não é indicada para pacientes que desejam simplesmente uma aparência genital feminina e não desejam a penetração neovaginal peniana. Tanto o cirurgião plástico quanto o cirurgião gastrintestinal laparoscópico avaliam a condição cirúrgica e obtêm consentimento informado para o procedimento. Se um terço ou menos da profundidade vaginal desejada pode ser coberto com a pele peniana invertida, a vaginoplastia intestinal é indicada. Os pacientes devem ser informados sobre as alternativas cirúrgicas com enxertos de pele de espessura total (FTGs) da virilha, do escroto ou abdome. Com o alongamento excessivo da pele peniana, centímetros adicionais da vagina podem ser obtidos, mas a vulvoplastia com os lábios menores e a formação do prepúcio (capuz) do clitóris é mais rigorosa ou até impossível.

A maioria dos pacientes tratados com hormônios de supressão da puberdade não tinha experiência sexual pré-operatória. A consulta pré-operatória com um fisioterapeuta do assoalho pélvico pode facilitar um regime simples de dilatação pós-operatória.

Se a vaginoplastia intestinal é realizada como um procedimento de revisão, uma análise detalhada do motivo para a falha primária é importante para prevenir o fracasso do procedimento de revisão. Comorbidades, complicações intraoperatórias e pós-operatórias, regime de dilatação e hipertonicidade do assoalho pélvico são avaliados para prevenir o fracasso em procedimentos de revisão.

Planejamento e Preparação Pré-Operatória

Em casos selecionados, o exame endoscópico pré-operatório do sigmoide pode ser realizado para avaliar a saúde e integridade da mucosa do segmento intestinal. Pacientes com doença inflamatória intestinal não são qualificados para a vaginoplastia intestinal. Além disso, deve-se oferecer aos pacientes com predisposição familiar à neoplasia do cólon (síndrome de Lynch) a vaginoplastia do intestino delgado (íleo). A depilação a *laser* da região genital deve ser realizada antes da cirurgia. Uma avaliação anestésica pré-operatória é realizada, como é o cuidado pré-operatório padrão para a cirurgia eletiva. Pacientes infectados pelo HIV devem ter uma contagem adequada de células CD4 e carga viral indetectável para reduzir o risco de complicações pós-operatórias.[4] Na vaginoplastia do cólon, a preparação completa do intestino é utilizada para prevenir o vazamento de fezes do segmento sigmoide transposto para a ferida perineal quando o segmento é aberto.

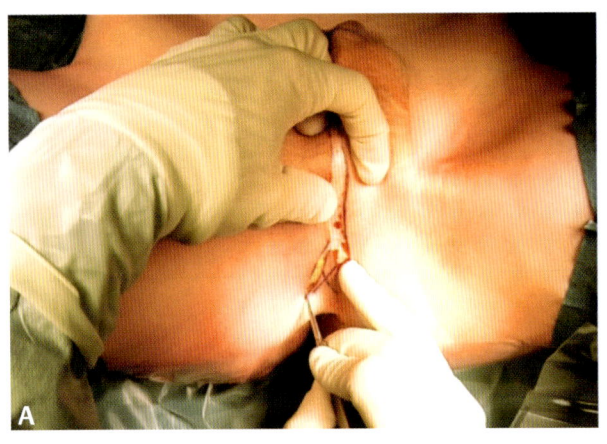

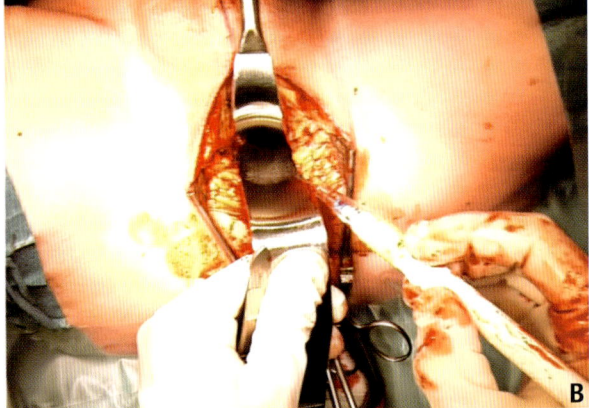

Fig. 6-1 Construção cirúrgica da genitália externa feminina. **A,** Plano do retalho perineoscrotal. **B,** Dissecção do túnel neovaginal.

Medidas Intraoperatórias e Posicionamento

Como padrão, os antibióticos intravenosos (750 mg de cefuroxima e 500 mg de metronidazol para bactérias Gram-negativas) são administrados 30 minutos antes da cirurgia. Após a anestesia geral ser administrada, o paciente é colocado em um colchão cirúrgico a vácuo em posição de Trendelenburg com litotomia estendida nos estribos. O braço direito é posicionado ao lado do corpo, suficientemente penso para prevenir a neuropatia iatrogênica e problemas físicos relacionados com pressão. O braço esquerdo é colocado no apoio de braço para que o cateter intravenoso seja facilmente acessível para o anestesista. Desta forma, a abordagem abdominoperineal simultânea é facilitada.

A bexiga é cateterizada. O cirurgião da laparoscopia gastrintestinal é posicionado no lado direito do paciente. O cirurgião plástico é posicionado entre as pernas.

Técnica Cirúrgica em Casos Primários

Fase Perineal e Vulvoplastia

Dissecção do Túnel Neovaginal

O cirurgião plástico inicia pela incisão de um retalho cutâneo triangular de espessura total perineoscrotal localizado caudalmente e medindo 2 por 4 cm, continuando em uma incisão na linha média do escroto direcionada cranialmente (Fig. 6-1, *A*). Isso abre caminho para a base perineal. Com a dissecção do músculo bulboesponjoso distante da parte bulbar da uretra, um acesso seguro para o assoalho pélvico é criado. Para investigar a integridade da parede retal, uma pinça reta com gaze é colocada em posição retal. Essa gaze direciona o cirurgião e previne a lesão no reto durante a dissecção da cavidade perineal. Com a dissecção cortante da rafe na linha mediana, o plano frouxo da fáscia de Denonvillier é alcançado. Para facilitar a dissecção adicional da cavidade, a dissecção parcial (diatérmica) do músculo levantador do ânus é realizada (Fig. 6-1, *B*). Isso fornece largura suficiente para a cavidade neovaginal. Em seguida, a dissecção romba acima da fáscia de Denonvillier é realizada até a prega peritoneal. A gaze com adrenalina é colocada na cavidade recém-formada até que o cirurgião da laparoscopia esteja pronto para abrir a prega peritoneal. Com a abordagem intra-abdominal, essa gaze pode ser visualizada pelo peritônio parietal e funciona como um guia para o cirurgião laparoscópico para localizar a direção adequada e o plano para a cavidade neovaginal.

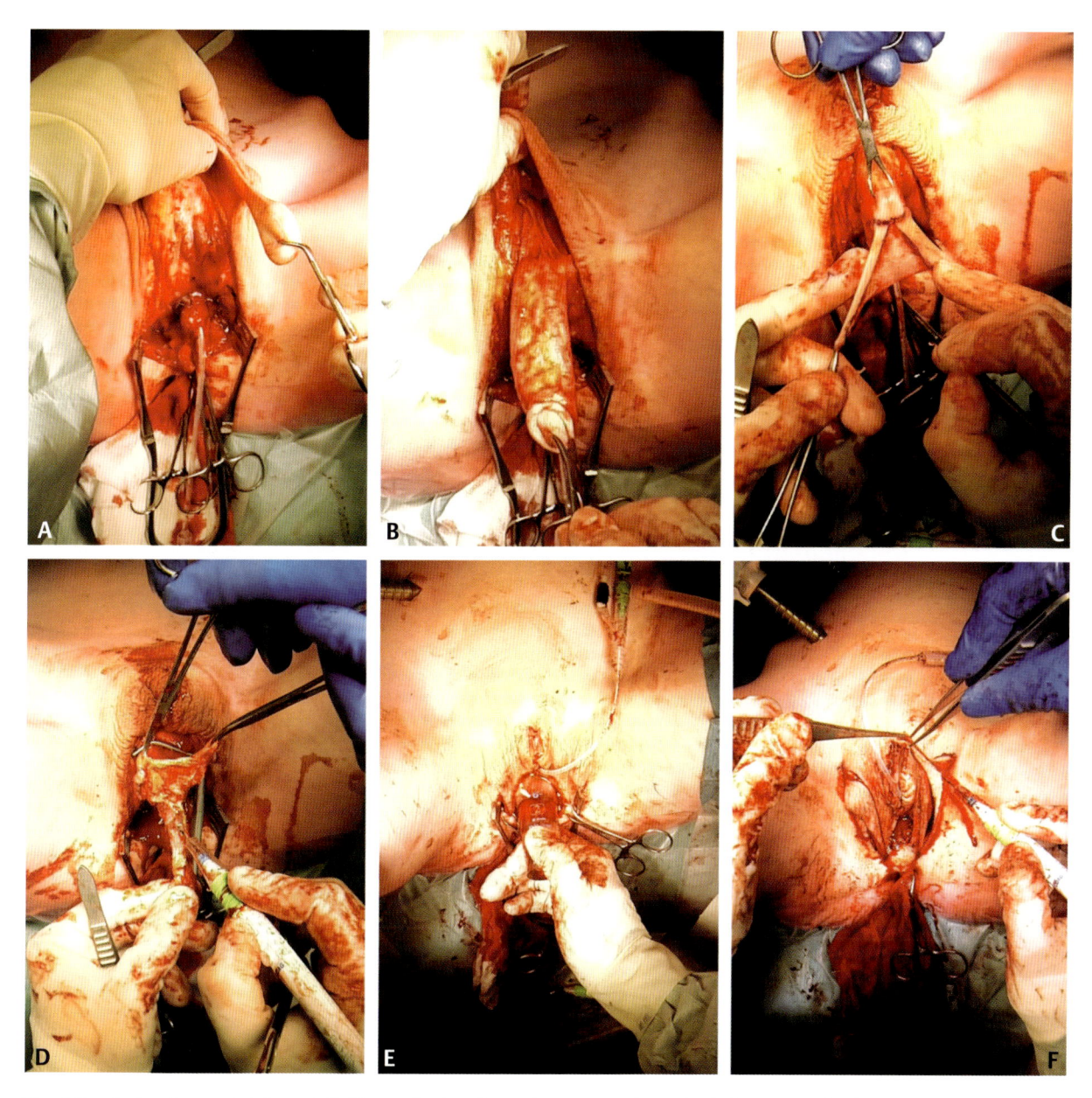

Fig. 6-2 A, Orquiectomia bilateral. **B,** Dissecção da pele peniana. **C,** Escultura do clitóris, capuz do clitóris e lábios menores. **D,** Dissecção do feixe neurovascular. **E,** Medida do comprimento do tubo sigmoide por transiluminação. **F,** Ressecção de pele redundante do escroto para formar os lábios maiores.

Construção Cirúrgica da Genitália Feminina Externa

O suprimento sanguíneo do corpo esponjoso é ligado e uma redução do corpo cavernoso é realizada e supervisionada. A orquiectomia bilateral é executada após ligação cuidadosa do ducto deferente, assegurando que os cotos sejam livres e capazes de retrair de volta para o canal inguinal (Fig. 6-2, *A*). A uretra é encurtada e espatulada. Após circuncisão, deixando cerca de 3 a 4 cm do prepúcio à coroa, a pele peniana é dissecada fora do corpo peniano com o plano avascular até a fáscia de Buck, deixando-a ligada em posição proximal à região púbica (Fig. 6-2, *B*).

O clitóris, capuz do clitóris e os lábios menores são esculpidos a partir do prepúcio e parte da glande do pênis (Fig. 6-2, *C*). Com a dissecção do feixe neurovascular peniano dorsal pediculado fora dos corpos cavernosos, a sensibilidade e a vascularização do neoclitóris e lábios menores são bem preservadas (Fig. 6-2, D). Em pacientes que foram tratados com hormônios supressores da puberdade, a hipoplasia peniana pode ser tão grave que a pele peniana total é necessária para a construção labial.[5,6] Nestes pacientes, a pele peniana servirá como a camada externa e o retalho prepucial curto como a camada interna dos lábios menores.

Posteriormente, ambos os corpos cavernosos são dissecados sobre o osso púbico, ligados, eliminados e fixados em conjunto com a linha mediana para formar o "trono" do neoclitóris. A disposição exata determina, eventualmente, a posição do neoclitóris e é definida logo abaixo do nível da origem dos músculos adutores da coxa. Ao fixar o neoclitóris e a uretra espatulada em conjunto com o "trono", um infundíbulo de aspecto natural e rosado é criado.

A pele peniana é então invertida. Em nível da futura vulva, uma incisão vertical é feita no retalho de inversão para realçar o clitóris, lábios menores, infundíbulo e meato urinário. São suturadas para inversão do retalho. Dependendo do comprimento e largura da pele peniana, uma parte pode ser invertida para o canal neovaginal. Isso forma uma pequena ponte na pele entre a parte caudal do neomeato e a fixação da vagina intestinal. A pele redundante do escroto é seccionada para formar os lábios maiores e a profundidade da neovagina é mensurada (Fig. 6-2, E e F). As cicatrizes são colocadas tão discretamente quanto possível na prega inguinal. Neste ponto da operação, a realização simultânea da dissecção laparoscópica e mobilização do segmento sigmoide é completa.

Isolamento Laparoscópico e Transposição do Segmento Sigmoide

Após introdução aberta do primeiro trocarte (umbilical), o pneumoperitônio (12 a 14 mmHg) é aplicado. Após inspeção abdominal de adesões e achados inesperados, um trocarte lateral direito de 5 mm é posicionado na linha clavicular mediana na altura do umbigo. Um terceiro trocarte de 12 mm é então colocado logo em posição lateral aos vasos epigástricos no quadrante inferior direito.

Mobilização do Segmento Sigmoide

O procedimento inicia-se com a mobilização do segmento sigmoide a partir das adesões laterais peritoneais (Fig. 6-3, A). A prega peritoneal é aberta e o mesossigmoide é mobilizado da porção lateral para a medial. A anatomia vascular é identificada, com atenção especial às artérias e veias sigmoides. Um segmento sigmoide de 6 a 7 polegadas (14-18 cm) será isolado para a criação da neovagina. A parte distal deve ser introduzida pelo túnel neovaginal para realizar a sutura em nível da pele peniana invertida no períneo. A mobilização vascular deve permitir esta inclinação do sigmoide. Como a anatomia dos vasos difere amplamente entre os pacientes, o monitoramento perioperatório cuidadoso deve ser realizado para evitar o dano nas artérias sigmoides e no ramo comum de Drummond, pois a vascularização do segmento sigmoide dependerá desse ramo. A angiografia por fluorescência com comprimento de onda próximo ao infravermelho pode ser utilizada para avaliação intraoperatória da adequação da perfusão sanguínea.

Um pouco acima do reto, na altura da margem superior do promontório, a artéria sigmoide é dividida com um grampeador/cortador linear (60 mm) (Fig. 6-3, B). O mesossigmoide é transeccionado na base das artérias sigmoides (Fig. 6-3, C). Na maioria dos casos, a primeira artéria distal ou a primeira e segunda artérias distais devem ser divididas para

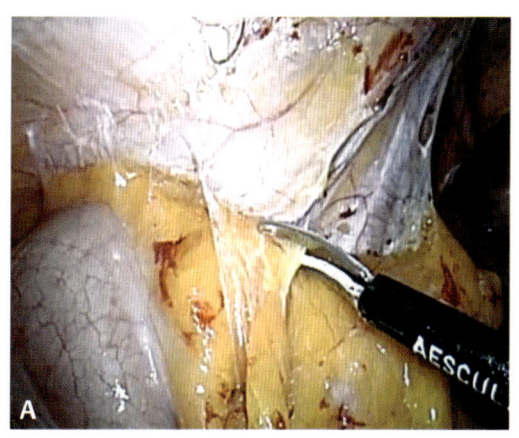

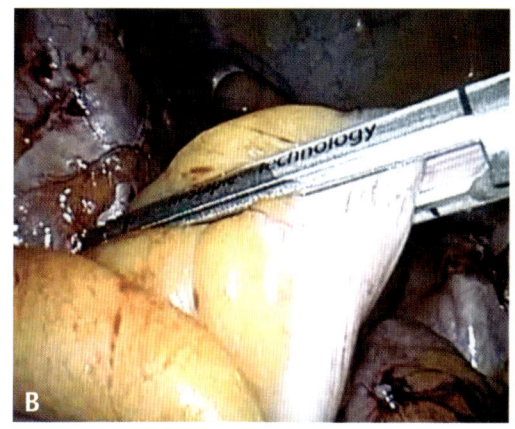

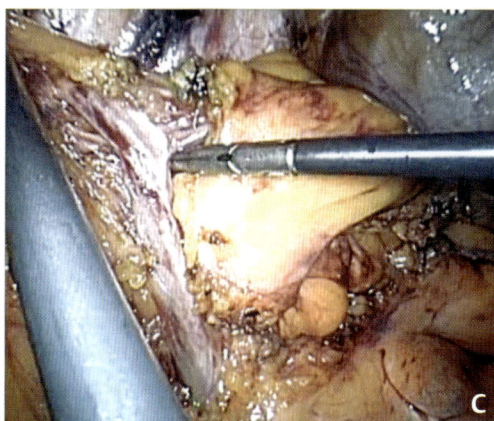

Fig. 6-3 Isolamento intra-abdominal e realocação do segmento intestinal. **A,** O segmento sigmoide é mobilizado a partir das adesões laterais no peritônio. **B,** O sigmoide distal é dividido com um grampeador linear. **C,** O mesossigmoide é transeccionado para a base das artérias sigmoides.

obter a mobilização suficiente para que o segmento sigmoide desça com segurança e livre de tensão para a anastomose perineal. A parte distal é completamente dependente do arco de Drummond. Em alguns pacientes o arco é incompleto em nível do sigmoide médio (ponto de Sudeck). Neste caso, a transecção da primeira artéria ou primeira e segunda artérias pode levar à isquemia do sigmoide distal. Após mobilização completa do sigmoide e mesossigmoide e transecção do primeiro e, se necessário, do segundo tronco vascular, o sigmoide distal é verificado quanto às pulsações das artérias mesentéricas e transversas ascendentes em relação ao intestino.

Passagem do Sigmoide pelo Túnel Neovaginal

A prega peritoneal situada entre o reto e a bexiga está aberta acima do nível da fáscia de Denonvilliers (Fig. 6-4, *A*). O cirurgião plástico cria o túnel neovaginal sobre o fundo de saco de Douglas e o cobre com gaze. Essa gaze direciona a dissecção da parte abdominal do túnel, após o qual o pneumoperitônio é perdido. A inspeção cuidadosa das colunas laterais é realizada pelas extremidades. Se o túnel ainda é muito estreito em nível dos músculos levantadores, eles podem ser facilmente divididos em parte com a diatermia pelo cirurgião laparoscópico sob visualização direta. O cirurgião plástico introduz um fórceps de Ballinger e prende o sigmoide (Fig. 6-4, *B*). O sigmoide é então guiado de modo isoperistáltico pelo túnel neovaginal até o períneo, prevenindo a torção vascular (Fig. 6-4, *C*). Se o segmento estiver sob torção, realiza-se outra dissecção na base das estruturas vasculares.

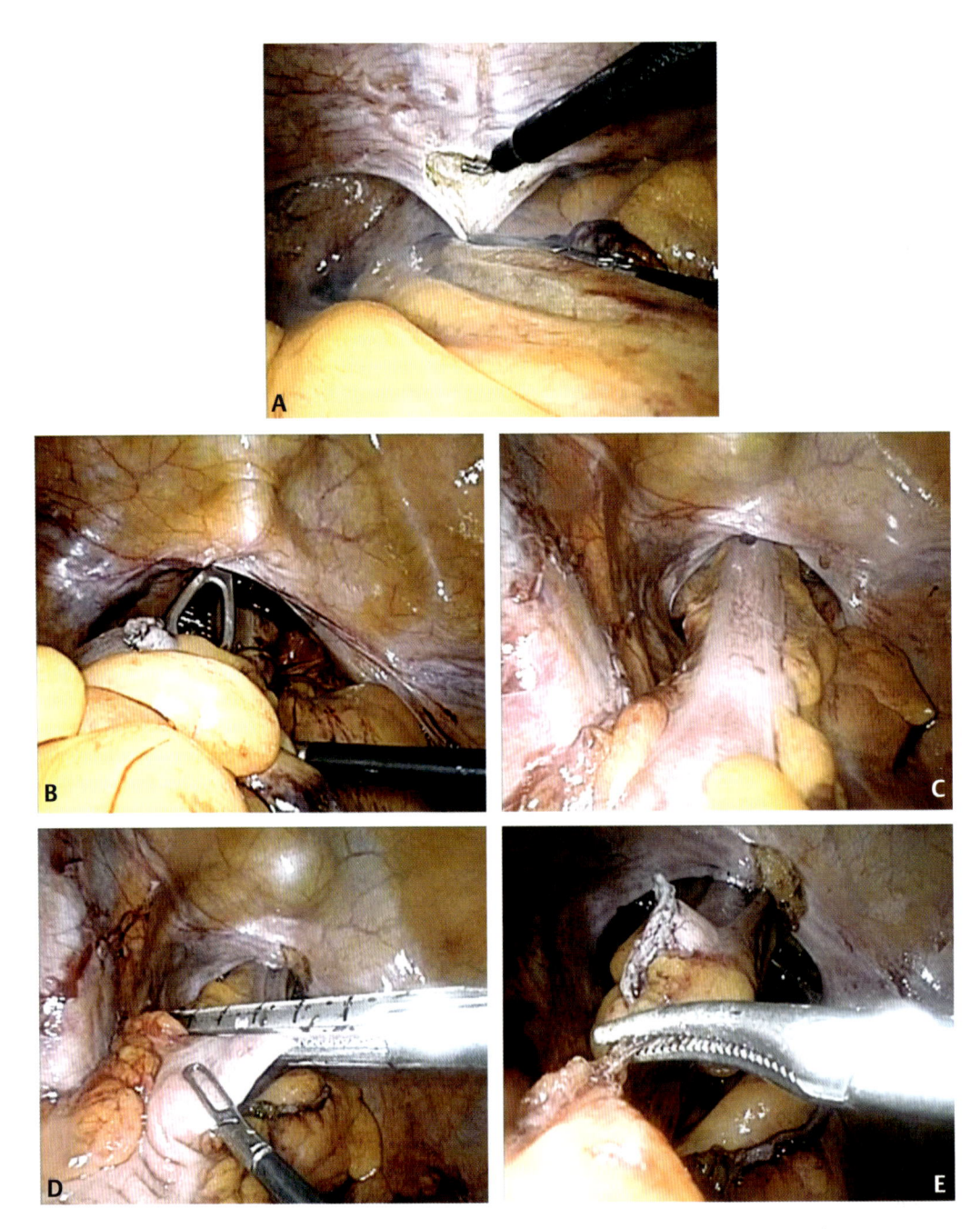

Fig. 6-4 A, A prega peritoneal entre o reto e a bexiga é aberta. **B e C,** O segmento sigmoide é atravessado pelo túnel neovaginal até o sítio perineal. **D e E,** Com o grampeador linear, a extremidade proximal do segmento neovaginal é transeccionada em 6 polegadas (varia de 14-16 cm, média: 15 cm).

Além disso, os cortes superficiais no peritônio do mesossigmoide podem criar um comprimento adicional. A linha de sutura distal do segmento sigmoide é aberta e fixada com poucas suturas na vaginoplastia externa. Um "dildo" em perspex (modelador tipo peniano) é introduzido no sigmoide a partir do lado perineal (Fig. 6-4, *D*). O comprimento da neovagina é mensurado pela transiluminação perineal do "dildo". Uma dissecção cuidadosa logo abaixo do intestino e acima do arco de Drummond é realizada. Com o grampeador linear (60 mm), realiza-se a transecção do intestino em nível apropriado, normalmente a 6 polegadas (14 cm) do introito (Fig. 6-4, *E*).

Após o segmento sigmoide atravessar o túnel neovaginal até o sítio perineal, o segmento intestinal é seccionado nas posições de 12 horas e 6 horas em alguns centímetros. O retalho perineoscrotal caudal e o retalho por inversão peniana anterior são inseridos no segmento sigmoide, desse modo, realizando a sutura com o períneo de forma interdigitante e exagerada para prevenir futuramente uma eventual estenose circunferencial no introito.

Neovaginopexia e Anastomose Intracorpórea

O peritônio em nível do promontório é aberto e o periósteo é exposto. O cirurgião deve ser cuidadoso para não lesionar os vasos ilíacos e os nervos hipogástricos. Uma ou duas suturas no periósteo de material não reabsorvível (Mersilene® 2-0 ou Dacrofil® 2-0) na parte superior da neovagina permitem a fixação ao promontório. Isso prevenirá o prolapso neovaginal.

A anastomose funcional de um lado ao outro entre o sigmoide proximal e o reto é realizada. Duas ou três suturas de contenção são colocadas. Um grampeador linear (60 mm) é introduzido pela incisão umbilical para facilitar a direção do grampeamento. O defeito do grampeamento é fechado com uma sutura V-Loc® (sutura farpada) (Medtronic, Mineapólis, MN).

Técnica Cirúrgica em Casos de Revisão Secundária/Terciária

O uso de visualização laparoscópica direta durante a vaginoplastia de revisão possui várias vantagens. Permite que o cirurgião faça a prevenção, verificação e controle de dano possível a estruturas adjacentes. Há uma grande diferença entre revisar uma vaginoplastia primária por inversão peniana malsucedida ou vaginoplastia malsucedida (secundária) com FTGs.

Revisão da Vaginoplastia Primária por Inversão Peniana Malsucedida

Partes da pele da vaginoplastia de inversão peniana realizada podem ser reutilizadas na maioria dos casos. A neovagina é encurtada em até 3 cm a partir peritônio e o topo da vaginoplastia de inversão peniana é removido. A mobilização intra-abdominal na parte superior é útil para prevenir a perfuração retal. Se necessário, o túnel neovaginal é ampliado por incisões laterais nas posições de 3 e 9 horas. Frequentemente, o músculo levantador e o tecido de cicatrização devem ser clivados para criar uma largura suficiente. As incisões laterais auxiliam na sutura do segmento sigmoide de uma maneira interdigitante exagerada. A neovagina obliterada antiga é encurtada para facilitar a dilatação simples da linha de sutura do sigmoide e pele peniana no pós-operatório.

Revisão da Vaginoplastia Malsucedida (Secundária) com Enxertos de Espessura Total

Os enxertos de pele previamente utilizados frequentemente deixam o tecido residual em posição cranial à neovagina obliterada, consistindo em enxertos de pele retraídos e obliterados e incluindo estruturas semelhantes a cistos com conteúdo sebáceo. Aqueles cistos são, às vezes, fortemente fixados às estruturas adjacentes e podem ter vários centímetros de diâmetro. A visualização laparoscópica permite que o cirurgião visualize e trate esses cistos. Buscamos o desbridamento da área cirúrgica cicatrizada antiga e a excisão dos cistos e remanescentes da neovagina anterior. A reconstrução das vaginoplastias de FTG malsucedidas com um segmento intestinal requer um cirurgião laparoscópico excepcionalmente experiente com conhecimento de cirurgia de vaginoplastia (secundária). O procedimento cirúrgico é demorado e pode ter o mesmo tempo de duração observado no procedimento de vaginoplastia primária.

Resultados e Desfechos da Vaginoplastia Primária com Cólon Sigmoide

Exemplo de Caso: Vaginoplastia Laparoscópica Total Primária com Cólon Sigmoide

Vídeo 6-1

Uma mulher transgênero de 19 anos de idade de origem branca apresentou-se em nossa clínica para discutir a possibilidade de vaginoplastia como parte final do seu processo de transição do gênero masculino para o feminino. Ela não apresentava história médica relevante. Realizou, inicialmente, consultas com psicólogos de nossa equipe de estudo de gênero aos 11 anos de idade e recebeu hormônios supressores da puberdade. No exame físico, observou-se a hipoplasia peniana com a pele peniana apresentando 4,5 cm de comprimento e um diâmetro de 2 cm, de acordo com a supressão hormonal da puberdade. Após considerar e discutir as opções cirúrgicas e possíveis complicações, decidimos realizar uma vaginoplastia laparoscópica total com cólon sigmoide. Por causa da discreta hipertonicidade do assoalho pélvico, ela consultou um fisioterapeuta especialista em assoalho pélvico para otimizar o relaxamento ativo do mesmo. Realizamos com sucesso uma vaginoplastia laparoscópica total com cólon sigmoide, utilizando um segmento sigmoide pediculado de 15 cm. O procedimento durou 167 minutos e ocorreu sem complicações intraoperatórias. Não houve complicações pós-operatórias e a paciente foi liberada no quinto dia do pós-operatório. Em 1 ano do acompanhamento pós-operatório, a paciente foi capaz de ter relação sexual com penetração, orgasmo e ficou satisfeita com o resultado atingido.

Exemplo de Caso: Vaginoplastia Laparoscópica Total Secundária com Cólon Sigmoide

Uma mulher transgênero de 44 anos de idade de origem sul-americana foi à nossa clínica para discutir a possibilidade de vaginoplastia secundária. Ela foi submetida à vaginoplastia de inversão peniana aos 28 anos de idade na América do Sul e à vaginoplastia secundária por FTG aos 35 anos de idade, por causa da estenose neovaginal total. Apesar da dilatação regular, a neovagina apresentou estenose total. A paciente desejou ter relação sexual penetrativa, que não foi possível com uma profundidade neovaginal de 3 cm. Não houve sinais de hipertonicidade do assoalho pélvico. Após considerar as opções cirúrgicas, como a vaginoplastia de revisão do FTG com visão laparoscópica ou vaginoplastia laparoscópica com cólon sigmoide; realizamos com sucesso o último procedimento. Os remanescentes neovaginais redundantes, incluindo dois grandes cistos com conteúdo sebáceo adjacente à parede retal, foram removidos laparoscopicamente e substituídos por um segmento sigmoide pediculado de 15 cm sem complicações. A paciente foi liberada no quinto dia do pós-operatório. Em 2 anos de acompanhamento pós-operatório, a paciente estava satisfeita com o resultado cirúrgico e praticava relação sexual penetrativa regularmente. A profundidade neovaginal foi de 15 cm. Ela ficou bastante satisfeita com o resultado da cirurgia.

Profundidade e Diâmetro

Uma vantagem do segmento intestinal na vaginoplastia é que há mínima ou nenhuma tendência ao encolhimento. A dilatação a longo prazo geralmente não é recomendada, principalmente em pacientes sexualmente ativos. Mesmo assim, a dilatação da junção da pele-mucosa é recomendada apenas no primeiro ano do pós-operatório. A profundidade da neovagina depende, entre outras coisas, do comprimento do segmento sigmoide. O comprimento excessivo do segmento sigmoide é propenso ao prolapso neovaginal e produção excessiva de muco.[7] Em geral, uma profundidade adequada da neovagina é alcançada com a vaginoplastia com o cólon sigmoide, simplesmente facilitando a relação sexual penetrativa neovaginal.[5]

Em nosso estudo comparativo, ainda não publicado, de uma série consecutiva de 53 vaginoplastias de revisão, 21 foram vaginoplastias intestinais laparoscópicas totais (18 segmentos sigmoides e 3 ileais) e 32 foram vaginoplastias FTG sem laparoscopia. O dobro das perfurações intraoperatórias e lesões retais (10% *versus* 20%) ocorreu no grupo FTG. A duração da hospitalização não diferiu significativamente. Uma neovagina mais profunda foi alcançada com a vaginoplastia intestinal ($15,9 \pm 1,3$ cm *versus* $12,5 \pm 2,8$ cm, $p < 0,01$).[8]

Satisfação, Qualidade de Vida e Função Sexual

Na maioria das mulheres transgênero, a relação sexual e a penetração neovaginal são possíveis depois de 1 a 2 meses da cirurgia. Aproximadamente 75% dos pacientes com mais de 20 anos de idade que realizaram esta cirurgia são sexualmente ativas; 85% relataram que sua vida sexual é satisfatória.[5] Estudos centrados na qualidade de vida pós-operatória a curto e longo prazos em mulheres transgênero são escassos. Em um estudo realizado por Morrison *et al.*,[9] 21 mulheres transgênero que foram submetidas à vaginoplastia com cólon sigmoide, com acompanhamento pós-operatório médio de 22,8 anos, foram consultadas. Todas relataram grande satisfação com a aparência, função sexual, recuperação pós-operatória e o resultado geral.

Em nossa série prospectiva, ainda não publicada, realizada com 44 mulheres após a vaginoplastia laparoscópica primária com cólon sigmoide; a funcionalidade apresentou um valor mediano de 7 (faixa de 1 a 10) e valor de aparência de 8 (faixa de 3 a 10) a 10.[10] A satisfação e a saúde sexual pareciam elevadas após a vaginoplastia intestinal, porém, outras pesquisas são necessárias, principalmente na qualidade de vida pós-operatória. Poucos estudos foram publicados sobre a satisfação e qualidade de vida após a vaginoplastia secundária.

Problemas e Complicações

Lesão Intraoperatória em Estruturas Adjacentes

O risco de lesão intraoperatória iatrogênica em estruturas adjacentes é baixo durante a vaginoplastia laparoscópica primária (0,4%, como estimado em uma série retrospectiva).[3] No entanto, esse risco é mais elevado para procedimentos de revisão da vaginoplastia. A combinação de cicatrização, fibrose e adesões locais e a necessidade de remover alguns dos remanescentes do enxerto de pele e cistos de inclusão da neovagina prévia aumentam a chance de perfuração retal ou lesões na bexiga.

Necrose do Tubo Colônico

A vascularização inadequada a partir do suprimento do pedículo vascular, com consequente necrose do tubo colônico, é uma complicação incomum, mas séria. A vascularização inadequada é provável em decorrência da mobilização extensa do mesossigmoide, tensão excessiva no pedículo ou um arco incompleto de Drummond. Uma combinação de diagnóstico rápido e reintervenção cirúrgica imediata pode prevenir a necrose neovaginal. A angiografia de fluorescência com comprimento de onda próxima ao infravermelho pode ser utilizada para a avaliação intraoperatória da adequação da perfusão sanguínea.

Estenose Neovaginal

A estenose neovaginal pode ser subdividida em estenose do introito e estenose difusa. Ambas podem impedir a possibilidade da penetração neovaginal. Quando comparada à inversão peniana, espessura parcial ou vaginoplastia com FTG, o tecido intestinal apresenta menos tendência à contração. A falta de autodilatação, alta tensão do músculo do assoalho pélvico e inatividade sexual, todavia, são predispostas ao desenvolvimento de estenose do introito. Quando a estenose ocorre em aproximadamente 8 a 10% dos pacientes após a vaginoplastia intestinal, a autodilatação conservadora é o tratamento de escolha. Se isso não fornece o resultado desejado, a correção cirúrgica com transposição ou retalhos interpostos (p. ex., avanço V-Y, plastia dupla em Z e plastia do "homem saltitante") é indicada.

Fístulas Neovaginais

As fístulas retoneovaginais, frequentemente precedidas por lesão retal intraoperatória, podem apresentar sintomas de passagem neovaginal do flato ou fezes. Para ajudar no diagnóstico e visualização pré-operatória da fístula, a CT com exame de contraste retal ou endoscópico da neovagina intestinal e proctossigmoide pode ser realizada. As opções de tratamento são a fistulectomia com fechamento primário em camadas, retalhos de avanço locais, retalhos pediculados e retalhos livres, às vezes em combinação com uma colostomia ou ileostomia de derivação ou desvio. O papel das dietas com baixo conteúdo de resíduos como opção de tratamento primário é controverso. As fístulas uretroneovaginais, muitas vezes precedidas por estenose do meato, podem manifestar-se com micção neovaginal, um fluxo urinário aberto ou infecções do trato urinário recorrentes e/ou incontinência urinária (dependente de posição). Para ajudar no diagnóstico e visualização pré-operatória da fístula, uma cistouretrografia miccional pode ser realizada. Em nossa série com 85 pacientes consecutivos que realizaram a vaginoplastia com cólon sigmoide, dois pacientes desenvolveram fístula neovaginal, ambos após vaginoplastia de revisão. Um paciente desenvolveu uma fístula retoneovaginal após lesão retal intraoperatória. O outro desenvolveu uma fístula uretroneovaginal após estenose do meato.

Prolapso Neovaginal

A fixação intraoperatória adequada do segmento intestinal é essencial para a prevenção do prolapso. A porção superior da neovagina pode ser fixada no promontório sacral, ligamento uterossacral, assoalho pélvico ou tecido conjuntivo da bexiga, fáscia do músculo no assoalho pélvico ou parede posterior da cavidade pélvica.[11] O prolapso total do segmento intestinal após vaginoplastia intestinal necessitando de correção é incomum.[3] Nestes casos, a neovaginopexia (laparoscópica), como a fixação no promontório sacral, é indicada.[12] Um discreto prolapso da mucosa neovaginal, para o qual a excisão é suficiente, é observado com mais frequência e pode ser corrigido com uma pequena cirurgia.

Neovaginite de Desvio

A colite de desvio é a inflamação colônica causada por falta de nutrientes luminais após desvio cirúrgico do fluxo fecal. É comumente observada após cirurgia de colostomia. A carência de ácidos graxos de cadeia curta luminais, o nutriente mais importante dos colonócitos, supostamente leva à inanição, apoptose e, subsequentemente, a uma reação inflamatória da mucosa colônica. A incidência precisa de colite de desvio da neovagina com cólon sigmoide, da neovaginite de desvio, é desconhecida.[13] A reanastomose ou ressecção cirúrgica do segmento intestinal com desvio em casos de colite de derivação é o tratamento de escolha. A aplicação local de ácidos graxos curtos, 5-ácido aminossalicílico e/ou corticosteroides de uso tópico é sugerida como uma opção de tratamento. Na maioria dos pacientes, isso é suficiente para resolver os problemas. Se a terapia médica não é bem-sucedida, a colite de derivação refratária grave pode até necessitar de uma neocolpectomia. Em nossa série, isto ainda não foi o caso.

Risco de Câncer

O câncer da neovagina intestinal é descrito apenas em relatos de casos.[14] Embora raro, o carcinoma do tubo intestinal é um risco definitivo após seu uso na reconstrução vaginal. O aumento no risco relativo de desenvolver um tumor maligno intestinal parece ser pequeno ou ausente.

Protocolo de Seguimento

Nós aconselhamos a consulta regular de seguimento no primeiro ano de pós-operatório em 3 semanas, 3 meses e 6 meses. Isso inclui a análise padrão das funções sexuais e urogenitais, exame físico da vulva e exame do espéculo da neovagina. O cirurgião deve estar ciente da estenose do meato e introito e inicialmente deve prever possíveis problemas ao solicitar o autocateterismo e dilatação, com auxílio de um fisioterapeuta do assoalho pélvico. Para prevenir a neovaginite de desvio, colaboramos com o departamento de gastrenterologia. O acompanhamento endoscópico anual da neovagina com biópsias é realizado.

Conclusão

A vaginoplastia laparoscópica total com o cólon sigmoide é um procedimento seguro nas mãos de uma equipe experiente com a infraestrutura adequada e fornece bons resultados cirúrgicos. A vaginoplastia primária e a vaginoplastia de revisão são indicadas em pacientes selecionados.

Referências

1. Callens N, De Cuypere G, Wolffenbuttel KP, Beerendonk CC, van der Zwan YG, van den Berg M, Monstrey S, Van Kuyk ME, De Sutter P; Belgian-Dutch Study Group on DSD, Dessens AB, Cools M. Long-term psychosexual and anatomical outcome after vaginal dilation or vaginoplasty: a comparative study. J Sex Med 9:1842, 2012.
2. Horbach SE, Bouman MB, Smit JM, et al. Outcome of vaginoplasty in male-to-female transgenders: a systematic review of surgical techniques. J Sex Med 12:1499, 2015.
3. Bouman MB, van Zeijl MC, Buncamper ME, et al. Intestinal vaginoplasty revisited: a review of surgical techniques, complications, and sexual function. J Sex Med 11:1835, 2014.
4. Davison SP, Reisman NR, Pellegrino ED, et al. Perioperative guidelines for elective surgery in the human immunodeficiency virus-positive patient. Plast Reconstr Surg 121:1831, 2008.

5. Cohen-Kettenis PT, Delemarre-van de Waal HA, Gooren LJ. The treatment of adolescent transsexuals: changing insights. J Sex Med 5:1892, 2008.
6. Kreukels BP, Cohen-Kettenis PT. Puberty suppression in gender identity disorder: the Amsterdam experience. Nat Rev Endocrinol 7:466, 2011.
7. Djordjevic ML, Stanojevic DS, Bizic MR. Rectosigmoid vaginoplasty: clinical experience and outcomes in 86 cases. J Sex Med 8:3487, 2011.
8. van der Sluis WB, Bouman MB, Buncamper ME, Mullender MG, Meijerink WJ. Revision vaginoplasty: a comparison of surgical outcomes of laparoscopic intestinal versus perineal full-thickness skin graft vaginoplasty. Plast Reconstr Surg (in press).
9. Morrison SD, Satterwhite T, Grant DW, et al. Long-term outcomes of rectosigmoid neocolporrhaphy in male-to-female gender reassignment surgery. Plast Reconstr Surg 136:386, 2015.
10. Bouman, MB, van der Sluis WB, van Woudenberg Hamstra LE, Buncamper ME, Kreukels BP, Meijerink WJ, Mullender MG. Patient-reported esthetic and functional outcomes of primary total laparoscopic intestinal vaginoplasty in transgender women with penoscrotal hypoplasia. J Sex Med. 2016 Jul 27. [Epub ahead of print]
11. Stanojevic DS, Djordjevic ML, Milosevic A, et al; Belgrade Gender Dysphoria Team. Sacrospinous ligament fixation for neovaginal prolapse prevention in male-to-female surgery. Urology 70:767, 2007.
12. Kondo W, Ribeiro R, Tsumanuma FK, et al. Laparoscopic promontofixation for the treatment of recurrent sigmoid neovaginal prolapse: case report and systematic review of the literature. J Minim Invasive Gynecol 19:176, 2012.
13. van der Sluis WB, Neefjes-Borst EA, Bouman MB, et al. Morphological spectrum of neovaginitis in autologous sigmoid transplant patients. Histopathology 68:1004, 2016.
14. Schober JM. Cancer of the neovagina. J Pediatr Urol 3:167, 2007.

CAPÍTULO 7

Metoidioplastia na Afirmação do Gênero Feminino para o Masculino

Marci L. Bowers
Borko Stojanovic ▪ Marta Bizic

Pontos Principais

❖ A metoidioplastia, como um procedimento de afirmação de gênero em estágio único, é uma opção boa e segura para pacientes transexuais de sexo feminino que desejam evitar a faloplastia complexa e multiestágica.

❖ Diferentes tipos de metoidioplastia podem ser escolhidos, dependendo da anatomia e da preferência do paciente.

❖ Os principais objetivos da metoidioplastia são boa cosmética, capacidade de urinar na posição ereta e a preservação e/ou aprimoramento da função sexual.

❖ A uretroplastia avançada com um enxerto de mucosa bucal combinado a uma aba dos pequenos lábios oferece um bom resultado com uma baixa taxa de complicações.

❖ O comprimento do neofalo pode ser inadequado para a penetração durante a relação sexual.

❖ A maior parte dos pacientes está satisfeita com o resultado final da metoidioplastia como consequência da obtenção de órgãos genitais parecidos aos dos homens, com a capacidade de urinar enquanto em pé, além da preservação da função sexual.

A cirurgia de afirmação de gênero (GAS) para o homem transgênero geralmente inclui a cirurgia superior (em excesso de 90%), mas menos comum, a cirurgia genital. Devido a uma variedade de razões sociais, cirúrgicas e financeiras, a cirurgia genital para homem transgênero não é tão comumente escolhida, especialmente em comparação à mulher transgênero. Razões para o não acesso à cirurgia genital incluem medo de complicações, percepções de resultados cirúrgicos menos estéticos, funcionalidade variável de resultados cirúrgicos, cicatriz do local do doador e custo. No entanto, à medida que os planos nacionais de saúde e as seguradoras privadas aumentam a cobertura da cirurgia transgênero (reduzindo assim o custo do indivíduo), a cirurgia genital está aumentando. Em geral, os objetivos do GAS do feminino para o masculino (FTM) são a aparência masculina e, quando selecionados, a capacidade de permanecer ereto durante a micção. A capacidade de penetrar durante o contato sexual é um objetivo importante, mas secundário, para alguns.[1]

Considerações

Avaliação do Paciente

A decisão de avançar com a cirurgia genital é conduzida por várias prioridades de fatores e mudanças na comunidade transgênero. Para alguns homens transgênero, a disforia com seus órgãos genitais continua a ser um fator importante que leva à cirurgia. Esses homens desejam abandonar completamente seus *eus* femininos e, consequentemente, todos os vestígios da anatomia feminina desaparecem: o útero, os ovários e a vagina. Mesmo a visão dos lábios pode gerar disforia. Por um lado, esses indivíduos tendem a escolher a faloplastia, mas nem sempre. Por outro lado, muitos pacientes com FTM são realistas sobre suas escolhas de cirurgia genital e optam por alguma medida de afirmação, seja uma simples metoidioplastia (SM) ou em combinação com outras cirurgias disponíveis, incluindo histerectomia (com gonadectomia), vaginectomia e/ou escrotoplastia. Outros ainda desejam manter o seu potencial reprodutivo como "homens grávidos". Embora polêmica, a gravidez em homens pós-transição continua a ser uma opção disponível para alguns, visto que a metoidioplastia é o único GAS que permite essa possibilidade. Ainda outros pacientes escolhem a cirurgia, mas com considerações sexuais em mente. Existem indivíduos masculinos transgênero ou gênero *queer* que apreciam a penetração receptiva. Alguns têm parceiros do sexo masculino e outros não. Eles podem gostar da capacidade sexual da vagina e desejam mantê-la após o GAS. Finalmente, existem considerações logísticas ao se escolher uma opção cirúrgica para homens transgênero. Muitos homens são simplesmente muito volumosos na região do monte púbico ou conseguem um crescimento muito pequeno do falo clitoriano para permitir um resultado satisfatório para a metoidioplastia. Esta é uma consideração delicada, mas importante, ao fazer uma escolha final. A decepção com um neofalo, que pode ser tecnicamente excelente, mas funcionalmente enterrado na gordura do monte púbico, é um resultado caro e insatisfatório. A puboplastia pode ser realizada posteriormente para remover a gordura acima e ao redor do neofalo, mas isso tem limitações e as expectativas do paciente devem ser realistas.

Indicações e Contraindicações

Essas escolhas variadas para a cirurgia genital para pacientes FTM refletem as características demográficas e complexas em constante mudança da comunidade transgênero e devem ser consideradas quando escolhas cirúrgicas permanentes são realizadas. Já não é um único pacote cirúrgico ideal para cada candidato. Isso coloca o ônus não só sobre o cirurgião, mas sobre o paciente para criar a combinação certa ou procedimento único que aborda essas preocupações muito pessoais. Ainda há controvérsias adicionais em relação à vaginectomia em pacientes que buscam a extensão da uretra com sua metoidioplastia. Muitos cirurgiões sentem que a vaginectomia permite uma fístula inferior naqueles submetidos a extensão uretral, embora isso não seja apoiado além de evidências anedóticas. Não vimos esse risco aumentado de fístula; a maior parte das fístulas ocorre distal à vagina, sem qualquer explicação certa sobre a razão dessas fístulas distais serem adversamente acometidas pela falta de vaginectomia. Como resultado, nos sentimos confortáveis oferecendo metoidioplastia com extensão uretral, independentemente de uma vaginectomia ser realizada. É indicado um estudo mais aprofundado. Para pacientes em quem a fístula resultante é inaceitável, o SM sem vaginectomia pode ser realizado com chance zero de formação de fístula.

Planejamento e Preparação Pré-Operatórios

Critérios de Seleção

Recomenda-se que todas as seleções de pacientes cirúrgicos transgênero potenciais sigam os *Standards of Care for the Health of Transsexual, Transgender and Gender Nonconforming People* publicados pela World Professional Association for Transgender Health (WPATH).[2] Os padrões devem ser flexíveis, embora, em geral, esses padrões incluam 1 ano de terapia hormonal contínua e 1 ano de vida no papel de gênero desejado. Além disso, duas letras de apoio psicológico são recomendadas antes que o paciente seja submetido à cirurgia genital FTM e GAS. O crescimento máximo do clitóris a partir da testosterona ocorre durante os primeiros 2 anos de terapia com testosterona. Embora o crescimento seja possível após a metoidioplastia com o uso de bombeamento e/ou testosterona, recomendamos 2 anos de terapia antes de avançar com a metoidioplastia. Tal como acontece com qualquer cirurgia genital, as consultas pré-operatórias com o paciente devem enfatizar os detalhes da cirurgia, bem como uma discussão direta dos resultados e riscos esperados.

Avaliação Clínica

Das escolhas de cirurgia genital para homens transgênero, a faloplastia oferece um pênis maior, de tamanho adulto, e para alguns, pode proporcionar a capacidade de penetrar sexualmente e ficar ereto enquanto urina. A sensação erótica também é possível para alguns, mas não para todos submetidos à faloplastia. A penetração depende da inserção ou ativação de um dispositivo inserível ou inflável episodicamente, ou de um dispositivo implantado permanentemente dentro do neofalo. Limitações significativas da faloplastia incluem custo, cicatrização do local de doação, falta relativa de espontaneidade durante o contato sexual e a necessidade de um procedimento multiestágico.[1]

A metoidioplastia, que foi descrita pela primeira vez por Lebovic e Laub,[3] fornece uma alternativa à faloplastia como um procedimento de estágio único. Embora o neofalo seja comparativamente pequeno (variação de 3 a 8 cm), a metoidioplastia pode oferecer um pênis de aparência real capaz de ingurgitar-se sem perda de sensação erótica e capacidade de urinar em pé, se for escolhida a extensão uretral. A capacidade de penetrar geralmente não é atribuída à metoidioplastia. Dito isto, em discussões com homens transgênero individuais, a metoidioplastia é frequentemente preferida à faloplastia devido às suas qualidades orgânicas, artesanais, espontaneidade sexual e sensação erótica inalterada.[4] Embora ingurgitada, a ereção de metoidioplastia é menos rígida que em homens cisgênero devido à ausência da túnica albugínea. No entanto, para os indivíduos que escolhem metoidioplastia, a penetração, quando desejada, é relativamente possível, e por alguns relatórios, é bastante possível. A satisfação sexual em grupos de faloplastia e metoidioplastia é alta.[5] Djordjevic e Bizic[6] relataram que a metoidioplastia evoluiu para a faloplastia em apenas 13,52% dos pacientes. Em geral, a metoidioplastia é ideal em homens de constituição magra a média com ausência relativa de adiposidade no monte pubiano. A gordura pélvica significativa na região do monte ou a falta de hipertrofia clitoriana em resposta à terapia com testosterona limitará o comprimento aparente da metoidioplastia. O bombeamento ou sucção do neofalo, tanto antes quanto depois da metoidioplastia, foi relatado como útil para alcançar o comprimento máximo. Da mesma forma, o uso de di-hidrotestosterona, o derivado ativo da testosterona, embora não esteja amplamente disponível nos Estados Unidos, também tem sido relatado como útil na maximização do comprimento fálico.[7] A monteplastia, um procedimento de segunda etapa, pode ser realizada para reduzir a gordura ao redor e acima da metoidioplastia, permitindo que o pênis se projete mais e obtenha uma posição mais cefálica.

Ao considerar a metoidioplastia, o cirurgião deve reconhecer as semelhanças e homologias associadas à anatomia masculina e feminina. O clitóris, como o pênis, é composto de dois corpos corpóreos pareados, uma corona do clitóris e uma bainha neurovascular dorsal. Ao contrário dos machos, a porção ventral do clitóris é constituída por uma placa uretral curta e larga. Com a hipertrofia da testosterona, o clitóris pode atingir comprimentos pré-operatórios entre 2 e 6 cm quando medidos a partir da ponta coronal à sínfise púbica. A cabeça do clitóris, embora clivada e anexada aos lábios mínimos, pode atingir um tamanho de quase 2 cm de diâmetro. O próprio eixo está curvado para baixo como resultado da sua fixação aos pequenos lábios, os ligamentos suspensórios superiores e as cordas abaixo do eixo. A placa uretral é curta e larga. Todas as fixações efetivamente amarram e curvam o clitóris, limitando o comprimento de um neofalo potencial.[8,9]

A metoidioplastia baseia-se no endireitamento do clitóris hiperatrofiado, dividindo os cordões, liberando os corpos corporais da sua fixação aos pequenos lábios e, se for escolhida a extensão uretral, alongando a placa uretral curta. Um SM pode ser selecionado, o que permite a criação do pênis, mas sem a capacidade de urinar em pé. No SM, a placa uretral é dividida logo acima da abertura uretral original. A metoidioplastia com extensão uretral inclui vários métodos para alongar a placa uretral e a uretra proximal. Essas opções incluem a mucosa bucal, a mucosa labial ou um retalho do anel. A uretra distal é derivada universalmente de uma aba da ilha da mucosa labial, exceto raramente, quando o material mucoso disponível é inadequado. As porções ventrais da uretra são derivadas proximalmente de uma aba pediculada vaginal e distalmente da mucosa labial.[10]

Técnicas Cirúrgicas

Todos os métodos de metoidioplastia podem ser combinados com uma histerectomia (e geralmente, salpingo-ooforectomia bilateral), vaginectomia e escrotoplastia (implante de testículo) em um procedimento de estágio único. Os resultados são correlacionados com técnica e experiência, embora as complicações de um SM sejam insignificantes. Três tipos de metoidioplastia serão discutidos.

Metoidioplastia Simples

Um SM é realizado no clitóris/falo ampliado pela testosterona. A pele ao redor da coroa do clitóris é incisada circunferencialmente, a pele do corpo do clitóris é retirada e, idealmente,

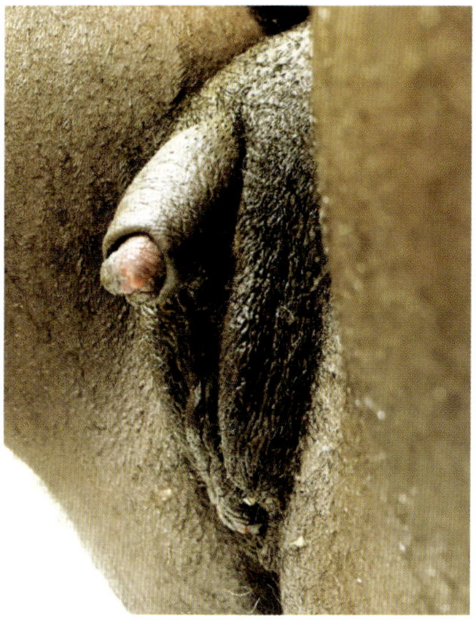

CAPÍTULO 7
Metoidioplastia na Afirmação do Gênero Feminino para o Masculino

Fig. 7-1 Resultado após metoidioplastia simples. O neofalo possui uma aparência masculina.

os ligamentos suspensórios são transeccionado. As incisões oblíquas em direção à sínfise do púbis a partir do aspecto superior de cada pequeno lábio transeccionam a placa uretral, permitindo o acesso às cordas abaixo do eixo, enquanto também permitem que pele suficiente dos pequenos lábios possibilite, mais tarde, o fechamento vertical do neofalo ventralmente. O excesso de cauda da pele dos pequenos lábios, inferiormente, é descartado. Os cordões são divididos transversalmente com eletrocauterização, e a musculatura do elevador e a base do eixo são aumentados e ocluídos verticalmente com 3-0 suturas interrompidas de Vicryl. A aproximação da linha média que incorpora a musculatura do elevador é transportada superiormente para os corpos. A pele labial subcutânea é então juntada e levada ao eixo ao longo dos corpos até que a coroa seja atingida. A coroa sem pele é refixada à pele da *minora*/eixo com sutura continua 5-0 PDS. Finalmente, a superfície externa da pele dos lábios é fechada ao longo da linha média para formar a pele do peniana ventral. Visto que a abertura original da uretra permanece intacta, o cirurgião deve julgar o quão baixo o fechamento da linha média se encontra permitindo a saída de urina. O cirurgião também deve determinar se a vaginectomia deve ser realizada. Um cateter Foley de 14 Fr é geralmente colocado para evitar o contato de urina com as superfícies recentes. A metoidioplastia simples pode ser combinada com uma vaginectomia, embora os pacientes devam ser advertidos de que a mucosa residual e as glândulas Skene podem resultar em secreções persistentes.

Complicações de um SM desenvolvem-se apenas a partir da oclusão incisional; união inadequada ou má rotação são ocorrências incomuns (menos de 5%, em nossa experiência). Tal como acontece com todos os métodos de metoidioplastia, os pacientes estão, em geral, satisfeitos com os resultados de SM[5] (Fig. 7-1). Apesar de suas limitações, a SM pode fornecer GAS sem complicações a um custo relativamente baixo em um cenário ambulatorial com tempo e considerações mínimas de recuperação.

Metoidioplastia de Anel

A metoidioplastia de anel (RM) é semelhante à SM; em ambos, os cordões são liberados e os ligamentos suspensórios são transeccionados para endireitar o falo. A diferença está em estender a placa uretral. Na RM, a mucosa uretral dorsal adicional é derivada do retalho do anel, uma porção do retalho que incorpora um anel de mucosa vaginal do introito distal ao hímen. Distalmente, o retalho do anel mantém a sua ligação aos corpos clitoriais subjacen-

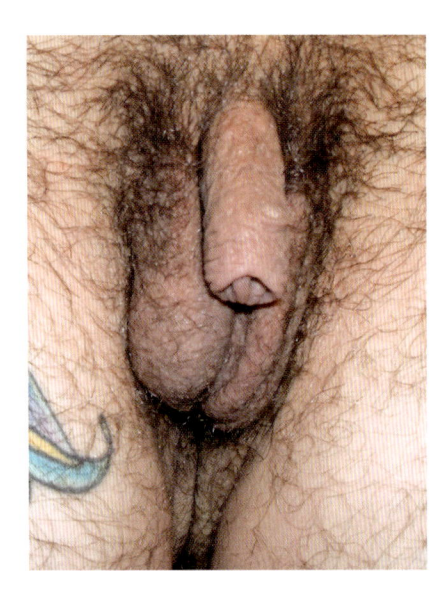

Fig. 7-2 Resultado a longo prazo da metoidioplastia de anel. Observar o bom tamanho do pênis e do escroto.

tes, com a suas bordas dissecadas livremente ao longo do seu comprimento para permitir a tubulação de forma distal. O defeito de seu anel, que é causado pela delimitação da vagina durante a dissecção, é suturado proximamente com sutura continua PDS 5-0. Primeiro descrito por Takamatsu e Harashina,[11] esta técnica permite um retalho de mucosa pediculada para preencher a extensão posterior da placa uretral, o que é necessário para alongar a uretra. A porção ventral da uretra é ocluída com um retalho de pele vaginal com 4 a 6 cm de comprimento e 2 a 3 de largura. O retalho vaginal é suturado ao retalho do anel proximal, e o retalho do anel é tubularizado ao longo de seu comprimento até a ponta. Como em todas as metoidioplastias, o tubo peniano é ocluído com a superfície externa dos pequenos lábios para completar o tubo de pele peniana ventral (Fig. 7-2).

As complicações incluem fístula uretral (variação de 10 a 26%) e estenose (variação de 3 a 5%).

Embora as RMs sejam realizadas em um único procedimento, a reoperação foi necessária em quase 30% dos indivíduos em algumas séries. A escrotoplastia foi realizada como um procedimento de segunda etapa, que permitiu a oclusão em todos os indivíduos, exceto três, em nossa série. Experiência recente mostrou avanços; a possibilidade de uma oclusão uretral para incontinência urinária antes da conclusão de dosagem de pele parece ser promissor. A satisfação sexual é alta.[5] A capacidade de permanecer ereto durante a micção foi possível em alguns indivíduos, mas não em todos. A vaginectomia é oferecida, mas não obrigatória em pacientes que optam por RM.

Metoidioplastia de Belgrado

Embora a capacidade de urinar na posição ereta seja imperativa, a uretroplastia avançada com o uso simultâneo de enxertos da mucosa bucal e retalho genital proporciona alongamento da uretra feminina nativa para atingir a ponta da glande, como ocorre em homens. A aparência masculina da genitália externa é conseguida com escrotoplastia e a inserção de dois implantes testiculares. Esta abordagem foi relatada pela primeira vez por uma equipe de Belgrado.[12] A principal vantagem dessa técnica é que todas as etapas são realizadas em um procedimento de estágio único: remoção da mucosa vaginal, a metoidioplastia e a criação de toda a neouretra e escroto.[12]

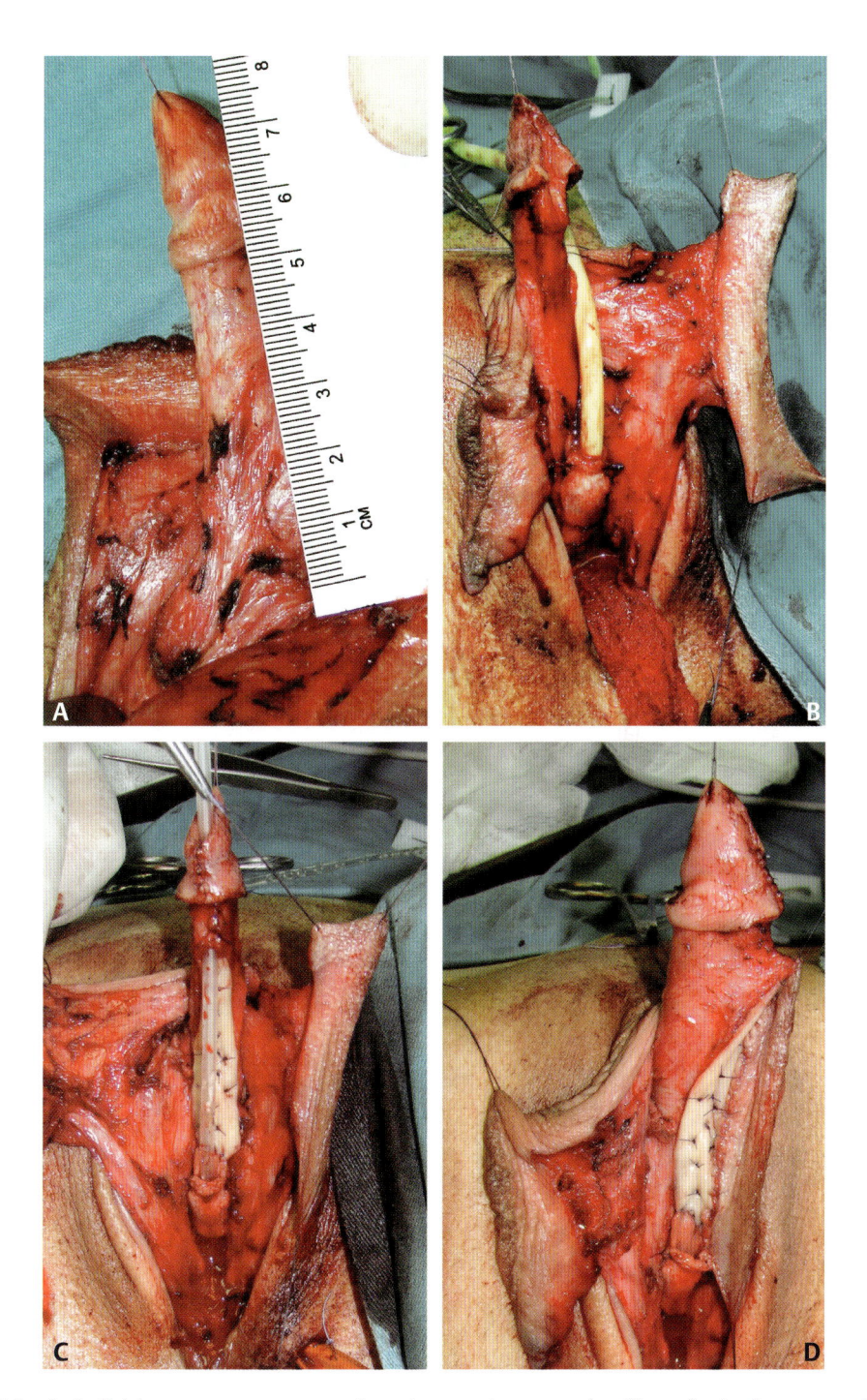

Fig. 7-3 A, O clitóris encontra-se reto com 8 cm de comprimento após a liberação dos ligamentos dorsais e divisão da placa uretral curta ventralmente. **B,** O retalho é colhido do pequeno lábio esquerdo, com preservação do fornecimento de sangue. **C,** Um enxerto de mucosa bucal é fixado ao lado ventral dos corpos. **D,** Um retalho labial é juntado ao enxerto mucoso bucal para criar a neouretra. (*Continua.*)

A vaginectomia é realizada por remoção total da mucosa vaginal (*colpocleise*), exceto a porção da parede vaginal anterior perto da uretra que será utilizada para reconstrução uretral.

Para endireitar e alongar o clitóris tanto quanto possível, componentes de ligamentos dorsais devem ser completamente liberados (Fig. 7-3, *A*). A placa uretral larga e curta também é cuidadosamente dissecada dos corpos clitoriais e dividida ao nível da coroa glanular, dando

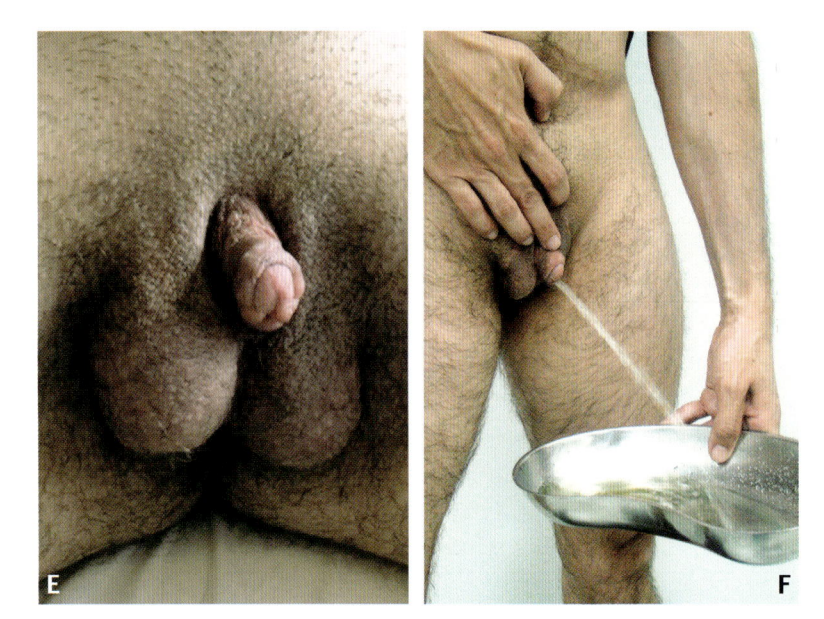

Fig. 7-3, cont. **E,** A aparência masculina da genitália é alcançada 6 meses após a cirurgia. **F,** Micção normal na posição em pé é obtida.

comprimento adicional ao clitóris, mas criando um defeito da placa uretral também. Inicia-se a uretroplastia com reconstrução da parte bulbar. Uma das principais vantagens dessa técnica é a remoção simultânea da mucosa vaginal e uso de um retalho da parede vaginal anterior para criar a uretra bulbar. A uretra bulbar tem a maior pressão de fluxo urinário e, portanto, apresenta um ponto de alto risco para a formação da fístula no pós-operatório. A união dos bulbos clitoriais sobre a neouretra e a cobertura adicional com vascularização ao redor do tecido são consideradas chaves para a prevenção bem-sucedida de fístula.

O arredondamento é considerado uma chave para a prevenção bem-sucedida da fístula. A reconstrução da uretra adicional é realizada com um enxerto da mucosa bucal e retalhos da pele genital vascularizada[6,10] (Fig. 7-3, *B*). A mucosa bucal é um bom material de enxerto para reconstrução uretral devido à sua semelhança histológica e tátil à mucosa uretral. Possui um epitélio espesso, sem pelos e é tolerante à umidade.[13] A colheita do enxerto é um procedimento seguro com alta taxa de satisfação do paciente.[14,15] O enxerto é suturado para cobrir o defeito uretral e acolchoado para os corpos corporais para uma melhor sobrevivência do enxerto. Um local receptor bem vascularizado também oferece um bom suprimento sanguíneo e evita o encolhimento do enxerto. A reconstrução uretral é completada pelo uso de um retalho de pele clitoriana dorsal longitudinal, aberta ventralmente em casa de botão ou um retalho colhido da superfície interna dos pequenos lábios (Fig. 7-3, *C*). Um retalho labial (Fig. 7-3, *D*) combinado com um enxerto mucoso bucal é relatado como a melhor opção, resultando em uma taxa de complicações de menos de 7%.[6] Uma pele ou um retalho labial é unido ao enxerto mucoso bucal sobre um cateter de 12 a 14 Fr para formar a neuuretra. Em ambos os casos, todas as linhas de suturas são cobertas com tecido bem vascularizado, evitando assim a formação da fístula. O eixo peniano é reconstruído com a pele clitoriana e labial restante. Os grandes lábios são unidos na linha mediana para criar o saco escrotal e duas próteses testiculares de silicone são inseridas através das incisões bilaterais no topo dos grandes lábios. Um dreno suprapúbico de urina é colocado em todos os pacientes por 3 semanas. O *stent* uretral é removido após 10 dias. O uso pós-operatório de uma bomba a vácuo, a partir de 3 semanas após a cirurgia, é necessário para prevenir retração do neófilo.

As complicações pós-operatórias podem ser classificadas como menores (as que podem ser gerenciadas sem cirurgia) e maiores (aquelas que requerem cirurgia adicional). As complicações pós-operatórias menores incluem hematomas, infecções de feridas, necrose cutânea, infecções do trato urinário e complicações relacionadas à uretroplastia (*drible*, pulverização e fístula uretral).

A taxa de complicações menores relatadas varia de 17,5 a 35%, com resolução espontânea em todos os casos. Todas as complicações que necessitam de uma revisão secundária (necrose do retalho, fístulas uretrais, estenose uretral e deslocamento do implante testicular) são consideradas maiores. As fístulas uretrais ocorrem em 7 a 15% de todos os pacientes e são reparadas por excisão da fístula e sobreposição com os retalhos vascularizados locais disponíveis. A uretroplastia de enxerto de mucosa bucal ou anastomótica é realizada para reparar uma estenose uretral em 2 a 3% de todos os pacientes. No caso de um implante testicular deslocado, o reposicionamento e fixação do implante na posição correta, juntamente à criação de uma nova cápsula, são indicados.[6,9,10,16,17]

Esta técnica completa, de estágio único, tem bom resultado estético, de acordo com a avaliações dos paientes. A reconstrução da neouretra permite a micção em posição ereta em todos os pacientes (Fig. 7-3, *E* e *F*). Embora o comprimento do neofalo seja frequentemente inadequado para uma penetração total, a maior parte dos pacientes relata satisfação com a qualidade da ereção, sensação do neofalo e da excitação sexual, confirmando um bom resultado psicossexual.

Conclusão

A metoidioplastia foi estabelecida como o método de escolha em pacientes transexuais FTM que se esforçam para ter uma aparência masculina da genitália sem a criação de um falo de tamanho adulto, o que requer uma faloplastia complexa e de multiestágios. Um planejamento pré-operatório apropriado e orientação de cada paciente, bem como uma compreensão clara da anatomia genital e sexualidade femininas são necessários para um resultado bem-sucedido. Técnicas atuais de metoidioplastia proporcionam um bom resultado estético, capacidade de urinar em pé e função sexual preservada em um procedimento de estágio único com uma taxa mínima de complicações pós-operatórias. A principal desvantagem da metoidioplastia é que ela produz um falo relativamente curto em comparação ao de um adulto cisgênero masculino, fato que pode decepcionar pacientes que buscam a capacidade de penetrar. Os pacientes devem ser avisados antes da cirurgia.

Referências

1. Selvaggi G, Bellringer J. Gender reassignment surgery: an overview. Nat Rev Urol 8:274, 2011.
2. Selvaggi G, Dhejne C, Landen M, et al. The 2011 WPATH Standards of Care and Penile Reconstruction in Female-to-Male Transsexual Individuals. Adv Urol 2012:581712, 2012.
3. Lebovic GS, Laub DR. Metoidioplasty. In Ehrlich RM, Alter GJ, eds. Reconstructive and Plastic Surgery of the External Genitalia. Philadelphia: WB Saunders, 1999.
4. Djordjevic ML, Stanojevic D, Bizic M, et al. Metoidioplasty as a single stage sex reassignment surgery in female transsexuals: Belgrade experience. J Sex Med 6:1306, 2009.
5. De Cuypere G, T'Sjoen G, Beerten R, et al. Sexual and physical health after sex reassignment surgery. Arch Sex Behav 34:679, 2005.
6. Djordjevic ML, Bizic MR. Comparison of two different methods for urethral lengthening in female to male (metoidioplasty) surgery. J Sex Med 10:1431, 2013.

7. Kaya C, Bektic J, Radmayr C, et al. The efficacy of dihydrotestosterone transdermal gel before primary hypospadias surgery: a prospective, controlled, randomized study. J Urol 179:684, 2008.
8. Stojanovic B, Djordjevic ML. Anatomy of the clitoris and its impact on neophalloplasty (metoidioplasty) in female transgenders. Clin Anat 28:368, 2015.
9. Vukadinovic V, Stojanovic B, Majstorovic M, et al. The role of clitoral anatomy in female to male sex reassignment surgery. Scientific World Journal 2014:437378, 2014.
10. Djordjevic ML, Bizic M, Stanojevic D, et al. Urethral lengthening in metoidioplasty (female-to-male sex reassignment surgery) by combined buccal mucosa graft and labia minora flap. Urology 74:349, 2009.
11. Takamatsu A, Harashina T. Labial ring flap: a new flap for metoidioplasty in female-to-male transsexuals. J Plast Reconstr Aesthet Surg 62:318, 2009.
12. Perovic SV, Djordjevic ML. Metoidioplasty: a variant of phalloplasty in female transsexuals. BJU Int 92:981, 2003.
13. Bhargavas S, Chapple CR. Buccal mucosal urethroplasty: is it the new gold standard? BJU Int 93:1191, 2004.
14. Barbagli G, Vallasciani S, Romano G, et al. Morbidity of oral mucosa graft harvesting from a single cheek. Eur Urol 58:33, 2010.
15. Markiewicz MR, Lukose MA, Margarone JE, et al. The oral mucosa graft: a systematic review. J Urol 178:387, 2007.
16. Hage JJ, Turnhout WM. Long-term outcome of metoidioplasty in 70 female to male transsexuals. Ann Plast Surg 57:312, 2006.
17. Rohrmann D, Jakse G. Urethroplasty in female to male transsexuals. Eur Urol 44:611, 2003.

CAPÍTULO 8

Faloplastia: Retalho Livre Antebraquial Radial na Afirmação do Gênero Feminino para o Masculino

Christopher J. Salgado ▪ Harvey W. Chim
Varsha R. Sinha ▪ Piet Hoebeke
Stan J. Monstrey

Pontos Principais

- O retalho antebraquial radial é a técnica mais comumente utilizada para faloplastia.
- O objetivo da construção peniana é criar um falo funcional e estético.
- A sequência de cirurgias é realizar primeiramente uma mastectomia subcutânea, seguida por uma histerectomia e ooforectomia, combinada com uma vaginectomia, escrotoplastia e reconstrução da porção horizontal da uretra (semelhante à metoidioplastia) e mais tarde, a foloplastia real.
- Uma metoidioplastia quase não oferece todos os benefícios atribuídos à faloplastia, particularmente um falo longo o suficiente para permitir a penetração durante o intercurso sexual, evitando assim, a utilização de uma prótese. Além disso, alguns pacientes apresentam problemas ao urinar em pé.
- A cirurgia de primeiro estágio consiste em vaginectomia, alongamento da uretra, e pré-laminação do retalho antebraquial radial.
- A cirurgia de segundo estágio consiste na transferência microcirúrgica do retalho antebraquial radial, tubularização e escrotoplastia.

CAPÍTULO 8

Faloplastia: Retalho Livre Antebraquial Radial na Afirmação do Gênero Feminino para o Masculino

Com uma crescente demanda por cirurgias femininas e masculinas de reatribuição de gênero, mais cirurgiões estão aprendendo os procedimentos necessários para a cirurgia inferior de afirmação de gênero, e os métodos estão sendo mais seguros e mais bem-sucedidos. A faloplastia e a metoidioplastia são dois desses procedimentos. Cada técnica possui vantagens e desvantagens.

Embora menos propenso a complicações e menos oneroso, uma metoidioplastia não oferece quase todos os benefícios atribuídos a uma faloplastia, particularmente um falo longo o suficiente para permitir penetração durante o intercurso sexual, evitando assim o uso de uma prótese. Além disso, alguns pacientes apresentam problemas para urinar enquanto estão de pé. Assim, a faloplastia tornou-se o procedimento preferido para pacientes que desejam viver completamente como um homem. Esse capítulo dará ênfase ao método de usar um retalho livre do antebraço radial do lado não dominante do paciente para criar um neofalo.

O retalho livre do antebraço radial (RFFF) tornou-se a técnica cirúrgica mais frequentemente usada para uma faloplastia e é superior a todas as outras técnicas, já que ela cumpre com eficiência o objetivo de criar um neofalo agradável e sensato com funcionamento uretral que permite a micção a partir da extremidade distal do neofalo.[1] Originalmente desenvolvido em 1981 por Yang *et al.* para a liberação de uma contratura da pele cervical em pacientes queimados, o RFFF agora é usado frequentemente tanto para a reconstrução de cabeça e pescoço quanto peniana.[2] Embora haja uma morbidade notável no local doador e esse procedimento de vários estágios possa durar de 5 a 12 horas em qualquer lugar, essa técnica torna possível que os pacientes urinem em posição de pé e tenham intercurso sexual penetrante; osso pode ser adicionado como um retalho osteocutâneo ou quando uma prótese peniana é colocada no retalho em um estágio posterior. Os pacientes encaram isso como uma troca justa que lhes permite experimentar plenamente a vida como um homem. Além disso, em termos de posicionamento cirúrgico, o local doador do antebraço está longe da virilha, que permite que dois a três grupos cirúrgicos operem simultaneamente (Fig. 8-1).

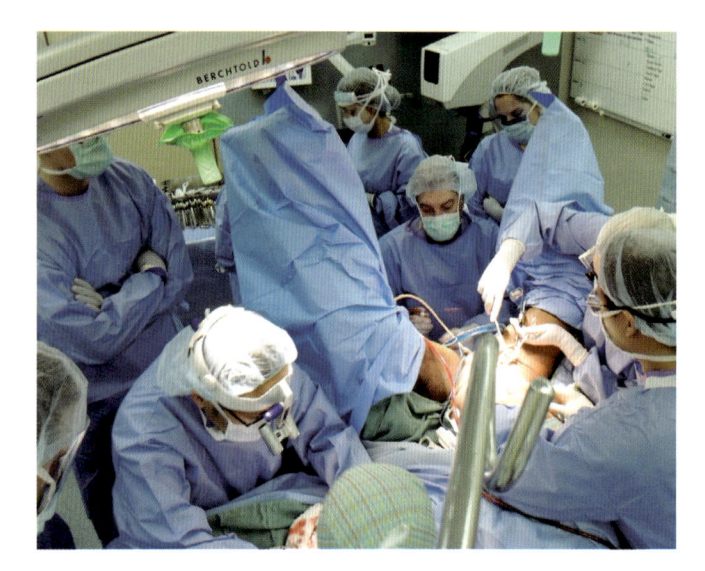

Fig. 8-1 Estágio 2 de faloplastia RFFF de afirmação de gênero com três equipes cirúrgicas trabalhando simultaneamente. Uma equipe está colhendo o retalho livre antebraquial radial, uma segunda equipe está realizando a vaginectomia e escrotoplastia, e uma terceira equipe está colhendo vasos receptores (uma artéria e veia epigástricas inferior).

Nesse capítulo destacaremos nossa técnica cirúrgica, a morbidade do local doador e os resultados em um esforço para elucidar essa forma de construção no campo crescente da cirurgia peniana. Uma avaliação pré-operatória adequada para garantir expectativas realistas, juntamente com um consentimento informado com base em um diálogo preferencialmente por uma abordagem multidisciplinar, permite o sucesso dos resultados cirúrgicos nessa população de pacientes.

Justificativa para o Retalho Antebraquial Radial

O retalho ideal para a reconstrução e a construção do pênis deve ser, de preferência, um procedimento de fase única que fornece um falo esteticamente agradável e funcional, apresenta morbidade e perda da função do site doador mínimas, gera sensação tátil e erógena suficiente e possui tecido suficiente para permitir a tubulação em torno da neouretra, se não pré-laminada. Os RFFFs podem atender a maior parte desses pré-requisitos, com a vantagem de fornecer tecido fino, maleável e sensível, com um pedículo longo que pode ser facilmente dissecado e usado para transferência de tecido disponível. A localização de um local doador no antebraço, longe da virilha, permite uma abordagem cirúrgica eficaz de duas equipes.

O objetivo da construção peniana é criar um falo funcional e estético. Os objetivos funcionais incluem função urinária normal e rigidez fálica para intercursos sexuais penetrativos. A função urinária normal pode ser alcançada pelo método "tubo-dentro-de-tubo", que permite a micção através da neouretra na ponta do falo enquanto está de pé ou com nossa técnica de pré-laminação do retalho de uretra com mucosa e/ou um enxerto de pele. Sensação para o eixo e a glande do pênis construído devem ser adequadas para a sensação de proteção e proporciona sensação erógena ajudando com o orgasmo. O site doador do antebraço deve deixar uma cicatriz bem aceita sem perda sensorial funcional ou significativa. Esses objetivos devem ir ao encontro de um procedimento cirúrgico que é previsivelmente reprodutível.

Avaliação do Paciente

Os pacientes transgênero do feminino para o masculino estão buscando cada vez mais a cirurgia de afirmação de gênero para aliviar sua disforia de gênero. Procedimentos de faloplastia, que permitem ao paciente urinar enquanto está em pé e consegue uma relação sexual penetrativa, certamente são favorecidos. Em decorrência da morbidade potencial associada ao procedimento complexo de faloplastia, uma avaliação pré-operatória adequada desses pacientes é essencial. A necessidade de uma avaliação adequada da disforia de gênero e a autorização médica são únicas para essa população de pacientes. Disforia de gênero ICD-9-CM 302.85. Isso é uma angústia causada por uma discrepância entre a identidade de gênero da pessoa e o fenótipo externo. De acordo com os *Standards of Care* da World Professional Association of Transgender Health, uma avaliação de saúde mental por dois profissionais de saúde mental diferentes que tratam pacientes transgênero é necessária antes de prosseguir com uma construção de faloplastia. Um apoio social adequado também é encorajado para facilitar uma recuperação bem-sucedida. O cirurgião deve continuar envolvido em todas as etapas da avaliação pré-operatória, correspondendo-se com o provedor de saúde mental do paciente e o uroginecologista.

CAPÍTULO 8
Faloplastia: Retalho Livre Antebraquial Radial na Afirmação do Gênero Feminino para o Masculino

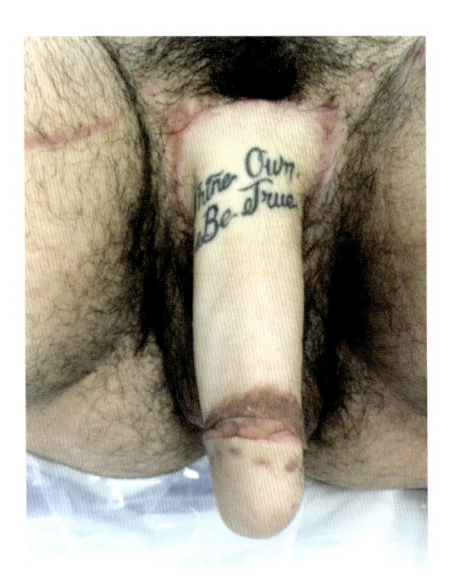

Fig. 8-2 Transhomem de 24 anos de idade com retalho osteocutâneo antebraquial radial para faloplastia aos 3 meses de acompanhamento. Ele urina na posição em pé e começou o intercurso sexual vaginal penetrativo.

Uma discussão sincera sobre os objetivos desejados do paciente com a cirurgia, incluindo o comprimento e a circunferência do neofalo, permite ao cirurgião determinar se as expectativas são realistas, em decorrência da anatomia do paciente. Uma opção de retalho osteocutâneo *versus* fasciocutâneo é dada aos pacientes; o primeiro frequentemente permitirá uma construção que não requer, necessariamente, um implante para rigidez, visto que uma porção do osso rádio é colhida com o retalho (Fig. 8-2). Informações específicas sobre infecções anteriores e microrganismos responsáveis ajudam na seleção de antibióticos perioperatórios, pois infecções pós-operatórias atrasam a recuperação e aumentam a morbidade pós-operatória.

A construção microcirúrgica realizada em um RFFF para a faloplastia requer várias avaliações pré-operatórias adicionais. Estudos pré-operatórios adequados para assegurar um influxo arterial apropriado e saída venosa da vasculatura circundante da genitália são necessários, especialmente se houve alguma cirurgia ou trauma prévio. Nesses casos, a angiografia por CT da pelve e da virilha pode ser realizada. Uma sensação intacta na área genital é vital, uma vez que o nervo clitorial dorsal, nervo ilioinguinal e nervo genitofemoral são usados para obter uma sensação erógena e protetora para o neofalo, respectivamente.[3] Um cirurgião deve ter uma resposta clara quanto à capacidade do paciente de obter um orgasmo antes da cirurgia, para que isso possa ser comparado após a construção.

Caso o paciente tenha dificuldade em alcançar um orgasmo antes dos estágios de cirurgia, será mais que provável a dificuldade do paciente ter um após a cirurgia, apesar da redução antecipada da disforia. Um teste de Allen é essencial para garantir que a vascularização da mão não seja comprometido com a colheita do RFFF. Além disso, uma radiografia pré-operatória do antebraço doador é indicada em pacientes cujo retalho osteocutâneo foi planejado para avaliar a disponibilidade óssea do rádio.

Algumas descobertas durante a avaliação pré-operatória tornam o RFFF contraindicado em alguns pacientes transgênero do sexo feminino para o masculino. Embora seja um local doador aceitável na opinião popular (Fig. 8-3), duas das principais contraindicações esté-

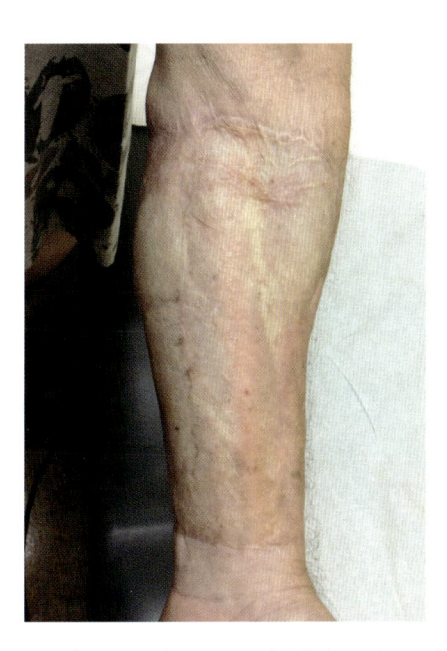

Fig. 8-3 O local doador de um transhomem de 48 anos de idade após a colheita do RFFF com reconstrução imediata de colágeno de bovino, seguida 3 semanas depois por um enxerto autólogo de pele de espessura parcial.

ticas para o RFFF são as recusas ocasionais da cicatriz do local doador no antebraço ou a transferência de tatuagens do antebraço para o neofalo. Um teste de Allen pré-operatório anormal significa vasculatura insuficiente, fazendo com que o paciente seja um candidato impróprio para um RFFF com esse local doador particular. Uma vez que anastomoses microcirúrgicas vasculares, neurais e uretrais delicadas são realizadas intraoperatoriamente, pacientes que não param de fumar pelo menos 4 semanas antes da cirurgia não devem ser submetidos a um RFFF para faloplastia. Em alguns centros europeus, os cirurgiões requerem 1 ano de abstenção do tabagismo antes dos procedimentos de faloplastia.

Preparação Pré-Operatória

A depilação pré-operatória do antebraço é recomendada ao realizar a técnica de "tubo-dentro-de-tubo" para a configuração[4] do retalho do antebraço para neouretra. Em nossa prática, comumente realizamos a pré-laminação do retalho do antebraço com a mucosa e, ocasionalmente, um enxerto de pele,[5] que antecipa a necessidade de depilação do tecido antebraquial. Além disso, do ponto de vista estético, por causa da abundância de pelos na região do monte púbico de um homem trans que toma testosterona, a mudança abrupta de um *mons* repleto de pelos para um eixo de pênis sem pelos não leva a uma transição tranquila, e, portanto, por esta razão, não recomendamos eletrólise ou depilação dos tecidos do antebraço. A depilação da região do *mons* e do eixo do pênis pode ser realizada após a cirurgia caso seja desejada.

Quanto à terapia hormonal, nossos pacientes param de receber esteroides exógenos 2 semanas antes da cirurgia. Embora não usemos anticoagulação, como heparina intravenosa durante o procedimento microcirúrgico, o risco de trombose venosa profunda é real por conta da utilização de esteroides e de um procedimento cirúrgico longo concomitante.[6]

O paciente também deve ter sido submetido a uma histerectomia e ooforectomia antes de começar o procedimento. Caso esses procedimentos ainda não tenham sido realizados, é possível realizar esta cirurgia durante o primeiro estágio de nossa abordagem de faloplastia em estágios. Se o paciente está considerando colheita de óvulos, essa é realizada antes das histerectomia e ooforectomia, definitivas e irreversíveis. Alternativamente e na experiência belga anterior, uma histerectomia e uma ooforectomia foram realizadas com reconstrução bilateral do tórax (mastectomia), além da escrotoplastia, reconstrução da uretra fixa ou alongamento uretral e faloplastia. Agora, a histerectomia, a ooforectomia e a mastectomia são realizadas no primeiro estágio, seguidas de transformação genital posterior. Atualmente, no grupo belga, uma histerectomia e uma ooforectomia são realizadas com a cirurgia superior e mais tarde, a transformação genital. Hoje, os grupos belgas só realizam a mastectomia subcutânea (cirurgia superior/reconstrução do tórax) e mais tarde a transformação genética inteira. Isso consiste de uma histerectomia e uma ooforectomia combinadas com uma vaginectomia, escrotoplastia alongamento da uretra (semelhante a uma metoidioplastia) e mais tarde, a transformação genital (completa).

A atual sequência de cirurgia, no Hospital da Universidade de Miami, é primeiramente a mastectomia subcutânea (em um estágio inicial, visto que é tão importante para eles), seguido por uma histerectomia e ooforectomia combinadas com vaginectomia, escrotoplastia e reconstrução da parte horizontal da uretra (semelhante a uma metoidioplastia) e mais tarde a faloplastia real. Somos de opinião que essa sequência permite aos pacientes experimentar como são "felizes" com a metoidioplastia, levando à alta taxa de transição do falo. Embora alguns pacientes possam não requerer um falo e há menos complicações como fístula e estenose com o procedimento final de faloplastia, as limitações de tamanho são consideravelmente diminuídas com uma metoidioplastia, visto que apenas um micropenis é atingível, o que é uma doença de acordo com a Classificação Internacional de Doenças (ICD).

Técnica Cirúrgica

Foram realizadas técnicas variadas de faloplastia construtiva, incluindo retalhos inervados do músculo grácil, retalhos anterolaterais da coxa, retalhos tubulares do abdome, retalhos de fíbula, RFFFs, retalhos do músculo grande dorsal e os retalhos miocutâneos verticais do reto abdominal. Todos oferecem uma abordagem distinta à colheita do retalho e sua morbidade associada.

Estágio 1: Técnica de Pré-Laminação

Nesse primeiro estágio da cirurgia de afirmação de gênero, os três objetivos principais são:

1. Vaginectomia (combinada a uma histerectomia e ooforectomia, se ainda não realizadas).
2. Alongamento uretral.
3. Pré-laminação do retalho antebraquial radial.

Duas a três equipes operam simultaneamente. Uma equipe é formada por um uroginecologista em nosso caso, que realiza a colheita da mucosa vaginal, colheita do retalho da parede da mucosa vaginal anterior pediculada para alongamento da uretra e fechamento do canal vaginal. Ele ou ela também realizará a histerectomia e ooforectomia se esses ainda não foram feitos previamente; em pacientes selecionados, eles podem ser realizados simultaneamente. Uma segunda equipe colherá enxertos da mucosa bucal bilateral, caso o comprimento da mucosa vaginal seja insuficiente para a neouretra (Fig. 8-4). Observamos que os enxertos mucosos (quando disponíveis) são superiores aos enxertos de pele autóloga para pré-laminação de neouretra. Isso tem sido concorrente a outros estudos disponíveis.[7] Se uma metoidioplastia tiver sido realizada no passado, a vaginectomia geralmente terá sido realizada, e a pré-inflamação do RFFF será feita com um enxerto de pele e enxerto de mucosa bucal apenas se essa for nossa técnica preferida. Além disso, o alongamento uretral já terá sido realizado. Em pacientes em quem não foi realizada uma intervenção cirúrgica na genitália externa dos homens trans, utilizamos um retalho vaginal anterior apenas, ou, para reforçar o alongamento uretral externo, que é realizado com tecidos dos pequenos lábios (Fig. 8-5).

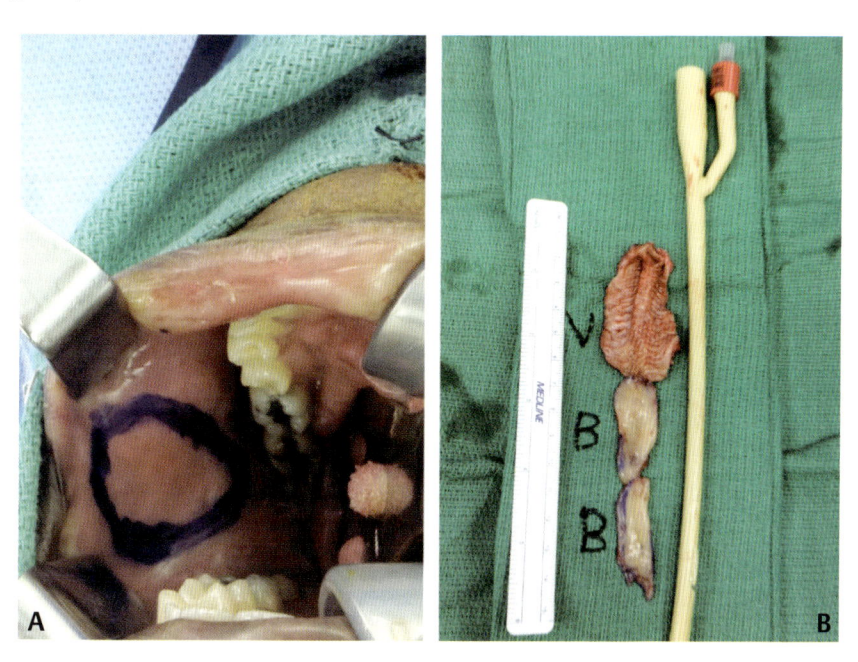

Fig. 8-4 A, Paciente com retratores intraorais posicionados e mucosa bucal demarcada; atenção especial é dedicada ao não lesionamento do ducto parotídeo. **B,** Um enxerto da mucosa vaginal adjacente a dois enxertos da mucosa bucal utilizados para alinhar a neouretra ao redor de um cateter de Foley Francês 18 na preparação da implantação no plano suprafascial do RFFF.

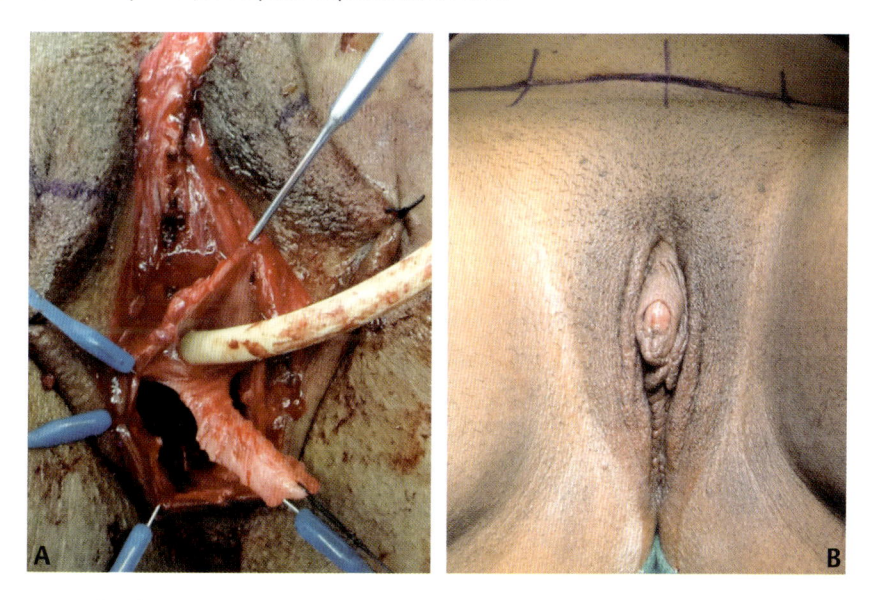

Fig. 8-5 A, Tecidos dos pequenos lábios e retalho vaginal anterior utilizado para alongar a uretra no estágio I da faloplastia para cirurgia de afirmação do gênero feminino para o masculino. **B,** Oito semanas após o alongamento uretral e pré-laminação do RFFF. O paciente é mostrado antes do estágio 2 de transferência de retalho.

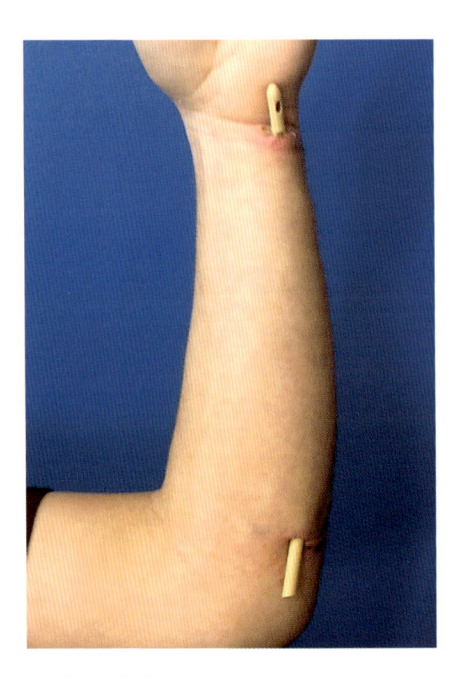

Fig. 8-6 Um paciente de 28 anos de idade é mostrado 3 semanas após a pré-laminação do retalho antebraquial com um cateter Foley no lugar.

A neouretra é colocada ao longo do aspecto ulnar do local doador do antebraço radial e preso em ambas as extremidades. Uma tala para imobilização é colocada no aspecto palmar do antebraço, e a irrigação diária da neouretra deve ser realizada após a cirurgia até a transferência do retalho (Fig. 8-6). Os antibióticos intravenosos são administrados 1 hora antes da incisão para proteger contra microrganismos Gram-positivos e Gram-negativos, além de anaeróbios.

Estágio 2: Transferência do Retalho Livre do Antebraço Radial

Geralmente usamos a artéria epigástrica inferior como a artéria doadora, embora ramos da artéria femoral e uma anastomose término lateral também pode ser utilizada. A artéria epigástrica inferior é um ramo da artéria ilíaca externa e o fornecimento arterial inferior para o músculo reto do abdome. A artéria é colhida por meio de uma incisão Pfannenstiel prolongada e a dissecção do retalho adipocutânea superior é realizada até o nível do umbigo. As veias doadoras que são adequadas para o fluxo de saída são as veias safenas e vasos preferidos. Todos esses vasos podem ser pediculados na região da virilha para vascular anastomose. Uma escrotoplastia é realizada de acordo com a técnica de Selvaggi *et al.*;[8] uma a variação é utilizar uma incisão cefalada mais transversa e ao capuz clitoriano para evitar a aparência de uma fenda vaginal na inserção RFFF no aspecto dorsal. O clitóris é despojado do seu epitélio em preparação para a transposição, e o tecido do capuz do clitóris é colhido e preservado para a coronoplastia.

Trabalhando simultaneamente (ver Fig. 8-1), o retalho do antebraço é colhido do antebraço não dominante após a obtenção de um teste Allen normal. Um torniquete é utilizado para a colheita do retalho, além de uma mesa de mão. Uma configuração cirúrgica separada é usada para evitar a contaminação cruzada entre a área pélvica e a extremidade superior. Além disso, os antibióticos, que protegem contra microrganismos Gram-positivos e Gram-negativos, são utilizados por via intravenosa e administrados 1 hora antes da incisão ser feita. Uma caneta de marcação é usada para marcar o vinco distal do pulso e extensão proximal do retalho, que em geral medirá aproximadamente 13,97 cm (5,5 polegadas) a 17,78 cm (7 polegadas) de comprimento e 13,97 cm (5,5 polegadas) a 16,51 cm (6,5 polegadas) de largura. A marcação é feita de modo que o aspecto ulnar sobreponha o aspecto ulnar da ulna e o aspecto mais radial da lâmina de pele esteja sobre o aspecto lateral do rádio. A colocação de um cateter de Foley na neouretra antes da colheita do retalho é benéfica para ajudar na identificação da uretra. A elevação do retalho é iniciada sobre o lado ulnar de uma forma subfascial, de modo que a neouretra não seja inserida durante a dissecção.

A dissecação prossegue para o tendão do músculo flexor radial do carpo para um RFFE fasciocutâneo.

Em um RFFF osteocutâneo, a dissecção é realizada profundamente e radial ao tendão do músculo flexor radial do carpo, e um manguito do músculo flexor longo do polegar é incisado e preservado com o segmento ósseo que será colhido. Se um retalho osteocutâneo for colhido, como uma regra geral, não mais que um terço do diâmetro do rádio é colhido com os tecidos moles. A elevação do retalho continua no lado radial do retalho, começando de forma suprafascial, para deixar algum tecido fascial sobre os tendões, o que pode facilitar a colheita do enxerto. Esse plano também permite a identificação e preservação do ramo superficial do nervo radial. Todos os outros nervos sensoriais (nervos cutâneos antebraquiais medial e lateral) são colhidos com o retalho. Caso a técnica de "tubo-dentro-de-tubo" for utilizada, o retalho se estende mais ao lado radial-dorsal do braço. A dissecção continua em torno do tendão brachioradial de um modo subfascial; isso forma a margem radial do pedículo. Depois que o retalho é elevado nos lados ulnar e radial, a osteotomia pode ser realizada. Caso um longo segmento ósseo precise ser colhido (mais de 8 cm), a inserção do tendão do pronador redondo no rádio terá que ser parcialmente desinserida e deve ser refixada ao rádio remanescente. Realizamos um achatamento profilático do rádio restante para prevenir fraturas.

Enquanto o RFFF permanece conectado ao seu suprimento de sangue inerente, o retalho é tubulado em um falo e suturado de modo que a neouretra seja incerida no interior do falo em forma de tubo. Após a preparação do vaso com um microscópio e confirmação de fluxo de saída adequado a partir da artéria e fluxo de entrada a partir das veias safenas maiores, o RFFF é transferido para a área púbica. A primeira manobra realizada é colocar o cateter Foley, que está localizado na neouretra, diretamente dentro da bexiga do paciente. O local doador do antebraço é coberto com um enxerto de pele autólogo de espessura dividida, ou o cirurgião pode optar por aplicar primeiro um substituto dérmico que possa ser enxertado mais tarde. A anastomose uretral é realizada primeiramente, seguida pela anastomose arterial e anastomose venosa, que muitas vezes são suturadas manuais e interrompidas com o uso de um microscópio. A anastomose venosa é realizada entre o cefálico e grandes veias safenas. Na maior parte dos pacientes, é possível incluir a conexão entre as veias cefálicas comitantes profundas e superficiais na região do cotovelo para drenar os dois sistemas através de uma veia. Eventualmente, uma segunda anastomose venosa pode ser realizada entre uma veia comitora venosa radial mais profunda, também com a grande veia safena.

Vídeo 8-1

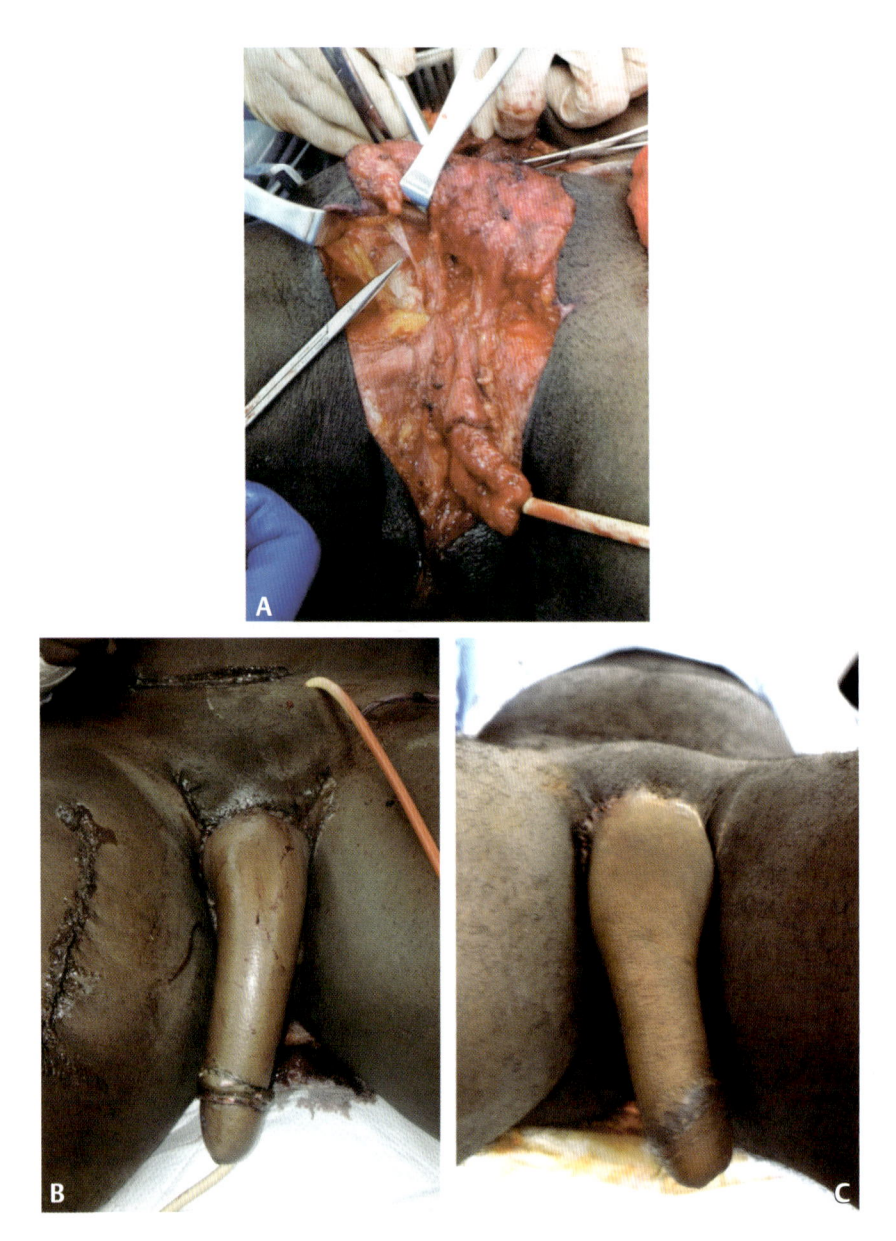

CAPÍTULO 8
Faloplastia: Retalho Livre Antebraquial Radial na Afirmação do Gênero Feminino para o Masculino

Fig. 8-7 **A,** O nervo ilioinguinal direito é visto saindo do anel inguinal externo e é usado para anastomose a um ramo sensorial do RFFF para sensação tátil do neofalo. **B,** Paciente é mostrado imediatamente após a faloplastia microcirúrgica RFFF com veias safenas bilaterais para fluxo de saída das veias, uma incisão de Pfannenstiel estendida para a colheita da artéria epigástrica inferior e uma coronoplastia de Norfolk. Observe também a colocação do cateter suprapúbico. **C,** Os resultados são apresentados 6 meses após a cirurgia.

Devem ser realizadas duas a três anastomoses nervosas. Os nervos antebraquiais medial e lateral são anastomosados ao nervo ilioinguinal ou genitofemoral para a sensação protetora, e a um dos nervos dorsais do clitores para a sensação erógena. O nervo ilioinguinal é comumente encontrado saindo do anel inguinal externo[9] (Fig. 8-7, *A*). Um tubo suprapúbico é colocado e usado para conforto urinário e eventual treinamento urinário do falo (Fig. 8-7, *B* e *C*).

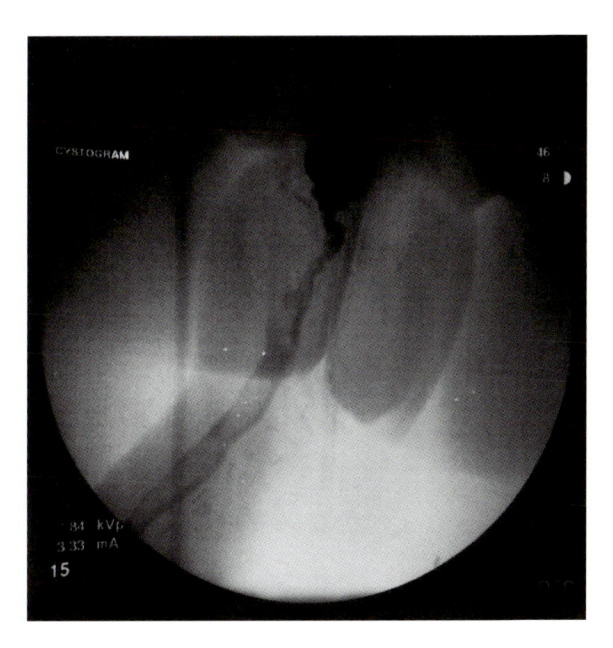

Fig. 8-8 Um cistouretrograma retrógrado 8 semanas após a faloplastia RFFF e imediatamente antes da descontinuação de um cateter Foley do pênis. O paciente agora terá um cateter suprapúbico fixado e o treinamento da bexiga começou.

No retalho do antebraço osteocutâneo, o osso é ancorado à sínfise púbica colocando-se um orifício de broca no aspecto proximal do osso, e geralmente uma grande sutura trançada (não absorvível) é ancorada à sínfise. Eventualmente, um retalho imediato do grácil pode ser obtido para reforçar a anastomose uretral e autoaumentar o neoescroto, evitando a utilização de implantes testiculares. O último passo no procedimento é realizar uma coronoplastia no aspecto mais distal do falo. Geralmente, uma coronoplastia Norfolk é usada com um enxerto de pele ou enxerto labial obtido da região do capuz do clitoris durante o desnudamento clitoriano antes da transposição.[10]

Os pacientes são imediatamente transferidos para a sala de recuperação ou unidade de terapia intensiva para monitoramento do retalho e permanecerão em repouso rígido durante um período de pós-operatório de 1 semana. Heparina subcutânea e aspirina são administradas após a cirurgia para evitar uma trombose microvascular.

Os pacientes em quem o local doador foi coberto primeiramente com um substituto dérmico são comumente levados de volta à sala de cirurgia para enxertar a pele do antebraço em uma fase posterior. Após uma estadia hospitalar de 2 a 3 semanas e alta do hospital, um pericateter para uretrocistografia pode ser planejado (Fig. 8-8).

Caso não seja encontrado nenhum extravasamento de corante e na ausência de fístula, o cateter de Foley peniano é descontinuado e o cateter suprapúbico é fixado. Os pacientes são encorajados a urinar através de seu neofalo com um tubo suprapúbico fixado, ou verificamos a presença de urina residual na bexiga. Na maior parte dos pacientes, a micção adequada é alcançada pouco depois, e o tubo suprapúbico pode ser descontinuado.

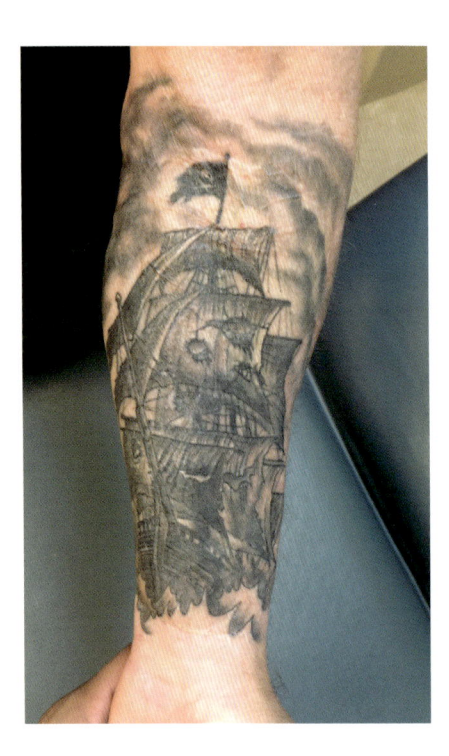

CAPÍTULO 8
Faloplastia: Retalho Livre Antebraquial Radial na Afirmação do Gênero Feminino para o Masculino

Fig. 8-9 Uma tatuagem no local doador do RFFF para ocultação.

Fig. 8-10 Um transhomem de 28 anos de idade com um envoltório elástico 3M Coban e um preservativo colocado ao redor do neofalo para a relação sexual vaginal com penetração 3 meses após a cirurgia.

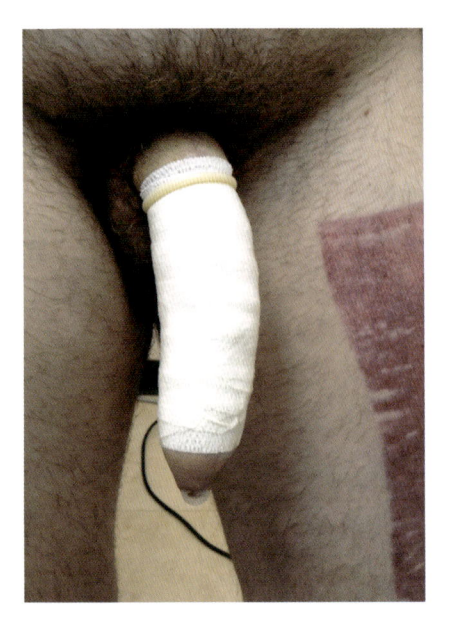

A tatuagem da glande e do eixo pode ser realizada para melhorar a aparência estética e deve ser realizada antes de 1 ano para que a sensação tátil completa não tenha sido alcançada e a dor diminuída. Da mesma forma, os locais doadores podem ser tatuados para evitar os estigmas do enxerto de pele (Fig. 8-9).

Visto que o RFFF sem osso pode ser macio demais para permitir relações sexuais com penetração vaginal ou anal, uma prótese peniana às vezes é necessária. Os implantes penianos geralmente não são realizados até que a sensação protetora do falo seja alcançada na ponta do pênis, que ocorre cerca de 12 meses após a cirurgia. Um sinal de Tinel é frequentemente utilizado para avaliar a sensação tátil até aquele momento. Alguns pacientes descobriram que um envoltório elástico 3M Coban (3M, St. Paul, MN) e um preservativo são benéficos para relações sexuais de penetração antes da colocação do implante caso nenhum osso tenha sido usado na reconstrução (Fig. 8-10).

Sequelas/Complicações Pós-Operatórias

Possíveis complicações pós-operatórias, que devem ser discutidas no processo de consentimento informado após esse procedimento são perda parcial ou total do retalho, hematoma do local doador ou receptor, um retalho insensível, anorgasmia, perda do enxerto de pele no local doador ou receptor, dor crônica, entorpecimento, complicações urinárias, fratura do rádio (se um retalho osteocutâneo é colhido), cicatrização hipertrófica, infecção, intolerância ao frio do membro, comprometimento vascular que requer a volta à sala cirúrgica, hérnia da parede abdominal ou fraqueza, extrusão do osso ou implante, infecção no implante, dispareunia no paciente ou parceiro de relações sexuais de penetração vaginal ou anal, exposição ao tendão, diminuição da função das mãos, mau funcionamento do implante, incapacidade de usar o falo construído e, menos comum, disforia de gênero.[11] O tratamento dessas sequelas desfavoráveis será discutido em outro capítulo; no entanto, as complicações diretamente relacionadas com a transferência de tecido livre são tratadas da mesma forma que qualquer procedimento de revisão de transferência de tecido livre. Houve alguns relatórios de retorno venoso prejudicado nas revisões de anastomoses arteriais e venosas.

Por esta razão, pode haver indicações para dissecar as extremidades distais da artéria radial e veia cefálica no momento da colheita do retalho; uma anastomose arteriovenosa pode ser facilmente realizada no momento da revisão do retalho para melhorar o retorno venoso. Essa fístula arterovenosa pode ser facilmente retirada sem o uso de qualquer anestésico após um período de 6 semanas a 3 meses.

Desvantagens Potenciais do Retalho Antebraquial Radial Livre na Faloplastia

Complicações urinárias, como fístulas uretrocutâneas ou estenoses urinárias, são significativas após uma faloplastia RFFF e atingem até 41%[12] e mesmo 80% em outros estudos. As fístulas urinárias iniciais geralmente se desenvolvem na junção penoscrotal e geralmente podem ser administradas de maneira conservadora sem intervenção cirúrgica. Como o enxerto de pele uretral tende a se retrair, a pré-laminação com enxertos mucosos pode reduzir as chances de estenose em pacientes em quem uma reconstrução "tubo-dentro-de--tubo" da uretra não é utilizada. Contudo, os enxertos de mucosa nem sempre estão disponíveis e uma estenose uretral meatal pode ocorrer requerendo tratamento imediato com dilatação para evitar a formação posterior de fístula que resulta da contrapressão da urina que isso pode criar. Geralmente esse fato ocorre mais tardiamente que as fístulas e requer tratamento com dilatação. Avanços em uretroplastia, incluindo retalhos de pequenos lábios e pequenos retalhos em forma de U provenientes da parede anterior da vagina para a uretra de forma cilíndrica em alongamento uretral, que frequentemente são utilizados, resultaram em uma diminuição da ocorrência de fístula uretral de 22%.[13]

A relação sexual geralmente é um objetivo para a maior parte dos pacientes transgênero de sexo feminino; entretanto, a rigidez fálica é difícil de ser criada sem o tecido erétil natural do pênis. A necessidade de uma prótese peniana ou enxerto ósseo como um enrijecedor pode ser vista como uma desvantagem em decorrência de complicações potenciais.[14] As taxas de explicação podem atingir 20% ou mais como resultado de falha técnica e infecção do aparelho de implante.[15] Os dispositivos de ereção disponíveis são concebidos para serem usados (principalmente) em indivíduos idosos, que possuem uma anatomia masculina normal e uma necessidade menor de relações sexuais em contraste com a maior parte dos homens jovens trans. Um neofalo constantemente ereto pode levar a constrangimento para o paciente, mas pode ser escondido com roupas íntimas restritivas sob roupas comuns. Em última análise, uma prótese peniana ou osso permite penetração sexual, uma opção que não é viável com outros métodos cirúrgicos.

Avanços Recentes em Faloplastia

Curiosamente, o RFFF também foi descrito para a reconstrução do pênis com uma técnica cirúrgica não micro.[16] Nessa pesquisa, um RFFF osteocutâneo foi elevado como um retalho de fluxo reverso em ilha e transferido ao local receptor como um retalho distal, mantendo simultaneamente sua conexão vascular com o antebraço. O pedículo foi então dividido e a reconstrução foi completada durante uma segunda etapa, aproximadamente 3 semanas depois.

Nos últimos anos, os retalhos de perfuração tornaram-se populares para a reconstrução fálica por causa de vantagens óbvias, incluindo um local doador dissimulado, um grande reservatório de tecido e anastomoses vasculares potencialmente mais fáceis.[17] O retalho perfurador mais promissor para faloplastia é o retalho anterolateral da coxa, usado tanto como retalho livre como retalho pediculado, evitando assim os problemas relacionados à transferência microcirúrgica de retalhos livres.[18] Um desafio de utilização de um retalho da coxa anterolateral na construção de um falo é manter uma neouretra bem vascularizada em razão da espessura aumentada de todo o retalho, resultando em uma incidência maior de complicações urinárias em comparação com outras técnicas.[19] Não obstante, esse retalho pode se tornar uma alternativa ao RFFF superior, particularmente porque pode ser usado como um retalho pediculado. Esse retalho será discutido com mais detalhes no Capítulo 9.

Os avanços na engenharia de tecidos apresentam novas opções para a reconstrução peniana. Embora pesquisas não tenham sido traduzidas para além dos estudos em animais, progressos notáveis realizaram-se nos últimos anos. As matrizes de colágeno corpóreo acelulares semeadas com células autólogas foram utilizadas para substituir corpos penianos corpóreos pendulares completos em um modelo de coelho.[20] Notoriamente, projetou-se um tecido similar tanto estrutural quanto funcionalmente ao tecido nativo, visto que os coelhos machos ainda eram capazes de emprenhar as fêmeas com sucesso.

As hastes de cartilagem de tecidos projetados também foram usadas como um substituto para implantes penianos sintéticos. Condrócitos autólogos semeados em uma haste em treliça de polímero foram implantados nos espaços corpóreos dos mesmos coelhos e a explantação após 2 meses mostrou estruturas de cartilagem bem formadas, com animais capazes de copular e emprenhar parceiras.[21] Um estudo adicional implantou condrócitos humanos nos espaços subcutâneos de ratos durante 2 meses para produzir hastes cartilaginosas de tamanho e propriedades mecânicas comparáveis às próteses de silicone.[22] As células-tronco também podem servir como uma nova opção de tratamento no futuro. Um estudo relatou a diferenciação de células-tronco derivadas de músculo de ratos em células corpóreas de músculo liso para substituí-las no local.[23] Outro estudo de Song *et al.*[24] observou a diferenciação de células-tronco mesenquimais humanas em células de músculo liso ou células endoteliais em transplante para o corpo cavernoso do rato.

Duas transplantações penianas foram realizadas no mundo, com uma taxa de sucesso de 50% em 6 meses. A transplantação de pênis está em seu começo. No entanto, uma série de desvantagens a tornam um risco desestimulante no momento atual. Imunossupressão é necessária para o transplante, quando faltam evidências de que isso levará a menos complicações urinárias.

Ademais, uma construção menor é criada com retalhos autólogos. Além disso, é mais provável que um implante seja necessário para a rigidez.

Conclusão

Os pacientes transgênero do feminino para o masculino que buscam por uma faloplastia têm múltiplos objetivos. A capacidade de urinar na posição em pé, sensação adequada e rigidez considerável do neofalo para relações sexuais penetrativas são desafios significativos, mas todos podem ser alcançados pelo uso do RFFF. Os principais objetivos, no entanto, nessas construções são ajudar aliviar a disforia do gênero do paciente e permitir uma relação penetrativa sem o uso de um dispositivo protético. Todos os outros objetivos são secundários. Uma extensa avaliação pré-operatória para garantir expectativas realistas e saúde mental estável, juntamente a uma abordagem multidisciplinar entre cirurgiões reconstrutivos especializados, urologistas e ginecologistas, permite resultados cirúrgicos bem-sucedidos para pacientes transgênero de sexo feminino a masculino. O acompanhamento em longo prazo dessa população de pacientes permitirá novos aprimoramentos em técnicas cirúrgicas funcionais e estéticas.

Referências

1. Garaffa G, Christopher NA, Ralph DJ. Total phallic reconstruction in female-to-male transsexuals. Eur Urol 57:715, 2010.
2. Loeffelbein DJ, Al-Benna S, Steinsträßer L, et al. Reduction of donor site morbidity of free radial forearm flaps: what level of evidence is available? Eplasty 12:e9, 2012.
3. Salgado CJ, Chim H, Tang JC, et al. Penile reconstruction. Semin Plast Surg 25:221, 2011.
4. Monstrey S, Hoebeke P, Selvaggi G, et al. Penile reconstruction: is the radial forearm flap really the standard technique? Plast Reconstr Surg 124:510, 2009.
5. Song C, Wong M, Wong CH, et al. Modifications of the radial forearm flap phalloplasty for female-to-male gender reassignment. J Reconstr Microsurg 27:115, 2011.
6. Salgado CJ, Moran S, Mardini S. Flap monitoring/patient management. Plast Reconstr Surg 124(6 Suppl):e295, 2009.
7. Zhang YF, Liu CY, Qu CY, et al. Is vaginal mucosal graft the excellent substitute material for urethral reconstruction in female-to-male transsexuals? World J Urol 33:2115, 2015.
8. Selvaggi G, Hoebeke P, Ceulemans P, et al. Scrotal reconstruction in female-to-male transsexuals: a novel scrotoplasty. Plast Reconstr Surg 123:1710, 2009.
9. Salgado CJ, Sinha V, Sanchez P, et al. Penile scrotal and perineal anatomy. In Salgado CJ, Redett R, eds. Aesthetic and Functional Surgery of the Genitalia. Hauppauge, NY: Nova Science Publishers, 2014.
10. Gilbert DA, Jordan GH, Devine CJ Jr, et al. Microsurgical forearm "cricket bat-transformer" phalloplasty. Plast Reconstr Surg 90:711, 1992.
11. Salgado CJ, Garrido DE, Eidelson SA, et al. Reconstruction of the penis. In Salgado CJ, Redett R, eds. Aesthetic and Functional Surgery of the Genitalia. Hauppauge, NY: Nova Science Publishers, 2014.
12. Hu ZQ, Hyakusoku H, Gao JH, et al. Penis reconstruction using three different operative methods. Br J Plast Surg 58:487, 2005.
13. Kim SK, Moon JB, Heo J, et al. A new method of urethroplasty for prevention of fistula in female-to-male gender reassignment surgery. Ann Plast Surg 64:759, 2010.

14. Doornaert M, Hoebeke P, Ceulemans P, et al. Penile reconstruction with the radial forearm flap: an update. Handchir Mikrochir Plast Chir 43:208, 2011.
15. Monstrey S, Hoebeke P, Dhont M, et al. Radial forearm phalloplasty: a review of 81 cases. Eur J Plast Surg 28:206, 2005.
16. Mutaf M. Nonmicrosurgical use of the radial forearm flap for penile reconstruction. Plast Reconstr Surg 107:80, 2001.
17. Lin CT, Chen LW. Using a free thoracodorsal artery perforator flap for phallic reconstruction—a report of surgical technique. J Plast Reconstr Aesthet Surg 62:402, 2009.
18. Felici N, Felici A. A new phalloplasty technique: the free anterolateral thigh flap phalloplasty. J Plast Reconstr Aesthet Surg 59:153, 2006.
19. Ceulemans P. The pedicled antero-lateral thigh (ALT) perforator flap: a new technique for phallic reconstruction. Presented at the XIX Biennial Symposium of the Harry Benjamin International Gender Dysphoria Association (HBIGDA), Bologna, Italy, Apr 2005.
20. Chen KL, Eberli D, Yoo JJ, et al. Bioengineered corporal tissue for structural and functional restoration of the penis. Proc Natl Acad Sci USA 107:3346, 2010.
21. Yoo JJ, Park HJ, Lee I, et al. Autologous engineered cartilage rods for penile reconstruction. J Urol 162(3 Pt 2):1119, 1999.
22. Kim BS, Yoo JJ, Atala A. Engineering of human cartilage rods: potential application for penile prostheses. J Urol 168(4 Pt 2):1794, 2002.
23. Nolazco G, Kovanecz I, Vernet D, et al. Effect of muscle-derived stem cells on the restoration of corpora cavernosa smooth muscle and erectile function in the aged rat. BJU Int 101:1156, 2008.
24. Song YS, Lee HJ, Park IH, et al. Potential differentiation of human mesenchymal stem cell transplanted in rat corpus cavernosum toward endothelial or smooth muscle cells. Int J Impot Res 19:378, 2007.

CAPÍTULO 9

Faloplastia com Retalho da Face Anterolateral da Coxa

Stan J. Monstrey ▪ Salvatore D'Arpa
Britt Colebunders ▪ Nicolaas Lumen
Piet Hoebeke

Pontos Principais

❖ Um retalho da face anterolateral pediculada da coxa pode ser uma alternativa valiosa para a faloplastia a fim de evitar a cicatriz típica no antebraço.

❖ O retalho é planejado com o auxílio de angiografia CT pré-operatória para localizar o melhor perfurante.

❖ Dois nervos são sempre retirados com o retalho. Um é suturado a um nervo ilioinguinal para restauração da sensação protetora, e o outro é suturado a um dos nervos do clitóris dorsal.

❖ O retalho é colocado em túnel sob os músculos reto femoral e sartório e, depois, subcutaneamente para chegar ao púbis. Em casos raros, um pedículo curto faz a conversão para um retalho livre necessário.

❖ A reconstrução uretral raramente pode ser realizada com o mesmo retalho, visto que a coxa possui gordura e é grossa na maior parte do tempo. Um segundo retalho de pele é a melhor maneira de reconstruir a uretra.

❖ Um retalho livre de antebraço radial e um perfurante da artéria circunflexa ilíaca superficial pediculado são os métodos de escolha para reconstrução uretral.

CAPÍTULO 9
Faloplastia com Retalho da Face Anterolateral da Coxa

Um retalho anterolateral da coxa (ALT) foi introduzido como um retalho alternativo para a faloplastia em 2006 por Felici e Felici[1] como um retalho livre e por Mutaf *et al.*[2] como um retalho pediculado. Desde então, 52 casos foram publicados até a data,[3-13] dos quais a maior série foi de 13 casos.[14]

A faloplastia com retalho ALT foi introduzida como uma alternativa à técnica padrão de faloplastia: o retalho radial do antebraço (RFF). O RFF é considerado o método de escolha por várias razões:

1. Nenhum outro retalho foi utilizado tão extensamente em faloplastia; o RFF é o único retalho que provou ser eficaz e seguro em grandes séries.[14,15]
2. É fino e flexível o suficiente para permitir uma reconstrução "tubo dentro de tubo" de uma (pele revestida) uretra com um retalho, e mesmo em grandes séries os pacientes conseguiram urinar na posição ereta em todos os casos.[14]
3. Pelo menos dois nervos sensoriais podem ser incluídos no retalho, e a inervação sensorial é de boa qualidade.
4. Ele acomoda uma prótese erétil com eficiência, tornando possível interações sexuais satisfatórias.[16]
5. O retalho pode ser facilmente moldado para reproduzir um pênis.
6. A morbidade é aceitável.[17]

Apesar de todas essas vantagens, existem razões para procurar uma técnica alternativa. A faloplastia com um RFF é um procedimento microcirúrgico que requer um monitoramento pós-operatório e, potencialmente, necessita de revisão anastomótica, aumentando a carga de trabalho de uma cirurgia já complexa cirurgia complexa. Além disso, o enxerto de pele do local doador – envolvendo grande parte do antebraço – é um estigma bem conhecido da cirurgia que nem todos os pacientes estão dispostos a aceitar.

Para evitar a cicatriz do antebraço, muitas técnicas alternativas para a faloplastia foram descritas. Relatórios esporádicos com outros tipos de retalhos livres, como o retalho da fíbula,[18-21] o latíssimo do dorso,[22] o retalho deltoide,[23] e o retalho perfurante da artéria toracodorsal[24] podem ser encontrados na literatura. Todos esses retalhos compartilham algumas desvantagens comuns:

❖ A reconstrução uretral não é realizada ou alcançada com múltiplos retalhos ou enxertos de pele/mucosa, que aumentam o risco de estenoses e fístulas.
❖ Raramente a sensibilidade é restaurada ou ela é de baixa qualidade, tornando a implantação de uma prótese erétil menos segura.
❖ É difícil moldar o neofalo adequadamente.
❖ Apenas pequenas séries são publicadas, e subsequentemente as técnicas não podem ser padronizadas.

A única vantagem teórica desses outros retalhos livres é a ausência da cicatriz do antebraço, mas visto que o objetivo da cirurgia é reconstruir um pênis que seja tão funcional e estético como possível, estas várias técnicas até agora não atingiram os padrões ou a qualidade uma faloplastia RFF. Além disso, a complexidade do procedimento não é reduzida, uma vez que essas também são técnicas microcirúrgicas.

Para evitar a complexidade adicional de um procedimento microcirúrgico, faloplastias de retalho pediculado também foram descritas com o uso de pele abdominal,[25] retalhos de virilha,[26] ou retalhos do grácil.[27] No entanto, essas técnicas também compartilham algumas das desvantagens mencionadas anteriormente sobre reconstrução uretral, sensação diminuída ou ausente, menor aparência estética, e uma pequena série não padronizada.

As únicas vantagens dessas técnicas pediculadas são poder evitar uma microcirurgia e uma cicatriz de antebraço. Semelhante às faloplastias alternativas de retalho livre, essas vantagens ocorrem às custas de funcionalidade, estética e confiabilidade do pênis reconstruído, e por essas razões nunca tiveram um grande consenso.

Levando todos esses fatores em consideração, a alternativa ideal para a faloplastia RFF deve apresentar as seguintes características:

- Ser segura e confiável.
- Permitir a reconstrução de um falo esteticamente aceitável.
- Permitir a reconstrução de uma uretra peniana competente com um único tubo, minimizando riscos de estenoses e fístulas para que os pacientes possam urinar na posição ereta.
- Ser sensível e permitir a implantação de próteses eréteis para relações sexuais satisfatórias.
- Ser pediculado para reduzir a complexidade de uma faloplastia de retalho livre.
- Ter uma cicatriz do local doador aceitável ou mais bem dissimulada.

O retalho ALT parece uma alternativa promissora para o RFF porque:

- É um dos retalhos mais utilizados e é seguro e confiável.
- Pode ser moldado em um falo aceitável.
- Pode ser reinervado por ramos do nervo cutâneo femoral lateral.
- Localiza-se próximo ao local do destinatário e pode, posteriormente, ser usado como um retalho pediculado.
- O local doador pode ser escondido sob as vestes masculinas.

Embora apresente todas essas qualidades positivas, a faloplastia ALT não ganhou popularidade até agora e, na melhor das hipóteses, apenas relatos de casos esporádicos ou pequenas séries podem ser encontrados na literatura.

O principal motivo é que a reconstrução uretral em uma faloplastia ALT não é fácil de ser realizada, visto que o retalho raramente é fino o suficiente para reconstruí-la com a técnica "tubo dentro de tubo". Somente alguns casos foram publicados sobre como resolver esse problema, e a maior parte só tem um breve acompanhamento ou relato de resultados obscuros sobre a função urinária.[1-13] Como reconstruir de forma eficiente a uretra ao usar um retalho ALT ainda é incerto, e isso limitou muito sua aplicação a pacientes em quem a reconstrução uretral foi desnecessária, como pacientes com extrofia da bexiga. Esses pacientes geralmente têm uma diversão urinária permanente. Quando estes pacientes necessitam de reconstrução uretral, que são tipicamente pacientes jovens do sexo masculino, a camada gordurosa subcutânea da coxa é geralmente fina o suficiente para permitir uma reconstrução uretral com a técnica tubo dentro de um tubo. Infelizmente, esses pacientes são apenas um pequeno número dos que procuram faloplastias, visto que, felizmente a extrofia da bexiga é bastante rara. A maior demanda de faloplastia é de pacientes transexuais do sexo feminino que buscam uma cirurgia de reafirmação de sexo (SRS). A diferença entre esses pacientes e homens biológicos, que procuram reconstrução fálica após uma extrofia da bexiga ou amputação, é que os pacientes do sexo feminino experimentaram a influência dos hormônios femininos; esses pacientes possuem um hábito ginoide com coxas mais espessas. Nessa população de paciente uretral a reconstrução com a técnica tubo dentro de um tubo quase nunca é possível com um retalho ALT devido ao excesso da espessura.

O primeiro relatório de coxa lateral como um local doador para faloplastia foi o de Santanelli e Scuderi,[28] que usou um retalho tensor da fascia lata (TFL). A reconstrução uretral foi realizada em três estágios por (1) pré-laminação, (2) expansão de tecido no segundo estágio, e (3) finalmente transferência com tubulação da uretra. Os resultados da reconstrução uretral foram obscuros, e eventualmente, apenas um paciente manteve a uretra reconstruída após 2 anos. Essa técnica foi usada em cinco casos, e nenhum outro relatório pode ser encontrado na literatura depois. O falo reconstruído não possuia glande e corona, e, portanto, apesar de funcionalmente aceitável, cosmeticamente não era ideal. Além disso, o retalho precisava de um desengorduramento do pedículo na virilha, somando um total de até quatro procedimentos.

Outro grupo crescente de pacientes são aqueles que já sofreram uma faloplastia com ou sem reconstrução uretral e novamente solicitar reconstrução peniana de um pênis enrugado ou após uma faloplastia inadequada. Esses pacientes podem ser candidatos ideais para uma faloplastia ALT.

A faloplastia ALT parece a alternativa mais promissora para o RFF livre se o caminho para reconstrução uretral for encontrado. Neste capítulo, descreveremos a técnica de faloplastia de retalho ALT e os diferentes métodos para reconstruir a uretra a fim de elaborar uma construção peniana estética e funcional.

Anatomia

O retalho ALT é assim denominado com base em sua artéria nutritiva, o ramo descendente perfurante da artéria lateral femoral circunflexa (DBLCFA).[29] Retalhos como o perfurante TFL podem ser colhidos da ALT, confundindo assim a nomenclatura. No entanto, para o propósito de simplicidade e aderência à nomenclatura mais comumente utilizada, o retalho perfurante DBLCFA ainda será referido como retalho ALT.

Perfurantes para o retalho ALT originam-se a várias distâncias do DBLCFA, que viaja no septo entre os músculos vastus lateral e reto femoral e depois fica na margem medial do vasto lateral,[30,31] muito próximo ao nervo motor para o vasto lateral. Ele libera, logo após sua origem, um ou dois ramos curtos que nutrem o reto femoral e cruza seu nervo motor. A anatomia dos perfurantes DBLCFA pode variar consideravelmente; eles são mais frequentemente encontrados no terço médio da coxa, imediatamente lateral ao septo intermuscular. Os perfurantes micocutâneos são mais comumente encontrados que os perfurantes septocutâneos. A posição do perfurante e seu curso influenciam o comprimento do pedículo: quanto mais distal e lateral o perfurante, mais comprido é o pedículo. Um perfurante subcutâneo garante uma dissecção mais rápida, pois evita a dissecção intramuscular, a laqueação de vários ramos intramusculares, e a identificação e preservação de pequenos nervos motores intramusculares. Com retalhos livres, a posição do perfurante tem pouca influência, uma vez que o comprimento do pedículo tem menor importância, e um perfurante adequado sempre pode ser encontrado e, eventualmente, mudar-se para um retalho da coxa anteromedial[32] ou um retalho TFL[33] caso nenhum perfurante "ALT" adequado seja encontrado. Quando um retalho pediculado é planejado devendo alcançar a área púbica, o comprimento do pedículo passa a ter importância primordial.

Como a anatomia do perfurante é imprevisível, a localização precisa do perfurante pré-operatório é obrigatória para planejar esses retalhos.

Os nervos sensoriais para a pele lateral da coxa vêm do nervo cutâneo femoral lateral, e como em qualquer outro lugar do corpo, eles atravessam os perfurantes maiores que os alimentam em seu curso para a pele.

Isso implica que em um retalho ALT de estilo livre convencional, os nervos podem orientar o cirurgião para o melhor perfurante; em uma faloplastia com retalho ALT, em que o melhor perfurante é determinado antes da cirurgia por angiografia CT, os nervos são encontrados correndo próximos ao perfurante. Os principais ramos do nervo geralmente correm no plano solto entre a fáscia e a gordura subescarpal e são acompanhados por grandes vasos perineurais, ramos do perfurante, ao longo de todo o seu comprimento.[34] Às vezes, apenas um grande nervo é encontrado. Nesses casos, os dois fascículos do nervo são separados para obter dois ramos para coaptação nervosa.

A pele do ALT é mais espessa que a do antebraço. A pele geralmente tem pelo e, principalmente, a gordura subcutânea é muito mais espessa e dividida em duas camadas pela fáscia Scarpa; são necessários vários septos verticais para manter a pele e a gordura contra a gravidade, tornando-a mais rígida e menos flexível em comparação ao retalho de antebraço.

Planejamento Pré-Operatório

Existem vários perfurantes que nutrem a pele lateral da coxa proveniente da DBLCFA que viajam pelo músculo ou septo e atingem a pele em diferentes níveis na coxa. Como mencionado anteriormente, sua posição é imprevisível. Com um retalho livre, a abordagem retrógrada de estilo livre pode ser usada.[35] Após a localização do Doppler pré-operatório simples, os perfurantes são identificados por incisão exploratória; o melhor é escolhido durante a cirurgia e posteriormente dissecado até que seu vaso fonte seja atingido. A dissecação de um retalho livre ALT não requer conhecimento pré-operatório do melhor perfurante, qual lado tem o melhor perfurante, qual perfurante é septocutâneo e comprimento do pedículo, mas com um retalho pediculado, todos esses detalhes são fundamentais.

Na faloplastia com retalho pediculado ALT, essa abordagem retrógrada de estilo livre, na qual não existe informações sobre a posição, curso e comprimento do pedículo do perfurante, não é aconselhável, visto que existe o risco de escolher o lado errado, o melhor perfurante ou um perfurante septocutâneo foi perdido ou, eventualmente, o pedículo é muito curto. Uma angiografia CT pré-operatória é necessária para investigar a anatomia do perfurante das duas coxas para identificar o "melhor" perfurante, qual é o perfurante grande (não necessariamente o maior), longo suficiente para alcançar confortavelmente o área púbica sem tração indevida, e de preferência um perfurante septocutâneo ou um com curto curso intramuscular. Além disso, como mencionado anteriormente, a escolha precisa dos perfurantes garantam que os nervos sensoriais se encontrem em estreita proximidade. Começamos usando um exame CT depois de encontrarmos problemas em um paciente em quem, após expansão pré-operatória de tecido da coxa no momento da cirurgia, não encontramos perfurantes para colher um ALT. Tivemos que interromper a cirurgia e mudar o plano cirúrgico; realizamos uma faloplastia RFF 2 semanas depois. O benefício adicional da angiografia CT é que ela também possibilita a mensuração da espessura para estimar a circunferência do neofalo e subsequentemente as dimensões necessárias. A localização do perfurante no pré-operatório torna-se especialmente útil quando a expansão pré-operatória com um expansor medial e lateral está planejada. Nesses casos, uma localização exata do perfurante mais adequado é um requisito absoluto. Recentemente a MRI sem contraste foi introduzida para mapeamento do perfurante pré-operatório.[36]

O ponto onde o perfurante perfura a fáscia será mensurado a partir da linha que conecta a espinha ilíaca anterior superior (ASIS) e o ângulo lateral superior da patela. Essa linha corresponde ao septo entre os músculos reto femoral e vasto lateral.

Preparação do Paciente

Não é necessária uma preparação específica do paciente para a faloplastia atual.

A angiografia pré-operatória de CT é absolutamente necessária para a localização do perfurante, como discutido anteriormente, e é obtida antes da cirurgia por dois motivos:
1. A depilação completa é idealmente completada antes da cirurgia. Caso isso não seja possível, pelo menos a parte uretral (para as faloplastias de "tubo-dentro-de-tubo") estará depilado. Quando a reconstrução uretral não está planejada, a parte externa pode ser submetida à depilação definitiva após a cirurgia. A parte que deve ser depilada pode ser decidida somente após o perfurante ser escolhido com o exame CT.
2. Se a expansão pré-operatória for planejada para evitar o enxerto de pele do local doador, a CT angiográfica é realizada primeiro para localizar a perfurante. Dois expansores são então colocados no plano suprafascial nas bordas lateral e medial. A pele lateral e medial para o retalho, não o retalho real, é expandida a fim de que o retalho e o perfurante não sejam acometidos pela expansão. Para essa realização, o cirurgião deve conhecer a exata localização do perfurante e tamanho com base nas mensurações obtidas a partir do angiograma CT.

A profilaxia antibiótica perioperatória é administrada a partir do dia da cirurgia.[37]

Demarcações Pré-Operatórias

O ASIS é demarcado no lado escolhido, e uma linha que conecta o ângulo lateral superior da patela é desenhada. A posição do perfurante é marcada de forma precisa na pele da coxa com base nas coordenadas X e Y fornecidas pelo exame CT, e o retalho é desenhado ao redor com o perfurante localizado ao longo do eixo da linha média e próximo a sua borda proximal (Fig. 9-1).

O comprimento geralmente é de 14 cm. A largura é determinada com base na espessura mensurado no CT. Visto que o falo reconstruído pode ser considerado um cilindro com a sua intersecção com uma circunferência, a circunferência externa estimada, que corresponde ao eixo transverso, pode ser calculada com a seguinte fórmula: 2πr, onde r corresponde à espessura ALT em milímetros conforme medido na CT mais a espessura da uretra planejada em milímetros mais 5 (este último para compensar a presença do cateter urinário e edema pós-operatório). Isso significa que um ALT com espessura de 20 mm combinado a uma artéria ilíaca circunflexa superficial perfurante de 5 mm de espessura (SCIAP) (ver Fig. 9-1) será

$$2 \times 3{,}14 \times (20 + 5 + 5) = 188{,}4 \text{ mm}$$

de largura. Se essas regras não forem respeitadas, a oclusão pode ser muito apertada, e um enxerto de pele ventral será necessário para evitar a compressão. Não é infrequente que o retalho seja mais largo que longo.

Potencialmente, isso pode enganar o cirurgião, que pode tender a pensar que o lado mais longo é o eixo longitudinal, provocando assim a rotação e o mau posicionamento. Os nervos sempre permitem corrigir a orientação, uma vez que eles sempre entram no retalho a partir do lado proximal.

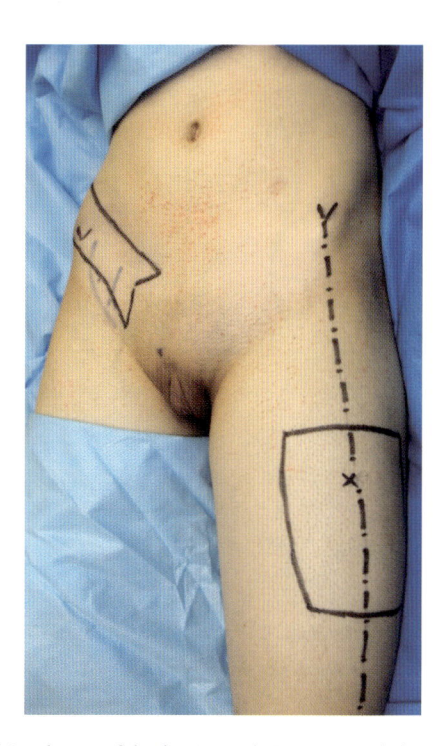

Fig. 9-1 Marcas pré-operatórias de uma faloplastia ALT/SCIAP. A ALT é desenhada com base em achados angiográficos na CT, com o perfurante colocado na borda proximal do retalho e aproximadamente ao longo de sua linha média. O SCIAP é desenhado ao longo da crista ilíaca. Essa última marcação frequentemente leva a ajustes intraoperatórios após o comprimento necessário do pedículo ser conhecido.

Técnica Cirúrgica

O paciente está em posição supina. A margem proximal é incisada primeiro na região da fáscia Scarpa. No plano entre a gordura subscarpiana e a fáscia profunda, os nervos sensoriais, ramos do nervo cutâneo femoral lateral são identificados. Dois nervos são necessários, e os melhores estão localizados próximos à linha média e, subsequentemente, ao perfurante. Como os nervos em geral correm profundamente no retalho, esse não pode ser afinado na área em que os nervos correm. Se os nervos estiverem localizados próximos à linha média, o retalho pode ser afinado na periferia. Depois que os dois nervos são identificados, a pele é incisada proximalmente em direção à virilha para permitir a exposição do pedículo e a criação dos túneis. Os retalhos de pele são elevados e os nervos são colhidos o mais longo possível. Os nervos serão apenas encurtados no final, após a transferência do retalho. Depois que os nervos são colhidos, eles são marcados em azul para permitir uma identificação mais fácil depois, e são mantidos na margem proximal do retalho e umedecidos durante todo o procedimento.

Nesse ponto, a margem lateral e a metade lateral da margem distal são incisadas até o nível da derme. Para afinar o retalho, a dissecção continua no plano subdérmico, deixando cerca de 5 mm de gordura abaixo da derme, até que a maior parte do nervo lateral seja atingido e não mais que 3 cm próximo do perfurante. Nesse ponto, a dissecção é aprofundada para a camada suprafascial, e o retalho é elevado até que o perfurante seja identificado.

Posteriormente, o orifício na fascia por onde o perfurante sai é ampliado proximal e distalmente para expor o curso do perfurante subfascial. Se o percurso do perfurante for intramuscular, pequenos ramos motores que o atravessam em seu lado mediano podem ocasionalmente precisar ser divididos. Nesse caso, é melhor suturá-los imediatamente. A dissecação é realizada até o pedículo vascular para o músculo reto femoral ser alcançado, perto da origem do ramo descendente a partir da própria artéria femoral circunflexa lateral. O ramo para o reto femoral geralmente pode ser poupado. Se for necessário um comprimento adicional do pedículo, ocasionalmente ele deve ser sacrificado. Às vezes são encontrados dois ramos indo para o músculo reto femoral que também podem ser poupados ou sacrificados, dependendo do comprimento do pedículo necessário. O nervo no músculo reto femoral sempre é poupado.

Depois de concluída a dissecação do perfurante, o resto do retalho é incisado e elevado como descrito anteriormente. Um túnel sob os músculos reto femoral e sartório é criado. Medial ao sartório, o túnel se torna subcutâneo e atinge a área púbica. O túnel deve ser largo o suficiente para permitir uma passagem fácil do retalho e, em seguida, acomodar o pedículo sem qualquer tensão ou compressão, compensando o inchaço pós-operatório e permitindo a visualização de todo o pedículo para verificá-lo antes do final da cirurgia.

Nesse ponto, hemostasia e perfusão do retalho são verificadas. Os dois cantos distais do retalho são temporariamente suturados juntos com sutura de Vicryl 0 para moldar o retalho em cone para facilitar o tunelamento. A sutura é deixada longa para permitir que o retalho seja puxado durante a passagem pelo túnel. Enquanto o assistente puxa o músculo ou a pele com um retractor para manter o túnel aberto, o cirurgião segura o retalho com uma mão e puxa cuidadosamente a sutura com a outra mão.

Esse movimento é delicado e uma combinação cuidadosa de puxar suavemente com a sutura e empurrar o retalho com a outra mão. Com a ajuda de um gel estéril, o retalho é tunelado ao seu local receptor; o cirurgião é cuidadoso para não ferir os nervos motores dos músculos vasto lateral, intermediário e reto femoral. O cirurgião também deve ter cuidado para não puxar os nervos sensoriais para o retalho. O tunelamento não é feito de uma só vez, mas passo a passo: primeiramente, se o perfurante foi miocutâneo, através do vasto lateral, depois sob o reto femoral, então abaixo do músculo sartório, e finalmente através do túnel subcutâneo. Durante o tunelamento, o pedículo e os nervos sensoriais estarão sempre sob visão. Com essa manobra, o retalho não é rotacionado para evitar a torção do pedículo.

Depois que a aba atingiu o local destinatário, o pedículo é verificado mais uma vez para excluir torção, encurvadura, tração ou compressão, e a vascularização é finalmente verificada. Nesse ponto, o retalho é suturado em torno do retalho uretral ou fechado em si mesmo no caso de ser prelaminado, se um planejamento de tubo dentro de um tubo está planejado, ou se não for necessária uma reconstrução uretral. Os nervos sensoriais são suturados a um dos nervos ilioinguinais e a um dos nervos do clitóris dorsal.

Uma coronoplastia sempre é programada e normalmente é realizada 7 dias após a primeira cirurgia, que é diferente da faloplastia RFF e é um resultado das diferenças na vascularização do retalho entre o ALT e RFF. Embora o RFF tenha vários perfurantes, a abrangência da pele a partir da artéria radial axial e a derme pode ser dividida entre eles, criando múltiplas ilhas de pele, a ALT tem apenas um perfurante que abrange a pele e depende totalmente do plexo subdérmico que se origina dele. Uma coronoplastia pode, teoricamente, aumentar o risco de necrose distal, razão pela qual preferimos programar a coronoplastia após 7 a 10 dias.

Reconstrução Uretral

A importância da reconstrução uretral nunca deve ser subestimada. A capacidade de urinar na posição ereta é uma característica masculina muito distinta, e em pacientes que perderam essa capacidade ou que nunca tiveram pênis, isso geralmente se torna o único fator mais importante para a consideração de uma faloplastia.[14] Nessa seção discutiremos os melhores procedimentos para a reconstrução da uretra, vantagens e desvantagens de cada técnica e como chegamos aos nossos métodos de escolha atuais (reconstrução uretral SCIAP ou RFF).

Técnica do "Tubo-dentro-de-Tubo"

A técnica do "tubo-dentro-de-tubo" é a maneira mais simples e melhor de reconstruir um tubo uretral, semelhante a uma reconstrução uretral revestida de pele em uma faloplastia RFF livre. Infelizmente, na maior parte do tempo, especialmente no SRS, ela não pode ser executada em razão do excesso de espessura do retalho. Essa técnica só é viável quando a gordura subcutânea da coxa e, subsequentemente, o retalho, é muito fina, o que geralmente ocorre em homens biológicos (jovens) após a extrofia de bexiga, mas muito raramente é encontrada em transhomens (mulheres biológicas) que sofrem SRS. Nesses pacientes, uma ALT espessa não pode ser afinada como em outros procedimentos reconstrutivos visto que os nervos ficam na superfície profunda do retalho e o afinamento prejudicaria a sensibilidade.

Quando a técnica tubo dentro de um tubo é viável, o retalho é projetado semelhante a uma faloplastia RFF convencional livre, com uma ilha de pele mais longa e mais estreita para reconstrução uretral deitada medialmente e uma ilha de pele mais curta e mais ampla para o revestimento externo, separada por uma estreita faixa de pele estreita desepitalizada.

Expansão dos Tecidos

Conforme discutido anteriormente, porque uma ALT espessa não pode ser radicalmente afinada quando a sensação deve ser mantida, a expansão do tecido foi inicialmente utilizada na tentativa de diminuir a espessura do retalho. Essa tentativa falhou, porque os expansores tiveram que ser colocados na periferia do retalho a uma distância do perfurante para evitar danos a ele. Com a expansão, algum afinamento foi alcançado nas bordas do retalho, mas a gordura restante foi espremida no meio em direção ao perfurante, contrabalançando o afinamento periférico com um espessamento central do retalho e tornando inútil o pouco afinamento obtido. Hoje usamos expansão de tecido fora da área do retalho como forma de permitir a oclusão primária do local doador do retalho. Após a angiografia CT ter sido obtida e o perfurante localizado, o retalho é desenhado na coxa do paciente, e dois expansores de tecido retangulares são colocados imediatamente lateral e medialmente às margens do retalho. Durante as próximas semanas e meses, os expansores são gradualmente inflados. Após um mínimo de 4 meses após a conclusão da expansão, uma faloplastia é realizada, e o local doador é fechado com os retalhos de pele expandidos em vez de um enxerto de pele. Isso confere o duplo benefício de evitar o efeito de depressão e remendo de um enxerto de pele no local doador ALT e um segundo local doador para o enxerto de pele. Quando a depressão persiste, o enxerto de gordura pode ser usado para melhorar o contorno.

Pré-Laminação do Retalho

A pré-laminação de retalhos envolve a criação de um revestimento interno na superfície profunda do retalho com um enxerto de pele. Após o enxerto de pele ser colhido, o retalho é levantado, e o enxerto de pele é tubulado dentro dele para criar a neouretra. Inicialmente, utilizamos um enxerto de pele de espessura total (FTSG), que foi tubulado no interior para criar a neouretra. O FTSG (geralmente retirado da virilha) foi suturado em torno de um tubo largo de silicone e introduzido entre o retalho e a fáscia profunda. Após 3 meses, o retalho foi elevado e a faloplastia foi realizada. Apesar do uso de FTSGs, fístulas e estenoses complicaram esse procedimento, e esse foi abandonado a favor da pré-fabricação de uma manga mais larga com um enxerto de pele de espessura dividida (STSG). O STSG foi usado da seguinte forma:

Após o planejamento CT do retalho e marcação na pele, um lado do retalho (medialmente) foi levantado, e um STSG de 7 cm de largura foi suturado à superfície inferior do retalho e à base da fáscia muscular. O retalho foi então colocado de volta no lugar, criando uma manga ampla enxertada de pele que pode ser facilmente limpa e inspecionada através da abertura (ampla) proximal e distal. Três a seis meses depois, o retalho foi colhido e transferido como um único tubo com uma neouretral enxertada de pele no interior e pele da coxa no exterior. Embora uma uretra bastante ampla pudesse ser reconstruída com essa técnica, a qualidade da pele (enxertada) no interior da uretra não era tão boa quanto um RFE de tubo-dentro-de-tubo.

Atualmente, as indicações para reconstrução uretral com enxerto de pele são limitadas aos casos para os quais nenhuma outra opção está disponível.

Retalho Peritoneal

Outra tentativa de reconstrução uretral foi inspirada pelo retalho peritoneal potencialmente interessante descrita por Winters et al.[38] Esse retalho pode ser colhido com base nos vasos epigástricos inferiores profundos, o bem conhecido pedículo do retalho perfurante da artéria epigástrica inferior profunda e é facilmente transferido para o púbis. A natureza serosa do revestimento peritoneal parecia ideal em razão da substituição semelhante do revestimento da mucosa de uma uretra. No entanto, apesar das vantagens teóricas desse retalho, essa técnica falhou, visto que o retalho peritoneal entrou facilmente em colapso e as duas superfícies se aderiram, resultando, eventualmente, em uma obliteração da uretra após a remoção do cateter.[39]

Retalho Radial Antebraquial Livre Estreito

Como mencionado anteriormente, o RFF provou ser o flap mais seguro e mais efetivo para faloplastia. Os resultados da reconstrução uretral são bem conhecidos e até o momento inigualáveis a qualquer outro retalho. Quando o RFF é usado apenas para reconstrução uretral, somente uma faixa estreita é colhida no lado palmar do antebraço. A cicatriz residual é muito menos evidente e mais bem escondida por dois motivos. Primeiro, o antebraço geralmente é pronado, e o lado palmar mais virado para baixo. Em segundo lugar, a região glabra já está enxertada e, assim, o enxerto de pele é menos evidente que quando colocado em uma região peluda da pele.

Uma faixa radial estreita é colhida no antebraço radial, 4 cm de largura e 16 cm de comprimento. Geralmente, um nervo é incluído e usado para coaptação sensorial com um nervo ilioinguinal. Os antebraços excessivamente cobertos de pelos precisam de depilação pré-operatória. O retalho é anastomosado aos vasos contralaterais ao ALT: da extremidade para a ponta para a artéria femoral ou de ponta a ponta para uma das suas branehes e a veia de ponta a ponta para a veia safena magna como em uma faloplastia RFF.

A vantagem dessa técnica é que ela fornece uma reconstrução uretral mais segura e mais eficaz reelecimento, semelhante a um RFF livre sem a cicatriz distinta no antebraço. A desvantagem é que ela acrescenta complexidade ao procedimento, pois um retalho livre e um retalho perfurante pediculado devem ser executados.

Faloplastia Anterior Inadequada

Uma nova população emergente está em busca de uma cirurgia de faloplastia com frequência crescente. Essa população é composta de pacientes com uma faloplastia de aparência enrugada causada pela atrofia da gordura subcutânea ou com uma faloplastia inadequada, ou seja, uma faloplastia sem sensibilidade e não funcional (p. ex., uma faloplastia com retalho da virilha de tubo único).[40]

Em muitos pacientes, pele suficiente de boa qualidade cobrindo a parte externa do falo está presente e pode ser usada para reconstruir a nova uretra elevando-a, como retalho de base, lateral e medialmente (ou mesmo distalmente) e tubulando-a para reconstruir a uretra do pênis.

Essa uretra reconstruída é então revestida com o retalho ALT enrolado em seu redor como um tubo.

Retalho Perfurante da Artéria Ilíaca Circunflexa Superficial

O retalho SCIAP está ganhando uma popularidade crescente em muitos campos da microcirurgia reconstrutiva visto que ele é sempre muito fino, glabro, e permite o fechamento primário do local doador em uma área muito bem escondida. Foi descrita para faloplastia sem sensibilidade, por Koshima *et al.*,[41] como um retalho pediculado e pode tornar-se nossa primeira escolha para a reconstrução uretral em combinação a um retalho ALT.

Esse retalho baseia-se em perfurantes da artéria ilíaca circunflexa superficial, um ramo da artéria femoral que viaja para cima e lateralmente em direção ao ASIS, paralelo ao ligamento inguinal.

O perfurante geralmente localiza-se aproximadamente ao nível do ASIS. O retalho é, então, desenhado com seu eixo posicionando-se ao longo da crista ilíaca. Uma extremidade proximal em forma de V é desenhada para alongar a linha de sutura uretral, aumentando a circunferência para compensar a retração e prevenir estenoses (ver Fig. 9-1). A ponta distal também pode ser em forma de V para ampliar o meato uretral externo, mas geralmente isso não é necessário. A extremidade proximal do retalho encontra-se sobre o perfurante. O pedículo geralmente viaja dos vasos femorais para o ASIS. A linha é desenhada conectando-os, e a posição pode ser confirmada com uma sonda Doppler portátil. Essa linha é a incisão exploratória, feita diretamente sobre o pedículo. O pedículo é isolado sob a fascia Searpa e dissecado proximal e distalmente antes do retalho ser incisado.

CAPÍTULO 9
Faloplastia com Retalho da Face Anterolateral da Coxa

Um amplo espaço para o tunelamento do pedículo é criado entre os vasos femorais e a uretra receptora. O pedículo é cuidadosamente dissecado até sua origem, preservando uma veia superficial para drenagem se necessário, que às vezes supre o retalho melhor que as veias comitantes. A última parte da dissecação é sempre complicada, mas o pedículo deve ser isolado até que sua origem seja alcançada, visto que cada milímetro é importante para permitir a transferência sem tensão.

Depois de todo o pedículo ser dissecado, o comprimento necessário é mensurado e a dissecação do pedículo avança distalmente em um nível subdérmico até atingir o comprimento desejado. O pedículo emite vários ramos para a pele e o mais distal é escolhido. Após um comprimento adequado ser atingido, o desenho é verificado ou refeito de acordo com a posição do perfurante. O perfurante é mantido na margem medial do retalho (Fig. 9-2, A).

Em casos raros, o pedículo fica muito curto e o retalho deve ser convertido em um retalho livre (Fig. 9-2, B). A veia epigástrica superficial precisa ser rotineiramente dividida. Linfonodos nessa área encontram-se muito próximos ao pedículo, e às vezes, especialmente se aumentado, a separação pode ser difícil. Os ramos vasculares para os linfonodos devem ser identificados e ligados antes da divisão. Se a dissecação for difícil, é preferível manter os linfonodos com o retalho em vez de arriscar danos a um pedículo muito delicado.

Após completa dissecação do pedículo e isolamento do retalho, a perfusão é verificada. O retalho é tubado apenas com suturas dérmicas simples com Vicryl 3-0 e então uma sutura subcuticular contínua novamente com suturas Vicryl 3-0. Se necessário, o retalho pode ser afinado antes da tubulação, quase ao nível subdérmico, com a ajuda de ampliação por lupa, para evitar danos no pedículo.

Nesse ponto, o retalho é transferido, o cateter urinário é passado em seu interior e o retalho é suturado ao *pars* fixa da uretra com pegadas dérmicas (Fig. 9-2, C). O ALT (Fig. 9-2, D) é tunelado e enrolado em torno do retalho (Fig. 9-2, E). Após anastomoses nervosas serem realizadas (Fig. 9-2, F), a ferida é fechada (Fig. 9-2, G e H), e a coronoplastia é adiada após 1 semana (Fig. 9-2, I).

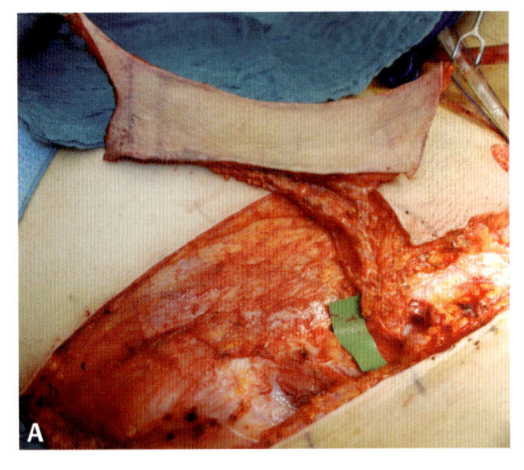

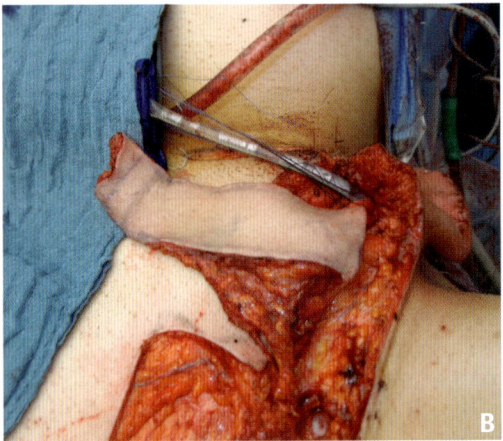

Fig. 9-2 A, O retalho SCIAP é isolado e a vascularização é verificada. Uma veia superficial pode ser vista posicionada acima do fundo verde. **B,** Antes da tubularização, o arco do retalho de rotação é verificado. Se houver qualquer tensão, é melhor converter o retalho em um retalho livre, uma vez que com o inchaço pós-operatório, o pedículo pode ficar repuxado e a vascularidade prejudicada.

CAPÍTULO **9**

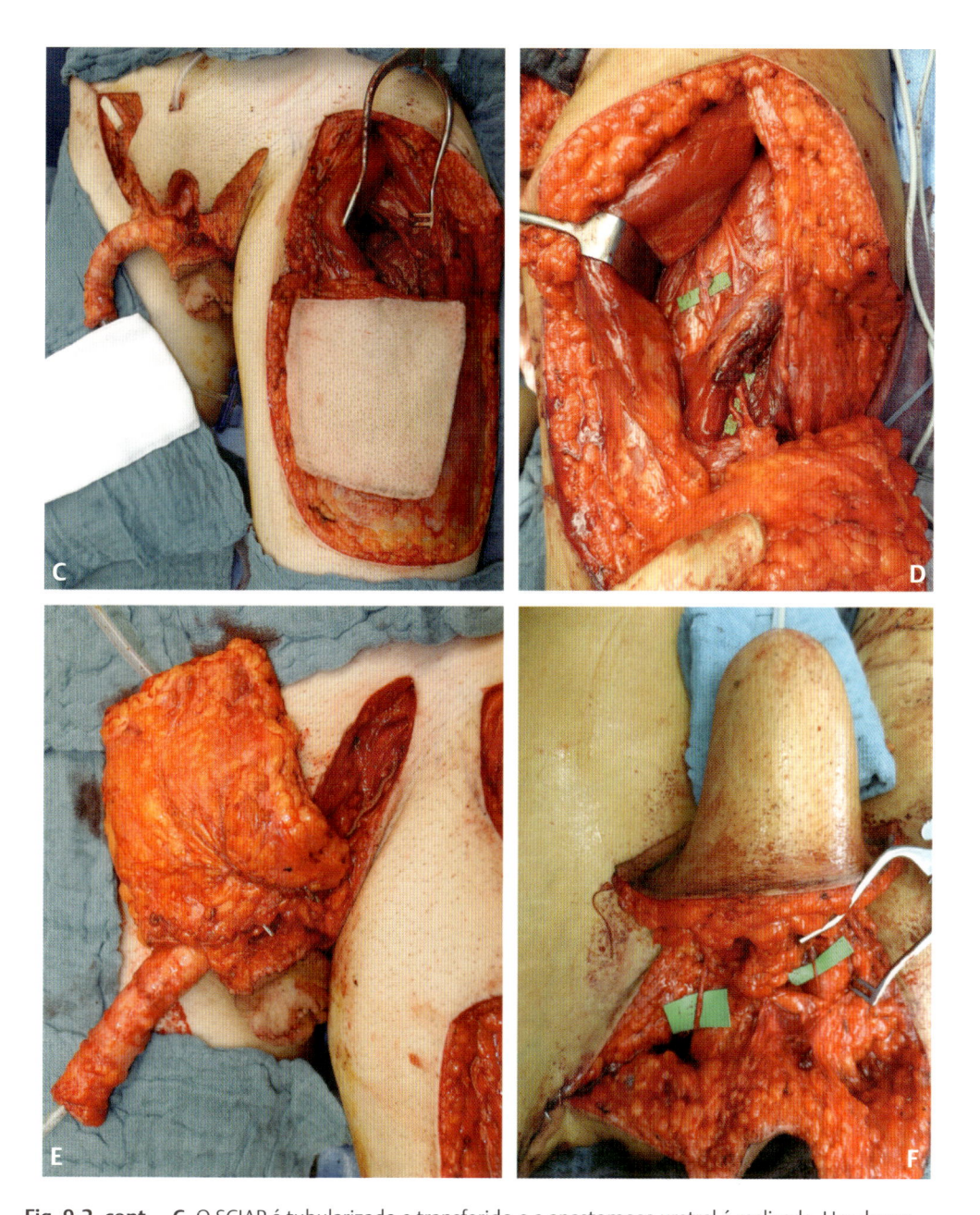

Faloplastia com Retalho da Face Anterolateral da Coxa

Fig. 9-2, cont. C, O SCIAP é tubularizado e transferido e a anastomose uretral é realizada. Um dreno Penrose é deixado na virilha, mas um dreno de sucção também pode ser colocado de forma segura e lateralmente, longe do pedículo. Enquanto isso, o retalho ALT é elevado. **D,** O pedículo esquerdo ALT é dissecado livre do músculo e os nervos são deixados intactos. O retalho passará pelo vasto lateral sem interromper a continuidade muscular e depois sob o reto femoral (mantido pelo retrator), sartório e, então, de forma subcutânea. **E,** Após a tunelização do retalho ALT, o pedículo é verificado quanto à torção ou rotação. Na suspeita de tensão, a conversão para um retalho livre pode ser considerada. **F,** Os dois nervos sensoriais tomados com o retalho são suturados a um nervo ilioinguinal e um nervo clitoriano dorsal (fundo verde). *(Continua.)*

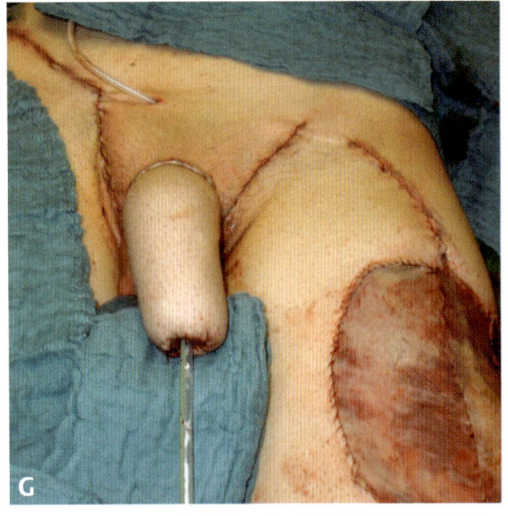

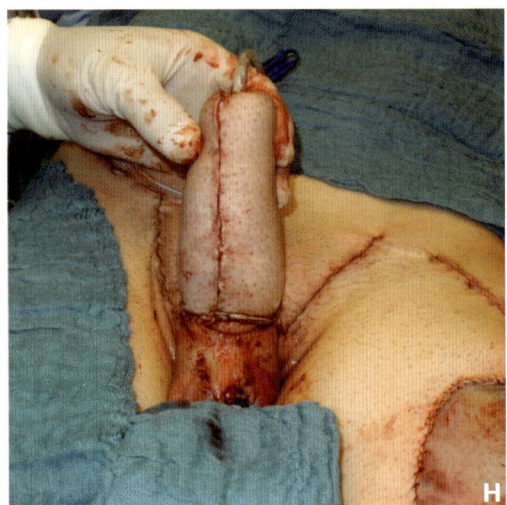

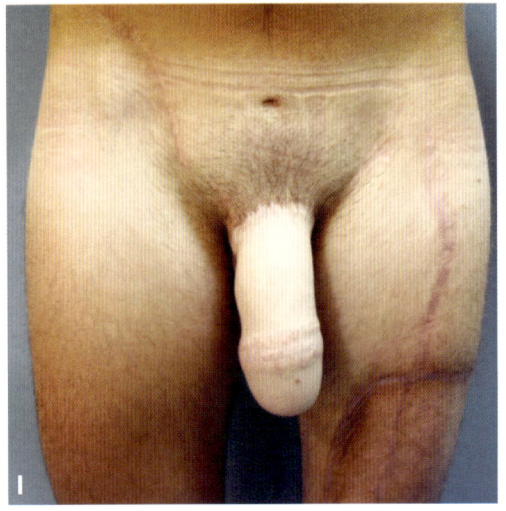

Fig. 9-2, cont. G, O retalho ALT é, eventualmente, tubularizado ao redor do SCIAP. A coronoplastia é encenada. **H,** A oclusão é obtida sem qualquer tensão. Se houver alguma dúvida, as suturas são liberadas, e um enxerto de pele deve ser usado para aliviar a tensão.
I, Os resultados são mostrados 1 ano após a cirurgia.

Considerações Finais e Perspectivas Futuras

A construção de um pênis estético e funcional é um desafio para cirurgiões reconstrutivos. Não há tecido doador com características semelhantes no corpo, e os requisitos cosmético e funcional são extremamente elevados. Uma uretra funcional é necessária para uma micção na posição ereta, o falo deve ser sensível para permitir a implantação segura de um dispositivo erétil e estimulação erógena e, finalmente, o paciente precisa de uma aparência estética aceitável.

A faloplastia RFF padrão parece ser a técnica que atende a maior parte desses objetivos. A insatisfação com a aparência do local doador no braço nos levou a buscar uma técnica alternativa que proporcione resultados comparáveis ao RFF e possivelmente evite a necessidade de microcirurgia para tornar essa técnica utilizável por não microcirurgiões. Esse último aspecto também deve ser considerado, pois o pedido de procedimentos de faloplastia cresce consistentemente e, no mundo todo, muitos centros estão começando a realizar as faloplastias.

O campo da faloplastia está em desenvolvimento contínuo, e a melhoria deve ser sempre requerida para oferecer a esses pacientes, que sofrem há muito tempo, um pênis tão próximo ao normal quanto possível.

Referências

1. Felici N, Felici A. A new phalloplasty technique: the free anterolateral thigh flap phalloplasty. J Plast Reconstr Aesth Surg 59:153, 2006.
2. Mutaf M, Isik D, Bulut O, et al. A true onestage nonmicrosurgical technique for total phallic reconstruction. Ann Plast Surg 57:100, 2006.
3. Lumen N, Monstrey S, Selvaggi G, et al. Phalloplasty: a valuable treatment for males with penile insuffici cy. Urology 71:272, 2008.
4. Lumen N, Monstrey S, Ceulemans P, et al. Reconstructive surgery for severe penile inadequacy: phalloplasty with a free radial forearm flap or a pedicled anterolateral thigh flap. Adv Urol 2008:704343, 2008.
5. Descamps MJ, Hayes PM, Hudson DA. Phalloplasty in complete aphallia: pedicled anterolateral thigh flap. Plast Reconstr Aesthet Surg 62:e51, 2009.
6. Lee GK, Lim AF, Bird ET. A novel single-flap technique for total penile reconstruction: the pedicled anterolateral thigh flap. Plast Reconstr Surg 124:163, 2009.
7. Rubino C, Figus A, Dessy LA, et al. Innervated island pedicled anterolateral thigh flap for neo-phallic reconstruction in female-tomale transsexuals. J Plast Reconstr Aesthet Surg 62:e45, 2009.
8. Rashid M, Aslam A, Malik S, et al. Clinical applications of the pedicled anterolateral thigh flap in penile reconstruction. J Plast Reconstr Aesthet Surg 64:1075, 2011.
9. Sinove Y, Kyriopoulos E, Ceulemans P, et al. Preoperative planning of a pedicled anterolateral thigh (ALT) flap for penile reconstruction with the multidetector CT scan. Handchir Mikrochir Plast Chir 45:217, 2013.
10. Liu CY, Wei ZR, Jiang H, et al. Preconstruction of the pars pendulans urethrae for phalloplasty with digestive mucosa using a prefabricated anterolateral thigh flap in a one-arm patient. Plast Reconstr Surg Glob Open 1:e53, 2013.
11. Holzbach T, Giunta RE, Machens HG, et al. [Phalloplasty with pedicled anterolateral thigh flap ("ALT-Flap")] Handchir Mikrochir Plast Chir 43:227, 2011.
12. Hasegawa K, Namba Y, Kimata Y. Phalloplasty with an innervated island pedicled anterolateral thigh flap in a female-to-male transsexual. Acta Med Okayama 67:325, 2013.
13. Morrison SD, Son J, Song J, et al. Modifi ation of the tube-in-tube pedicled anterolateral thigh flap for total phalloplasty: the mushroom flap. Ann Plast Surg 72(Suppl 1):S22, 2014.
14. Monstrey S, Hoebeke P, Selvaggi G, et al. Penile reconstruction: is the radial forearm flap really the standard technique? Plast Reconstr Surg 124:510, 2009.
15. Baumeister S, Sohn M, Domke C, et al. [Phalloplasty in female-to-male transsexuals: experience from 259 cases] Handchir Mikrochir Plast Chir 43:215, 2011.
16. Hoebeke P, de Cuypere G, Ceulemans P, et al. Obtaining rigidity in total phalloplasty: experience with 35 patients. J Urol 169:221, 2003.
17. Selvaggi G, Monstrey S, Hoebeke P, et al. Donor site morbidity of the radial forearm free flap after 125 phalloplasties in gender identity disorder. Plast Reconstr Surg 118:1171, 2007.
18. Sengezer M, Ozturk S, Deveci M, et al. Longterm follow-up of total penile reconstruction with sensate osteocutaneous free fibula flap in 18 biological male patients. Plast Reconstr Surg 114:439, 2004.
19. Hage JJ, Winters HA, Van Lieshout J. Fibula free flap phalloplasty: modifi ations and recommendations. Microsurgery 17:358, 1996.
20. Schaff J, Papadopulos NA. A new protocol for complete phalloplasty with free sensate and prelaminated osteofasciocutaneous flaps: experience in 37 patients. Microsurgery 29:413, 2009.
21. Sadove RC, Sengezer M, McRobert JW, et al. One-stage total penile reconstruction with a free sensate osteocutaneous fibula flap. Plast Reconstr Surg 92:1314, 1993.
22. Vesely J, Hyza P, Ranno R, et al. New technique of total phalloplasty with reinnervated latissimus dorsi myocutaneous free flap in female-to-male transsexuals. Ann Plast Surg 58:544, 2007.
23. Harashima T, Ionque T, Tanaka I, et al. Reconstruction of penis with free deltoid flap. Br J Plast Surg 43:217, 1990.
24. Lin CT, Chen LW. Using a free thoracodorsal artery perforator flap for phallic reconstruction— a report of surgical technique. J Plast Reconstr Aesthet Surg 62:402, 2009.
25. Hage JJ, Bouman FG, de Graaf FH, et al. Construction of the neophallus in female-tomale transsexuals: the Amsterdam experience. J Urol 149:1463, 1993.
26. Koshima I, Nanba Y, Nagai A, et al. Penile reconstruction with bilateral superfic al circumflex iliac artery perforator (SCIP) flaps. J Reconstr Microsurg 22:137, 2006.
27. Kolehmainen M, Suominen S. Functional phalloplasty? Pyrenean Lodge in Plastic Surgery, Kitzbühel, Austria, Jan 28, 2011.
28. Santanelli F, Scuderi N. Neophalloplasty in female-to-male transsexuals with the island tensor fasciae latae flap. Plast Reconstr Surg 105:1990, 2000.
29. Blondeel PN, Van Landuyt KH, Monstrey SJ, et al. The "Gent" consensus on perforator flap terminology: preliminary defin tions. Plast Reconstr Surg 111:1738; discussion 1384, 2003.
30. Toia F, D'Arpa S, Brenner E, et al. Segmental anatomy of the vastus lateralis: guidelines for muscle-sparing flap harvest. Plast Reconstr Surg 135:185e, 2015.

31. Cordova A, D'Arpa S, Di Lorenzo S, et al. Prophylactic chimera anterolateral thigh/vastus lateralis flap: preventing complications in high-risk head and neck reconstruction. J Oral Maxillofac Surg 72:1013, 2014.
32. Yu P. Inverse relationship of the anterolateral and anteromedial thigh flap perforator anatomy. J Reconstr Microsurg 30:463, 2014.
33. Contedini F, Negosanti L, Pinto V, et al. Tensor fascia latae perforator flap: an alternative reconstructive choice for anterolateral thigh flap when no sizable skin perforator is available. Indian J Plast Surg 46:55, 2013.
34. D'Arpa S, Claes KE, Stillaert F, et al. Vascularized nerve "graft": just a graft or a worthwhile procedure? Plast Aesthet Res 2:183, 2015.
35. Wei FC, Mardini S. Free-style free flaps. Plast Reconstr Surg 114:910, 2004.
36. Masia J, Navarro C, Clavero JA, et al. Noncontrast magnetic resonance imaging for preoperative perforator mapping. Clin Plast Surg 38:253, 2011.
37. Toia F, D'Arpa S, Massenti MF, et al. Perioperative antibiotic prophylaxis in plastic surgery: a prospective study of 1,100 adult patients. J Plast Reconstr Aesthet Surg 65:601, 2012.
38. Winters HA, Bouman MB, Boom F, et al. The peritoneal free flap: an anatomic study. Plast Reconstr Surg 100:1168, 1997.
39. Hage JJ, Winters HA, Kuiper IA. The superthin peritoneum free flap: not to be used for urethra reconstruction. Plast Reconstr Surg 100:1613, 1997.
40. Bluebond-Langner R, Redett RJ. Phalloplasty in complete aphallia and ambiguous genitalia. Semin Plast Surg 25:196, 2011.
41. Koshima I, Nanba Y, Nagai A, et al. Penile reconstruction with bilateral superfic al circumflex iliac artery perforator (SCIP) flaps. J Reconstr Microsurg 22:137, 2006.

COMENTÁRIO DO EXPERT

Faloplastia com Retalho Anterolateral da Coxa

Curtis Crane ▪ Klara Sputova

Uma variedade de retalhos está disponível para a cirurgia de reafirmação de gênero em pacientes transgênero do feminino para o masculino (FTM). Portanto, tanto as implicações psicológicas específicas quanto as demandas devem ser consideradas ao fazer uma escolha do local doador. Muitos pacientes que não são abertos quanto a serem transgêneros temem que a cicatriz do local doador do antebraço radial os "marque" como um receptor de faloplastia com retalho livre. Assim, alguns preferem uma faloplastia a partir da coxa anterolateral (ALT) comparando-se a do antebraço radial em decorrência de cicatriz menos óbvia na perna como local doador. Além disso, alguns pacientes podem escolher o retalho ALT porque eles preferem um comprimento de falo que não pode ser alcançado com o retalho do antebraço radial. Independentemente do motivo, em nossa prática, das 175 faloplastias, aproximadamente 30% dos pacientes escolheram como local doador a ALT.

Uma desvantagem do local doador ALT é a quantidade de tecido adiposo na coxa. Apesar de receberem testosterona, muitos pacientes ainda carregam um *habitus* corporal feminino e possuem mais gordura em suas coxas nas faces medial e lateral do que na região do tronco. Como resultado, o falo ALT tem uma circunferência substancial. Para incluir ramos do nervo cutâneo femoral lateral e identificar com precisão os perfurantes septais ou intramusculares do ramo descendente da artéria femoral circunflexa lateral, o plano de dissecção é tipicamente bem superficial à fascia do reto femoral e vasto lateral e inclui todo o tecido adiposo subcutâneo da coxa. Quando uma uretra está incluída no retalho, o tecido deve ser dobrado sobre si mesmo quatro vezes. Como resultado, pequenos aumentos na espessura do retalho exponencialmente aumenta a circunferência do falo.

A melhor maneira de estimar a circunferência do falo ALT é medir a espessura da beliscadura de pele dobrada da coxa. O teste de beliscadura envolve a parte inferior da perna do paciente estendida para flexionar os músculos do quadríceps, e o examinador belisca a pele e a gordura subcutânea sobre os músculos vasto lateral e reto femoral. É importante considerar não apenas a espessura da beliscadura, mas também a densidade adiposa. Alguns pacientes possuem tecido adiposo menos denso que é mais facilmente compressível, facilitando dobrar uma uretra dentro do falo em comparação a pacientes com gordura subcutânea densa e firme. O paciente ideal tem uma espessura de pegada de pele da coxa de menos de alguns centímetros com tecido adiposo compressível e muito macio.

No entanto, mesmo nessa situação ideal, o falo provavelmente terá uma circunferência maior que 6,5 polegadas. É possível diminuir o retalho medial e lateralmente, superficial à fascia Scarpa. Qualquer diminuição central na área do nervo cutâneo femoral lateral poderia prejudicar a sensibilidade do retalho ou danificar a artéria perfurante, causando assim necrose do retalho. Os pacientes que ainda desejam uma circunferência menor podem se submeter à lipoaspiração do falo, porém, não antes que 3 meses após a faloplastia. Às vezes, é necessário enxertar a base do falo com pele se a oclusão primária aumenta o risco de congestão venosa. Infelizmente, quando o enxerto de pele é necessário, existe uma taxa muito maior de formação de fístula.

Além disso, a remoção de pelo do retalho da ALT é necessária antes da cirurgia. Métodos permanentes de remoção de pelos como eletrólise e/ou terapia a *laser* são preferidos, visto que parte do local doador torna-se a uretra e deve ser iniciada no mínimo 6 meses antes da cirurgia. Entretanto, apesar da remoção de pelos pré-operatória, alguns homens podem solicitar uma remoção adicional após a cirurgia por motivos cosméticos. É muito difícil remover pelos a laser na uretra após a cirurgia.

Alguns centros defendem a utilização do retalho antebraquial radial livre para construir a uretra dentro do retalho ALT. A pele e o tecido adiposo do antebraço são muito mais finos que os da coxa. Contudo, os pacientes devem poder tolerar os 3 a 4 cm de enxerto de pele no antebraço ventral, uma vez que não achamos que o defeito possa ser ocluído primariamente. Outra opção é adiar a reconstrução uretral com uma uretroplastia de Johanson de dois estágios com mucosa bucal ou um enxerto de pele de espessura completa ou com afinamento do retalho aberto pelo menos 3 meses após a cirurgia.

Uma circunferência maior do falo ALT permite a colocação de ambos os cilindros, ou do implante inflável ou do implante peniano semirrígido. Não só a circunferência aceita ambos os cilindros como também o paciente achará que o implante é necessário para a rigidez, dado o maior teor de gordura do retalho. Os pacientes que escolhem a faloplastia ALT porque eles preferem um falo excepcionalmente longo devem ser aconselhados que o comprimento longo desejado pode exceder os tamanhos padrão do implante. Os cilindros devem ser colocados em dois planos separados de dissecação para limitar o contato dos cilindros, fricção e quebra prematura da prótese. A perfuração uretral é mais fácil de evitar que na faloplastia ALT em razão de circunferência maior.

Em nossa prática, observamos uma taxa de estenose uretral semelhante entre 10 e 12%, tanto em faloplastias com retalho antebraquial radial como faloplastias ALT. No entanto, a taxa de fístula uretral aproximadamente duplica para o ALT (20%) comparada ao retalho do antebraço radial (10%). O resultado de isquemia e de necrose gordurosa no retalho ALT é provável, com maior volume de tecido adiposo. Infecção, hematoma, necrose e perda parcial apresentam taxas similares entre as faloplastias com retalho antebraquial radial e ALT. Nesse ponto, não experimentamos perda total do retalho em ambas as técnicas.

Os seguintes são exemplos de pacientes transgênero FTM que escolheram a faloplastia ALT.

Este paciente FTM de 38 anos de idade (Fig. 9-3) sofreu uma histerectomia e mastectomia como um procedimento masculinizante de tórax, recebeu testosterona há vários anos e teve o apoio de sua equipe de saúde psicológica. Seu BMI tinha 26 anos, e seu teste de beliscadura revelou aproximadamente 2 cm de tecido superficial em seu vasto lateral. Uma vaginectomia foi realizada em um estágio juntamente à escrotoplastia, alongamento uretral, colocação de tubo suprapúbico e faloplastia ALT. O local doador foi coberto com um enxerto de pele de espessura dividida, e um curativo de ferida a vácuo foi aplicado. O paciente se recuperou sem incidentes e, a glande plastia e os implantes peniano e testicular serão agendados em 9 meses.

A Figura 9-4 mostra outro paciente 6 meses após a glande plastia.

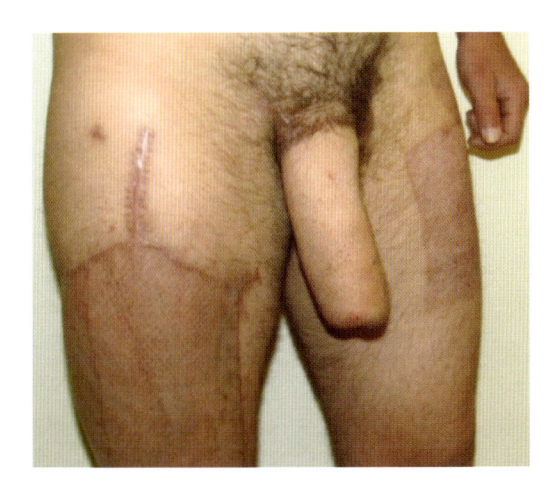

Fig. 9-3 Faloplastia ALT com reconstrução uretral em um estágio antes da glandeplastia.

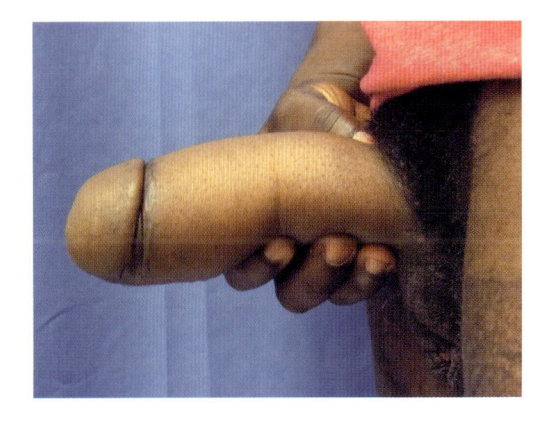

Fig. 9-4 Seis meses após a glandeplastia em paciente com faloplastia ALT.

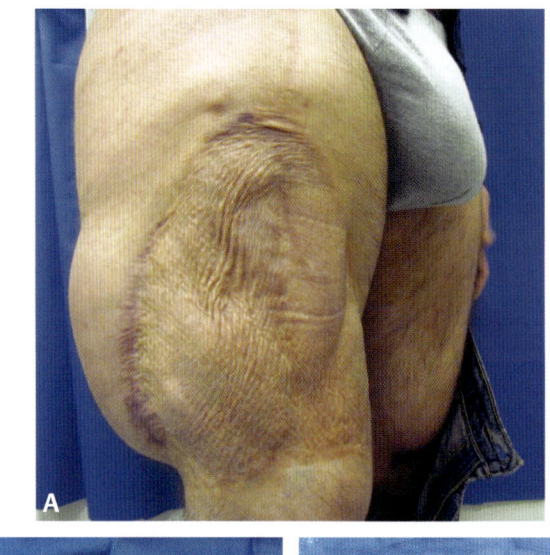

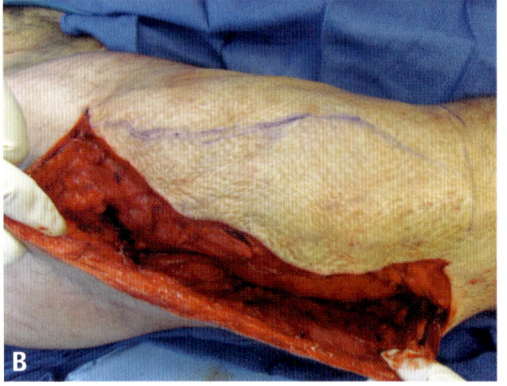

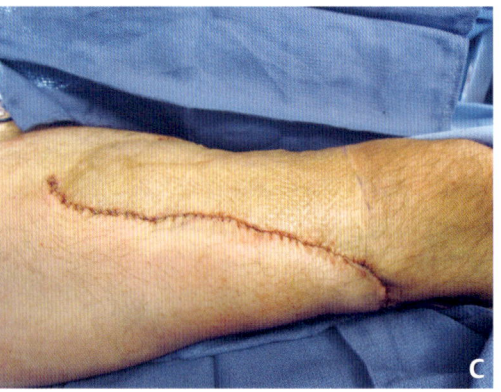

CAPÍTULO 9
Comentário do *Expert*: Faloplastia com Retalho Anterolateral da Coxa

Fig. 9-5 A, Local doador do retalho da ALT com o expansor de tecido implantado. **B,** Perioperatoriamente, excisão da cicatriz do enxerto de pele e avanço do tecido expandido. **C,** Pós-operatoriamente, excisão de 50% da cicatriz do enxerto de pele e avanço do tecido expandido.

Esse paciente FTM de 31 anos de idade (Fig. 9-5) foi submetido à faloplastia ALT direita. O paciente não ficou satisfeito com a aparência de seu local doador e estava usando calções acima dos joelhos conscientemente. Aproximadamente 3 anos após sua faloplastia ALT, ele desejava expansão de tecido e remoção de cicatriz de enxerto de pele o quanto possível. Seu seguro cobriu apenas um expansor tecidual de 800 cc, que foi colocado lateral à cicatriz do enxerto de pele. Intraoperatóriamente o expansor foi preenchido para 250 cc e nas próximas 9 semanas foi expandido para 850 cc de solução de salina normal. Como resultado, aproximadamente 50% de seu enxerto de pele foi removido, e sua pele foi avançada sobre o defeito. Ele, provavelmente, buscará uma expansão adicional em uma data posterior.

CAPÍTULO 10

Faloplastia: Retalho do Músculo Latíssimo do Dorso na Afirmação do Gênero Feminino para o Masculino

Miroslav L. Djordjevic
Sinisa Kojic ■ Borko Stojanovic

Pontos Principais

- O retalho miocutâneo livre do músculo latíssimo do dorso é uma alternativa confiável ao retalho radial do antebraço para neofaloplastia em pacientes transgênero do feminino para o masculino.
- Pode ser utilizada uma abordagem síncrona de duas equipes (a equipe um retira o retalho e a equipe dois, faz a dissecção da área receptora e dos vasos sanguíneos receptores para anastomose microvascular posterior).
- No mesmo estágio, é possível remover a vagina e reconstruir a estrutura do escroto com a inserção de implantes testiculares de silicone.
- Os pequenos lábios e a pele do clitóris, que não possuem pelos, são retirados com preservação da irrigação sanguínea para uso no alongamento uretral.
- O neofalo é colocado logo acima do topo dos grandes lábios, criando uma boa relação entre o falo e o escroto recém-criado.
- A uretra neofálica é reconstruída em etapas, com enxertos da mucosa bucal e de pele.

A reconstrução do neofalo é um dos elementos mais difíceis no tratamento cirúrgico de pacientes transexuais femininos. Embora exista uma variedade de técnicas cirúrgicas, seus resultados não são igualmente aceitos por todos os pacientes. Em geral, o paciente escolhe a técnica cirúrgica de sua preferência depois de ter sido completamente informado sobre todas as opções de tratamento, vantagens e possíveis complicações.[1]

Para pacientes que necessitam de um falo de tamanho adulto, o retalho miocutâneo livre do músculo latíssimo do dorso é uma boa opção para a reconstrução fálica. Vários retalhos (vaginais, labiais e clitorianos) e enxertos (mucosa bucal) são recomendados para o alongamento uretral, enquanto o implante de uma prótese peniana, no segundo estágio, possibilita a penetração e a atividade sexual. No entanto, a falta de sensibilidade erógena do neofalo permanece problemática.

Indicações e Contraindicações

A metoidioplastia é um procedimento cirúrgico tecnicamente exigente e desafiador, usado em pacientes transgênero do feminino para o masculino (FTM) que querem a cirurgia de reatribuição de gênero sem ter que passar por um procedimento complexo e de várias etapas para criar um falo de tamanho adulto. Esta técnica cria um neofalo a partir de um clitóris hormonalmente hipertrofiado em pacientes FTM que não desejam ter relações sexuais.[2,3] Nos pacientes que querem um falo maior, foram relatadas diversas técnicas cirúrgicas que utilizam tecidos vascularizados locais disponíveis ou transferência de tecidos microvasculares. Uma faloplastia ideal inclui um estágio cirúrgico, sensibilidade erógena e de proteção, boa aparência estética, um volume suficiente para colocação de uma prótese protegida, rigidez suficiente para possibilitar relações sexuais, desobstrução da neouretra e baixa morbidade no local doador.[4-10]

O retalho mais amplamente utilizado para neofaloplastia total é o retalho do antebraço radial.[8] No entanto, possui muitas desvantagens, como uma cicatriz feia no local doador, complicações uretrais frequentes e um pênis pequeno que não permite a inserção segura de uma prótese peniana na maioria dos pacientes. Essas foram as principais razões pelas quais desenvolvemos uma nova técnica com o retalho miocutâneo livre do músculo latíssimo do dorso, com base em experimentos favoráveis e experiência clínica.[11-13] O retalho possui uma anatomia confiável e adequada para atender às necessidades estéticas e funcionais da reconstrução fálica. Em razão de seu tamanho viável, facilidade de identificação, pedículo neurovascular longo e perda funcional mínima após a remoção, o retalho do músculo latíssimo do dorso tem sido utilizado para várias reconstruções.[14,15]

A principal vantagem desse retalho é sua grande área de superfície, permitindo excelente tamanho peniano (comprimento e circunferência), grande o suficiente para possibilitar uma uretroplastia e implante de prótese peniana. Além disso, o pênis pode ser construído de acordo com o tamanho desejado pelo paciente. A retração do neofalo parece menos provável com enxertos com base muscular do que com enxertos fasciocutâneos de antebraço, porque o músculo desnervado e bem vascularizado é menos propenso à contração do tecido conjuntivo. A função sexual deste neofalo permanece problemática, porque o retalho carece de sensibilidade orgásmica; está restrito à glande, com um feixe nervoso dorsal preservado incorporado à base do neofalo. Forte motivação e excelente cooperação do parceiro são essenciais para relações sexuais bem-sucedidas.[11,12]

Técnica Cirúrgica: Procedimento Principal

Nossa técnica atual inclui a remoção de genitália feminina interna, incluindo histerectomia, adnexectomia e vaginectomia, a criação de um neofalo a partir do retalho miocutâneo livre do músculo latíssimo do dorso, sua fixação na região púbica e a anastomose com os vasos sanguíneos da perna direita e reconstrução do escroto. O segundo e terceiro estágios da faloplastia (reconstrução uretral e implante de prótese peniana) são realizados vários meses após o primeiro estágio. Nossa faloplastia pode ser realizada como uma cirurgia separada após ou antes da metoidioplastia ou junto com a metoidioplastia como um procedimento em um estágio.

Avaliação Pré-Operatória

Os pacientes devem receber tratamento hormonal por, no mínimo, um ano antes da cirurgia. A região doadora deve ser tratada com massagem profissional, o que melhorará a elasticidade da pele e, consequentemente, o fechamento direto do local doador após a retirada do retalho. A massagem é realizada regularmente durante um mínimo de três meses antes da cirurgia. O local doador é definido como o lado não dominante da região do músculo latíssimo do dorso.

Anatomia Clitoriana

É importante compreender claramente a anatomia do clitóris para esta reconstrução cirúrgica. O clitóris é composto de corpos eréteis (pares de bulbos e de corpos, que são contínuos com a crura), glande do clitóris, feixe neurovascular, dorsalmente, e placa uretral larga, ventralmente. A glande é uma estrutura da linha média, densamente neural, não erétil que é a única manifestação externa do clitóris. A distribuição e o trajeto do feixe neurovascular do clitóris são semelhantes aos do pênis; a irrigação sanguínea do clitóris vem da artéria profunda e da artéria dorsal do clitóris que se ramifica a partir da artéria pudenda interna. A placa uretral larga, com tecido esponjoso bem desenvolvido, é aderente aos corpos corpóreos, formando uma ereção ventral. O clitóris tem os ligamentos fundiforme e suspensor, como na anatomia peniana. No entanto, os ligamentos do clitóris são mais desenvolvidos e ficam ocultos e curvos.[16,17]

Remoção dos Órgãos Reprodutores Femininos

A remoção dos órgãos reprodutores femininos (isto é, histerectomia e salpingo-oforectomia bilateral) pode ser realizada antes ou concomitante à faloplastia. A mucosa vaginal é completamente removida por colpoclise, com exceção da parte da parede vaginal anterior perto do orifício uretral nativo, que é usada para a reconstrução da uretra bulbar (Fig. 10-1).

Alongamento e Reposicionamento do Clitóris

O alongamento do clitóris começa com uma incisão circular abaixo da glande do clitóris na borda entre as camadas interna e externa do prepúcio do clitóris e continua em torno da placa uretral e do orifício uretral nativo. Após exposição total, os ligamentos fundiforme e suspensor do clitóris são separados do osso púbico para avançar o clitóris, mobilizando-o para permitir sua fixação em uma nova posição na base do neofalo.

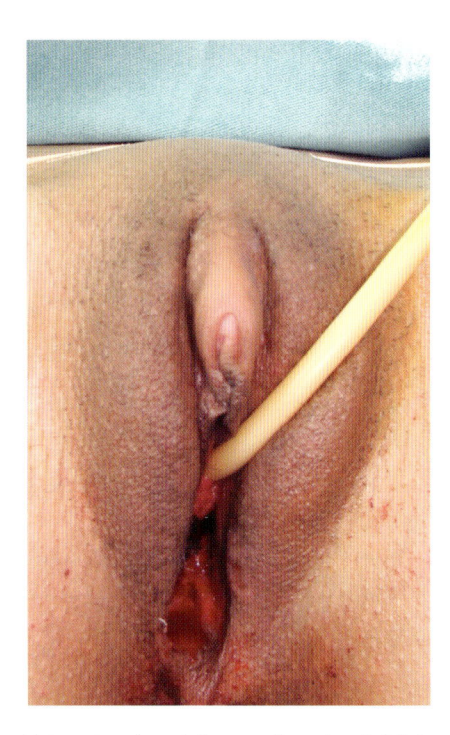

Fig. 10-1 Paciente FTM. Uma histerectomia, salpingo-ooforectomia bilateral e vaginectomia foram realizados por uma abordagem vaginal.

Alongamento Uretral

Nos pacientes FTM, o espaço entre a neouretra e o meato uretral feminino sempre excede 10 cm. A reconstrução da neouretra começa com a reconstrução de sua parte bulbar. Um retalho vaginal é removido da parede vaginal anterior, com sua base próxima ao meato uretral feminino.[18] Esse retalho é unido à parte restante da placa uretral dividida que forma a parte bulbar da neouretra. A reconstrução posterior da uretra inclui o uso de todos os tecidos vascularizados e sem pelos disponíveis para alongar a neouretra na extensão máxima, o que evita complicações pós-operatórias. Desta forma, a nova abertura uretral é colocada na primeira metade do neofalo, minimizando a necessidade de ureteroplastia mais longa do falo. Ambas as variedades de retalhos, clitoriano e labial, possuem tecido de suporte que previne a formação da fístula e produz resultados estéticos satisfatórios (Fig. 10-2).

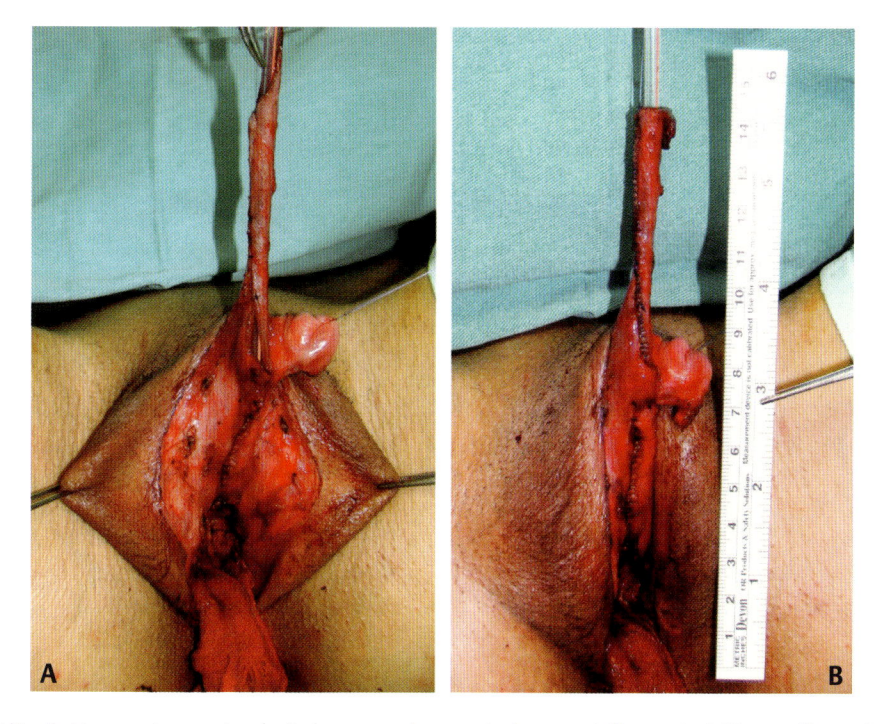

CAPÍTULO 10
Faloplastia: Retalho do Músculo Latíssimo do Dorso na Afirmação do Gênero Feminino para o Masculino

Fig. 10-2 A, Uma uretra proximal criada com a placa uretral e um retalho vaginal. Um retalho muito longo de pele dos pequenos lábios e da pele do clitóris é dissecado em um pedículo bem vascularizado. **B,** O retalho forma um tubo, permitindo aumento adicional no comprimento da uretra.

Reconstrução do Períneo e Criação do Escroto

O espaço vaginal é fechado e o períneo é confeccionado de modo a se assemelhar ao dos homens. Ambos os grandes lábios são unidos na linha média sobre a neouretra, criando um escroto composto por um saco. As próteses testiculares de silicone são inseridas nos grandes lábios, concluindo a escrotoplastia.

Desenho e Confecção do Retalho

O paciente é colocado na posição lateral (o tronco superior é colocado em posição lateral total de 90 graus e a pelve fica em um ângulo de 30 graus) para fornecer acesso à virilha. O retalho é marcado no local doador do músculo latíssimo do dorso; ele é composto por duas partes: uma peça retangular para o eixo neofálico e um componente circular para a reconstrução da glande (Fig. 10-3, *A*). A dissecção do retalho começa com uma incisão na margem anterior da pele até a fáscia profunda. O plano é desenvolvido entre os músculos latíssimo do dorso e serrátil anterior com dissecção aguda e roma. O retalho é dividido inferior e medialmente, cauterizando os grandes perfuradores posteriores dos vasos intercostais, e,

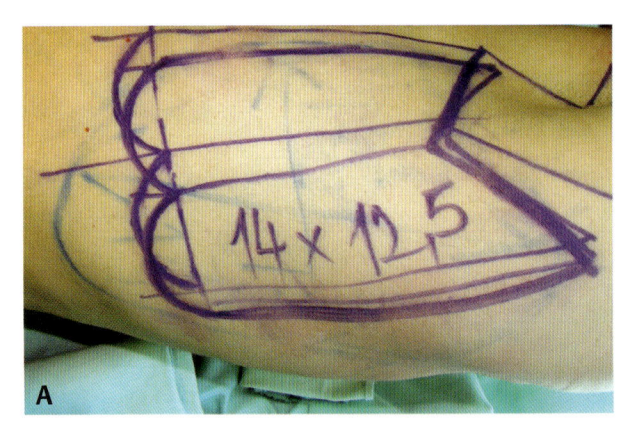

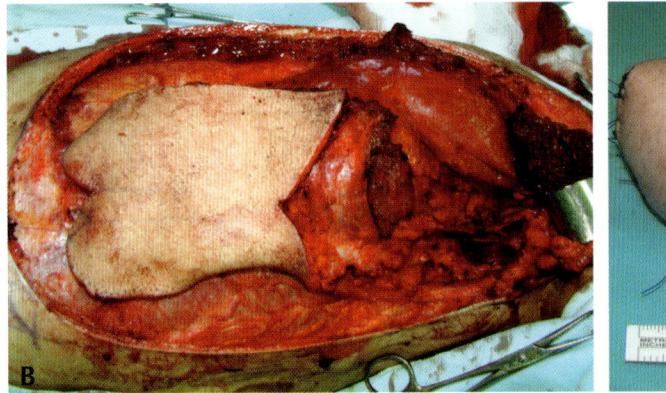

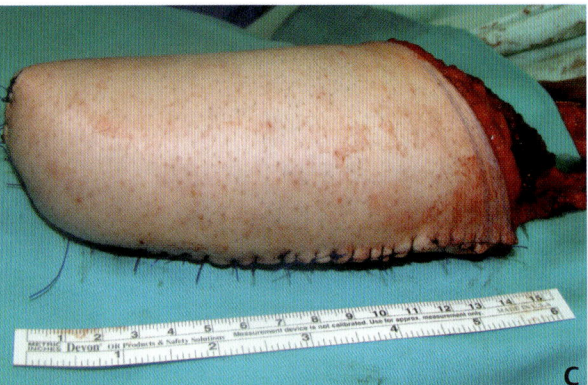

CAPÍTULO 10
Faloplastia: Retalho do Músculo Latíssimo do Dorso na Afirmação do Gênero Feminino para o Masculino

Fig. 10-3 A, Desenho do retalho miocutâneo do músculo latíssimo do dorso. **B,** O retalho é removido na artéria e veia toracodorsal. **C,** O retalho forma um tubo, criando o neofalo.

em seguida, é erguido para expor o pedículo neurovascular. O pedículo, que está cercado por tecido adiposo, é identificado e dissecado proximalmente até os vasos axilares. O nervo toracodorsal é identificado e isolado proximalmente por 3 a 4 cm, o que preserva sua vascularização. O retalho é elevado completamente, exceto pelo feixe neurovascular, que não é cortado até que os vasos e nervos receptores tenham sido preparados para a microanastomose (Fig. 10-3, *B*). O músculo latíssimo do dorso é fixado nas extremidades da pele em vários pontos para evitar a separação da camada durante a dissecção adicional. O retalho forma um tubo, criando o neofalo enquanto ainda perfunde seu pedículo vascular (Fig. 10-3, *C*). A parte terminal arredondada é girada para trás sobre o corpo distal e suturada para criar uma neoglande. Assim, um neofalo completamente construído é separado da região axilar após a grampeamento e divisão da artéria e veia subescapular e do nervo toracodorsal em suas origens para alcançar o comprimento máximo do pedículo.

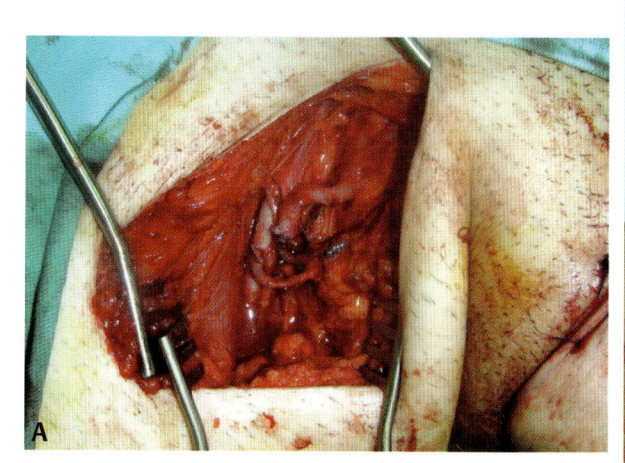

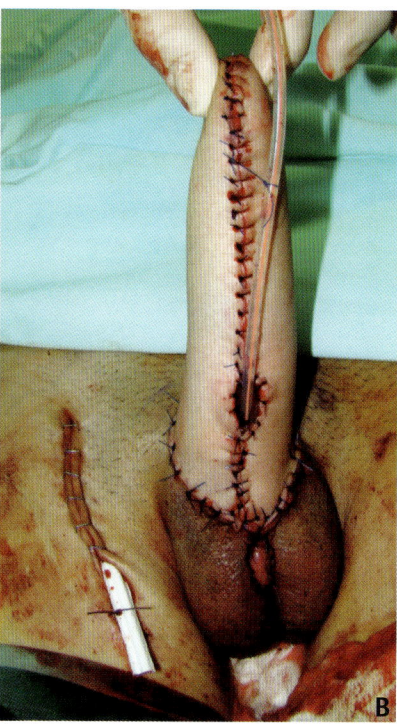

Fig. 10-4 A, Uma anastomose microvascular é realizada entre os vasos sanguíneos do neofalo e a área receptora. **B,** Aparência ao final da cirurgia. O neofalo é colocado na posição adequada. A abertura uretral é colocada na parte proximal do neofalo.

Local Receptor: Dissecção dos Vasos Sanguíneos

A dissecção da área receptora é realizada em conjunto com a dissecção da artéria femoral, da veia safena e do nervo ilioinguinal. É feita uma incisão em Y no monte pubiano e um grande túnel é criado entre as incisões para receber o pedículo. Depois que todas as estruturas neurovasculares são identificadas no local receptor, os vasos e o nervo toracodorsais são divididos, o neofalo é transferido para a região pélvica e uma anastomose vascular microcirúrgica é realizada imediatamente. A base neofálica é fixada na pele do local receptor. O local estabilizador da pele receptora é aproximado ainda mais e, depois, fechado (Fig. 10-4).

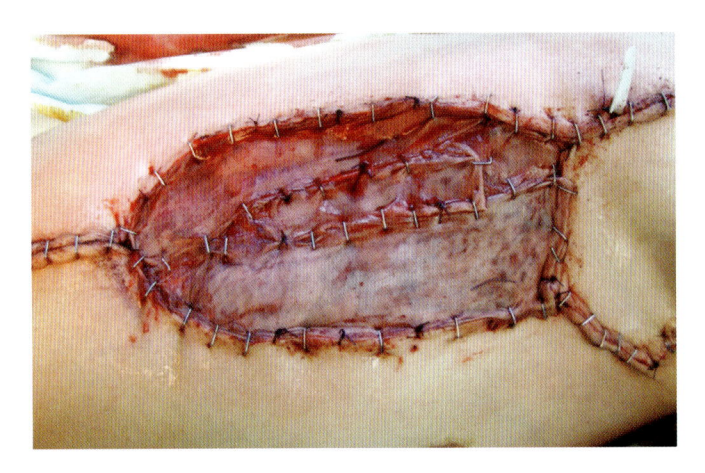

Fig. 10-5 O local doador é fechado por aproximação e recebe um enxerto de pele de espessura dividida.

Fechamento do Local Doador

O local doador é aproximado e fechado diretamente após desgaste adjacente das bordas da incisão, se possível. Caso contrário, se houver tensão significativa que possa comprometer a cicatrização e levar à necrose no local doador, é utilizado um enxerto de pele de espessura dividida (Fig. 10-5).

Técnica Cirúrgica: Procedimentos Adicionais

Prótese Peniana

Como a disfunção erétil ocorre após a faloplastia total pela falta de tecido erétil, a implantação da prótese peniana é uma opção viável. Seu uso tem sido frequentemente associado a complicações, às vezes em até 50% dos casos.[19] Dois tipos de prótese peniana, semirrígidas e infláveis, disponíveis em vários comprimentos e diâmetros, costumam ser usadas após faloplastia total (Capítulo 11). Apenas duas abordagens cirúrgicas, infrapúbica e/ou penoscrotal, são adequadas para implantar uma prótese peniana no neofalo. Uma incisão longitudinal ou transversal é feita abaixo do púbis, logo acima da base do neofalo. Dilatadores de Hegar são usados para criar o espaço para a inserção da prótese (Fig. 10-6, *A* e *B*). A prótese é coberta com enxertos vasculares imitando a túnica albugínea para evitar protrusão através da glande. A prótese também é fixada ao periósteo da ramificação púbica inferior (Fig. 10-6, *C* e *D*). As desvantagens da abordagem infrapúbica incluem possíveis danos ao feixe neurovascular do neofalo e exposição limitada para a inserção da prótese. Também é impossível transferir os tubos entre os cilindros e a bomba localizada no escroto. A bomba da prótese inflável é inserida no escroto com uma pequena incisão acima do escroto.

CAPÍTULO **10**

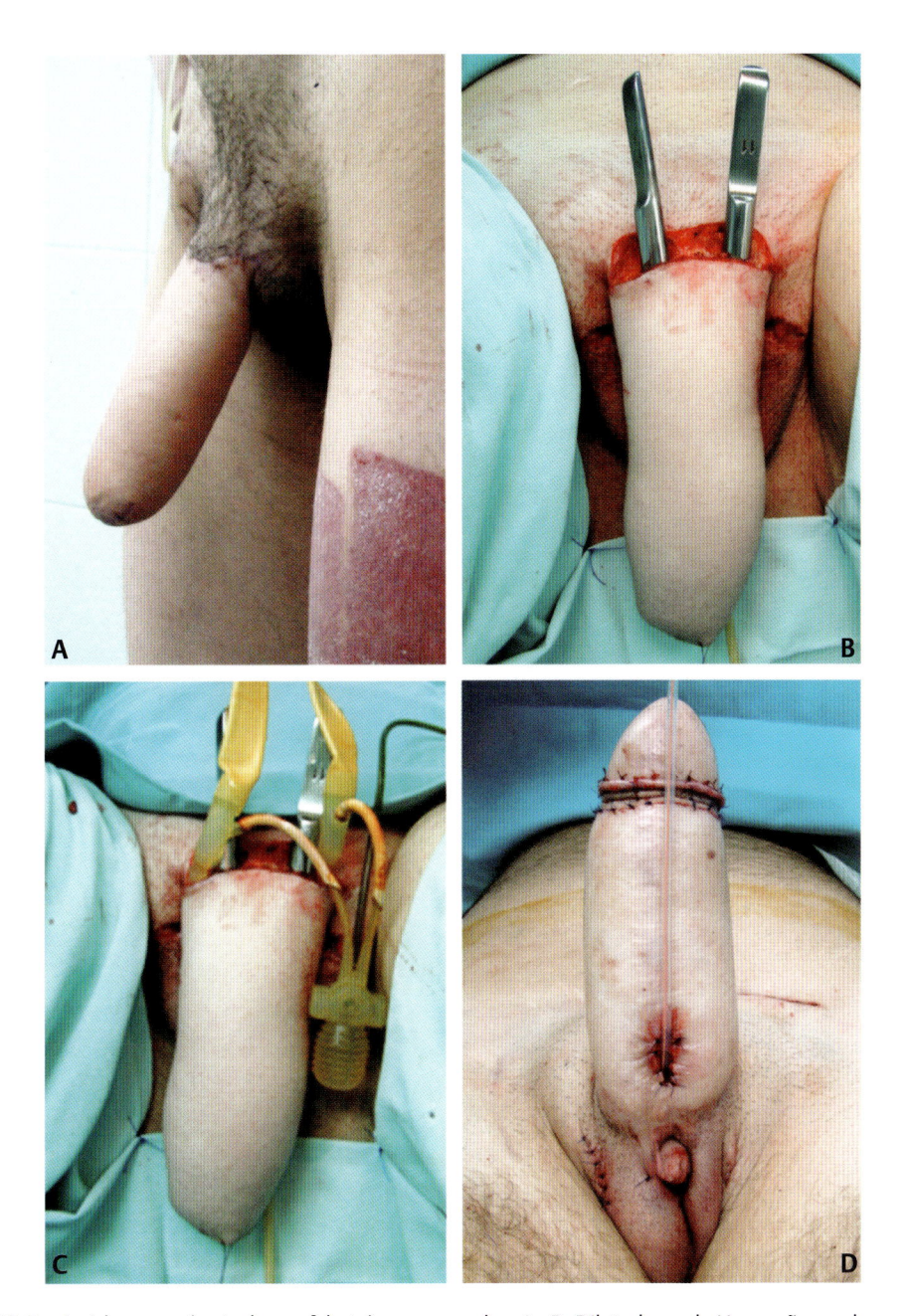

Faloplastia: Retalho do Músculo Latíssimo do Dorso na Afirmação do Gênero Feminino para o Masculino

Fig. 10-6 A, A boa aparência do neofalo três semanas depois. **B,** Dilatadores de Hegar são usados para criar o espaço para o implante da prótese peniana. **C,** Uma prótese peniana tricomponente inflável é inserida no neofalo. A bomba é inserida no lado esquerdo do escroto. **D,** Aparência após a cirurgia, incluindo plastia da glande.

163

Com a abordagem penoscrotal, uma incisão vertical ou transversal é feita ventralmente na junção penoscrotal. Inicialmente, havia preocupação de que esta abordagem pudesse estar associada a uma taxa de infecção maior que a abordagem infrapúbica. No entanto, demonstrou-se que esse não é o caso. As vantagens da abordagem penoscrotal incluem evitar lesão no suprimento vascular, melhor exposição para inserção da prótese, inserção da bomba sem incisão adicional e capacidade de ancoragem da prótese nos ossos púbicos. A fixação das bases cilíndricas no periósteo da ramificação púbica inferior estabiliza a prótese e desencoraja a protrusão do cilindro através da neoglande. Com a abordagem penoscrotal vertical, todas as camadas são abertas longitudinalmente, permitindo boa visualização de todas as estruturas, especialmente da uretra. A cicatriz produzida por esta incisão é pouco visível e fica escondida entre dois hemiescrotos.

Durante muito tempo, o conhecimento convencional determinou que se a cirurgia de revisão da prótese peniana fosse necessária, ela deveria ser realizada com a mesma abordagem utilizada para a inserção inicial. Quando um paciente apresenta-se para a explantação de uma prótese semirrígida, que foi implantada por abordagem infrapúbica, e implantação de uma prótese inflável tricomponente em seu lugar, passamos pela cicatriz infrapúbica e removemos os implantes maleáveis. A nova prótese é, então, implantada com a técnica descrita.

Reconstrução Uretral Neofálica em Etapas

A reconstrução uretral neofálica em etapas é a técnica mais promissora para a reconstrução da uretra neofálica, com base em um procedimento de duas etapas. Este princípio, introduzido por Johanson na década de 1950, ainda é usado hoje, direta ou indiretamente.[20] A primeira etapa inclui a criação de uma nova "placa uretral" com enxerto da mucosa bucal (Fig. 10-7). O uso de enxertos da mucosa bucal, descrito pela primeira vez há sete décadas, foi a marca registrada da reconstrução uretral. Esse enxerto é resistente, elástico, simples de coletar e fácil de manusear e não deixa nenhuma cicatriz notável no local doador. Também é uma opção atraente em pacientes cuja pele genital disponível é insuficiente, como após múltiplas tentativas falhas de reconstrução uretral. Com o princípio de Johanson, um enxerto da mucosa bucal apresenta a melhor opção na uretroplastia em etapas.[21]

Os princípios de remoção e transferência são os mesmos descritos anteriormente.[22] Enxertos da mucosa bucal (pares ou individuais, dependendo da largura e do comprimento necessários para a neouretra) são colocados no lado ventral do pênis. Quando os enxertos cicatrizados estão prontos para a fase final de tubularização e fechamento, o cirurgião deve fazer uma incisão no tecido subjacente que suportará a neouretra e evitará isquemia na linha de sutura neouretral. Uma segunda camada deve ser criada a partir dos tecidos circundantes para cobrir e apoiar a uretra recém-criada (Fig. 10-7, C e D). O segredo para um reparo bem-sucedido está em esperar tempo suficiente até que a pele esteja flexível. O erro clássico é realizar a segunda etapa cedo demais. A segunda etapa deve ser realizada quando a placa uretral amadureceu o suficiente para estar flexível e, assim, ser facilmente mobilizada para a tubularização. Se necessário, enxertos adicionais da mucosa bucal podem ser usados para o aumento da placa uretral e para facilitar a tubularização.

CAPÍTULO **10**

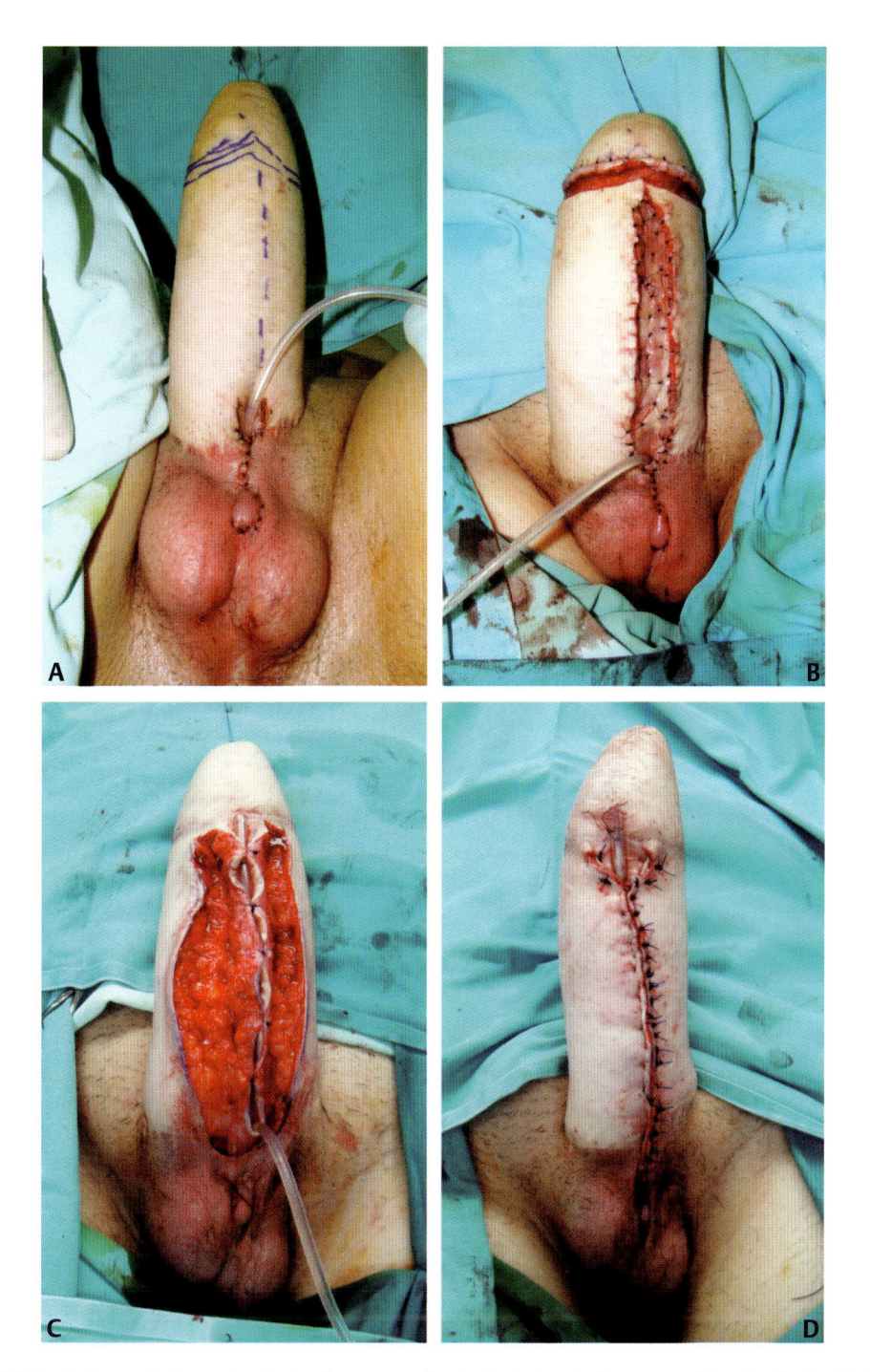

Faloplastia: Retalho do Músculo Latíssimo do Dorso na Afirmação do Gênero Feminino para o Masculino

Fig. 10-7 A, Segunda fase: glandeplastia e uretroplastia. **B,** A glande é reconstruída pela técnica Norfolk, que envolve o uso de um enxerto de pele de espessura total extraído a partir de uma área sem pelos. O enxerto da mucosa bucal é posicionado na metade distal do neofalo, formando a nova placa uretral. **C,** A placa uretral é dissecada da pele peniana e forma um tubo. **D,** Aparência final após reconstrução da uretra.

Cuidados Pós-Operatórios

Os antibióticos de amplo espectro são recomendados para prevenir infecção após qualquer etapa. Na primeira fase da faloplastia, são usados um curativo especial e uma fixação do neofalo em posição elevada, para evitar a torção do pedículo. Em seguida, é feita a reconstrução uretral com derivação urinária suprapúbica por um período de três semanas, permitindo a cicatrização satisfatória da neouretra. Deve-se tomar cuidado especial após a implantação da prótese peniana para evitar infecção e rejeição; antibióticos de amplo espectro (cefalosporinas, metronidazol) devem ser administrados durante sete dias e as relações sexuais ficam restritas por três meses.

Resultados

Material

Entre 2007 e 2014, em nosso centro, 112 foram submetidos pacientes transgênero à faloplastia microvascular do músculo latíssimo do dorso. Em 76 pacientes, a faloplastia foi realizada como procedimento primário, enquanto que em 27 pacientes, realizamos faloplastia após metoidioplastia prévia. Nove pacientes adicionais foram submetidos ao mesmo procedimento como uma cirurgia de reversão (Fig. 10-8).

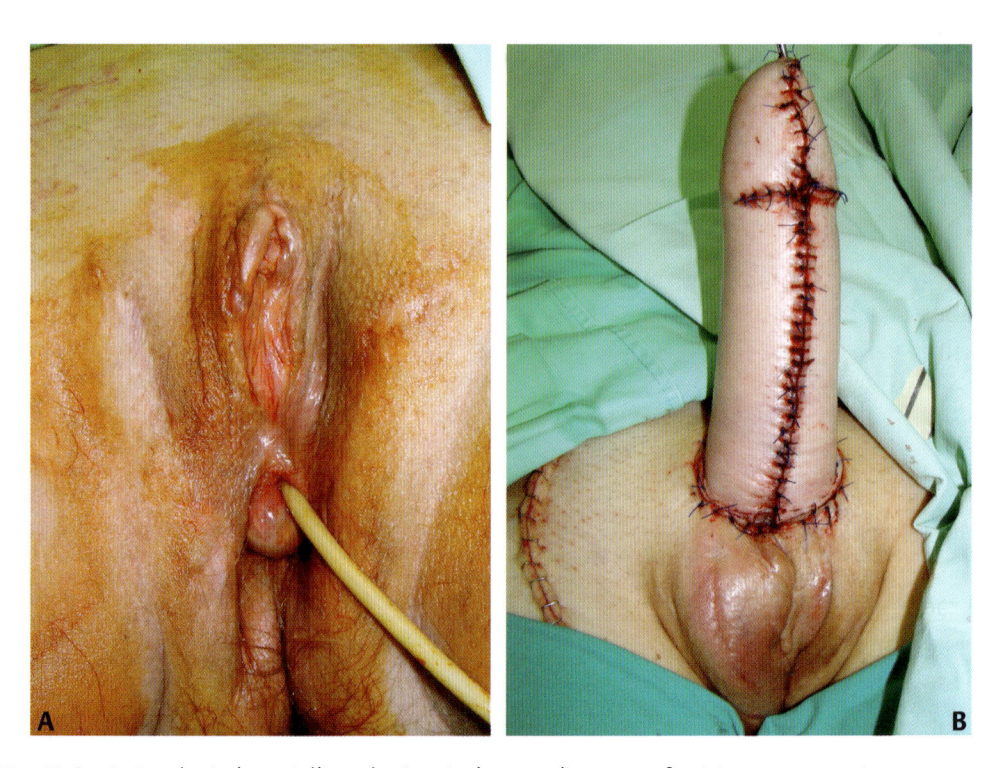

Fig. 10-8 A, Aparência da genitália após cirurgia do masculino para o feminino em um paciente arrependido. B, A cirurgia de reversão incluiu a remoção de todos os genitais femininos, escrotoplastia com implante de testículo e faloplastia com o músculo latíssimo do dorso.

Tamanho do Neofalo

O tamanho neofálico nesses pacientes foi de 15 cm (variando entre 12 a 21 cm) e com circunferência de 13 cm (variando entre 12 a 15 cm). Em seis pacientes, um enxerto de pele de espessura dividida foi utilizado para cobrir o lado ventral do neofalo.

Fechamento do Local Doador

O local doador foi fechado por aproximação direta em 87 pacientes, enquanto que um enxerto de pele de espessura dividida foi usado para cobrir o defeito nos 25 restantes. A aparência da cicatriz foi aceitável em quase todos os pacientes. Ninguém solicitou cirurgia adicional para corrigir cicatrizes do local doador.

Sensibilidade

Embora tenha sido realizada uma anastomose entre os nervos toracodorsal e ilioinguinal, como parte padrão da faloplastia, menos de 20% dos pacientes relataram sensação tátil do neofalo, confirmando uma das principais desvantagens desse procedimento. Essa questão permanece problemática devido à pouca sensibilidade do neofalo, com a maior parte da sensibilidade restrita ao clitóris (com sensibilidade preservada), incorporado à base do neofalo. Grande motivação e um bom relacionamento com o parceiro são cruciais para se alcançar uma vida sexual bem-sucedida.

Reconstrução Uretral

O comprimento total da uretra reconstruída na primeira fase foi medido durante a cirurgia e variou de 12,1 a 19,7 cm (mediana de 13,8 cm). Em 91 pacientes, a abertura da uretra estava localizada no terço distal do neofalo. Em sete pacientes, a abertura neouretral foi colocada na metade distal da neofalo. Nos 14 pacientes restantes, a uretra recém-criada foi aberta na base do neofalo, porque não havia pele genital vascularizada e sem pelos suficientes para maior alongamento. A reconstrução uretral neofálica por tubularização de enxerto da mucosa bucal em uma ou duas fases foi realizada em 82 pacientes.

Inserção de Prótese Peniana

Foram utilizados dois tipos de próteses penianas em 48 dos 112 pacientes. As próteses maleáveis foram implantadas em 29 pacientes, e as próteses infláveis tricomponente foram utilizadas nos 19 restantes. Outros pacientes demonstraram interesse por implantes penianos, mas o custo era um fator limitante para eles.

Avaliação do Paciente

Todos os pacientes foram avaliados por um psicólogo ou psiquiatra e relataram estar muito satisfeitos com a cirurgia (Fig. 10-6 e 10-7). De acordo com os autorrelatos dos pacientes, a maioria ficou satisfeita com a aparência estética de seus órgãos genitais (97 estavam "totalmente satisfeitos" e 15 ficaram "um pouco satisfeitos"). No entanto, sensação erógena baseada na estimulação do clitóris foi relatada em todos os 112 pacientes. Nenhum dos pacientes relatou problemas ou dificuldades de excitação sexual, masturbação ou orgasmos.

Em todos os pacientes que colocaram implantes penianos, a relação sexual com penetração total dos parceiros foi completamente adequada. Em última análise, 9 pacientes solicitaram cirurgia de reversão (Fig. 10-8).

A preferência por uma técnica cirúrgica específica depende, principalmente, dos desejos e expectativas do paciente. No entanto, é dever do cirurgião informar aos pacientes sobre todas as vantagens e desvantagens associadas, bem como quaisquer complicações pós-operatórias e sua potencial segurança. O cirurgião pode até precisar convencer o paciente a mudar de ideia sobre uma técnica cirúrgica desejada, se houver contraindicações.

Complicações

As complicações que podem ocorrer após este tipo de cirurgia de reatribuição de sexo podem ser classificadas como menores (aquelas que podem ser gerenciadas de forma não cirúrgica) e maiores (as que exigem cirurgia adicional) (Quadro 10-1).

Os hematomas podem ser evitados por hemostasia meticulosa durante a cirurgia e, posteriormente, pela aplicação de uma bandagem autoadesiva. Na maioria dos pacientes, os hematomas pós-operatórios desaparecem sozinhos e raramente é necessária exploração cirúrgica. Necrose parcial da pele, que pode ocorrer mesmo após manipulação cuidadosa, costuma curar espontaneamente apenas com tratamento com pomada fibrinolítica. A drenagem suprapúbica prolongada impede a retenção urinária.

Complicações pós-operatórias relacionadas com a uretroplastia incluem desvio e respingos durante a micção, que desaparecem nos primeiros três meses após a cirurgia. Fístulas

Quadro 10-1 Complicações após Faloplastia Total

Menores	Maiores
Hematoma	Hematoma
Infecção da incisão	Deiscência da incisão
Necrose parcial da pele	Necrose parcial do retalho
Retenção urinária	Necrose total do retalho
Infecção do trato urinário	Fístula uretral
Desvio da urina	Estreitamento uretral
Pingos de urina	Perda e deslocamento do implante testicular
Fístula	Infecção da prótese peniana
Estreitamento	Rejeição da prótese peniana

e estreitamento uretrais são o principal problema após faloplastia total. As razões podem ser suprimento vascular insuficiente dos retalhos locais e largura inadequada da neouretra, causando aumento da pressão na parte bulbar da uretra e nos locais anastomóticos, infecção ou pressão externa na neouretra gerada pelas próteses testiculares. O desenvolvimento de fístulas pode ser evitado cobrindo a anastomose com uma camada adicional de tecido subcutâneo. Em alguns pacientes com fístula uretral, o vazamento desaparece espontaneamente, sem a necessidade de reparação cirúrgica. A maioria dos estreitamentos uretrais temporários pode ser gerenciada por dilatação periódica durante um período de três meses.

As grandes complicações pós-operatórias incluem aquelas que requerem revisão secundária. As fístulas uretrais que requerem intervenção cirúrgica são reparadas por uma excisão simples da fístula e cobertura com retalhos vascularizados locais disponíveis. Estreitamento uretral deve ser confirmado por um cistouretrograma miccional, fluxo de urina fraco e retenção urinária. A maioria dos estreitamentos está localizada no local anastomótico entre a uretra nativa e a neouretra. A reparação do estreitamento pode incluir uretroplastia com enxerto de mucosa anastomótica ou bucal. Os estreitamentos localizados na uretra neofálica também podem ser reparados por uretroplastia com enxerto da mucoso bucal. Não houve complicações relacionadas com o local de retirada da mucosa bucal, necrose do retalho ou infecções pós-operatórias.

A perda de um implante testicular pode estar relacionada com a deiscência da incisão, com a infecção da incisão ou com infecção da cápsula testicular resultante do vazamento de urina. Os implantes testiculares podem ser deslocados para cima ou para baixo. A reparação cirúrgica consiste sempre no reposicionamento do implante e na sua fixação no lugar apropriado e na criação de novas cápsulas.

Protrusão da prótese peniana pode ocorrer como resultado de deiscência das incisões, infecção ou rejeição de prótese a partir de uma reação alérgica. A reparação cirúrgica consiste no reposicionamento da prótese, às vezes necessitando que seja removida e implantada em outra etapa. Se for necessária cirurgia de revisão da prótese peniana, ela deve ser realizada com a mesma abordagem que foi usada para o implante inicial.

Conclusão

Como um procedimento cirúrgico de várias fases em pacientes FTM, a faloplastia representa desafios consideráveis. Seu objetivo é criar genitais masculinos com aparência adulta que permitam micção na posição de pé, tenham uma aparência estética satisfatória e proporcionem boa função sexual. A faloplastia com retalho miocutâneo do músculo latíssimo do dorso é uma escolha aceitável para pacientes transexuais e proporciona um pênis de excelente tamanho, permitindo a reconstrução uretral e implantação de prótese peniana. Embora a faloplastia de retalho radial do antebraço seja amplamente aceita, são necessários novos aprimoramentos e melhorias de todas as técnicas para atender a pedidos específicos dos pacientes relacionados aos resultados estéticos e funcionais da neofaloplastia.[23]

Agradecimentos

Este capítulo foi apoiado pelo Ministro da Ciência, Sérvia, Projeto número 175048.

Referências

1. Monstrey S, Hoebeke P, Dhont M, et al. Radial forearm phalloplasty: a review of 81 cases. Eur J Plast Surg 28:206, 2005.
2. Perovic SV, Djordjevic ML. Metoidioplasty: a variant of phalloplasty in female transsexuals. BJU Int 92:981, 2003.
3. Djordjevic ML, Stanojevic D, Bizic M, et al. Metoidioplasty as a single stage sex reassignment surgery in female transsexuals: Belgrade experience. J Sex Med 6:1306, 2009.
4. Hage JJ, Bloem JJ, Suliman HM. Review of the literature on techniques for phalloplasty with emphasis on the applicability in female-to-male transsexuals. J Urol 150:1093, 1993.
5. Fang RH, Kao YS, Ma S, et al. Phalloplasty in female-to-male transsexuals using free radial osteocutaneous flap: a series of 22 cases. Br J Plast Surg 52:217, 1999.
6. Lumen N, Monstrey S, Selvaggi G, et al. Phalloplasty: a valuable treatment for males with penile insufficiency. Urology 71:272, 2008.
7. De Castro R, Merlini E, Rigamonti W, et al. Phalloplasty and urethroplasty in children with penile agenesis: preliminary report. J Urol 177:1112, 2007.
8. Chang TS, Hwang WY. Forearm flap in one-stage reconstruction of the penis. Plast Reconstr Surg 74:251, 1984.
9. Bettocchi C, Ralph DJ, Pryor JP. Pedicled pubic phalloplasty in females with gender dysphoria. BJU Int 95:120, 2005.
10. Perović S. Phalloplasty in children and adolescents using the extended pedicle island groin flap. J Urol 154:848, 1995.
11. Djordjevic ML, Bumbasirevic MZ, Vukovic PM, et al. Musculocutaneous latissimus dorsi free transfer flap for total phalloplasty in children. J Pediatr Urol 2:333, 2006.
12. Perovic SV, Djinovic R, Bumbasirevic M, et al. Total phalloplasty using a musculocutaneous latissimus dorsi flap. BJU Int 100:899, 2007.
13. Ninkovic M, Stenzl A, Schwabegger A, et al. Free neurovascular transfer of latissimus dorsi muscle for the treatment of bladder acontractility: II. Clinical results. J Urol 169:1379, 2003.
14. Baudet J, Guimberteau JC, Nascimento E. Successful clinical transfer of two free thoraco-dorsal axillary flaps. Plast Reconstr Surg 58:680, 1976.
15. Lassen M, Krag C, Nielsen I. The latissimus dorsi flap. An overview. Scand J Plast Reconstr Surg 19:41, 1985.
16. Vukadinovic V, Stojanovic B, Majstorovic M, et al. The role of clitoral anatomy in female to male sex reassignment surgery. ScientificWorld Journal 2014:437378, 2014.
17. Stojanovic B, Djordjevic M. Anatomy of the clitoris and its impact on neophalloplasty (metoidioplasty) in female transgenders. Clin Anat 28:368, 2015.
18. Djordjevic ML, Bizic M, Stanojevic D, et al. Urethral lengthening in metoidioplasty (female-to-male sex reassignment surgery) by combined buccal mucosa graft and labia minora flap. Urology 74:349, 2009.
19. Jordan GH, Alter GJ, Gilbert DA, et al. Penile prosthesis implantation in total phalloplasty. J Urol 152:410, 1994.
20. Johanson B. Reconstruction of the male urethra in strictures. Application of the buried intact epithelium tube. Acta Chir Scand 176:1, 1953.
21. Barbagli G, Palminteri E, De Stefani S, et al. Penile urethroplasty. Techniques and outcomes using buccal mucosa grafts. Contemp Urol 18:25, 2006.
22. Markiewicz MR, Margarone JE, Barbagli G, et al. Oral mucosa harvest: and overview of anatomic and biologic considerations. EAU-EBU Update Series 5:179, 2007.
23. Leriche A, Timsit MO, Morel-Journel N, et al. Long-term outcome of forearm free-flap phalloplasty in the treatment of transsexualism. BJU Int 101:1297, 2008.

CAPÍTULO 11

Implantes Testiculares e Eréteis em Transexual Masculino após Faloplastia

Piet Hoebeke ▪ Nicolaas Lumen

Pontos Principais

- Os implantes testiculares e eréteis concluem a reconstrução no transexual masculino após a faloplastia.
- Recomenda-se um intervalo de 12 meses entre a faloplastia e os implantes.
- O implante ideal de faloplastia ainda não está disponível, e os implantes disponíveis para homens biológicos ainda são usados hoje.
- Os implantes eréteis têm alta taxa de complicação em razão da durabilidade limitada do implante e da alta frequência de uso.
- Implantes em transexuais masculinos devem ser realizados em centros de grande volume.

Após faloplastia e escrotoplastia, o neofalo está flácido e o escroto está vazio.[1,2] Para fazer com que os genitais recém-construídos tenham aparência e funcionamento mais natural possível, são necessários implantes escrotais e penianos.[3] Na maioria das vezes, esses procedimentos de implantes são o último estágio da reconstrução, preferencialmente realizado um ano após a faloplastia. Nessa época, a maioria das complicações uretrais terá sido resolvida, a sensibilidade estará presente e a integração vascular do falo será máxima, diminuindo o risco de complicações vasculares durante a implantação.

Implantes Testiculares

Os implantes testiculares utilizados após a faloplastia não diferem daqueles usados em homens biológicos. Na maioria das vezes são utilizados implantes cheios de gel de silicone; eles estão prontamente disponíveis nos tamanhos pequeno, médio e grande. O tamanho utilizado depende do espaço disponível no neofalo. Se um dispositivo erétil inflável for escolhido, deve haver espaço extra para acomodar a bomba do dispositivo. Na maioria dos casos, a bomba é grande o suficiente para preencher metade do escroto. Como consequência, a maioria dos pacientes que escolhe um dispositivo erétil inflável precisará apenas de uma prótese testicular.

Com dispositivos eréteis semirrígidos, duas próteses testiculares serão implantadas, uma ao longo da incisão utilizada para o implante erétil e outra na incisão inguinal contralateral. Recomenda-se uma incisão inguinal para colocar a prótese testicular, porque o escroto costuma ter muitas cicatrizes da reconstrução. Reabrir uma área cicatrizada aumenta o risco de infecção da incisão cirúrgica e de atraso ou comprometimento na cicatrização da incisão em geral. Isso, por sua vez, aumenta o risco de infecção e/ou perfuração da prótese.

O espaço para a prótese é desenvolvido sem corte, começando na incisão inguinal. Os implantes testiculares podem se deslocar de sua posição original, especialmente se um tamanho muito grande for escolhido para a área. A formação e a retração da cápsula são raras, mas pode acontecer. Os relatórios publicados sobre os resultados clínicos da cirurgia de implante testicular em transexuais masculinos são escassos. Alguns cirurgiões plásticos tendem a usar expansores de tecido nos grandes lábios para criar espaço para os implantes.[4] Na técnica de escrotoplastia descrita por Selvaggi et al.,[1] o cirurgião que realiza a reconstrução escrotal tenta trazer o escroto na frente das pernas (isto é, na posição "natural"). Quando os lábios são preservados em sua posição anatômica e apenas fechados na linha média, o paciente terá problemas com os implantes testiculares ao sentar-se e a chance de deslocamento dos implantes aumentará.

Implantes Eréteis

A rigidez do neofalo é necessária para as relações sexuais. No entanto, obter rigidez após faloplastia continua sendo um desafio real e muitas complicações são relatadas.[2,5,6]

Existem diferentes possibilidades para se obter rigidez. Quando o falo é construído pelo uso de um retalho da fíbula ou um retalho radial do antebraço, teoricamente, parte da fíbula ou do rádio poderia ser transplantado com o retalho, permitindo, assim, a rigidez. Infelizmente, a quantidade limitada de osso que pode ser retirado do rádio distal ou da fíbula nunca pode funcionar como um dispositivo de rigidez real, e o risco de complicações no local doador está substancialmente aumentado.[7-9] Além disso, os enxertos de osso ou de cartilagem podem absorver ou formar uma deformidade pontiaguda na parte distal do pê-

CAPÍTULO 11

Implantes Testiculares e Eréteis em Transexual Masculino após Faloplastia

Fig. 11-1 Um homem transgênero de 53 anos de idade após falha de retalho abdominal em tubo e faloplastia com retalho livre do antebraço sem alongamento uretral, 8 meses antes. (Cortesia de Christopher J. Salgado, MD.)

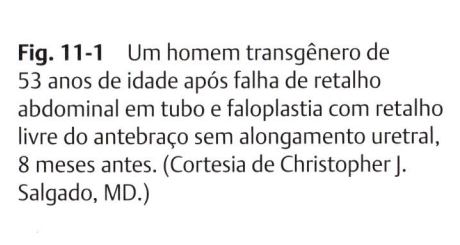

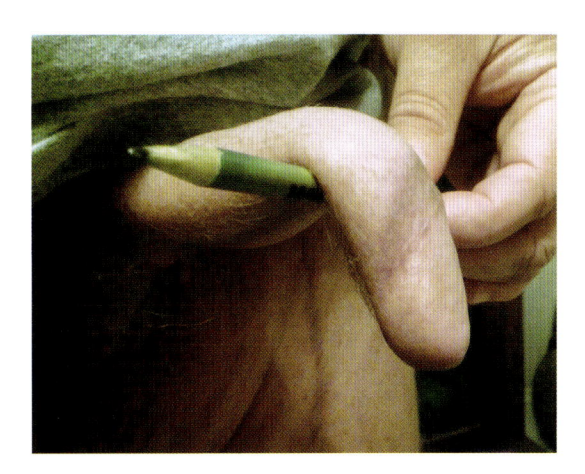

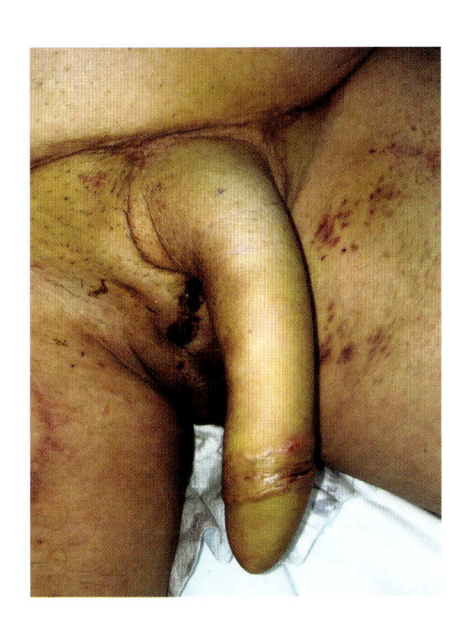

Fig. 11-2 Um homem de 53 anos de idade uma semana após prótese peniana rígida de duplo bastão em faloplastia com retalho livre do antebraço. Este paciente apresentava sensação tátil três quartos abaixo do eixo do pênis. (Cortesia de Christopher J. Salgado, MD.)

nis, onde a pele extra pode deslizar ao redor do osso. Além disso, um falo com uma ereção permanente pode ser um constrangimento que não é facilmente escondido.

Implantes eréteis comercializáveis têm a vantagem de estarem prontamente disponíveis em vários formatos, comprimentos e tamanhos, e sua utilização em homens biológicos tem sido bem-sucedida em termos de tempo de sobrevivência do implante e a qualidade de vida do paciente após a implantação (Figs. 11-1 e 11-2).

Uma das principais complicações ao implantar um dispositivo erétil é a infecção. Com uma prótese impregnada de antibióticos, as taxas de infecção em grandes grupos de homens biológicos foram reduzidas para aproximadamente 1%.[10] No entanto, há uma diferença importante quando se compara o implante em homens biológicos com o implante em um homem com neofalo. Em homens biológicos, a prótese é implantada nos corpos corpóreos, que serve de proteção extra contra protrusão e onde algum fluxo sanguíneo está preservado, aumentando o efeito dos antibióticos locais. Em transexuais masculinos, a prótese é implantada em tecido adiposo com baixa irrigação sanguínea e sem a proteção dos corpos corpóreos. Garaffa *et al.*[11] descreveram maneiras de superar a falta de corpos corpóreos, inserindo os dispositivos cobertos por Gore-Tex ou Dacron. Essas coberturas também são usadas para ancorar a prótese no osso púbico.[11]

Outras opções para rigidez são o uso de dispositivos externos, como preservativos de silicone, que podem ser usados sobre o falo. No entanto, não foi publicado nenhum estudo sobre o uso desses dispositivos.

Em nosso centro, temos muita experiência com dispositivos eréteis. Nossas estratégias mudaram ao longo do tempo com base na experiência.

Em geral, descobrimos que os dispositivos infláveis têm um tempo de sobrevivência limitado. Existem muitas razões pelas quais eles tendem a falhar mais em comparação com as séries que foram publicadas em homens biológicos. Os homens biológicos recebem o implante para tratar disfunção erétil. Esses pacientes costumam ser mais velhos e têm uma libido menor e, portanto, têm baixa frequência de uso de seu implante. Transexuais masculinos são mais jovens, recebem terapia de testosterona e, geralmente, têm alta libido, portanto, costumam usar a prótese com mais frequência e por mais tempo. Além da frequência de uso, há também o espaço ilimitado para expansão da prótese, porque não está contida nos corpos corporais.

Inicialmente foi utilizada uma prótese hidráulica de uma parte (Dynaflex, American Medical Systems [AMS], Minnetonka, MN), totalmente coberta com Dacron, geralmente em combinação com duas próteses testiculares. Naquela série, tivemos uma grande quantidade de vazamento em razão da fricção do silicone contra o Dacron, causando desgaste da bainha de silicone do cilindro e vazamento subsequente.[3] Depois que este implante se tornou indisponível, mudamos para a prótese AMS CX de três partes. Nesse dispositivo, a bomba substituiu uma prótese testicular. Bons resultados foram inicialmente relatados com esta prótese; no entanto, encontramos um aumento na falha técnica por vazamento, provavelmente por não haver limite para a quantidade de fluido que poderia ser bombeada para dentro dos cilindros. Em um sistema de três partes, há um reservatório contendo 65 mL de solução salina. Assim, trocamos para o dispositivo de duas partes (Ambicor, AMS), um sistema que limita a quantidade de fluido disponível, porque o reservatório está integrado na base do cilindro e, portanto, contém menos solução salina. Com esse sistema de duas partes, os resultados iniciais foram bons, mas com acompanhamento prolongado, observaram-se problemas de vazamento, malposição e falta de rigidez. Em razão da ausência de túnica albugínea no neofalo, não há limite para a expansão do dispositivo erétil, de modo que os pacientes tendem a bombear excessivamente a prótese e, ao longo do tempo, a quantidade limitada de solução salina é insuficiente para endurecer o cilindro. No primeiro estudo de acompanhamento a longo prazo, reintervenção foi observada em cerca de um em cada quatro pacientes. No entanto, mais de 80% dos pacientes tiveram relações sexuais normais com penetração.[3]

Em um estudo observacional sobre a qualidade da vida sexual dos pacientes, aqueles com próteses eréteis alcançaram suas expectativas sexuais em comparação com aqueles sem prótese, embora o grupo com próteses tenha relatado, mais frequentemente, dor durante a relação sexual.[12]

Em 2010, relatamos um acompanhamento mais longo dos implantes eréteis; foram avaliados 129 transexuais masculinos que receberam implantes entre março de 1996 e outubro de 2007.[2] O acompanhamento médio foi de 30,2 meses (intervalo de 0 a 132 meses). Uma prótese Dynaflex foi inicialmente implantada em nove pacientes, um dispositivo hidráulico de três partes (AMS CX ou AMS CXM), em 50 pacientes, e um CX InhibiZone (AMS, Boston Scientific, Marlborough, MA), Ambicor (AMS) e Coloplast/Mentor prothesis (Coloplast, Minneapolis, MN), em 17, 47 e 6 pacientes, respectivamente. Dos 129 pacientes, 76 (58,9%) ainda tinham seu implante original no lugar. Cinquenta e três pacientes (41,1%)

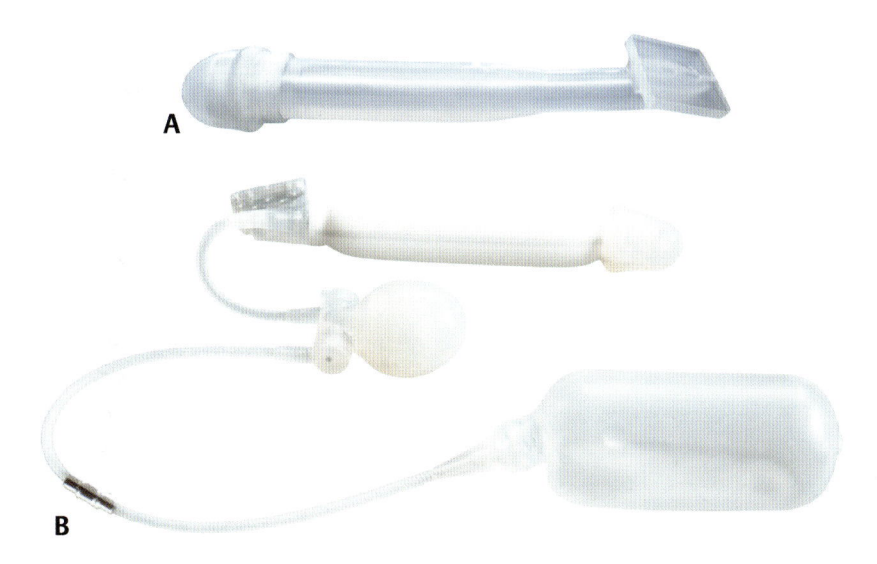

Fig. 11-3 Implantes recentemente desenvolvidos para pacientes submetidos à faloplastia. **A,** Dispositivo semirrígido. **B,** Dispositivo inflável. (Cortesia dos implantes cirúrgicos Zephyr, Genebra, Suíça.)

necessitaram de remoção ou revisão da prótese por causa de infecção, erosão, disfunção ou vazamento. Quarenta e um pacientes foram submetidos a uma substituição da prótese, 9 precisaram de uma segunda revisão, 5 precisaram de uma terceira revisão e 1 paciente precisou de uma quarta revisão da prótese. A malposição da prótese foi corrigida pelo reposicionamento cirúrgico para que a remoção pudesse ser evitada. Das 185 próteses utilizadas em 129 pacientes, 108 (58,4%) ainda estavam no lugar, com uma taxa total de infecção de 11,9%, uma taxa total de protrusão de 8,1%, uma taxa total de vazamento da prótese de 9,2%, uma taxa total de disfunção de 13% e uma taxa total de malposição de 14,6%.[2]

Por causa das taxas mais elevadas de complicações com acompanhamento prolongado, começamos a propor o uso de implantes semirrígidos em transexuais masculinos. Utilizamos uma prótese semirrígida Spectra (AMS) em uma manga Gore-Tex. Essa é uma prótese com base em titânio, que tem a vantagem de ficar escondida quando está dobrada para baixo. Os resultados desta prótese não foram avaliados até recentemente, mas o mau funcionamento, como resultado de vazamento, é impossível com este dispositivo. Observamos alguns problemas de infecção e má posição, mas, em geral, consideramos que o dispositivo semirrígido é mais durável.

Esperam-se novos avanços em implantes eréteis no futuro próximo; por exemplo, uma empresa suíça (Zephyr Surgical Implants, Genebra, Suíça) está desenvolvendo um implante específico para transexuais masculinos após faloplastia. Eles estão trabalhando em um dispositivo que atende aos requisitos de um dispositivo erétil ideal após faloplastia – um sistema inflável ou semirrígido que possui um cilindro maior (com mais de 20 mm de diâmetro) com uma tampa de glande macia e fácil de fixar no nível do osso púbico. O protótipo é visto na Figura 11-3.

Conclusão

A colocação de implantes escrotais e penianos faz parte dos procedimentos reconstrutivos que podem ser oferecidos a pacientes submetidos à cirurgia de reatribuição do feminino para o masculino. Os pacientes e os cirurgiões devem estar cientes de que esses procedimentos têm altas taxas de complicações, mas que, para alguns pacientes, esses procedimentos são importantes para obter uma boa qualidade de vida.

Referências

1. Selvaggi G, Hoebeke P, Ceulemans P, et al. Scrotal reconstruction in female-to-male transsexuals: a novel scrotoplasty. Plast Reconstr Surg 123:1710, 2009.
2. Hoebeke PB, Decaestecker K, Beysens M, et al. Erectile implants in female-to-male transsexuals: our experience in 129 patients. Eur Urol 57:334, 2010.
3. Hoebeke P, de Cuypere G, Ceulemans P, et al. Obtaining rigidity in total phalloplasty: experience with 35 patients. J Urol 169:221, 2003.
4. Sengezer M, Sadove RC. Scrotal construction by expansion of labia majora in biological female transsexuals. Ann Plast Surg 31:372, 1993.
5. Hage JJ, Bloem JJ, Bouman FG. Obtaining rigidity in the neophallus of female-to-male transsexuals: a review of the literature. Ann Plast Surg 30:327, 1993.
6. Leriche A, Timsit MO, Morel-Journel N, et al. Long-term outcome of forearm free-flap phalloplasty in the treatment of transsexualism. BJU Int 101:1297, 2008.
7. Koshima I, Tai T, Yamasaki M. One-stage reconstruction of the penis using an innervated radial forearm osteocutaneous flap. J Reconstr Microsurg 3:19, 1986.
8. Biemer E. Penile construction by the radial arm flap. Clin Plast Surg 15:425, 1988.
9. Cavadas PC. Secondary free fibular flap for providing rigidity in a radial forearm phalloplasty. Plast Reconstr Surg 122:101e, 2008.
10. Carson CC III, Mulcahy JJ, Harsch MR. Long-term infection outcomes after original antibiotic impregnated inflatable penile prosthesis implants: up to 7.7 years of followup. J Urol 185:614, 2011.
11. Garaffa G, Raheem AA, Ralph DJ. Penile fracture and penile reconstruction. Curr Urol Rep 12:427, 2011.
12. De Cuypere G, T'Sjoen G, Beerten R, et al. Sexual and physical health after sex reassignment surgery. Arch Sexual Behav 34:679, 2005.

CAPÍTULO 12

Tratamento de Sequelas Urológicas Desfavoráveis após Faloplastia em Pacientes Transgênero

Yuka Yamaguchi
Jamie P. Levine • Lee C. Zhao

Pontos Principais

- Fístula urinária e estreitamento uretral são comuns depois da reconstrução de neofálica.
- As fístulas geralmente ocorrem em locais de anastomose.
- A reconstrução deve ser adaptada à anatomia do paciente.

Indicações e Contraindicações

Um dos objetivos da construção do neofalo na cirurgia transgênero do feminino para o masculino é dar ao paciente a capacidade de urinar de pé. Embora alguns pacientes usem dispositivos externos de "assistência urinária" para facilitar a micção a partir da uretra nativa, enquanto permanecem em pé,[1-3] muitos são submetidos à construção da neouretra, porque a capacidade de urinar de pé tem alta prioridade entre indivíduos transgênero do feminino para o masculino. Mais de 98% dos pacientes relataram desejo de ficar de pé para urinar.[4] O tratamento de sequelas urológicas é importante após a construção da neouretra, porque fístulas e estreitamentos são complicações comuns.

A uretra do paciente transgênero do masculino para o feminino após a faloplastia pode ser dividida em segmentos distintos[3,5] de proximal a distal: uretra nativa (feminina), uretra fixa, uretra anastomótica, uretra fálica e meato. A uretra fixa é a porção da uretra formada após o alongamento da uretra nativa através de retalhos vaginais ou labiais locais, retalhos extragenitais e enxertos de pele ou mucosa.[3,6] A uretra fálica pode ser construída por uma variedade de técnicas, incluindo pré-laminação, pré-fabricação, técnicas de tubo em tubo e retalhos pediculados.[3,6]

A fístula uretrocutânea é a complicação uretral mais comum. A taxa de fístula de retalho radial livre do antebraço varia de 22 a 75%.[7-10] As fístulas uretrais comumente ocorrem em pontos de anastomose – entre a uretra fálica e a uretra fixa e entre a uretra fixa e a uretra nativa, embora fístulas possam ocorrer em qualquer lugar ao longo da neouretra.[11] As fístulas ocorrem mais comumente na anastomose entre a uretra fálica e a uretra fixa[8] como resultado da insuficiência vascular do retalho e da diminuição do lúmen da uretra fálica. A mudança no calibre do lúmen da uretra fixa para a fálica pode causar uma obstrução relativa do fluxo urinário distal ao local da fístula.[8] O lúmen de pequeno calibre da uretra fálica pode ser resultado do encolhimento de tecido ou tamanho insuficiente da uretra no momento da construção. Foi relatado fechamento espontâneo do trato da fístula; Fang et al.[12] relataram fechamento espontâneo da fístula em dois meses em até 35,7% dos pacientes.

O estreitamento uretral é outra complicação urológica comum, com relatos de incidências variando de 25 a 58%.[8,13,14] Embora o estreitamento possa ocorrer em qualquer sentido da uretra, a localização mais comum é a anastomose da porção fálica e fixa da neouretra (Fig. 12-1).

Lumen et al.[5] caracterizaram a formação de estreitamento após a faloplastia e determinaram que o estreitamento da uretra ocorreu na anastomose em 40,7%, na porção fálica em 28%, no meato em 15,3%, no segmento fixo em 12,7% e multifocal em 7,6%. Isquemia é considerada a causa de estreitamento em todos os níveis. A formação da fístula também pode contribuir para a formação de cicatriz densa e torção dos tecidos, especialmente na anastomose das partes fálica a fixa.[5,13] No meato, a contratura da anastomose entre a pele da glande e tecido uretral pode levar a estenose meatal. O tamanho médio do estreitamento nesta série foi de 3,6 cm (intervalo de 0,5 a 15 cm).[5] Fístula e estreitamento uretral podem ocorrer simultaneamente. Em uma série de uretroplastia de uma fase, por Rohrmann e Jakse,[8] 40% dos pacientes desenvolveram fístulas e estreitamentos, com a fístula geralmente proximal ao estreitamento.

O tratamento adequado das sequelas urológicas da faloplastia é obrigatório, uma vez que as fístulas urinárias e a obstrução urinária causadas pelo estreitamento uretral podem ter

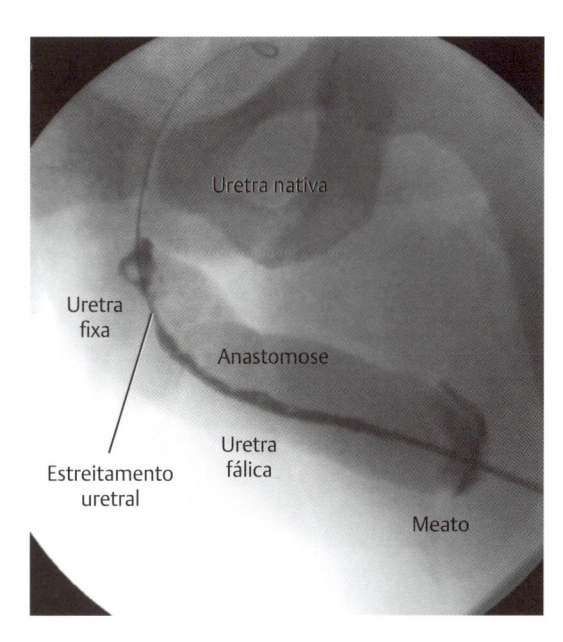

Fig. 12-1 Uretrograma retrógrado da neouretra, mostrando o estreitamento uretral na anastomose entre a uretra fálica e a fixa.

graves consequências, tais como infecção crônica, sepse e insuficiência renal, bem como comprometimento da qualidade de vida. Se um paciente apresenta retenção urinária, a drenagem urinária deve ser realizada com a colocação de um cateter suprapúbico. A extensão da reconstrução urinária subsequente dependerá da saúde e das preferências do indivíduo.

Avaliação do Paciente

Um paciente com sequelas urológicas, após faloplastia, frequentemente apresentará queixas relacionadas à micção. Isso pode incluir maior dificuldade de urinar, seja diminuição do fluxo, aumento da necessidade de urinar ou incapacidade completa de urinar. Se uma fístula uretrocutânea se formou, o paciente pode se queixar de urina ou drenagem purulenta em um local diferente do meato. A drenagem pode ocorrer no momento da micção, mas também pode ocorrer posteriormente por causa do acúmulo de urina no trato urinário. O paciente também pode-se queixar de disúria ou dor suprapúbica.

O primeiro passo na avaliação do paciente é um exame físico cuidadoso. A área suprapúbica e o neofalo devem ser examinados para evidências de infecção, como eritema e enduração. As áreas também são palpadas em busca de flutuação, para determinar se algum acúmulo de fluido requer drenagem. O exame de ultrassom pode ser realizado para avaliar a presença de um abscesso. Todas as áreas são avaliadas para aberturas fistulosas, e o próprio meato uretral é examinado quanto à permeabilidade.

O tratamento das infecções deve ser realizado antes da cirurgia. A celulite deve ser tratada. Se houver preocupação com relação à infecção do trato urinário, uma amostra de urina pode ser enviada para análise e cultura. Se o paciente tiver um tubo suprapúbico, a amostra de urina do tubo pode ser enviada. No entanto, os cateteres de permanência costumam estar colonizados e os organismos cultivados a partir dessas culturas podem não representar infecções. Se as descobertas da cultura da urina retornarem positivas com uma indicação clínica de infecção, devem ser administrados antibióticos específicos para a cultura.

A sensibilidade suprapúbica e a dor no flanco podem ser o resultado da retenção urinária e de uma bexiga excessivamente distendida. Resíduo pós-micção pode ser determinado com um scanner de bexiga. Se um paciente apresentar retenção urinária, deve-se realizar uma drenagem da bexiga. Como um paciente que tem estreitamento uretral impede o cateterismo uretral, deve-se colocar um tubo suprapúbico para garantir a drenagem urinária adequada e prevenir danos renais.

Avaliação anatômica adicional pode ser realizada com um uretrograma retrógrado ou um cistouretrograma miccional para ajudar a determinar a localização do estreitamento ou da fístula. Exame sob anestesia costuma ser útil, dada a complexa anatomia urinária do paciente após a faloplastia. Um tubo suprapúbico pode ser usado no momento deste exame se o paciente ainda não tiver um.

Preparo e Planejamento Pré-Operatórios

Deve ser feita uma notação em relação às cirurgias anteriores do paciente e quais potenciais retalhos e enxertos estão disponíveis para uso na reconstrução urológica.

A primeira etapa no tratamento de uma fístula urinária ou estreitamento causando obstrução urinária é garantir que a urina do paciente seja desviada com um cateter suprapúbico de tamanho adequado. O cateter suprapúbico deve ser colocado de 2 a 4 cm acima do púbis. A colocação de um cateter de 16 Fr ou maior facilita o uso do canal suprapúbico para cistouretroscopia anterógrada para definir a uretra proximal. A cistouretroscopia anterógrada é mais fácil quando o tubo suprapúbico está na linha média. O cirurgião deve ter o cuidado de evitar a anastomose vascular no neofalo.

A avaliação pré-operatória padrão para estreitamentos e fístulas uretrais inclui um uretrograma retrógrado combinado com avaliação endoscópica para determinar a extensão do estreitamento e o nível da fístula, caso presente. O paciente é levado para a sala de cirurgia e é colocado na posição de litotomia baixa, é preparado e o campo cirúrgico é colocado para permitir o acesso ao períneo e à região suprapúbica. Uma camada de complexidade é adicionada ao estado do paciente após a faloplastia, porque a neouretra criada pode ter um calibre menor do que a uretra nativa e pode não ser capaz de acomodar um cistouretroscópio padrão de 16 Fr. Em nossa instituição, usamos um ureteroscópio flexível para navegar pela neouretra. O uretrograma retrógrado pode ser realizado por meio de uma injeção de contraste através do ureteroscópio. Esta técnica tem a vantagem de permitir a visualização direta da neouretra, em vez de tentar passar cegamente um cateter em uma neouretra possivelmente tortuosa. Um fio-guia é usado para avançar gradualmente o ureteroscópio. Após a injeção de contraste, imagens fluoroscópicas são obtidas para determinar a anatomia do estreitamento e das fístulas. Se o trato suprapúbico é maduro, a cistoscopia anterógrada pode ser realizada para determinar a anatomia proximal ao ponto de estreitamento. Localização, comprimento e calibre do estreitamento, bem como a localização de qualquer fístula, são fatores-chave a serem determinados. Qualquer acúmulo de fluidos ou abscessos, que se formaram como resultado da obstrução, devem ser devidamente drenados. Se uma fístula não curar sozinha, muitas vezes, é necessária a excisão do trato da fístula com fechamento e cobertura com um retalho.

Técnica Cirúrgica

O paciente recebe anestesia geral. O cirurgião posiciona cuidadosamente o tubo endotraqueal no lado oposto ao potencial lado de retirada do enxerto, se um enxerto bucal for planejado. Posicionar um paciente na posição de litotomia permite acesso aos órgãos genitais, área suprapúbica e coxas, conforme necessário para remoção do retalho.

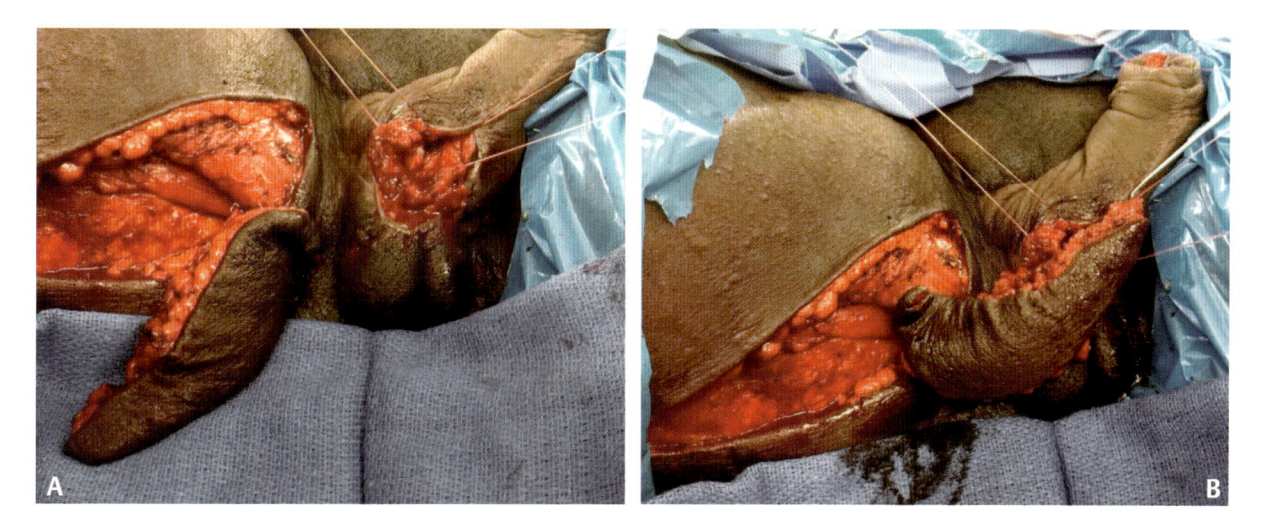

Fig. 12-2 **A,** Paciente com estreitamento da anastomose entre o segmento fálico da neouretra. A neouretra foi aberta. É utilizado um retalho fasciocutâneo de base do perfurador. **B,** O retalho fasciocutâneo é girado para cobrir o defeito da uretra.

Todos os procedimentos são realizados com a assistência de cistouretroscopia anterógrada e retrógrada para definir a anatomia. Devido à ausência de pontos de referência normais dentro da neouretra, a identificação do local da fístula costuma requer cistouretroscopia simultânea com exposição do trato cutâneo da fístula. Uma agulha ou fio-guia inserido a partir da abertura da fístula no lúmen uretral é, então, visualizada com o cistoscópio e pode ser usado para identificar a distância aproximada e a trajetória da uretra a partir da superfície da pele. Um procedimento *cut-to-the-light* pode ser realizado, onde o trato da fístula é dissecado em direção à luz do cistoscópio. O trato da fístula é excisado e a abertura da uretra é fechada. O cirurgião deve considerar cobertura com retalho para diminuir o risco de recorrência da fístula. Geralmente, usamos um retalho fasciocutâneo de virilha para cobrir a anastomose (Fig. 12-2). Se um estreitamento distal estiver associado à fístula, o estreitamento deve ser reparado. Caso contrário, micção de alta pressão causada pela obstrução resultará em recorrência da fístula.

O tratamento dos estreitamentos uretrais no paciente feminino para masculino pode ser bastante desafiador. O gerenciamento endoscópico com dilatação e visualização direta da uretrotomia interna (DVIU) tem falhado; Levine e Elterman[13] relataram uma taxa de estreitamento de 87,5% em pacientes submetidos à uretrotomia endoscópica. A diminuição relativa das taxas de sucesso do tratamento endoscópico em neofalo, comparadas com uretras nativas, é provável por falta de corpo esponjoso e pouca irrigação sanguínea. Contudo, Lumen *et al.*[15] relataram que DVIU seria uma abordagem razoável de primeira linha para estreitamentos mais curtos com menos de 3 cm de comprimento. A primeira DVIU foi bem-sucedida em 43,8%, com um adicional de 12,5% desobstruído com uma segunda DVIU em um acompanhamento médio de 51 meses (variando de 8 a 95 meses). Três ou mais intervenções endoscópicas não foram bem-sucedidas. Em sua série, cateteres de Foley foram deixados no local por duas semanas, após a DVIU, para permitir a cicatrização do epitélio de revestimento da uretra. Um tempo menor para a formação de estreitamento foi um fator de risco significativo para falha na intervenção endoscópica.[15]

Em pacientes com estreitamentos mais longos ou multifocais ou em quem o tratamento endoscópico falha, deve-se realizar uma uretroplastia. A abordagem da uretroplastia depende da localização do estreitamento e do comprimento do segmento afetado. Diferentes tipos de uretroplastia usados para o tratamento de estreitamentos uretrais após reconstruções fálicas incluem meatotomia, princípio de Heineke-Mikulicz, excisão e anastomose primária, uretroplastia de enxerto livre, uretroplastia com retalho pediculado, uretroplastia em dois estágios e uretrostomia perineal, que pode ser seguida de reconstrução uretral.[5] Se uma prótese peniana estiver presente, a uretra é aberta ventralmente.[5]

Os segmentos mais curtos do estreitamento uretral podem não precisar de enxertos ou retalhos adicionais. A estenose do meato pode ser tratada com meatotomia se o segmento estenótico for curto. Isso pode resultar em um meato hipospádico. Em nossa instituição, preferimos cortar o meato vertical e dorsalmente para reduzir o aparecimento de hipospadia. No entanto, a mobilidade travada do tecido uretral e da glande limita a aplicabilidade desta técnica. Outra opção para estreitamentos curtos é a abordagem de Heineke-Mikulicz, onde o segmento com estreitamento é incisado longitudinalmente e fechado transversalmente para aumentar o tamanho do lúmen uretral[5] (Fig. 12-3, A). Excisão e anastomose primária (EPA), em que o segmento com estreitamento é excisado e as extremidades saudáveis são espatuladas e anastomosadas, é o ponto de referência para estreitamentos uretrais curtos em uretras masculinas nativas[16] (Fig. 12-3, B). No entanto, a aplicabilidade da EPA é notadamente limitada no paciente transgênero por causa da falta de mobilidade tecidual e bom suprimento sanguíneo.[13] O uso bem-sucedido da EPA foi descrito para estreitamentos curtos de até 2 a 3 cm de comprimento, particularmente na anastomose, quando a excisão da cicatriz densa é necessária.[5,8]

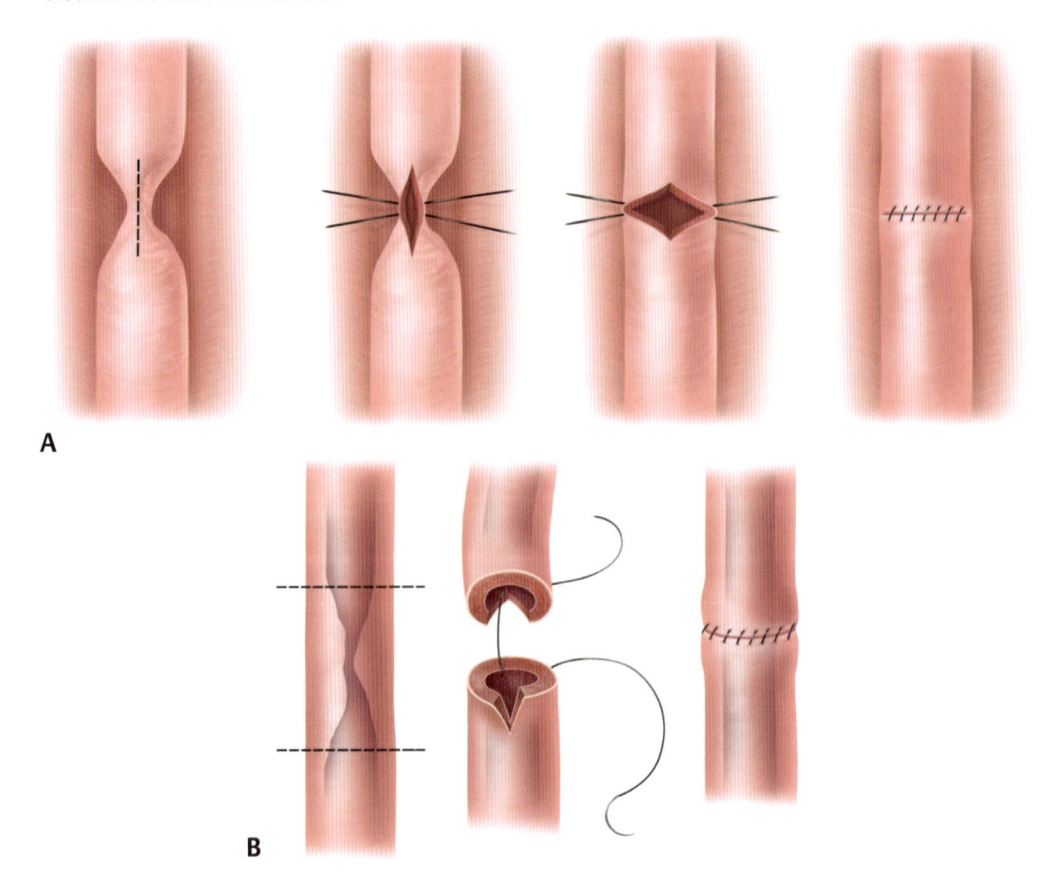

Fig. 12-3 A, Reparação de Heineke-Mikulicz de um estreitamento uretral. O segmento estreitado da uretra é incisado longitudinalmente e fechado horizontalmente. **B,** EPA; o segmento estreitado é excisado e a uretra é espatulada e anastomosada.

Para segmentos de estreitamento mais longo, um retalho pediculado ou enxerto pode ser realizado em uma abordagem de uma etapa ou duas etapas. Uma abordagem de incrustação dorsal[17] foi descrita para procedimentos em uma etapa,[15] e enxertos de pele, mucosa da bexiga e mucosa bucal têm sido utilizados.[13,15] Para esta abordagem, é feita uma uretrotomia ventral para expor o aspecto dorsal da uretra estreitada. Uma incisão vertical é feita na superfície dorsal da uretra, e um enxerto é colocado nesta uretrotomia dorsal para aumentar o lúmen da uretra estreitada (Fig. 12-4, A). Enxerto da mucosa bucal tornou-se o enxerto de escolha para reconstrução uretral. Ele possui um plexo panlaminar vascular ideal para enxerto e um epitélio espesso e não queratinizado compatível com um ambiente úmido. Também está prontamente disponível e está em um ponto de remoção oculto. Dada a falta de corpo esponjoso, a vascularização e a cobertura do tecido ventral não são confiáveis, tornando favorável a posição dorsal do enxerto.

A uretra é aberta ventralmente, e uma camada dorsal é colocada devido à melhor vascularização do tecido de apoio no aspecto dorsal. Embora na literatura de uretroplastia a abordagem de aplicação de enxerto dorsal com mobilização circunferencial seja realizada em uretras nativas pendulares, não recomendamos mobilização circunferencial da neouretra, porque isso provavelmente resultará em ruptura do suprimento vascular. Se o suprimento vascular for tênue no local receptor, um retalho fasciocutâneo ou muscular pode ser usado para suportar um enxerto ventral. Em uma uretroplastia de duas etapas, a uretrotomia ventral é feita através do segmento estreitado. A placa uretral existente pode ser aumentada com material de enxerto, e as bordas laterais da nova placa uretral são suturadas nas bordas da incisão da pele. Depois que a nova placa uretral amadurece, o que normalmente leva seis meses, a nova placa uretral aumentada forma um tubo e o neofalo é fechado. Esta é a técnica preferida para estreitamentos longos ou refratários.[5]

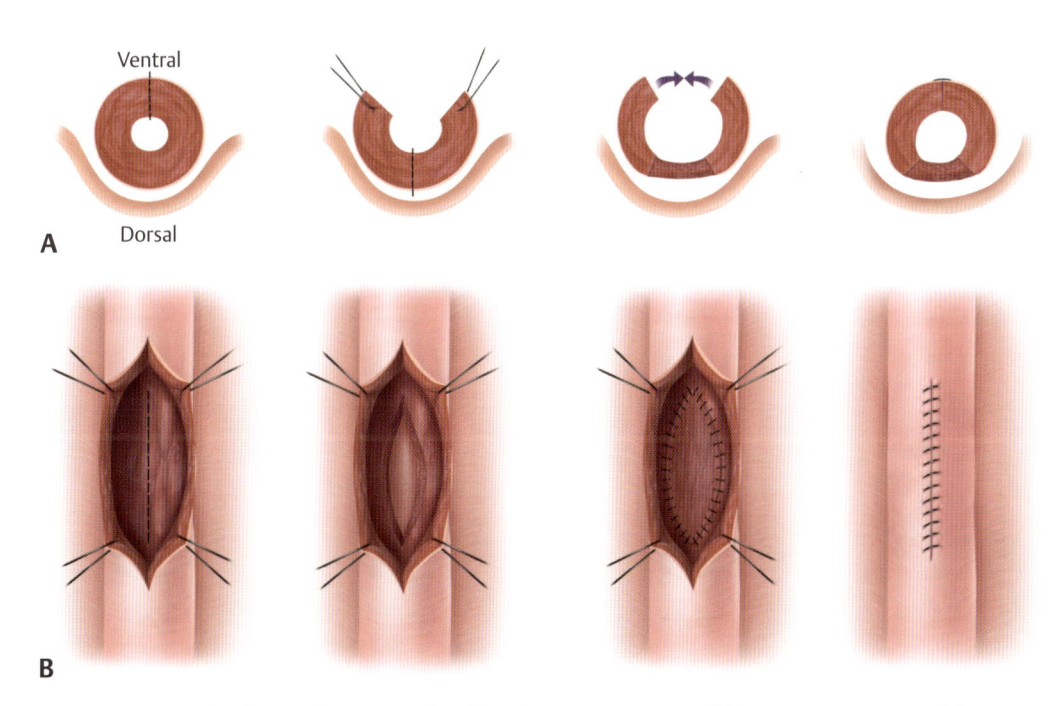

Fig. 12-4 **A,** A abordagem de enxerto dorsal, onde uma uretrotomia é feita no aspecto ventral do estreitamento uretral. Uma incisão é feita no aspecto dorsal da uretra, e o enxerto é colocado na incisão dorsal. Após a colocação do enxerto, a uretrotomia ventral está fechada. **B,** A abordagem de enxerto dorsal como é vista intraoperatoriamente. **C,** Suturas de fixação são colocadas para retrair a uretrotomia ventral, o enxerto é colocado dorsalmente e a uretrotomia é fechada.

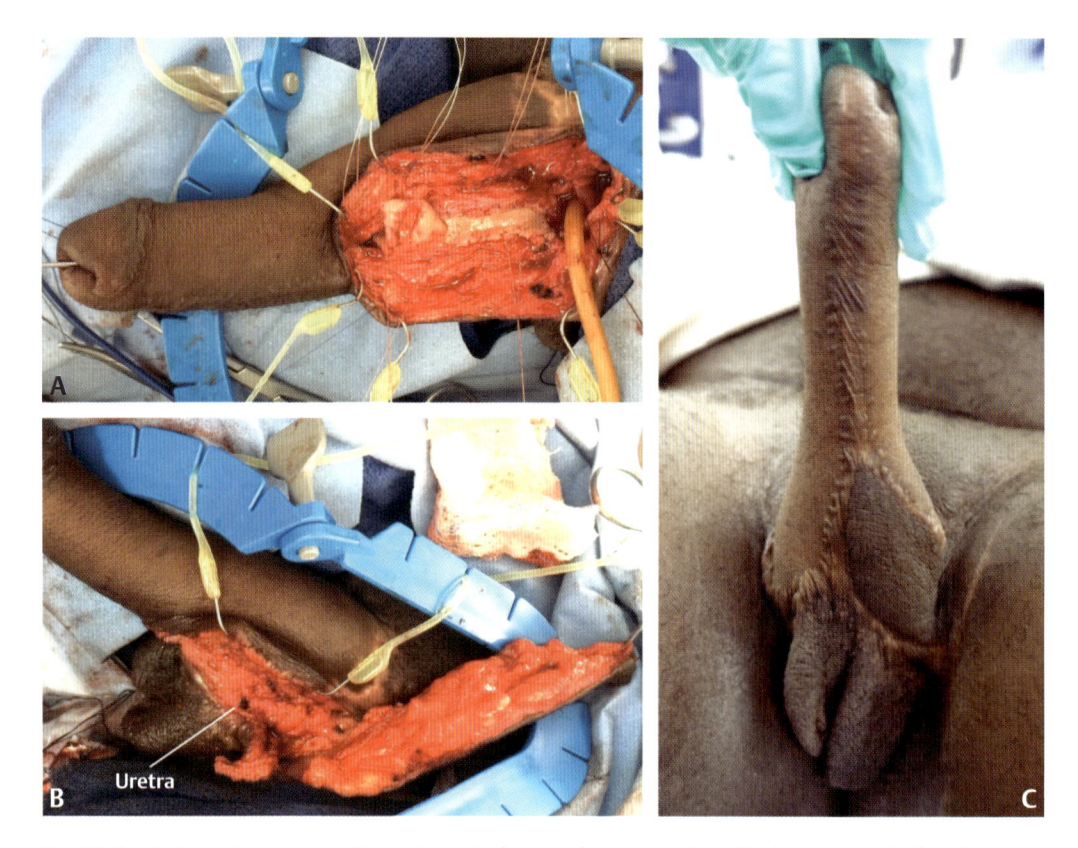

Fig. 12-5 A, Paciente com estreitamento uretral reparado com a colocação de um enxerto dorsalmente. **B,** Um retalho fasciocutâneo foi utilizado para cobertura uretral. **C,** Resultado final no acompanhamento pós-operatório.

A uretrostomia perineal também é uma opção se vários esforços reconstrutivos falharem ou se for uma preferência do paciente. O segmento da uretra fixa pode ser aberto e aproximado do períneo para expor o meato uretral nativo. Isso também pode ser usado como tratamento temporário até que possa ocorrer uma reconstrução definitiva. Pode ser necessária uma combinação de várias abordagens de reconstrução para estreitamento multifocal. Independentemente da abordagem da reconstrução uretral, as taxas de recorrência de estreitamento após os tratamentos são de mais de 60%,[5] com muitos pacientes necessitando de repetidas intervenções.[8]

Resultados

Em nossa instituição, selecionamos a técnica de reconstrução baseada na anatomia do paciente. Por exemplo, o uretrograma retrógrado da Figura 12-1 mostra um paciente com um estreitamento uretral de 4 cm da uretra anastomótica que se estende proximalmente, na uretra fixa, e distalmente, na uretra fálica. Um estreitamento desse comprimento não pode ser reconstruído pela abordagem de Heineke-Mikulicz ou por excisão e anastomose primária. A uretra foi aberta, e um enxerto da mucosa bucal foi colocado dorsalmente (Fig. 12-5, *A*). A uretra ventral foi coberta com um enxerto mucoso bucal, e o retalho fasciocutâneo foi suturado ao enxerto (Fig. 12-5, *B*). O retalho fasciocutâneo foi incorporado ao neofalo, e o paciente foi capaz de urinar bem após a cirurgia (Fig. 12-5, *C*).

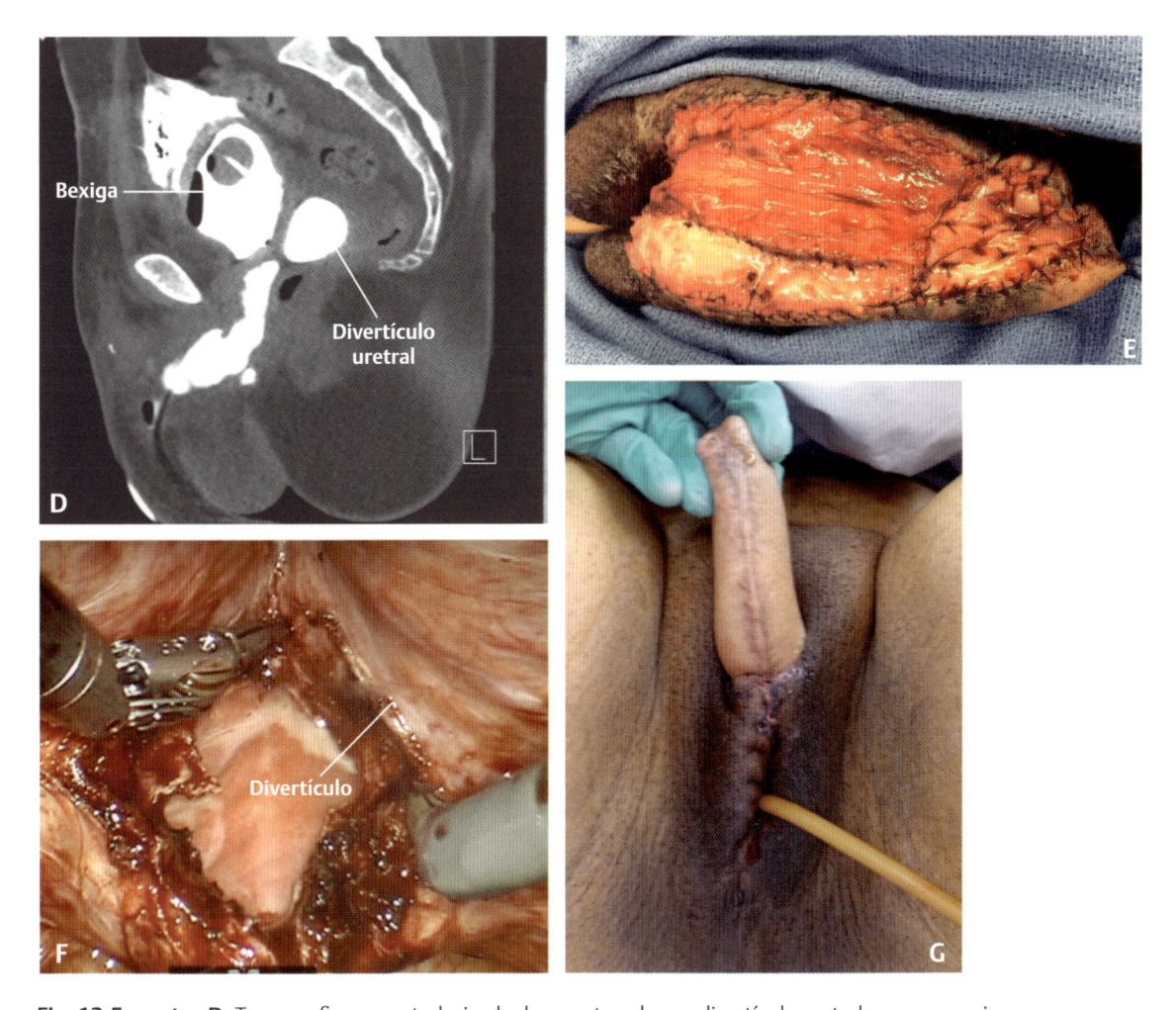

Fig. 12-5, cont. D, Tomografia computadorizada demonstrando um divertículo uretral em uma vagina com ressecção incompleta. **E,** Imagem do divertículo quando visto a partir da cavidade peritoneal. **F,** Primeira fase da uretroplastia com enxerto da mucosa bucal. **G,** Uretrostomia perínea realizada em um paciente com uma uretra fálica obliterada, que não estava disposto a passar por uma uretroplastia mais extensa.

Em outro paciente com estreitamento da uretra anastomótica e da uretra fálica, a obstrução resultou em um divertículo uretral na localização da vagina previamente ressecada (Fig. 12-5, *D*). O divertículo uretral foi ressecado com uma abordagem laparoscópica transabdominal com suporte robotizado (Fig. 12-5, *E*). Como o paciente apresentava estenose uretral longa, foi realizada uma uretroplastia na primeira etapa, com enxerto de mucosa bucal (Fig. 12-5, *F*). Este paciente está, atualmente, aguardando reconstrução na segunda etapa.

Embora muitos pacientes prefiram urinar de pé, o paciente pode optar por submeter-se à uretrostomia perineal como medida temporária (Fig. 12-5, *G*). A reconstrução adicional para permitir que o paciente urine de pé pode ser realizada no futuro.

Problemas e Complicações

Existem vários desafios na reconstrução urinária após faloplastia no paciente transgênero do feminino para o masculino.[5] Não existe um corpo esponjoso nativo para cobrir a reconstrução da uretra. Os retalhos de pele prepucial e peniana, comumente usados na reconstrução padrão da uretra do pênis, não estão disponíveis nestes indivíduos e, portanto, enxertos e retalhos extragenitais devem ser usados.[13] Tecido cicatricial denso pode estar presente após a faloplastia. Além disso, o neofalo é composto de pele, gordura e fáscia, que pode não ser o receptor de enxerto vascularizado ideal.[12]

Mesmo após uma reconstrução bem-sucedida, a incontinência urinária prevalece na população transgênero do feminino para o masculino por causa da captura de urina nas partes fixa e fálica da uretra.[18] O efeito a longo prazo de uma neouretra sobre o funcionamento da bexiga é desconhecido e, dada a alta propensão à recorrência de estreitamentos e fístulas urinárias, acompanhamento urológico ao longo da vida é de suma importância.[14]

Referências

1. Dubin BJ, Sato RM, Laub DR. Results of phalloplasty. Plast Reconstr Surg 64:163, 1979.
2. Puckett CL, Montie JE. Construction of male genitalia in the transsexual, using a tubed groin flap for the penis and a hydraulic inflation device. Plast Reconstr Surg 61:523, 1978.
3. Hage JJ, Bloem JJ. Review of the literature on construction of a neourethra in female-to-male transsexuals. Ann Plast Surg 30:278, 1993.
4. Hage JJ, Bout CA, Bloem JJ, et al. Phalloplasty in female-to-male transsexuals: what do our patients ask for? Ann Plast Surg 30:323, 1993.
5. Lumen N, Monstrey S, Goessaert AS, et al. Urethroplasty for strictures after phallic reconstruction: a single-institution experience. Eur Urol 60:150, 2011.
6. Rashid M, Tamimy MS. Phalloplasty: the dream and the reality. Indian J Plast Surg 46:283, 2013.
7. Rashid M, Sarwar SU. Avulsion injuries of the male external genitalia: classification and reconstruction with the customised radial forearm free flap. Br J Plast Surg 58:585, 2005.
8. Rohrmann D, Jakse G. Urethroplasty in female-to-male transsexuals. Eur Urol 44:611, 2003.
9. Leriche A, Timsit MO, Morel-Journel N, et al. Long-term outcome of forearm free-flap phalloplasty in the treatment of transsexualism. BJU Int 101:1297, 2008.
10. Kim SK, Moon JB, Heo J, et al. A new method of urethroplasty for prevention of fistula in female-to-male gender reassignment surgery. Ann Plast Surg 64:759, 2010.
11. Blaschke E, Bales GT, Thomas S. Postoperative imaging of phalloplasties and their complications. AJR Am J Roentgenol 203:323, 2014.
12. Fang RH, Kao YS, Ma S, et al. Phalloplasty in female-to-male transsexuals using free radial osteocutaneous flap: a series of 22 cases. Br J Plast Surg 52:217, 1999.
13. Levine LA, Elterman L. Urethroplasty following total phallic reconstruction. J Urol 160:378, 1998.
14. Monstrey SJ, Ceulemans P, Hoebeke P. Sex reassignment surgery in the female-to-male transsexual. Semin Plast Surg 25:229, 2011.

15. Lumen N, Oosterlinck W, Decaestecker K, et al. Endoscopic incision of short (<3 cm) urethral strictures after phallic reconstruction. J Endourol 23:1329, 2009.
16. Morey AF, McAninch JW. When and how to use buccal mucosal grafts in adult bulbar urethroplasty. Urology 48:194, 1996.
17. Asopa HS, Garg M, Singhal GG, et al. Dorsal free graft urethroplasty for urethral stricture by ventral sagittal urethrotomy approach. Urology 58:657, 2001.
18. Hoebeke P, Selvaggi G, Ceulemans P, et al. Impact of sex reassignment surgery on lower urinary tract function. Eur Urol 47:398, 2005.

CAPÍTULO 13

Resultados e Complicações Desfavoráveis na Cirurgia de Faloplastia

Salvatore D'Arpa ▪ Nicolaas Lumen
Piet Hoebeke ▪ Christopher J. Salgado
Vishal K. Sinha ▪ Natalie R. Joumblat
Stan J. Monstrey

Pontos Principais

❖ A prevenção e o tratamento de complicações e falhas de uma faloplastia são discutidos.

❖ Falha em atingir os objetivos de reconstrução peniana correta apesar de uma "cirurgia bem-sucedida" também é discutido. Às vezes esses casos precisam ser refeitos.

❖ Complicações imediatas ou perioperatórias são um pedículo curto, trombose arterial, desvios arteriovenosos (retalho do antebraço radial) e fechamento apertado.

❖ Complicações iniciais incluem fluxo venoso insuficiente em pacientes com retalho livre de antebraço radial, insuficiência vascular, necrose parcial e fístula.

❖ Complicações demoradas incluem estreitamentos.

❖ Complicações tardias são atrofia, dispareunia, exposição do implante erétil, uma cicatriz pouco estética no local do doador e a neuropatia de compressão.

❖ Nos casos de faloplastia enrugada ou incompleta, deve-se considerar repetição do procedimento.

CAPÍTULO 13
Resultados e Complicações Desfavoráveis na Cirurgia de Faloplastia

Este capítulo sobre resultados desfavoráveis na cirurgia de faloplastia fornece não apenas uma lista abrangente de possíveis resultados negativos e seu tratamento, mas também truques e ferramentas úteis para prevenir – ou pelo menos minimizar – a incidência de complicações.

Os potenciais resultados desfavoráveis serão classificados de acordo com uma ordem cronológica de "complicação" imediata, inicial, demorada e tardia. Soluções e medidas preventivas serão descritas caso a caso.

Definiremos o que é "um resultado desfavorável". Uma faloplastia é um procedimento cirúrgico complexo que requer diferentes etapas de reconstrução e o uso de um ou mais retalhos sem sensibilidade e/ou pediculada para obter uma construção peniana estética e funcional. Um resultado de faloplastia desfavorável inclui todas as complicações relacionadas ao retalho e todos os casos que não conseguiram alcançar os objetivos de uma faloplastia, como descrito por Hage e de Graaf[1] e Monstrey et al.[2] Mesmo com o progresso substancial na faloplastia, ainda não foi encontrada uma única técnica que produz um neofalo ideal e sem complicações, e dada sua complexidade, é improvável que haja um procedimento em que a cirurgia de revisão nunca seja necessária. Assim, parte deste capítulo discutirá o tratamento real de eventos adversos, mas parte também detalhará a melhoria funcional e estética de faloplastia previamente realizadas que não alcançaram esses objetivos. Um exemplo desta categoria é uma faloplastia "sem complicações" que foi realizada sem reconstrução uretral. Assim, embora não tenham ocorrido complicações no procedimento inicialmente realizado, o objetivo de urinar de pé não foi alcançado. Como os pacientes que procuram revisão ou melhoria estão aumentando constantemente, também descreveremos possíveis formas de melhorar faloplastiasprévias incompletas ou desfavoráveis. Esta última categoria será denominada faloplastia de repetição.

Em um indivíduo transgênero, a construção peniana ideal deve atingir os seguintes objetivos[3]:

- Diminuir a disforia de gênero do indivíduo.
- Evitar a necessidade de uma prótese para penetração vaginal ou anal, possibilitando relações sexuais com a construção.
- Ter a capacidade de chegar ao orgasmo durante a experiência sexual.
- Urinar de pé.
- Sensação tátil e erógena.
- Ter um escroto de aparência normal e que seja esteticamente agradável.
- Pouca morbidade e cicatrizes no local doador.

Com base na experiência em nossos centros, consideraremos apenas a cirurgia de faloplastia com o retalho do antebraço radial (RFF) e da coxa anterolateral (ALT).

Complicações Imediatas ou Perioperatórias

Pedículo Curto

Pode haver um problema com a vascularização de uma faloplastia livre e pediculada com pedículo curto. Pedículos muito curtos não representam nenhum dilema decisional, porque, obviamente, tais pedículos não chegarão suficientemente longe para transferência de tecido adequada. Às vezes, o pedículo é suficiente apenas para alcançar os vasos femorais (ou um dos seus ramos laterais) para uma reconstrução do retalho livre ou do local receptor na área púbica para um retalho pediculado. Nesses casos, um pouco de tensão pode causar oclusão vascular e posterior revisão de insuficiência vascular. Se houver alguma dúvida, recomendamos tomar uma das medidas que serão descritas em vez de esperar pelo problema e ter que fazer uma revisão.

Se uma faloplastia de retalho pediculado (ALT) tiver um pedículo curto, o cirurgião deve convertê-lo em um retalho livre sem hesitação. O inchaço pós-operatório só pode piorar um cenário limítrofe. Se o pedículo ainda é muito curto, medidas adequadas devem ser tomadas, como será descrito para os retalhos livres.

Para evitar este cenário desafortunado em uma faloplastia de retalho ALT, sempre realizamos uma tomografia computadorizada angiográfica pré-operatória4 para identificar a melhor coxa e pedículo tanto em diâmetro quanto em distância da área da virilha. Assim, a necessidade de usar um pedículo curto ou pequeno pode ser evitada. Os perfuradores localizados a menos de 20 cm abaixo da espinha ilíaca anterossuperior correm o risco de serem muito curtos.

Em uma faloplastia RFF, pedículo curto é um problema que normalmente só afeta o lado arterial. Na dissecção de um RFF, a veia cefálica é removida até depois da confluência entre os sistemas venoso superficial e profundo, resultando em uma veia de drenagem que é sempre maior do que a artéria. Além disso, no lado do receptor venoso, muitas veias longas sempre podem ser encontradas. Se este não for o caso, a veia safena sempre pode ser removida com um comprimento distal suficiente e, depois, dividida e transposta cranialmente para permitir uma anastomose segura, de grande calibre e sem tensão venosa. A desvantagem é que uma veia mais longa é mais propensa a torcer se não estiver adequadamente posicionada. O cirurgião deve sempre verificar a posição da veia antes de fechar. Se a veia safena for usada, o posicionamento de um acoplador pode ser difícil. A veia safena tende a ser de paredes grossas e não é fácil de dobrar sobre o anel circular do acoplador.

Um pedículo arterial curto não atingirá a artéria femoral (comum ou superficial) e seus ramos abaixo do ligamento inguinal, que, às vezes, é muito pequeno para permitir anastomose segura. Se for o caso, duas opções estão disponíveis: enxerto de transposição arterial ou de interposição arterial.

Transposição Arterial (Artéria Epigástrica Inferior Profunda)

Se o espaço a ser preenchido for inferior a 4 cm (pedículo para vasos femorais), a artéria epigástrica inferior profunda (DIEA) pode ser identificada e utilizada para anastomose vascular. Nessa situação, os vasos DIEA podem ser removidos através de uma extensão da incisão existente da virilha (Fig. 13-1) ou de uma incisão de Pfannenstiel estendida (Fig. 13-2). O retalho adipocutâneo superior é erguido conforme necessário, com tração cefálica, e uma incisão é feita medial à borda lateral do músculo reto do abdome. A fáscia da bainha do reto anterior é incisada e os vasos epigástricos profundos inferiores são isolados, posteriormente, da bainha do reto posterior e do músculo reto anterior. A artéria e as veias comitantes são colhidas cranialmente até atingir o comprimento desejado; o cirurgião deve ter cuidado para preservar os ramos motores do nervo intercostal. Então, os vasos são divididos distalmente e transpostos para o local receptor através da abertura na fáscia (Fig. 13-3) que será suturada completamente, exceto para um orifício nos vasos. Embora a artéria mantenha um calibre adequado, as veias podem ser tão pequenas que a discrepância com a veia do retalho é muito grande. Neste último caso, a veia safena transposta, ou um de seus ramos, pode ser usada para fluxo de saída (Fig. 13-2).

Após a obtenção do comprimento desejado do pedículo, a artéria é ligada, dividida e transposta caudalmente. Deixar a artéria sair da parede abdominal a partir do ponto mais baixo da incisão fascial geralmente permite um comprimento suficiente para quase chegar ao púbis. Formar um túnel com o pedículo abaixo do ligamento inguinal para abaixá-lo proporciona um comprimento adicional, mas à custa de uma dissecção mais longa, mais profunda e mais complicada. Isso quase nunca é necessário, porque entender a dissecção cranialmente costuma ser mais fácil e eficaz; isso ocorre porque os vasos epigástricos inferiores não reduzem muito seu calibre no trajeto embaixo do músculo reto abdominal. Além disso, a parte proximal da artéria que se encontra abaixo do ligamento é bastante tortuosa, enquanto que a parte distal embaixo do músculo reto é reta e mais fácil de posicionar. Ao fechar o abdome, o cirurgião deve reaproximar cuidadosamente as duas camadas de fáscia encontradas sem compressão arterial. Alguns cirurgiões reforçam a bainha do reto anterior com um enxerto de malha para evitar uma protuberância pós-operatória. No entanto, a preservação dos ramos dos motores intercostais e a reaproximação cuidadosa das camadas fasciais impedem qualquer abaulamento.

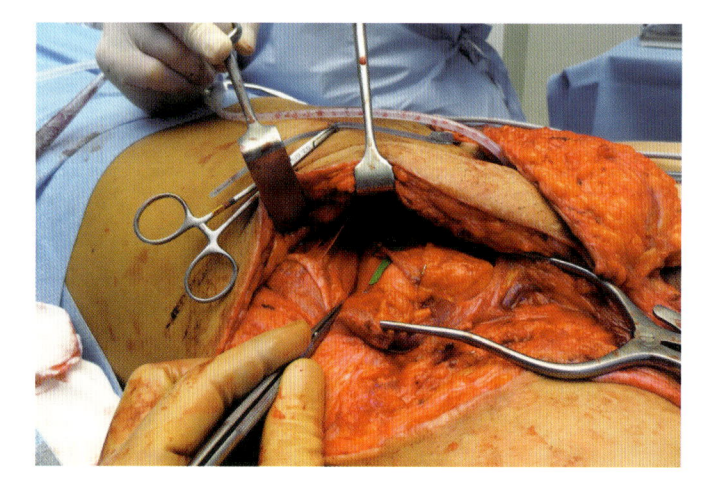

Fig. 13-1 Os DIEA e comitantes venosos *(fundos verdes)* são isolados por uma incisão prolongada da virilha. Um grampo microvascular é colocado nos vasos antes da divisão.

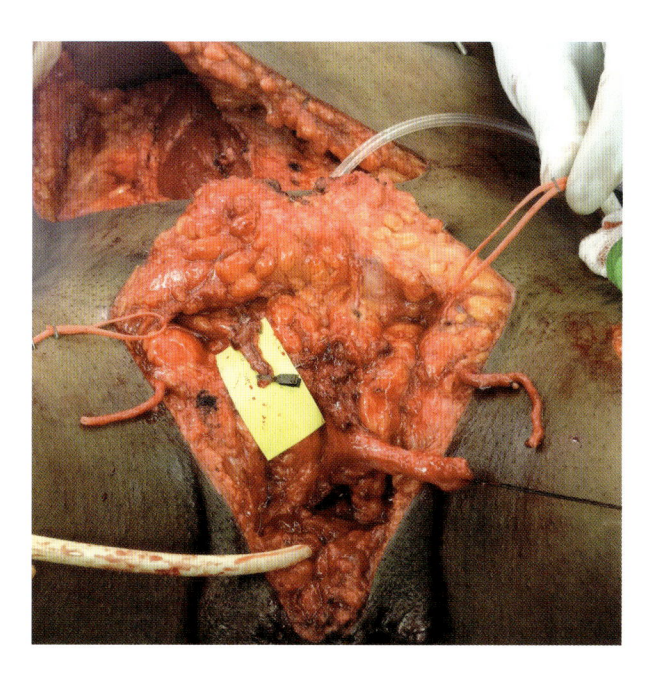

CAPÍTULO **13**
Resultados e Complicações Desfavoráveis na Cirurgia de Faloplastia

Fig. 13-2 A artéria e a veia epigástrica inferior profunda formam um túnel no defeito após uma incisão prolongada de Pfannenstiel ser utilizada para retirar os vasos. Duas veias safenas como fluxo de saída, o nervo ilioinguinal esquerdo e o clitóris desnudo também são mostrados.

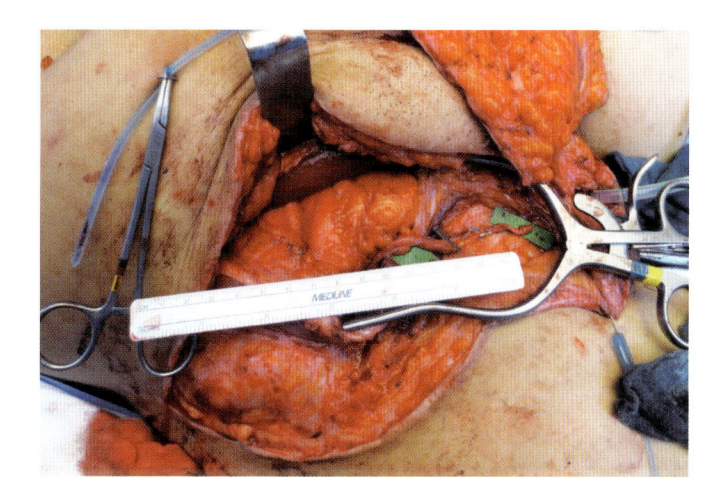

Fig. 13-3 Os DIEA transpostos e veias comitantes quase chegam ao local receptor. Nem sempre é necessário usar um coto tão longo. Quanto menor o coto, maior o calibre.

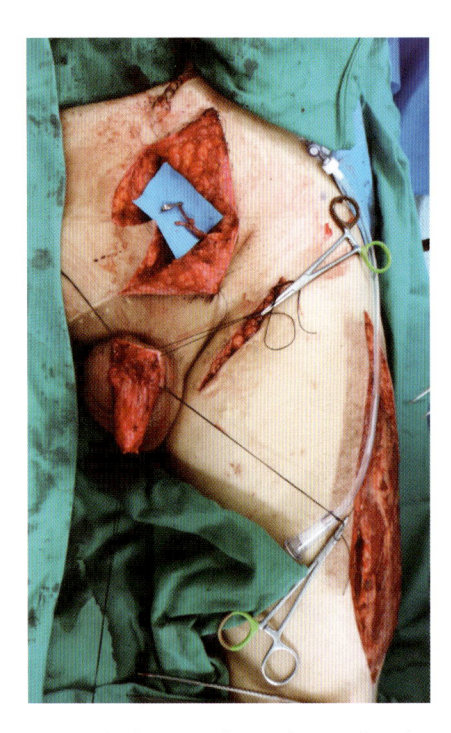

Fig. 13-4 O ramo descendente esquerdo da artéria femoral circunflexa lateral é dissecado e forma um túnel no defeito dos vasos receptores quando as artérias epigástricas inferiores não são úteis e as artérias femorais apresentam cicatrizes extensas.

Enxerto de Interposição Arterial (Artéria Epigástrica Inferior Profunda/Ramo Descendente da Artéria Femoral Circunflexa Lateral)

Uma alternativa à transposição arterial pode ser um enxerto de interposição arterial. Um enxerto de interposição arterial (e venosa) pode ser obtido a partir dos vasos epigástricos inferiores profundos, como descrito anteriormente, ou a partir do ramo DIEA/descendente da artéria femoral circunflexa lateral, que é o pedículo da aba ALT, acessado por meio de uma incisão no septo entre os músculos vasto lateral e reto femoral e aprofundado até que o pedículo seja encontrado na margem medial do vasto lateral (Fig. 13-4). Enquanto o nervo motor do vasto lateral é poupado, este local doador fornece acesso fácil a um enxerto muito longo sem perda funcional e através de uma cicatriz linear em uma coxa que normalmente já está com cicatriz por ter usado um retalho ALT e/ou de espessura total para cobrir o local doador ALT ou RFF. Nas faloplastias ALT, o enxerto pode ser colhido dos vasos distais ao perfurador ou a partir da coxa contralateral. Preferimos evitar um enxerto veia na artéria. Um enxerto de artéria na artéria preserva uma situação mais fisiológica, tolera melhor os regimes de alta pressão e mantém o fluxo pulsátil.

Trombose Arterial

A trombose arterial imediata é um evento muito raro, mas, às vezes, pode complicar um procedimento de faloplastia intraoperatória ou (muito) logo após a cirurgia. Esses primeiros trombos arteriais costumam ser brancos e fáceis de remover. O problema com esta complicação é que não apenas a anastomose (de ponta a ponta em um ramo lateral ou de ponta para lateral na artéria femoral) deve ser refeita, mas não existe muito espaço para o encurtamento dos vasos no primeiro caso ou para uma mudança no local anastomótico no segundo caso. Quando ocorre uma trombose em uma anastomose de ponta para lateral, o cirurgião deve, de preferência, não remover a anastomose e fechar a artéria femoral, pois podem ocorrer vazamentos ou rupturas. O retalho da artéria costuma ser dividido, deixando-se o coto (ligado ou pregado) fixado aos vasos femorais. Um novo vaso receptor deve ser encontrado, que acabará necessitando de uma interposição arterial, conforme descrito anteriormente, para retalhos pediculados curtos. Neste caso, a artéria epigástrica inferior é uma excelente escolha para uma artéria receptora.

Se a trombose não for explicada por um erro técnico, a tromboprofilaxia é iniciada com um bolo de um fármaco antiplaquetário (dipiridamol, salicilato de seno e piracetam) na conclusão da anastomose arterial antes da liberação da pinça. A antiagregação é continuada no pós-operatório como uma infusão contínua durante 24 horas e, depois, por via oral durante 7 dias. Este regime é usado apenas em pacientes com uma trombose arterial não explicada. Alternativamente, pode-se usar heparina ou aspirina de baixo peso molecular – interromper a heparina na alta e a aspirina após 1 mês.

Desvio Arteriovenoso (Retalho do Antebraço Radial)

Embora seja raro, pode existir uma fístula arteriovenosa que provoca um fenômeno de roubo do retalho entre a artéria radial e as veias comitantes. Nestes casos, as anastomoses são permeáveis, há retorno venoso na veia e o retalho é pálido; não há sangramento nem recarga capilar. A pista para o diagnóstico é um pedículo que é bem pulsátil até certo ponto, com retorno venoso através da veia do retalho (este último caso exclui uma trombose do pedículo). Com suspeita, o pedículo é examinado a partir da anastomose e isolando cuidadosamente a artéria da veia até que a comunicação seja encontrada e ligada ou cortada. Às vezes, pode haver múltiplos desvios. Nestes últimos casos, o fluxo avançará um pouco mais e, depois, parará de novo. Depois que todas as fístulas forem fechadas, o retalho será bem perfundido.

Fechamento Apertado

Se a camada gordurosa subcutânea no antebraço ou na coxa é muito grossa (ou as dimensões do retalho não são projetadas suficientemente largas), o fechamento sob tensão, que costuma ser combinado com inchaço pós-operatório, pode usar síndrome de compartimento dentro do retalho, prejudicando vascularização da uretra, o retalho externo ou ambos. Toda vez que tensão for observada, o retalho não deve ser suturado em si mesmo, mas deve ficar aberto na sua parte ventral e o defeito residual enxertado. Isto costuma ser necessário apenas nos dois terços próximos do retalho, mas, se houver alguma dúvida, é mais seguro colocar um pequeno enxerto de pele no lado ventral completo do retalho (que não será visível a longo prazo) em vez de arriscar necrose parcial do retalho. O mesmo se aplica às revisões de congestionamento venoso, hematomas ou alças arteriovenosas intrarretalho (Fig. 13-5), que resultam em congestionamento adicional do retalho e aumento do inchaço. Nesses casos, o cilindro do pênis não deve ser fechado, mas deixado aberto e enxertado.

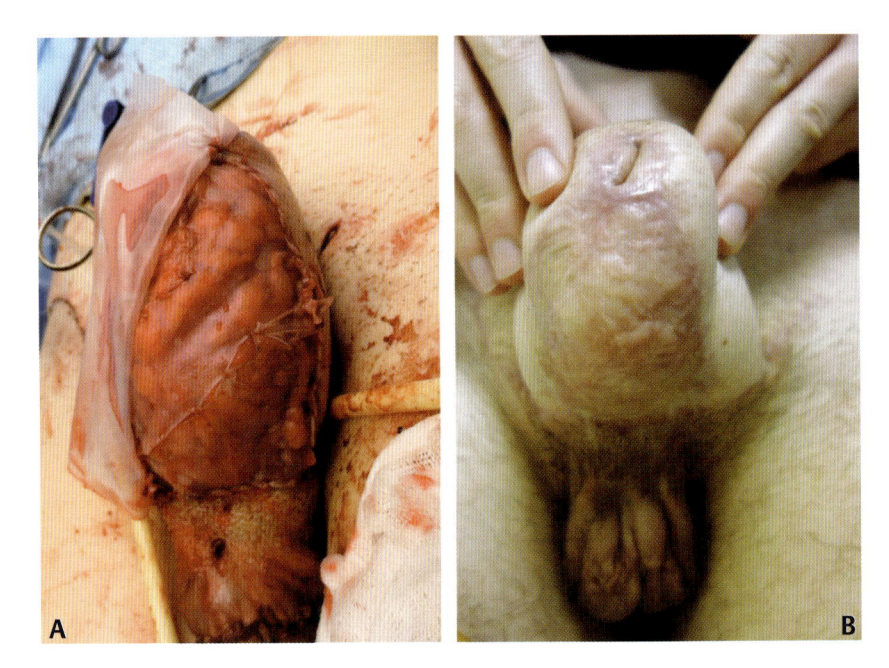

CAPÍTULO 13
Resultados e Complicações Desfavoráveis na Cirurgia de Faloplastia

Fig. 13-5 A, Uma incidência ventral de um ALT mais faloplastia de perfurador de artéria ilíaca circunflexa superficial (SCIAP). O enxerto de pele (coberto com SurfaSoft) foi colocado no lado ventral (assim, no SCIAP) para evitar tensão durante o fechamento. **B,** Um ano após a cirurgia, o enxerto de pele no lado ventral nem sempre é visível e tem uma aparência aceitável.

Esta ocorrência pode ser prevenida com um planejamento pré-operatório preciso. Nem todo paciente tem a mesma espessura de gordura subcutânea, e a aplicação de um modelo padrão para o planejamento do retalho para todos os pacientes nem sempre é adequada. Quanto mais espesso for o tecido subcutâneo, maior o raio e a circunferência do falo. O cirurgião pode medir a espessura do retalho subcutâneo com um teste de pinça ou uma tomografia computadorizada para calcular aproximadamente a circunstância necessária e a largura do retalho pode ser ajustada de acordo.

Complicações Iniciais

Fluxo Venoso Insuficiente em um Retalho de Antebraço Radial Livre

Para garantir uma boa drenagem venosa em uma faloplastia RFF livre, são utilizados sistemas superficiais e profundos. A veia cefálica sofre anastomose depois que os sistemas superficiais e profundos forem unidos, possivelmente incluindo auxiliares superficiais adicionais da veia cefálica que drenam o retalho.

Às vezes, em um RFF, pode ocorrer congestão venosa com uma anastomose venosa permeável por causa do retorno venoso lento. Se for o caso, um congestionamento venoso inexplicável é observado ou há drenagem venosa insuficiente após uma revisão anastomótica, as conexões capilares entre a artéria radial (pulsando contra uma "parede" no final do retalho) e as vênulas podem ser insuficientes para drenar um retalho tão grande e podem precisar de fluxo extra. Portanto, durante a dissecção do retalho, uma veia superficial (geralmente a cefálica) e a artéria radial são rotineiramente dissecadas distalmente por 1 a 2 cm

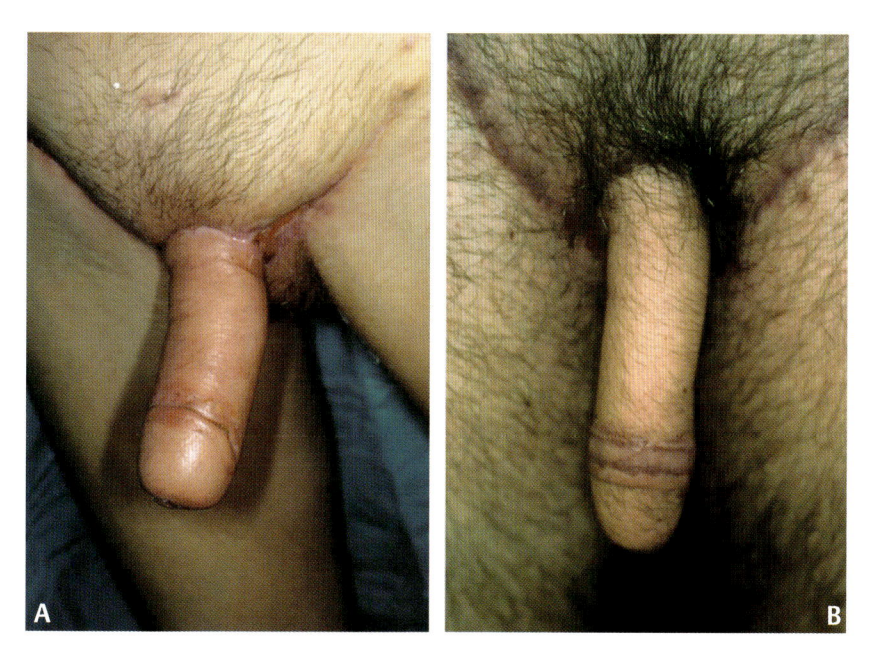

CAPÍTULO 13
Resultados e Complicações Desfavoráveis na Cirurgia de Faloplastia

Fig. 13-6 A, Quando uma alça arteriovenosa é criada, o falo parece congestionado. Isso é normal.
B, Após o fechamento da fístula, a cor da pele retorna ao normal.

para preservar um coto longo na porção distal da aba que será usada para criar uma anastomose arteriovenosa em casos de fluxo venoso prejudicado. O retorno venoso aumentado que é criado conectando diretamente o coto distal da artéria radial ao coto distal da veia superficial criará um efeito de Venturi que suga sangue para fora do retalho. O retalho inchará, e medidas preventivas, como as mencionadas previamente para um fechamento apertado, devem ser consideradas. Após 5 a 6 semanas, no ambulatório e sem anestesia local (o pênis ainda não tem sensibilidade), o ciclo arteriovenoso pode ser exposto através de uma pequena incisão e simplesmente ligado (Fig. 13-6).[5]

Monitoramento da faloplastia microcirúrgica é realizado na UTI; aqui o fluxo vascular é monitorado com o uso de uma sonda Doppler lápis. Dois dos autores (C.J.S. e V.K.S.) usam comumente as sondas Doppler implantáveis em torno da veia receptora para detectar obstrução precoce. Os retalhos livres são monitorados a cada 30 minutos durante 24 horas e a cada hora, durante 24 horas, depois, a cada 2 horas no terceiro dia.[6] O paciente é, então, transferido da UTI para o hospital, onde a faloplastia é monitorada a cada 4 horas até a alta. Isso permitiu uma detecção muito precoce do comprometimento vascular e nenhuma incidência de morte do retalho ocorreu após qualquer procedimento de reexploração. Os outros autores monitoram o retalho de hora em hora na UTI pós-operatória até a manhã após a cirurgia, e reexploração precoce é o segredo para manter uma taxa de perda baixa (menor que 1%).

Insuficiência Vascular

A trombose arterial ou venosa é pouco frequente, porque grandes vasos com fluxo forte são usados. Se as anastomoses arteriais ou venosas forem revisadas, uma mudança nos vasos receptores pode ser contemplada.

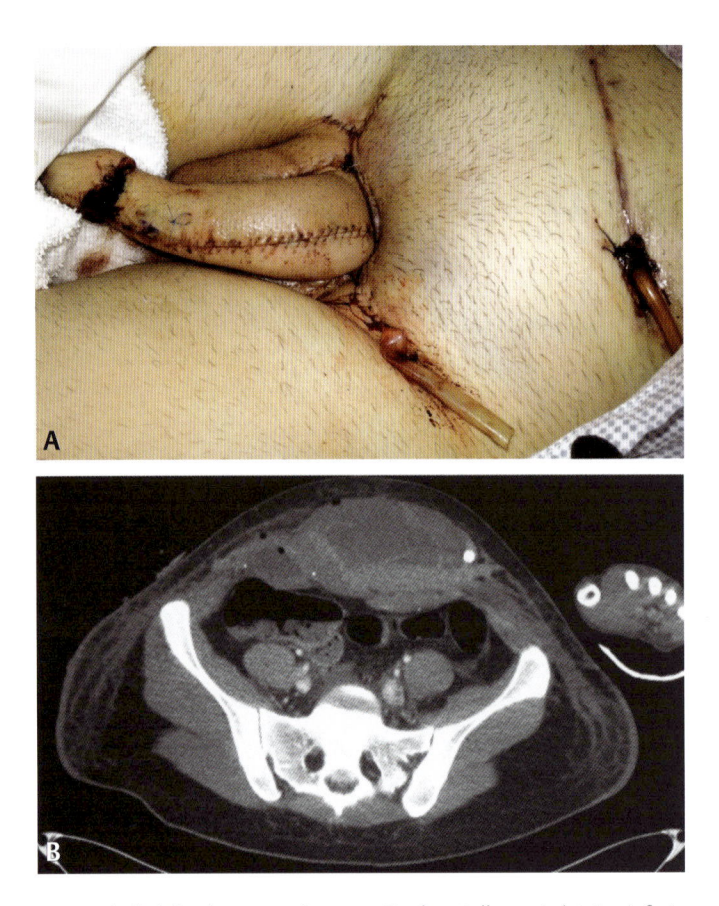

CAPÍTULO 13
Resultados e Complicações Desfavoráveis na Cirurgia de Faloplastia

Fig. 13-7 A, Hematoma de bainha de reto após remoção de retalho epigástrico inferior para faloplastia RFF. **B,** Uma tomografia computadorizada confirmou os achados. O paciente foi levado para uma sala de operações, em situação de emergência, para comprometimento vascular do retalho.

Se, depois de refazer as anastomoses, houver pouco ou nenhum refluxo, a trombólise intra-arterial deve ser administrada para dissolver os trombos que podem ter formado na microcirculação do retalho. Usamos rotineiramente uroquinase e (100.000 UI em 10 mL de solução salina) ou ativador de plasminogênio tecidual (10 mg em 50 cc de solução salina normal) como um bolo intra-arterial administrado diretamente na artéria ou através de um dos seus ramos laterais. Para evitar a circulação de medicamentos na corrente sanguínea, a veia do retalho fica aberta para drenar o medicamento ou, se a anastomose já foi realizada, ela é presa depois da anastomose e um dos seus ramos fica aberto para permitir que o fluxo de saída do medicamento. Assim, não há risco de sangramento ou de overdose e, e vários bolos podem ser administrados até a circulação ser restaurada.7 Se o procedimento de retirada requer uma administração contínua de heparina, o risco de hematoma é aumentado e o paciente é monitorado de perto. Como a bainha do reto posterior pode ser flexível, um hematoma significativo pode ocorrer com achados clínicos mínimos (Fig. 13-7).

Em uma faloplastia RFF livre, como o pedículo venoso costuma ser mais longo do que o arterial, o cirurgião deve evitar a torção da veia, o que pode causar oclusão venosa. Em uma ALT pediculada, a insuficiência vascular pode ocorrer devido a um pedículo curto. Nesses casos o retalho deve ser convertido em retalho livre sem hesitação, como descrito anteriormente (Fig. 13-8). Para aliviar a tensão, o paciente é rotineiramente colocado na cama com ligeira flexão do quadril.

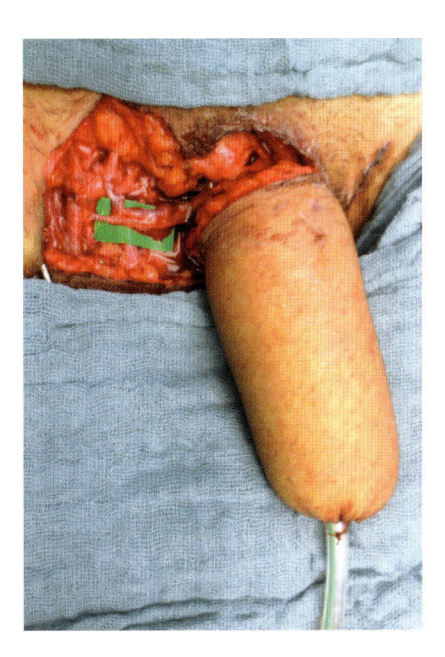

Fig. 13-8 Um retalho ALT pediculado para uma faloplastia convertida em retalho livre no dia 1 por causa da insuficiência vascular, resultante da tensão no pedículo. O pedículo é dividido e anastomizado aos vasos da virilha (artéria femoral e veia safena magna, veja o texto para detalhes).

Uma síndrome do compartimento causada pelo fechamento apertado e inchaço pós-operatório ou um hematoma dentro do retalho pode ser a causa da insuficiência vascular. Nesses casos, as suturas ventrais devem ser abertas e a incisão enxertada para liberar a pressão. Para evitar hematomas, a hemostasia meticulosa do retalho é imperativa. Qualquer sangramento na superfície inferior do retalho deve ser localizado e coagulado.

A maioria das insuficiências vasculares de desenvolvimento lento que envolvem apenas as partes distais do retalho e não podem ser cirurgicamente corrigidas pode resultar em uma lesão cutânea ou mesmo necrose parcial, discutido a seguir.

Necrose Parcial

Para maximizar a vascularização do retalho, a circulação do retalho é deixada para se estabelecer depois da remoção do retalho. Antes de formar tubo ou transferir o retalho, esperamos 20 minutos para qualquer espasmo dos vasos sanguíneos desaparecer e para que a circulação seja restaurada.

Infelizmente, se ocorre lesão cutânea ou uma necrose parcial, sempre envolve as partes mais distais do retalho em volta da glande do pênis ou no lado da base do retalho mais distante da artéria radial. Em ambos os casos, o cirurgião deve esperar até que a necrose seja demarcada. Uma lesão cutânea costuma ser tratada de forma conservadora e necrose do

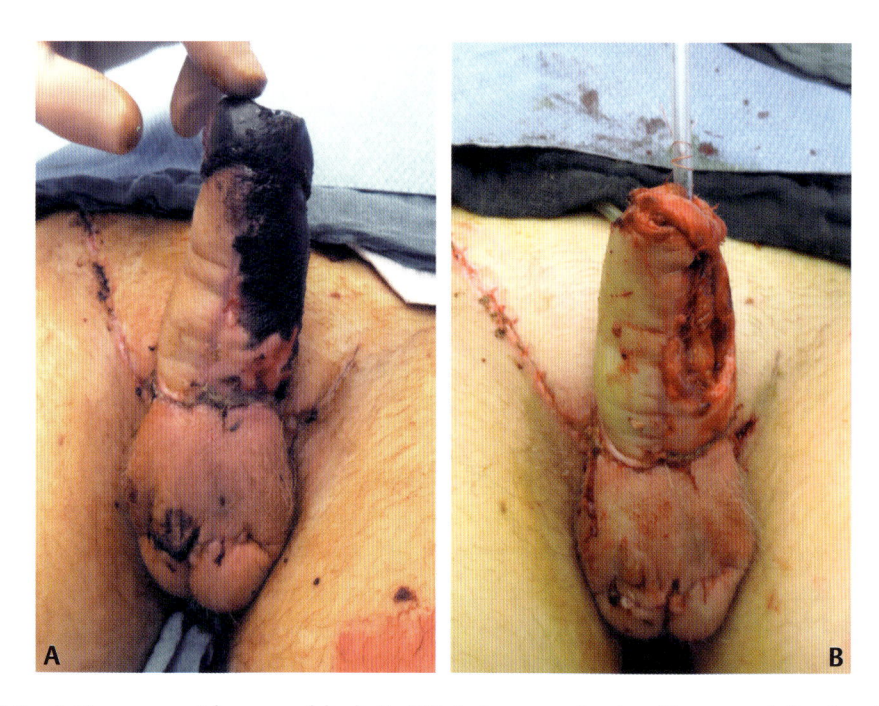

Fig. 13-9 A, Necrose parcial em uma faloplastia RFF. Após a escarotomia, utiliza-se o retalho dorsal saudável (como um retalho prepucial dorsal é usado no reparo da hipospadia) para reconstruir uma glande e um meato. **B,** O lado ventral pode receber enxerto de pele.

retalho parcial geralmente pode ser tratada com uma plastia local (Fig. 13-9) ou enxerto de pele. Se houver suspeita de comprometimento vascular durante a transferência do retalho, a coronoplastia costuma ser adiada por outra operação.

Necroses parciais grandes que envolvem o lado ventral e a uretra precisam de desbridamento e reparo do retalho. Se apenas a parte ventral da uretra e a sua cobertura da pele forem perdidas, a uretra é parcialmente reconstruída com um enxerto de pele de espessura total coberto com um retalho SCIAP pediculado. Para manter o enxerto no lugar, usamos um molde intrauretral feito por uma manga de plástico cheia de gel (Fig. 13-10).

Se a uretra inteira precisa ser reconstruída, duas opções cirúrgicas estão disponíveis: um RFF8 livre ou um SCIAP pediculado.[9]

O RFF livre permite a remoção de pele suficiente para fornecer o tubo uretral e uma faixa estreita de pele para cobertura externa. O retalho é projetado como em uma faloplastia convencional, com uma pequena ilha de pele externa confeccionada de acordo com o tamanho do defeito (Fig. 13-11).

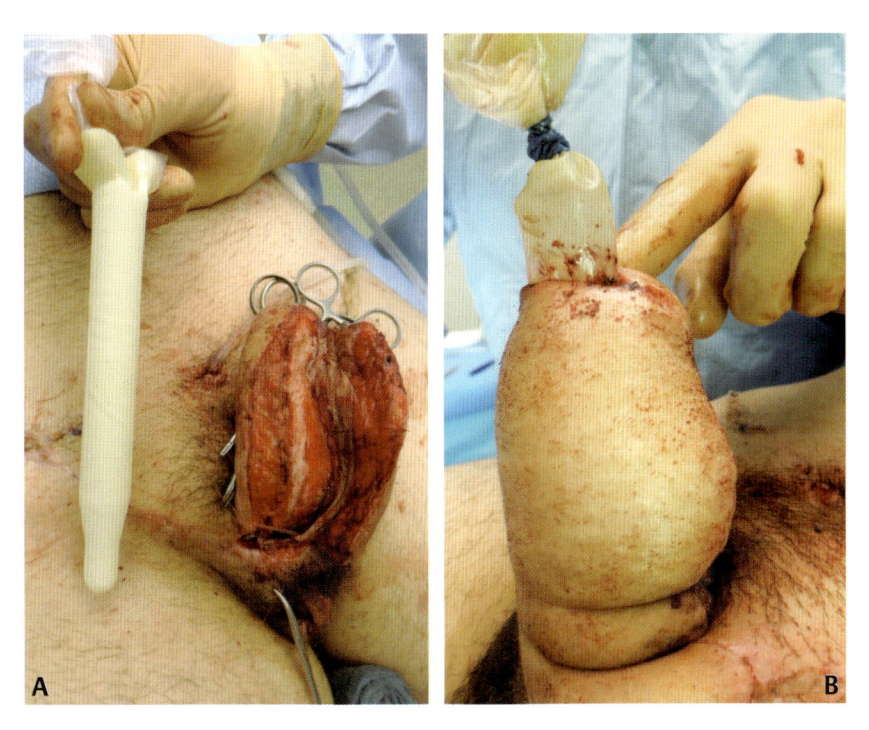

CAPÍTULO 13
Resultados e Complicações Desfavoráveis na Cirurgia de Faloplastia

Fig. 13-10 A, Após falha parcial da reconstrução uretral, a metade que falta pode ser reconstruída com um enxerto de pele. **B,** Uma manga estéril, como a utilizada para sondas gama, é preenchida com gel e inserida para segurar o enxerto no lugar.

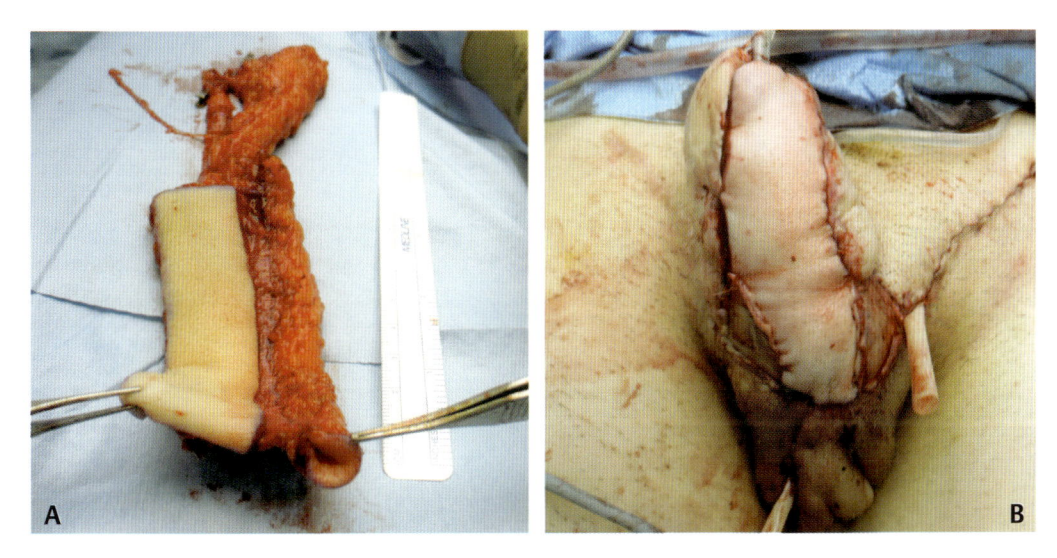

Fig. 13-11 A, Incidência frontal de um RFF usado para reconstruir toda a uretra. **B,** Uma ilha de pele externa é deixada após a tubulação para reconstruir o lado ventral.

Um retalho SCIAP pediculado apenas permite a reconstrução do tubo uretral (Capítulo 9). Um enxerto de pele é usado para o revestimento externo que é melhor atrasado através da cobertura preliminar do aloenxerto até que a incisão granule e um enxerto melhor possa ser obtido.

Fístulas

As fístulas urinárias não são uma complicação pouco após a faloplastia em homens transexuais e, portanto, muitos cirurgiões nem tentam reconstruir a uretra e realizam uma faloplastia incompleta. Estas fístulas são mais frequentes quando as anastomoses uretrais estão próximas. Se ocorrer uma fístula como resultado de deiscência de incisão cirúrgica ou necrose parcial, o cirurgião não deve tentar uma reparação imediata. O fechamento direto falhará inevitavelmente. Qualquer fechamento imediato do retalho pode ter o potencial de falhar e sacrificará uma ferramenta potencialmente útil para uso futuro, independentemente de ter sido usada com sucesso, particularmente se a infecção também ocorreu (Fig. 13-12). Dois dos autores (C.J.S. e V.K.S.) defendem o uso de retalhos locais para uretroplastia em conjunto com o RFF ou pré-inflamação uretral com tecido mucoso para reduzir as taxas de fístula.

A maioria das fístulas fechará espontaneamente durante semanas ou meses. O paciente receberá instruções pré-operatórias adequadas sobre a possível ocorrência dessa complicação.

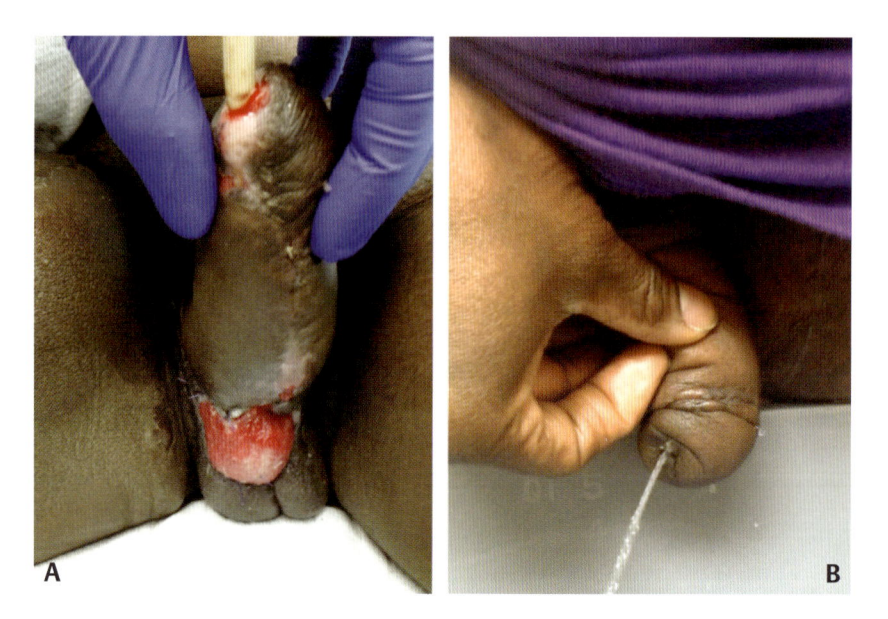

Fig. 13-12 **A,** Este paciente desenvolveu uma fístula penoscrotal e infecção 3 semanas após faloplastia RFF e foi tratado com desbridamento e um retalho imediato do grácil no defeito após uma semana. **B,** O paciente urinou bem 3 meses após a faloplastia.

CAPÍTULO 13
Resultados e Complicações Desfavoráveis na Cirurgia de Faloplastia

Complicações Demoradas

Estreitamento

Uma fístula que cura de forma secundária pode resultar em um estreitamento da uretra por causa da contração da ferida. Os estreitamentos devem ser avaliados por cistouretrografia miccional. Além disso, os cateteres suprapúbicos podem ser usados para evitar danos ao neofalo causados pelos cateteres Foley. O estreitamento deve ser tratado por um urologista especialista.[10-13] Dilatações ou uretrotomias geralmente têm um efeito temporário; para a correção de um estreitamento recorrente ou extenso, deve-se realizar uma uretroplastia. Vários tipos de uretroplastias podem ser usados para tratar estreitamentos, como a meatotomia, uretroplastia de enxerto livre, uretroplastia com retalho pediculado e de Heineke-Mikulicz. Para estenoses uretrais curtas com menos de 3 cm, recomenda-se incisões endoscópicas.

A pré-laminação de retalho com mucosa pode diminuir as taxas de estreitamento.[14] Dois autores encorajam a manutenção com um dilatador de meato para evitar estreitamentos no uretral externo e mais fístulas proximais (Fig. 13-13).

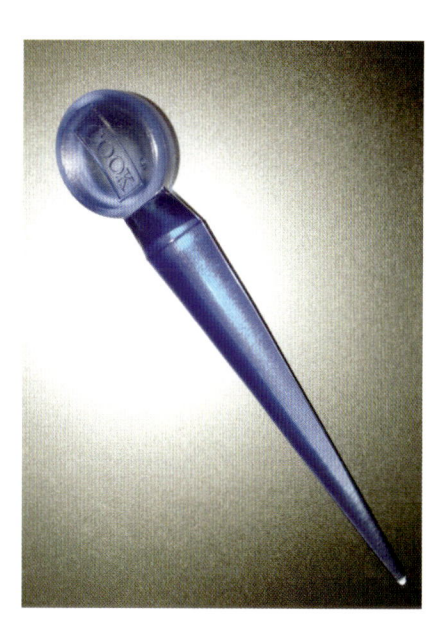

Fig. 13-13 Dilatador de meato de Cook (Cook Medical, Bloomington, IN).

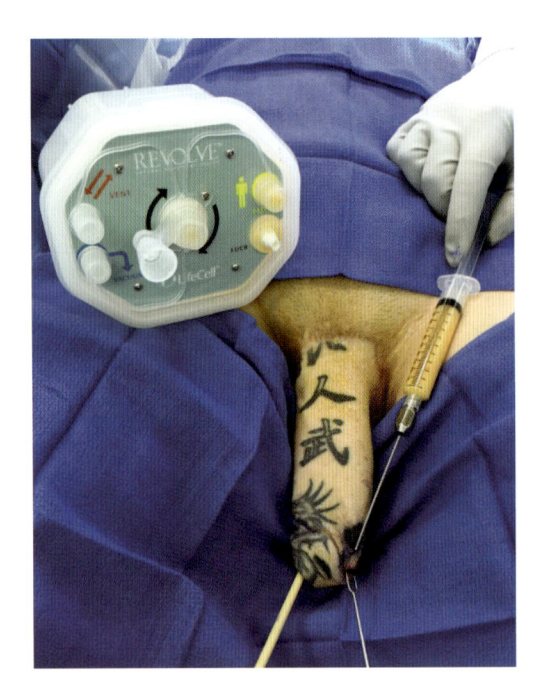

Fig. 13-14 Faloplastia RFF que permitiu penetração vaginal bem-sucedida e orgasmo com a capacidade de urinar de pé, após um ano com uma prótese peniana inflável de dupla haste. No entanto, o amolecimento da neoglande causou uma glande ptótica. Foi feita uma lipoinjecção de 30 cc para corrigir a deformidade e evitar a troca de implantes por um implante mais longo, que pode ter alto risco de extrusão.

Complicações Tardias

Atrofia

No longo prazo, especialmente nos casos de faloplastia RFF, o pênis pode atrofiar substancialmente e assumir uma aparência frouxa ou exibir claramente a prótese de ereção. O amolecimento do falo pode ocorrer como resultado da reabsorção do tecido mole. As circunferências do eixo do pênis em vários pacientes diminuíram significativamente um ano após a cirurgia. Isso pode ser causado pelo metabolismo reduzido, fricção ou mudanças na irrigação sanguínea. Uma solução para este problema pode ser lipopreenchimento, enxertos dérmicos artificiais ou inserção de haste de silicone. Com lipopreenchimento, a gordura pode ser reabsorvida e necessitar de injeções adicionais (Fig. 13-14). Refazer também pode ser considerado. Uma faloplastia com retalho ALT costuma ter menos atrofia.

Dispareunia

A rigidez erétil, que é essencial para as relações sexuais, é um problema em pacientes submetidos a faloplastia RFF. São necessárias próteses penianas que podem causar dor genital associada à relação sexual. Quando a faloplastia é realizada com um retalho de fíbula osteocutânea, a dor pode ser aliviada com a criação de pseudojunções no enxerto ósseo, resultando em osteotomias segmentares. Ao coletar a fáscia lata tensora para a interposição entre os segmentos ósseos, o neofalo pode manter a semi-rigidez e permitir relação sexual vaginal sem dor.[15] Dois dos autores (C.J.S. e V.K.S.) também defendem um retalho escapular livre juntamente com uma prótese peniana maleável. Este método mostrou-se promissor ao manter um retalho sem pelos, o que elimina o problema na reconstrução uretral. Um retalho escapular livre também tem maior quantidade de tecido disponível do que o RFF livre.

Exposição de Implantes Eréteis

A exposição do implante erétil não é incomum e pode ocorrer se o cilindro da prótese peniana for expelido pela pele durante ou após a implantação. Por causa da ausência da túnica albugínea, os cilindros criados estão menos protegidos de trauma. Mesmo um implante erétil bem colocado em um pênis sensível pode ser expelido pela infecção ou pressão que causa ulceração da pele. Mais comumente, a expulsão ocorre ventral ou lateralmente e em pacientes com dilatação distal agressiva ou diminuição da sensação peniana distal. Nesses casos, o implante deve ser removido, e a substituição posterior deve ser cuidadosamente considerada. É difícil reparar a extrusão, porque o processo de encontrar tecido adequado para o fechamento e a irrigação sanguínea reduzida na área impedem o processo. Além disso, a presença de fluido periprostético, exsudato e erosões contraindica o reparo imediato.

Cicatriz Não Estética no Local Doador

Há pouco espaço para melhorar a cicatriz em um retalho RFF livre, porque a pele do antebraço foi usada quase inteiramente. Para otimizar a cicatrização, sempre retiramos o retalho suprafascialmente, mantendo o paratenon intacto. Ao preservar a fáscia, é evitada cobertura, juntamente com adesões das estruturas miotendinosas flexoras. Isso reduz as complicações associadas às anormalidades da amplitude de movimento. As bordas da incisão cirúrgica são meticulosamente aproximadas dos músculos subjacentes para reduzir uma deformidade gradual; substitutos dérmicos podem ser usados para fornecer espessura adicional debaixo do enxerto de pele.

Lipopreenchimento ou tatuagem é a única solução disponível para melhorar uma cicatriz após a cirurgia.

Por outro lado, na faloplastia ALT, a pele da coxa é suficiente para permitir a expansão. A expansão pode ser realizada antes da cirurgia para fechar imediatamente a incisão cirúrgica no momento da faloplastia (Capítulo 9) ou após a cirurgia para melhorar o local doador de má aparência.

Uma versão modificada do retalho RFF teve melhores resultados em relação à morbidade do local doador em relação ao retalho RFF clássico na faloplastia. Este método, conhecido como uretroplastia de retalho livre baseado em artéria radial, incorpora um retalho livre tubularizado de 4 cm de largura baseado em torno da artéria radial com um retalho infraumbilical preexistente para criar uma neouretra. Isso minimiza a cicatrização no local doador no antebraço enquanto se mantém uma neouretra perceptível.

Neuropatia de Compressão

Às vezes, observa-se neuropatia de compressão persistente que afeta o ramo superficial do nervo radial no antebraço. Os pacientes podem reclamar de dor na região da fossa radial. Alternativamente, um ramo cortado do ramo superficial do nervo radial também pode resultar em um neuroma doloroso que pode precisar ser removido cirurgicamente.

Vários pacientes se queixaram de sensibilidade ao nível do joelho após uma faloplastia ALT. Lipopreenchimento em torno do nervo afetado pode aliviar os sintomas nesses casos.

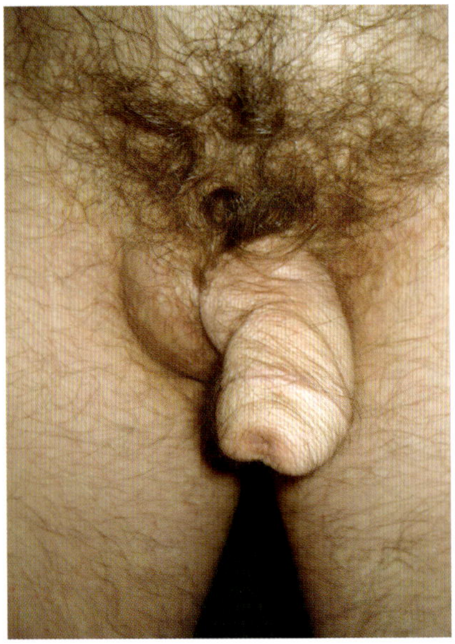

Fig. 13-15   Faloplastia contraída.

Repetições

Faloplastia Contraída ou Incompleta

Como agora estamos começando a ver pacientes com longos acompanhamentos, estamos vendo um aumento da população com uma faloplastia contraída (Fig. 13-15) ou uma faloplastia incompleta. O tratamento para estes casos é repetir a faloplastia. Isso não foi observado em pacientes que foram submetidos a retalhos osteocutâneos, mas geralmente ocorrem em pacientes que não foram submetidos à inserção de implante peniano. Tais casos são simplificados pelo pênis já existente. A pele do pênis presente será incisada e tubulada sobre si mesma para fornecer um tubo uretral. Se o tubo uretral precisar de alongamento, a pele da faloplastia prévia pode ser usada como retalho distal. A cobertura externa será fornecida por um ALT pediculado ou RFF livre. As faloplastias sem sensibilidade também se enquadram nesta categoria.

Referências

1. Hage JJ, de Graaf FH. Addressing the ideal requirements by free flap phalloplasty: some reflections on refinements of technique. Microsurgery 14:592, 1993.
2. Monstrey S, Hoebeke P, Selvaggi G, et al. Penile reconstruction: is the radial forearm flap really the standard technique? Plast Reconstr Surg 124:510, 2009.
3. Salgado CJ, Monstrey S, Hoebeke P, et al. Reconstruction of the penis after surgery. Urol Clin North Am 37:379, 2010.
4. Sinove Y, Kyriopoulos E, Ceulemans P, et al. Preoperative planning of a pedicled anterolateral thigh (ALT) flap for penile reconstruction with the multidetector CT scan. Handchir Mikrochir Plast Chir 45:217, 2013.
5. Hage JJ, Monstrey S. Free-flap distal arteriovenous fistula: when to close it? J Reconstr Microsurg 14:407, 1998.
6. Salgado CJ, Moran SL, Mardini S. Flap monitoring and patient management. Plast Reconstr Surg 124(6 Suppl):e295, 2009.
7. D'Arpa S, Cordova A, Moschella F. Pharmacological thrombolysis: one more weapon for free-flap salvage. Microsurgery 25:477, 2005.
8. Tchang LA, Largo RD, Babst D, et al. Second free radial forearm flap for urethral reconstruction after partial flap necrosis of tube-in-tube phalloplasty with radial forearm flap: a report of two cases. Microsurgery 34:58, 2014.

9. Koshima I, Nanba Y, Nagai A, et al. Penile reconstruction with bilateral superficial circumflex iliac artery perforator (SCIP) flaps. J Reconstr Microsurg 22:137, 2006.
10. Lumen N, Vierstraete-Verlinde S, Oosterlinck W, et al. Buccal versus lingual mucosa graft in anterior urethroplasty: a prospective comparison of surgical outcome and donor site morbidity. J Urol 195:112, 2016.
11. Lumen N, Oosterlinck W, Hoebeke P. Urethral reconstruction using buccal mucosa or penile skin grafts: systematic review and meta-analysis. Urol Int 89:387, 2012.
12. Lumen N, Monstrey S, Goessaert AS, et al. Urethroplasty for strictures after phallic reconstruction: a single-institution experience. Eur Urol 60:150, 2011.
13. Lumen N, Oosterlinck W, Decaestecker K, et al. Endoscopic incision of short (< 3 cm) urethral strictures after phallic reconstruction. J Endourol 23:1329, 2009.
14. Zhang YF, Liu CY, Qu CY, et al. Is vaginal mucosa graft the excellent substitute material for urethral reconstruction in female to male transsexuals? World J Urol 33:2115, 2015.
15. Salgado CJ, Rampazzo A, Xu E, et al. Treatment of dyspareunia by creation of a pseudojoint in rigid bone following total penile reconstruction with fibular osteocutaneous flap. J Sex Med 5:2947, 2008.

CAPÍTULO 14

Tratamento Medicamentoso de Pacientes Transgênero Adolescentes

Daniel E. Shumer ▪ Norman P. Spack

Pontos Principais

- O tratamento da disforia de gênero com intervenções hormonais em adolescentes cuidadosamente avaliados pode reduzir o distúrbio, prevenir o desenvolvimento das características sexuais secundárias indesejadas e estimular o aparecimento das características sexuais secundárias desejadas.
- O tratamento requer a colaboração entre profissionais experientes de saúde mental e medicina.
- A supressão púbere, uma intervenção totalmente reversível, pode ser considerada na pontuação 2 de maturidade sexual (início da puberdade). Esta intervenção pode reduzir a disforia, prevenir o desenvolvimento de características sexuais secundárias indesejadas, melhorar a futura atribuição de gênero ("passabilidade" como o gênero afirmado) e eliminar a necessidade de algumas intervenções cirúrgicas.
- Os hormônios sexuais cruzados (17-beta-estradiol e testosterona) podem ser usados para suporte ao desenvolvimento das características sexuais secundárias desejadas em adolescentes mais velhos com persistência da disforia de gênero.
- O tratamento de adolescentes com intervenções hormonais tem considerações únicas. Os profissionais de saúde que atendem esta população de pacientes devem conhecer as opções cirúrgicas à disposição de adolescentes e adultos com disforia de gênero.

CAPÍTULO 14
Tratamento Medicamentoso de Pacientes Transgênero Adolescentes

A identidade de gênero se refere ao sentimento interno de gênero de uma pessoa (p. ex., menino, menina; homem, mulher; ou uma identificação não binária, como *genderqueer*). Uma pessoa transgênero sente discordância entre o sexo biológico atribuído ao nascimento e a identidade de gênero. A disforia de gênero se refere ao desconforto decorrente desta discordância.[1] A disforia de gênero na infância e a disforia de gênero em adolescentes e adultos são separadamente definidas na quinta edição do Manual Diagnóstico e Estatístico de Transtornos Mentais (DSM-5) e, na edição anterior, eram chamadas distúrbio de identidade de gênero.[2,3] Crianças e adolescentes são diagnosticados com disforia de gênero caso apresentem diferença significativa entre o gênero sentido e atribuído, com persistência por pelo menos 6 meses, e que provoque desconforto significativo ou prejuízo funcional. A mudança de terminologia remove a palavra estigmatizante "distúrbio" e destaca que a disforia pode melhorar com diversas intervenções, inclusive aconselhamento, administração de hormônios sexuais cruzados e cirurgia de afirmação de gênero (GAS). Embora a patologia da disforia de gênero seja cada vez menos enfatizada e a aceitação da diversidade de identidade de gênero tenha aumentado, os adolescentes transgênero continuam a ser desproporcionalmente afetados por comorbidades mentais, como ansiedade, depressão, automutilação e ideação suicida.[4] A World Professional Association for Transgender Health (WPATH) e a Endocrine Society determinam os padrões clínicos de tratamento de adolescentes transgênero.[5,6]

A Criança Transgênero

As crianças nascem em um mundo com gênero, onde meninos e meninas geralmente são vestidos e encorajados a brincar de maneiras diferentes e onde homens e mulheres tradicionalmente assumem papéis familiares e ocupacionais diferentes. Além disso, os papéis estereotipados e o comportamento de gênero variam entre diferentes culturas e podem mudar ao longo do tempo. Crianças de 2 a 3 anos de idade podem-se identificar como menino ou menina; entre 4 e 5 anos, conseguem entender a estabilidade e a natureza duradoura do gênero.[7] A preferência por brinquedos de gênero específico surge já aos 12 meses e as crianças podem usar rótulos de gênero (menino, menina) aos 2 anos de idade.[8] Conforme as crianças pequenas começam a desenvolver preferências em brincadeiras e roupas, estes comportamentos podem parecer bastante conformados ao gênero, muito não conformados ao gênero ou em algum ponto deste espectro. Algumas crianças sem conformação de gênero podem declarar o desejo de ser do outro gênero ou expressar o sentimento de que são de outro gênero já aos 3 anos de idade.[9] Crianças pequenas com identificação transgênero podem-se tornar adolescentes transgênero; no entanto, as evidências sugerem que uma porcentagem maior não será transgênero e que os indivíduos com identidade transgênero no início da infância e desistência posterior apresentam taxas maiores de identificação como gays ou lésbicas.[10,11]

Os hormônios sexuais, principalmente a testosterona e o estrógeno, são esteroides produzidos pelos testículos e pelos ovários e causam diversos efeitos responsáveis pelas diferenças biológicas entre homens e mulheres. Na vida fetal e nos primeiros 6 a 12 meses de vida pós-natal, há diferenças significativas nos níveis de hormônios sexuais em fetos e bebês de sexo masculino ou feminino. A ausência de produção de testosterona na vida fetal resulta na formação da genitália feminina normal, enquanto a testosterona produzida pelos testículos do feto é convertida em di-hidrotestosterona no tecido genital, o que provoca a virilização dos tecidos externos e o desenvolvimento da genitália masculina normal.[12] É provável que as diferenças nos níveis de hormônios sexuais durante a vida fetal e a infância entre os sexos biológicos também sejam importantes na organização cerebral. Estas diferenças podem ser um importante contribuinte às diferenças grupais nos comportamentos observados em homens e mulheres durante a vida.[13,14]

No final da infância, quando a identidade de gênero começa a se manifestar, os testículos ou os ovários entraram em um estágio quiescente com pouquíssima produção de hormônio sexual e, portanto, há pouca diferença no ambiente hormonal entre indivíduos pré-púberes do sexo masculino ou feminino (Figs. 14-1 a 14-3). Assim, a intervenção hormonal não é indicada em crianças pré-púberes. Ao invés disso, a criança e a família podem enfocar a saúde mental e os problemas logísticos, como o tratamento de comorbidades mentais (p. ex., ansiedade ou depressão) e a decisão de fazer ou não a transição social ao gênero afirmado no começo da infância. Embora haja consenso de que as crianças pré-púberes com disforia de gênero devam ser atendidas por um profissional de saúde mental com experiência no assunto, não há consenso entre estes profissionais sobre os objetivos do tratamento.[15] Alguns argumentam que, em razão da frequência de desistência mais tarde, na adolescência, os objetivos terapêuticos devem enfocar a redução da disforia por meio da aceitação do sexo biológico.[16] Outra estratégia enfoca menos a identidade de gênero e mais os problemas emocionais, comportamentais e familiares concomitantes.[17] Por fim, as abordagens afirmativas ajudam as famílias a apoiarem o gênero identificado da criança e auxiliam os pacientes e suas famílias durante a transição social.[18] Quando crianças pré-púberes fazem a transição social, apresentando-se como seu gênero afirmado, sua "passabilidade" é auxiliada pelo fato de ainda não terem desenvolvido as características sexuais secundárias. Este processo de "passe" é também conhecido como *atribuição de gênero*, onde o observador decide qual gênero acredita ser a outra pessoa.[15]

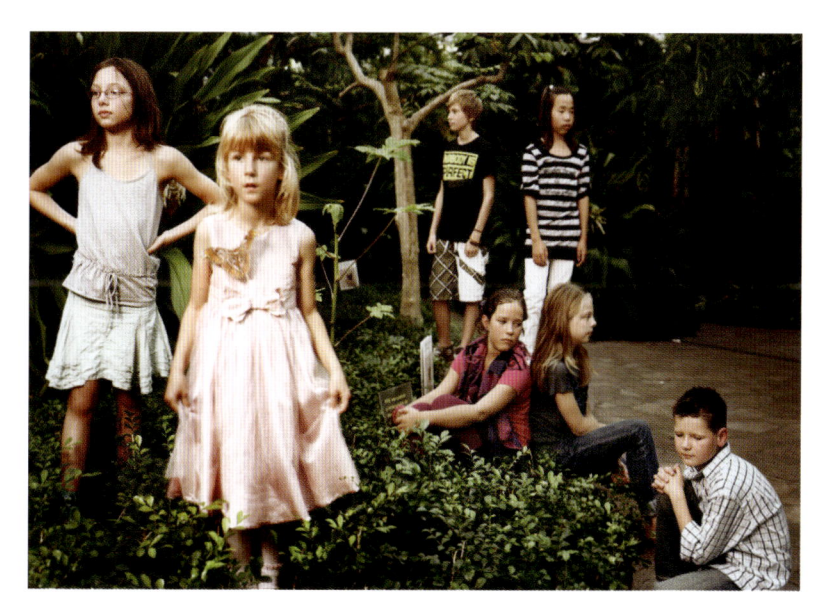

Fig. 14-1 Crianças transgênero; todas expressam incongruência de gênero com seu sexo biológico. Antes da produção de hormônios sexuais, as crianças têm boa "passabilidade" como ambos os gêneros. (Cortesia de Sarah Wong, de Inside Out: Portraits of Cross-gender Children, 2011.)

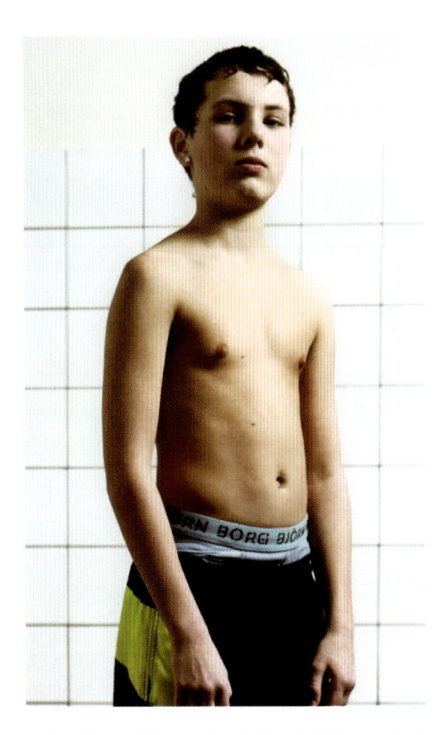

CAPÍTULO 14
Tratamento Medicamentoso de Pacientes Transgênero Adolescentes

Fig. 14-2 Menino transgênero pré-púbere. (Cortesia de Sarah Wong, de *Inside Out: Portraits of Cross-gender Children*, 2011.)

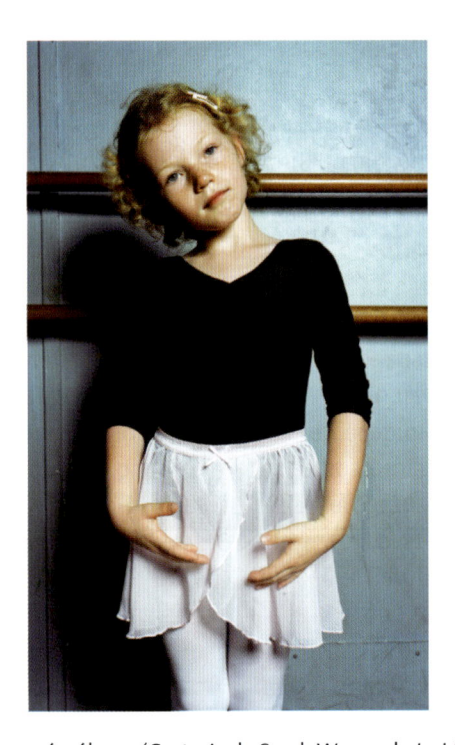

Fig. 14-3 Menina transgênero pré-púbere. (Cortesia de Sarah Wong, de *Inside Out: Portraits of Cross-gender Children*, 2011.)

Puberdade Normal

A puberdade, o estágio da vida caracterizado pelo desenvolvimento de características sexuais secundárias, começa com a ativação e a geração de pulsos de hormônio liberador de gonadotrofina (GnRH) no hipotálamo, o que provoca a produção pulsátil de hormônio luteinizante (LH) e hormônio foliculoestimulante (FSH) pela hipófise anterior e sua secreção na circulação sistêmica. O LH, por sua vez, leva à produção de testosterona nas células de Leydig nos testículos e de andrógenos nas células da teca ovariana, que são convertidos a estrógeno no ovário (Fig. 14-4). O FSH provoca a maturação de células germinativas e o aumento de volume testicular em indivíduos do sexo masculino e o crescimento e o recrutamento de folículos ovarianos em indivíduos do sexo feminino.[19,20] No sexo masculino, a testosterona e a di-hidrotestosterona provocam o desenvolvimento das características sexuais secundárias masculinas e as alterações musculoesqueléticas, como o aumento do falo e da proeminência laríngea, a diminuição do tom da voz, o desenvolvimento de pelos faciais, o aumento da massa muscular em relação à gordura, o alargamento dos ombros e a masculinização dos ossos faciais e da mandíbula. A produção de testosterona durante a puberdade também acelera o crescimento nas placas epifisárias do esqueleto, o que gera a estatura maior dos homens em comparação às mulheres. No sexo feminino, a produção de estrógeno provoca o desenvolvimento do tecido glandular mamário. Depois, há maturação do epitélio vulvar e vaginal, proliferação do revestimento uterino com subsequente menstruação, distribuição da gordura corpórea nos quadris e nas nádegas e crescimento esquelético, seguido pelo fechamento das placas epifisárias.[21]

O principal achado ao exame físico que prenuncia o início da puberdade central é o aumento testicular em meninos e o brotamento das mamas em meninas. Estes primeiros achados defi-

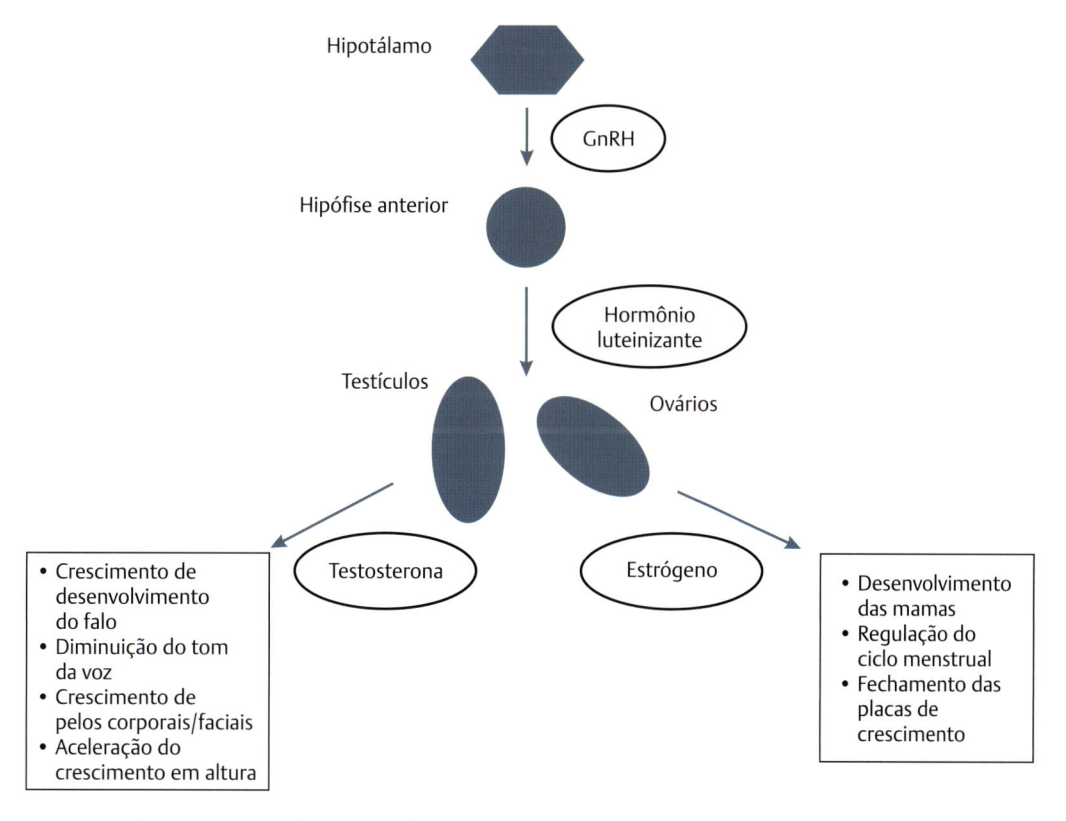

Fig. 14-4 Eixo hipotalâmico-hipofisário-gonadal. GnRH, hormônio liberador de gonadotrofina.

nem a pontuação 2 de maturidade sexual testicular e mamária (estágio de Tanner). O desenvolvimento de pelos pubianos, que pode acontecer antes da puberdade central devido à produção de andrógenos adrenais, não é um marcador confiável da ativação do eixo hipotalâmico-hipofisário-gonadal.[22,23] Historicamente, a idade média de início da puberdade é de 10 a 11 anos em meninas e 11 a 12 anos em meninos e a puberdade precoce é definida pelo início antes dos 8 anos de idade em meninas e dos 9 anos em meninos; no entanto, novas evidências sugerem que a puberdade central normal pode ocorrer na ausência de patologia em idades inferiores às estimativas anteriores.[24] O pico da velocidade de crescimento em altura se dá cerca de 2,5 anos após o início da aceleração púbere.[25] Em meninos, o surgimento das características que afetam a atribuição de gênero de maneira significativa, como o desenvolvimento de pelos faciais, o término da mudança de voz e a masculinização dos ossos faciais, é tardio em comparação ao desenvolvimento genital. A demora no surgimento destas alterações durante a puberdade masculina normal é um incentivo para a supressão púbere em transgêneros com puberdade tardia. Em meninas, o desenvolvimento das mamas geralmente progride da pontuação de maturidade sexual de 2 a 5 (desenvolvimento total) em 4 a 5 anos e a menstruação começa 2 a 2,5 anos após o brotamento das mamas.[21]

Introdução ao Tratamento Medicamentoso

Os padrões de atendimento da WPATH e da *Endocrine Society* sugerem que o diagnóstico da disforia de gênero deve ser feito por um profissional de saúde mental antes da consideração da intervenção hormonal.[5,6] Alguns centros pediátricos realizam as avaliações de saúde mental como parte de uma equipe multidisciplinar de gênero, enfatizando o papel destas análises e do suporte em saúde mental junto ao tratamento medicamentoso.[26] Dentre os objetivos do tratamento hormonal estão a prevenção do desenvolvimento ou da progressão das características sexuais secundárias indesejadas do sexo biológico e a indução das características sexuais secundárias desejadas do gênero afirmado. Os objetivos mais amplos do tratamento incluem a redução dos sentimentos disfóricos, o aumento da "passabilidade" como o gênero afirmado, melhorando a integração na sociedade, e a redução de comorbidades mentais, como ansiedade, depressão e ideação suicida. Dados de resultados obtidos a longo prazo do grupo holandês sugerem a melhora da função psicológica em adolescentes cuidadosamente selecionados e submetidos à supressão da puberdade seguida pela administração de hormônios sexuais cruzados e acompanhamento por uma equipe multidisciplinar durante todo o tratamento.[27,28]

Supressão da Puberdade

A sequência de tratamento de crianças em puberdade precoce com agonistas de GnRH para supressão púbere e administração de hormônios sexuais cruzados durante a adolescência (Fig. 14-5) foi descrita pela primeira vez por Cohen-Kettenis *et al.*[29,30] do Vrije University Medical Center em Amsterdã, Holanda. A supressão púbere permite que a criança transgênero no início da puberdade tenha tempo para explorar sua identidade de gênero sem a contínua influência dos hormônios sexuais, que podem causar disforia e alterações corpóreas permanentes. A supressão púbere pode não apenas reduzir a disforia, mas também aumentar a atribuição de gênero em fases posteriores, durante a adolescência e a vida adulta. A supressão também pode eliminar a necessidade de futuras intervenções cirúrgicas.

Em pacientes do sexo feminino, o início da supressão púbere no estágio 2 de desenvolvimento mamário pode evitar a realização de reconstrução torácica masculinizante. Se a su-

Tratamento Medicamentoso de Pacientes Transgênero Adolescentes

```
Na pontuação de maturidade sexual 2 (no sexo masculino,
aumento testicular; no sexo feminino,
brotamento das mamas):
• Afirmação do diagnóstico de disforia de gênero      Consideração do início da administração de
• Consideração da supressão púbere                          hormônios sexuais cruzados

Idade em anos:   8   9   10   11   12   13   14   15   16   17   18   19  →

                                                  Consideração de cirurgias de afirmação de gênero; a
                                                  cirurgia de masculinização do tórax pode ser considerada
                                                  em idade menor
```

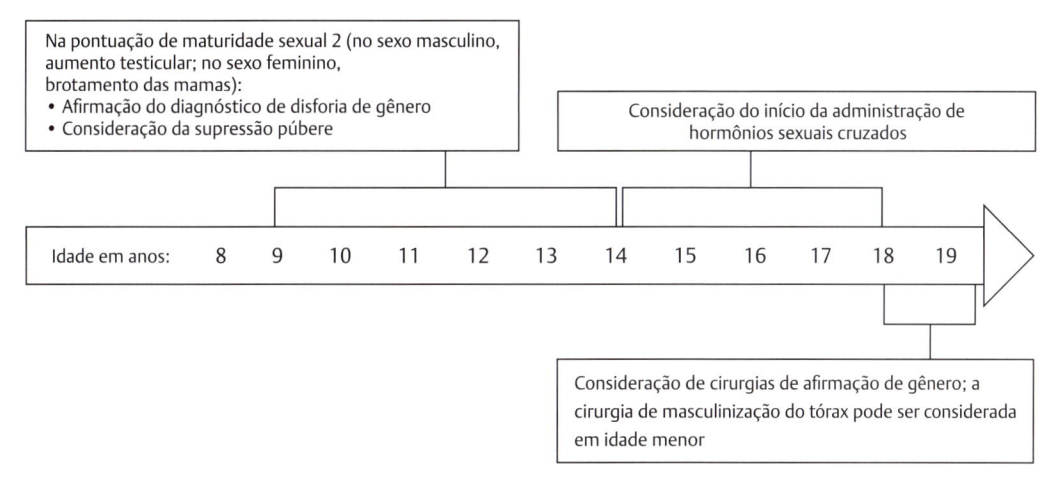

Fig. 14-5 Sequência geral do tratamento medicamentoso e cirúrgico de adolescentes transgênero. O profissional de saúde mental apoia a criança e a família, trata comorbidades mentais e ajuda na logística da transição social durante a adolescência.

pressão ocorrer mais tarde, mas ainda antes do desenvolvimento mamário completo com formação de prega inframamária, uma cirurgia torácica menos invasiva (p. ex., pela incisão areolar ao invés de inframamária) pode ser eficaz. Em pacientes do sexo masculino, a supressão púbere antes do desenvolvimento dos pelos faciais, da redução do tom da voz e da masculinização facial e esquelética pode aumentar a atribuição de gênero de maneira dramática. A necessidade de tais intervenções, como eletrólise facial e torácica, cirurgia de cordas vocais ou fonoterapia e cirurgia de feminização facial, pode ser eliminada. Além disso, nestes indivíduos, a diminuição da aceleração do crescimento dependente de testosterona por meio da supressão púbere pode mitigar a alta estatura de mulheres transgênero.

As orientações da WPATH e da *Endocrine Society* recomendam o início da administração do agonista de GnRH após o começo da puberdade (pontuação de maturidade sexual 2).[5,6] A tentativa de evitar a puberdade por meio do tratamento anterior a seu início não é recomendada. Isto provavelmente ocorre porque a persistência da disforia de gênero em caso de exposição aos níveis púberes iniciais de hormônios sexuais é uma importante consideração diagnóstica.

Os medicamentos agonistas de GnRH foram extensamente usados nesta faixa etária para tratamento da puberdade precoce por mais de 25 anos e são considerados seguros e reversíveis.[31] Na população transgênero, os riscos teóricos incluem a redução da densidade mineral óssea durante o tratamento (com melhora depois da administração de hormônios sexuais cruzados) e o impacto desconhecido da supressão sobre a maturação cerebral.[30] A preocupação sobre a maturação cerebral pode ser excessiva, já que não é uma questão significativa em crianças com retardo constitucional da puberdade.

Os medicamentos agonistas de GnRH inibem a secreção pulsátil de LH e FSH pela hipófise anterior. Estes fármacos podem ser administrados por via injetável a cada 1 ou 3 meses (acetato de leuprolida de uso intramuscular) ou como implantes subcutâneos com reposição anual (acetato de histrelina). O uso de preparados intranasais de agonista de GnRH por pacientes transgênero não foi relatado na literatura. Em nossa experiência, o acetato de histrelina administrado como preparado pediátrico (com 65 μg por dia de medicação ativa) ou adulto (com 50 μg por dia de medicação ativa) é eficaz na supressão da puberdade de adolescentes transgênero e continua a ser eficiente por mais de 1 ano, geralmente por mais de 2 anos. A escolha do preparado é baseada na preferência do paciente e da família e pode ser afetada por disponibilidade e cobertura do plano de saúde. Percebemos que, em caso de negativa do plano de saúde, o método de administração de melhor relação custo-benefício é o uso da preparação adulta de acetato de histrelina. O uso de agonistas de GnRH para supressão da puberdade em adolescentes transgênero é considerado de uso não aprovado nos Estados Unidos, já que a *Food and Drug Administration* não listou a disforia de gênero como indicação clínica, embora este seja o atual padrão de tratamento.

Além dos agonistas de GnRH, outros medicamentos que reduzem a produção ou a ação dos hormônios sexuais são geralmente usados em adolescentes transgênero. As progestinas, como o acetato de medroxiprogesterona ou a noretindrona (administrada como comprimido em dose oral diária ou injeção intramuscular a cada 3 meses), diminuem a liberação pulsátil de LH e FSH pela hipófise anterior e inibem diretamente a produção de hormônios sexuais pelas gônadas. As progestinas podem ser usadas em pacientes transgênero do feminino para o masculino (FTM) para suprimir a menstruação caso provoque disforia significativa. Neste grupo de pacientes, geralmente com desenvolvimento mamário total, a supressão completa da puberdade com um agonista de GnRH não é necessária para a obtenção da supressão menstrual. As progestinas, mais baratas, são uma boa alternativa para redução da disforia. As pacientes transgênero do masculino para o feminino (MTF) também podem ser tratadas com progestinas em caso de indisponibilidade ou custo excessivo dos agonistas de GnRH. O tratamento de pacientes MTF com progestinas no início da puberdade pode reduzir a produção de testosterona e, no final da adolescência, permitir a utilização de doses menores e mais seguras de estrógenos para obtenção de efeito similar.[32] Diferentemente dos agonistas de GnRH, as progestinas podem causar acne, náusea e ganho de peso ou inchaço.

A espironolactona, um medicamento oral também empregado como diurético fraco, é um antagonista do receptor de andrógeno usado por adolescentes MTF para redução dos efeitos de andrógenos.[32] Normalmente prescrevemos a espironolactona quando há o desejo de redução do crescimento de pelos faciais e corpóreos problemáticos em pacientes MTF que já progrediram à puberdade masculina tardia. Com o tratamento, os pelos ficam mais finos, facilitando a remoção por eletrólise.

Hormônios Sexuais Cruzados

Os hormônios sexuais cruzados, 17-beta-estradiol em pacientes MTF e testosterona em pacientes FTM, são usados para indução do desenvolvimento de características sexuais secundárias de afirmação de gênero no adolescente transgênero. Os padrões terapêuticos da WPATH não especificam a idade em que os hormônios sexuais cruzados podem ser administrados, mas sugerem a obtenção do consentimento dos pais.[5] A *Endocrine Society* sugere que a administração dos hormônios sexuais cruzados seja considerada por volta dos 16 anos de idade.[6] No entanto há possível risco físico e psicossocial para os pacientes que esperam até os 16 anos para o início da administração de hormônios sexuais cruzados em caso de estabilidade de sua identidade transgênero. Assim, é nossa prática, e também a de instituições similares, considerar a instituição do tratamento com hormônios sexuais cruzados já aos 14 anos de idade.[32,33]

As pacientes MTF são tratadas com 17-beta-estradiol para indução das características sexuais secundárias femininas, principalmente o desenvolvimento de mamas e da conformação corpórea feminina (Fig. 14-6). A medicação geralmente é encontrada em preparados

CAPÍTULO 14
Tratamento Medicamentoso de Pacientes Transgênero Adolescentes

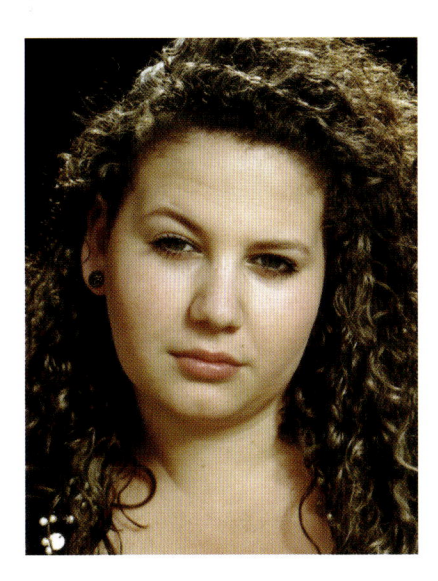

Fig. 14-6 Jovem mulher transgênero tratada com estrógeno. (Cortesia de Sarah Wong, de *Inside Out: Portraits of Cross-gender Children*, 2011.)

Fig. 14-7 Jovem homem transgênero tratado com testosterona. (Cortesia de Sarah Wong, de I*nside Out: Portraits of Cross-gender Children*, 2011.)

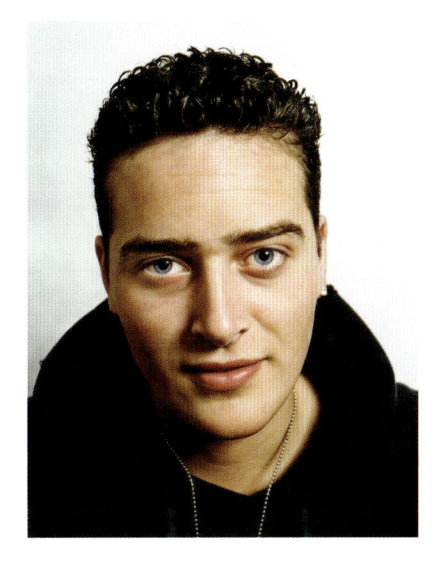

orais, sublinguais, transdérmicos e intramusculares. Normalmente, usamos o 17-beta-estradiol oral ou transdérmico, dependendo da preferência do paciente. Nas pacientes MTF, a supressão adequada da testosterona intrínseca é importante para o bom desenvolvimento das mamas. Em nossa prática, as pacientes adolescentes submetidas à terapia com agonista de GnRH concomitante à administração de 17-beta-estradiol conseguem atingir o desenvolvimento mamário normal sem necessidade ou desejo de realização posterior de cirurgia de modificação das mamas. Nas pacientes em supressão, começamos com a administração oral de 17-beta-estradiol em dose de 0,5 mg por dia, que gradualmente aumenta até 2 mg por dia; os aumentos de dose ocorrem a cada 4 a 6 meses (ou 17-beta-estradiol transdérmico, com dose inicial de 25 µg por semana). Resultados similares podem ser conseguidos com uma combinação de progestina e 17 beta-estradiol. Sem a supressão, as pacientes precisam de doses maiores de estrógeno para suprimir a produção de testosterona e sobrepujar seus efeitos androgênicos no tecido mamário. Os resultados cosméticos podem ser menos favoráveis e uma dose maior de 17-beta-estradiol é associada a um maior risco trombogênico. Além disso, se o indivíduo MTF for submetido à gonadectomia como parte da GAS, doses supressivas maiores de 17 beta-estradiol não são necessárias.

Os pacientes FTM desenvolvem características sexuais secundárias devido aos efeitos da terapia com testosterona (Fig. 14-7). A testosterona para indução da puberdade é classicamente administrada como preparação intramuscular (como cipionato de testosterona ou enantato de testosterona), começando com 25 mg a cada 2 semanas e aumento gradual até a dose de 100 a 200 mg a cada 2 semanas. Nosso centro e outras instituições usaram, com sucesso, as mesmas preparações administradas em dose subcutânea semanal de 12,5 a 25 mg, com aumento para 50 a 100 mg por semana com seringa de 3 mL e agulha de 1,5 cm e calibre 25 G.[32] Agulhas de calibre menor, como as das seringas de insulina, são muito estreitas para a administração da testosterona, que é viscosa. O método subcutâneo permite a administração doméstica da testosterona após uma breve lição no consultório. As doses são ajustadas para manter o nível de testosterona na faixa masculina normal para a idade e com base na resposta clínica.

Os adolescentes transgênero que consideram o tratamento com hormônios sexuais cruzados devem ser aconselhados sobre a possível perda de fertilidade após o início da terapia. Se o paciente tiver progredido o suficiente pela puberdade natal de modo a permitir a criopreservação de espermatozoides e oócitos, esta opção deve ser discutida.

Considerações Cirúrgicas

Os profissionais de saúde que tratam adolescentes devem conhecer as opções cirúrgicas de afirmação de gênero à disposição de seus pacientes e ajudá-los por meio de encaminhamento. As cirurgias genitais geralmente não são recomendadas até que o paciente atinja a idade de maioridade legal; no entanto, considerações individuais, como a realização da cirurgia pelo menos 1 ano antes da entrada na faculdade, pode melhorar a adesão ao tratamento pós-operatório, como as dilatações vaginais. A cirurgia torácica em pacientes MTF podem ser consideradas antes.[5]

A sequência de supressão púbere seguida pela administração de hormônios sexuais cruzados tem implicações cirúrgicas específicas. O que é mais evidente é a possível eliminação da necessidade de algumas intervenções cirúrgicas. Um paciente FTM que começa a supressão púbere em pontuação 2 de maturidade mamária pode não precisar da cirurgia de masculinização do tórax. O início um pouco tardio da supressão púbere (maturidade mamária de pontuação 3 a 4) pode facilitar um procedimento menor, como a cirurgia torácica por meio da incisão periareolar ao invés da incisão inframamária. Uma paciente MTF tratada com 17-beta-estradiol e agonista de GnRH pode não precisar da cirurgia de aumento do volume mamário para que o desenvolvimento completo do tórax. É possível que também não precise de eletrólise facial ou corpórea, cirurgia de feminização facial ou cirurgia ou terapia vocal.

Uma paciente MTF que começa os tratamentos de supressão púbere em pontuação 2 de maturidade sexual e chega à maioridade sem exposição à testosterona apresenta escroto e falo bem menores do que a paciente MTF típica a ser submetida a uma vaginoplastia de feminização. Assim, o cirurgião pode precisar empregar a expansão tecidual ou outras técnicas como parte do planejamento cirúrgico. Um paciente FTM pode precisar de 1 ano ou mais de tratamento com testosterona para conseguir o aumento de volume do clitóris necessário para a faloplastia de masculinização.

Exemplos de Caso

Menino biológico de 11 anos de idade com disforia de gênero foi submetido à consulta médica de rotina; a criança apresentava maturidade sexual de pontuação 2, com aumento de volume testicular de 6 mL bilateralmente. A criança se identifica como pertencente ao gênero feminino desde pequena e os pais, junto com um psicólogo infantil versado em disforia de gênero, permitiram a transição social completa aos 8 anos de idade. O aumento de volume testicular e a puberdade iminente causaram ansiedade e diminuição do desempenho escolar. A criança foi encaminhada a um centro multidisciplinar de gênero, onde um profissional de saúde mental confirmou o diagnóstico de disforia de gênero. O endocrinologista pediátrico, confirmando a pontuação 2 de maturidade sexual e os níveis púberes iniciais de LH, FSH e testosterona, prescreveu o agonista de GnRH acetato de histrelina. A saúde óssea foi mantida com a suplementação de vitamina D, para manutenção dos níveis de 25-hidroxivitamina D dentro da faixa normal, e a ingestão dietética adequada de cálcio. O implante de acetato de histrelina foi trocado aos 13 anos de idade, ao primeiro sinal de produção mensurável de testosterona. Aos 14 anos de idade, após a repetição da avaliação psicológica, a terapia com 17-beta-estradiol (0,5 mg por dia, por via oral) foi instituída. A dose aumentou para 1 mg por dia após 6 meses e 2 mg por dia 12 meses após o início do tratamento. O implante de acetato de histrelina foi novamente trocado aos 15 e aos 17 anos de idade. O desenvolvimento mamário progrediu à pontuação 5 de maturidade sexual ao longo de 4 anos. Aos 18 anos de idade, a paciente foi encaminhada para a vaginoplastia de feminização. Um expansor de tecido foi colocado no escroto como parte do planejamento cirúrgico. As gônadas foram removidas durante a cirurgia, assim como o implante de acetato de histrelina. O tratamento com 17-beta-estradiol continua e o atendimento da paciente passará a ser feito por um serviço para adultos.

Menina biológica de 15 anos de idade foi ao endocrinologista pediátrico com seus pais para uma consulta. A paciente relatava que sempre havia se sentido mais masculina do que feminina; no entanto, tolerava a disforia até o recente aparecimento das menstruações. Nos últimos 6 meses desde a menarca, a paciente ficou deprimida, retraída e começou a automutilar os braços. A paciente começou o tratamento com noretindrona para suprimir a menstruação e entrou em contato com um profissional de saúde mental para começar a explorar a identidade de gênero com mais detalhes. Nos 12 meses seguintes, a menstruação da paciente continuou adequadamente suprimida. A paciente fez a transição sexual completa para o novo gênero, masculino. Aos 16 anos de idade, o tratamento com 25 mg por semana de enantato de testosterona por via subcutânea, com aumento para 80 mg por semana por via subcutânea ao longo de 9 meses. A administração de noretindrona foi interrompida com o início do tratamento com testosterona e a menstruação não voltou. Nesta dose, o nível de testosterona foi mantido no meio da faixa normal masculina para a idade. Doze meses após o começo do tratamento com testosterona, houve mudança notável da voz, crescimento de pelos na face e no tórax, aumento de estatura e sutil masculinização dos ossos faciais. Aos 17 anos de idade, o paciente decidiu fazer a cirurgia torácica masculinizante. Também foi submetido a uma histerectomia, inclusive com remoção da cérvice, e, aos 18 anos, contempla uma futura faloplastia masculinizante.

Menina biológica de 10 anos de idade compareceu a uma clínica de gênero para ser avaliada. Ela sempre se descreveu como "moleque", com interesses masculinos estereotipados. No entanto, a menina recentemente expressou a identidade de gênero masculino e estava incomodada sobre o novo brotamento das mamas. Seus pais estavam preocupados com a progressão à puberdade em razão de sua nova declaração de identidade masculina. Após uma avaliação abrangente por um psicólogo versado em gênero, o diagnóstico de disforia de gênero foi estabelecido. A menina foi tratada com acetato de leuprolida a cada 3 meses, com supressão adequada da puberdade e discreta redução do brotamento mamário. A criança e sua família entraram em contato com um terapeuta local, que os ajudou a explorar sua identidade de gênero em mais detalhes durante sessões semanais. Nos 9 meses seguintes, ela conseguiu perceber que sentia atração sexual por mulheres e se identificar como lésbica. Sua identidade de gênero fica em algum ponto do espectro entre masculino e feminino, mas é mais alinhada à identidade feminina. Ela se considera *genderqueer* e usa pronomes femininos ao se referir a si mesma. O tratamento com acetato de leuprolida foi interrompido e a paciente continuou a puberdade feminina normal.

Um menino de 15 anos de idade compareceu com sua mãe à clínica de gênero para avaliação. A criança anunciou sua identidade de gênero feminino aos pais aos 8 anos de idade. O pai da criança desaprovou o anúncio e o paciente não teve permissão para se apresentar como menina ou fazer terapia. Nos 5 anos seguintes, a criança ficou ansiosa, deprimida e tentou suicídio duas vezes, com várias internações em hospitais psiquiátricos. Aos 13 anos de idade, os pais da criança se divorciaram e a mãe obteve sua guarda unilateral. Nos últimos 2 anos, a criança foi submetida à psicoterapia extensa e fez a transição social para o gênero feminino. A transição reduziu os sintomas de depressão e ansiedade; no entanto, a progressão contínua pela puberdade masculina foi extremamente complicada. A criança ficou muito incomodada com a mudança de voz, o desenvolvimento de pelos faciais e a masculinização da face. Ao exame, apresentava pontuação 4 de maturidade sexual, com desenvolvimento incompleto de pelos faciais e corporais e masculinização da face. Depois de receber uma carta de apoio de seu terapeuta e ser submetido a uma avaliação abrangente de gênero na clínica, o paciente foi tratado com acetato de histrelina para supressão da masculinização contínua e espironolactona para redução do crescimento de pelos faciais e corporais. Três meses depois, começou o tratamento com 17-beta-estradiol, em adesivo transdérmico de 25 mg por semana, com aumento para 100 mg por semana ao longo de 1 ano. O paciente continua a receber o tratamento com acetato de histrelina, espironolactona e 17-beta-estradiol no começo da vida adulta e considera a realização da vaginoplastia de feminização.

Conclusão

A disforia de gênero em crianças e adolescentes deve ser cuidadosamente tratada, com atenção às melhores práticas e padrões atuais de atendimento. Os adolescentes com disforia de gênero persistente no começo da puberdade podem ser tratados com medicamentos que suprimem o desenvolvimento púbere em seu início. Em adolescentes mais velhos, a administração dos hormônios sexuais cruzados pode ser considerada. O momento destas intervenções tem importantes ramificações para a futura cirurgia de afirmação de gênero. Os profissionais da área de cirurgia de afirmação de gênero devem entender as opções terapêuticas para adolescentes e trabalhar junto com clínicos pediátricos para ajudar os pacientes durante a transição aos programas cirúrgicos conforme necessário.

Referências

1. Institute of Medicine. The Health of Lesbian, Gay, Bisexual, and Transgender People: Building a Foundation for Better. Washington, DC: The National Academies Press, 2011.
2. American Psychiatric Association. Diagnostic and Statistical Manual of Mental Disorders, ed 5. Arlington, VA: The Association, 2013.
3. American Psychiatric Association. Diagnostic and Statistical Manual of Mental Disorders, ed 4. Arlington, VA: The Association, 2000.
4. Reisner SL, Vetters R, Leclerc M, et al. Mental health of transgender youth in care at an adolescent urban community health center: a matched retrospective cohort study. J Adolesc Health 56:274, 2015.
5. Coleman E, Bockting W, Botzer M, et al. Standards of Care for the Health of Transsexual, Transgender, and Gender-Nonconforming People, version 7. Int J Transgenderism 13:165, 2012.

6. Hembree WC, Cohen-Kettenis P, Delemarre-van de Waal HA, et al. Endocrine treatment of transsexual persons: an Endocrine Society clinical practice guideline. J Clin Endocrinol Metab 94:3132, 2009.
7. Kohlberg LA. A cognitive-developmental analysis of children's sex role concepts and attitudes. In Maccoby E, ed. The Development of Sex Differences. Stanford, CA: Stanford University Press, 1966.
8. Fausto-Sterling A. The dynamic development of gender variability. J Homosex 59:398, 2012.
9. Shechner T. Gender identity disorder: a literature review from a developmental perspective. Isr J Psychiatry Relat Sci 47:132, 2010.
10. Drummond K, Bradley S, Peterson-Badali M, et al. A follow-up study of girls with gender identity disorder. Dev Psychol 44:34, 2008.
11. Wallien MS, Cohen-Kettenis PT. Psychosexual outcome of gender dysphoric children. J Am Acad Child Psychiatry 47:1413, 2008.
12. Witchel SF, Lee PA. Differentiation of external genital structures. In Sperling MA, ed. Pediatric Endocrinology, vol 3. Philadelphia: Saunders Elsevier, 2008.
13. Berenbaum SA, Beltz AM. Sexual differentiation of human behavior: effects of prenatal and pubertal organizational hormones. Front Neuroendocrinol 32:183, 2011.
14. Jordan-Young RM. Hormones, context, and "brain gender": a review of evidence from congenital adrenal hyperplasia. Soc Sci Med 74:1738, 2012.
15. Shumer DE, Spack NP. Current management of gender identity disorder in childhood and adolescence: guidelines, barriers and areas of controversy. Curr Opin Endocrinol Diabetes Obes 20:69, 2013.
16. Zucker KJ, Wood H, Singh D, et al. A developmental, biopsychosocial model for the treatment of children with gender identity disorder. J Homosex 59:369, 2012.
17. de Vries AL, Cohen-Kettenis PT. Clinical management of gender dysphoria in children and adolescents: the Dutch approach. J Homosex 59:301, 2012.
18. Hill DB, Menvielle E, Sica KM, et al. An affirmative intervention for families with gender variant children: parental ratings of child mental health and gender. J Sex Marital Ther 36:6, 2010.
19. Hughes IA. Puberty and the testis. In Sperling MA, ed. Pediatric Endocrinology, vol 3. Philadelphia: Saunders Elsevier, 2008.
20. Rosenfield RL, Cooke DW, Radovick S. Development of the female reproductive system. In Sperling MA, ed. Pediatric Endocrinology, vol 3. Philadelphia: Saunders Elsevier, 2008.
21. Marcell AV. Adolescence. In Kliegman RM, Behrman RE, Jenson HB, et al, eds. Nelson Textbook of Pediatrics, ed 18. Philadelphia: Saunders Elsevier, 2007.
22. Marshall WA, Tanner JM. Variations in pattern of pubertal changes in girls. Arch Dis Child 44:291, 1960.
23. Marshal WA, Tanner JM. Variations in the pattern of pubertal changes in boys. Arch Dis Child 45:13, 1970.
24. Herman-Giddens ME, Slora EJ, Wasserman RC, et al. Secondary sexual characteristics and menses in young girls seen in office practice: a study from the Pediatric Research in Office Settings network. Pediatrics 99:505, 1997.
25. Abbassi V. Growth and normal puberty. Pediatrics 102(2 Pt 3):507, 1998.
26. Tishelman AC, Kaufman R, Edwards-Leeper L, et al. Serving transgender youth: challenges, dilemmas, and clinical examples. Prof Psychol Res Pr 46:37, 2015.
27. de Vries AL, Steensma TD, Doreleijers TA, et al. Puberty suppression in adolescents with gender identity disorder: a prospective follow-up study. J Sex Med 8:2276, 2011.
28. de Vries AL, McGuire JK, Steensma TD, et al. Young adult psychological outcome after puberty suppression and gender reassignment. Pediatrics 134:696, 2014.
29. Cohen-Kettenis PT, van Goozen S. Pubertal delay as an aid in diagnosis and treatment of a transsexual adolescent. Eur Child Adolesc Psychiatry 7:246, 1998.
30. Delemarre-van de Waal HA, Cohen-Kettenis PT. Clinical management of gender identity disorder in adolescents: a protocol on psychological and paediatric endocrinology aspects. Eur J Endocrinol 155(Suppl 1):S131, 2006.
31. Boepple PA, Mansfield MJ, Wierman ME, et al. Use of a potent, long acting agonist of gonadotropin-releasing hormone in the treatment of precocious puberty. Endocr Rev 7:24, 1986.
32. Rosenthal SM. Approach to the patient: transgender youth: endocrine considerations. J Clin Endocrinol Metab 99:4379, 2014.
33. Spack NP, Edwards-Leeper L, Feldman HA, et al. Children and adolescents with gender identity disorder referred to a pediatric medical center. Pediatrics 129:418, 2012.

CAPÍTULO 15

Terapia Hormonal em Pacientes Transgênero Adultos

Melany Castillo • Roy E. Weiss

Pontos Principais

- O atendimento e o tratamento de indivíduos transgênero são agora prática comum em medicina e requerem profissionais treinados e com experiência nas necessidades de saúde da população transgênero.
- O tratamento hormonal deve ser administrado para maximizar a transição mais segura e eficaz das características sexuais desejadas.
- Os dados sobre a eficácia dos protocolos terapêuticos com os hormônios sexuais cruzados na população transgênero adulta são escassos e pautados em poucos estudos não randomizados.
- As consequências significativas da transição do gênero masculino para o feminino e do feminino para o masculino afetam a incidência de doenças cardiovasculares e cânceres relacionados a hormônios e a saúde óssea.
- O tratamento pré-operatório dos pacientes pode exigir a breve interrupção da terapia hormonal.
- A função reprodutiva deve ser discutida com o paciente e adequadamente planejada.

CAPÍTULO 15
Terapia Hormonal em Pacientes Transgênero Adultos

A influência da composição do meio hormonal e do momento de exposição sobre o estabelecimento da identidade de gênero não é completamente entendida. A maioria dos autores concorda que há uma interação complexa entre a matriz genética e a regulação hormonal da expressão genética que influencia os elementos psicológicos, levando à autopercepção de gênero. Os hormônios e, especificamente, os hormônios sexuais (andrógenos e estrógenos), podem ter um efeito profundo sobre a percepção do gênero de uma pessoa. A exposição intrauterina de fetos XX a andrógenos, por exemplo, pode predispor ao desenvolvimento de transtornos de identidade de gênero.[1] Além disso, indivíduos XY expostos aos andrógenos tipicamente masculinos no período pré-natal apresentam maior probabilidade de declarar a identidade sexual masculina, mesmo se criados como meninas. No entanto, em caso de exposição pré-natal inadequada a andrógenos, a identificação sexual é imprevisível.[2] A prevalência dos transtornos de desenvolvimento sexual é estimada em 0,1 a 2% da população geral e, destas pessoas, 8,5 a 20% apresentam disforia de gênero.[3] A disforia de gênero é um diagnóstico psiquiátrico que deve ser estabelecido apenas após a cuidadosa avaliação endócrina e a exclusão de outros distúrbios da diferenciação sexual.

Muitas síndromes que afetam o desenvolvimento sexual aparecem em crianças pequenas e devem ser imediatamente avaliadas pelo pediatra. As manifestações clínicas incluem criptorquidia bilateral ou unilateral, fusão labial posterior e hipospadia. A determinação meticulosa do histórico familiar de virilização materna durante a gestação, exposição pré-natal a andrógenos, infertilidade, abortos espontâneos ou consanguinidade é importante na compreensão dos fatores etiológicos das causas definíveis de disforia de gênero.

A avaliação inicial de qualquer paciente deve incluir anamnese clínica meticulosa, exame físico, determinação dos cromossomos sexuais, ultrassonografia pélvica/abdominal, medida de 17-hidroxiprogesterona, testosterona, gonadotrofinas, hormônio antimülleriano e eletrólitos séricos e urinálise.[4] De acordo com a *International Consensus Conference*, os transtornos do desenvolvimento sexual podem ser categorizados como 46,XX, 46,XY ou com padrão misto de cromossomos sexuais[5,6] (Quadro 15-1).

Redesignação Sexual Hormonal

Instituição

Como citado nos "Padrões de Atendimento da *World Professional Association for Transgender Health* (WPATH SOC) para a Saúde de Pessoas Transexuais, Transgênero e sem Conformação de Gênero", os pacientes transgênero/transexuais precisam atender completamente aos critérios de elegibilidade e aptidão antes do início da terapia com hormônios sexuais cruzados.[7] Os pacientes submetidos à terapia de redesignação sexual devem entender os efeitos reversíveis e irreversíveis dos hormônios sexuais cruzados. As expectativas do paciente devem ser bastante discutidas pelo endocrinologista antes do início do tratamento.[7]

Os critérios sugeridos para a terapia hormonal transgênero para adultos transgênero são:

1. O médico responsável deve confirmar a presença dos critérios do Manual Diagnóstico e Estatístico de Transtornos Mentais, quinta edição (DSM-5) ou da Classificação Estatística Internacional de Doenças e Problemas Relacionados com a Saúde, décima revisão (ICD-10) para distúrbio da identidade de gênero ou transexualismo.
2. O paciente deve compreender o que a terapia hormonal de redesignação sexual pode ou não fazer e os benefícios e riscos sociais.

3. Não deve haver comorbidades psiquiátricas que possam interferir com os exames diagnósticos ou o tratamento.
4. A experiência de vida real deve ser documentada por pelo menos 3 meses antes da administração dos hormônios ou deve haver um período de psicoterapia com duração especificada pelo profissional de saúde mental após a primeira avaliação (de modo geral, no mínimo 3 meses).

Após o atendimento dos critérios de elegibilidade, a aptidão do paciente transgênero para a terapia hormonal deve ser avaliada. Os WPATH SOC documentam três elementos principais:

1. O paciente consolidou ainda mais a identidade de gênero durante a experiência de vida real ou a psicoterapia.
2. O paciente foi avaliado quanto a outros transtornos da saúde mental (p. ex., sociopatia, abuso de substâncias, psicose e ideação suicida).
3. É provável que o paciente utilize os hormônios de maneira responsável.

Como delineado pelas orientações de 2009 da Endocrine Society sobre o tratamento endócrino de indivíduos transgênero, eventos adversos de saúde mental podem ser prevenidos se o paciente transgênero submetido à redesignação sexual hormonal compreender bem as alterações mentais e físicas decorrentes do início do tratamento.[8]

É também essencial que o médico discuta os efeitos da terapia com os hormônios sexuais cruzados sobre a fertilidade e as opções disponíveis para sua futura preservação. Em nossa experiência, os pacientes, por razões econômicas ou inacessibilidade à consulta endocrinológica adequada, frequentemente tentam conseguir os hormônios sem supervisão médica, por meio de várias fontes (p. ex., compra pela internet). Embora isto seja ilegal na maioria dos países, alguns pacientes acreditam que esta é a única forma de obter hormônios. Infelizmente, a qualidade das preparações hormonais é questionável e o paciente não é monitorado quanto a eventos adversos. Acreditamos que é melhor para o paciente obter os medicamentos por meio de um médico em vez de sem supervisão, mesmo que isso signifique que nem todos os critérios anteriores sejam atendidos.

Terapia Hormonal

Os pacientes transgênero buscam a terapia hormonal para conseguirem as mudanças anatômicas e psicológicas que farão se sentirem e parecerem mais com as pessoas do gênero que desejam ter. Usando os mesmos princípios da terapia de reposição hormonal em pacientes com hipogonadismo, os maiores objetivos da terapia hormonal são a indução do desenvolvimento das características sexuais secundárias do gênero redesignado e a supressão das características sexuais genéticas do indivíduo ao diminuir ou substituir os hormônios endógenos. O tratamento hormonal pode ter segurança aceitável e melhorar a qualidade de vida e o bem-estar mental.[9]

Antes do início do tratamento com os hormônios sexuais cruzados, o endocrinologista deve discutir os riscos e os benefícios da terapia hormonal, a presença de comorbidades que podem ser exacerbadas pelo tratamento e as contraindicações relativas da terapia hormonal (doença hepática, diabetes e síndrome metabólica). A interrupção do tabagismo é altamente recomendada para evitar o aumento do risco de desenvolvimento de doenças cardiovasculares e tromboembolia.

Quadro 15-1   Distúrbios do Desenvolvimento Sexual

	Distúrbio	Fatores Etiológicos	Exames Sugeridos
46,XX	**Hiperplasia Adrenal Congênita**		
	Causa mais comum de virilização fetal feminina	Deficiência de 21-alfa-hidroxilase (*CYP21A2*)	Medida do nível sérico basal de 17-hidroxiprogesterona, 11-desoxicortisol, DHEA e 17-delta-5-hidroxipregnenolona
	A biossíntese de esteroides é detectada, levando à produção excessiva ou deficiente	Deficiência de 11-beta-hidroxilase	
		Deficiência de aldosterona-sintase	Concentrações séricas de eletrólitos
	O tipo com perda de sal provoca hiponatremia com hipercalemia e hipotensão	Deficiência de 17-alfa-hidroxilase	
		Deficiência de 3-beta-hidroxiesteroide desidrogenase	Teste de estimulação com ACTH
	Alto risco de crise adrenal e suas complicações	Hiperplasia lipoide	Teste genético
	Hiperandrogenismo Gestacional		
	Exposição a andrógeno materno ou progestágeno sintético	Luteoma	Ultrassonografia pélvica
		Cistos tecaluteínicos	Em caso de identificação de massa, considerar a realização de biópsia por laparoscopia
	Histórico de virilização da mãe durante a gestação	Deficiência placentária de aromatase	
		Administração de progestina ou andrógeno exógeno	Androstenediona e testosterona sérica materna
		Diversos tumores de células ovarianas	DNA fetal livre de células para determinação do sexo do feto; se masculino, não há preocupação com a virilização
		Tumores de Sertoli-Leydig	
		Tumores de Krukenberg (metástase ovariana de câncer gastrintestinal)	
		Síndrome de ovário policístico	
		Tumores adrenais	
	Outras Causas		
	Testículos disgenéticos ou ovotestículos; sexo feminino ou ambíguo; presença ou não de estruturas de Müller	Duplicação de *SOX9*	Ultrassonografia pélvica
		Anomalias das estruturas de Müller (síndrome de Rokitansky-Mayer-Küster-Hauser)	Cariótipo periférico
			Sondas FISH e SRY
	Distúrbio Ovotesticular do Desenvolvimento Sexual		
	Distúrbio incomum caracterizado por tecido testicular e ovariano com confirmação histológica; anteriormente chamado *hermafroditismo verdadeiro*	Duplicação de *SOX9*	Ultrassonografia pélvica
		Anomalias das estruturas de Müller (síndrome de Rokitansky-Mayer-Küster-Hauser)	Cariótipo periférico
			Sondas FISH e SRY

ACTH, Hormônio adrenocorticotrófico; *DHEA*, desidroepiandrosterona; *FISH*, hibridização fluorescente in situ; *SRY*, proteína da região de determinação sexual do cromossomo Y.

Quadro 15-1 Distúrbios do Desenvolvimento Sexual

	Distúrbio	Fatores Etiológicos	Exames Sugeridos
46,XY	**Causas Incomuns de Hiperplasia Adrenal Congênita** Causam a subvirilização de um indivíduo 46,XY	Deficiência da proteína StAR Deficiência de 3-beta-hidroxiesteroide desidrogenase Deficiência de 17-alfa-hidroxilase	Concentração basal de delta-5-pregnenolona após a estimulação com ACTH Concentração basal de ACTH (aumento), corticosterona, 11-desoxicorticosterona e 18-hidroxi-desoxicorticosterona Cortisol, DHEA, androstenediona, testosterona, estradiol, 11-desoxicortisol e 17-alfa-hidroxiprogesterona (redução)
	Síndrome de Swyer ou Disgenesia Gonadal Pura 46,XY Fenótipo feminino com genitália feminina funcional e ovários fúteis devido à ausência de desenvolvimento ovariano adequado; as mulheres acometidas não entram na puberdade pela ausência de hormônios sexuais	Translocação de *SRY* (mais comum) Mutações nos genes *NR5A*, *DHH*, *NR0B1* e *DAX1*	Ultrassonografia pélvica Cariótipo periférico Sondas FISH e SRY
	Síndrome de Regressão Testicular Fenótipo feminino com atrofia dos ductos de Müller	Dano irreparável aos testículos em um estágio crítico do desenvolvimento fetal	Ultrassonografia pélvica
	Síndrome de Desaparecimento dos Testículos Fenótipo masculino com genitália masculina, anorquia e ausência dos ductos de Müller	Defeito na função testicular no final da vida fetal	Ultrassonografia pélvica Cariótipo periférico Sondas FISH e SRY
	Síndrome de Persistência do Ducto de Müller Fenótipo masculino com genitália externa normal, persistência dos ductos de Müller e criptorquidia variável	Mutações do gene *AMH* ou *AMHR2*	Ultrassonografia pélvica Níveis séricos de *AMH* Análise sequencial de *AMH* ou *AMHR2*
	Síntese Anormal de Andrógeno/Insensibilidade a Andrógeno O fenótipo dos homens acometidos geralmente é composto por genitália externa de aparência feminina, saco vaginal cego e criptorquidia	Deficiência de 17-beta-hidroxiesteroide desidrogenase do tipo 3 Deficiência de 5-alfa-reductase Defeitos no receptor de LH Insensibilidade a andrógeno *AMHR2* Exposição pré-natal a fenobarbital e fenitoína	Medida dos níveis de androstenediona, FSH e LH Medida dos níveis séricos de testosterona e DHT antes e depois da estimulação com hCG Sequenciamento do receptor de andrógeno

ACTH, Hormônio adrenocorticotrófico; *AMH*, hormônio anti-Mülleriano; *AMHR2*, receptor de tipo 2 do hormônio antimülleriano; *DHEA*, desidroepiandrosterona; *DHT*, di-hidrotestosterona; *FISH*, hibridização fluorescente in situ; *FSH*, hormônio foliculoestimulante; *hCG*, gonadotrofina coriônica humana; *LH*, hormônio luteinizante; *SRY*, proteína da região de determinação sexual do cromossomo Y; *StAR*, proteína reguladora aguda esteroidogênica.

Quadro 15-2 Opções de Terapia Hormonal para Pacientes do Sexo Feminino em Transição para o Sexo Masculino

Terapia Hormonal	Dose	Comentários
Enantato ou cipionato de testosterona	100-200 mg IM a cada 2 semanas ou 50-100 mg IM por semana	Monitore os níveis entre as injeções
Undecanoato de testosterona	1.000 mg IM a cada 12 semanas ou 160-240 mg VO por dia	Monitore os níveis entre as injeções
		Não é comercializado nos Estados Unidos
Gel de testosterona	2,5-10 mg por dia	Maior incidência de sangramento intenso
Adesivo de testosterona	2,5-7,5 mg por dia	Adesivo pode causar irritação cutânea
Testosterona nasal (Natesto®)	5,5 mg por acionamento da bomba; 1 acionamento da bomba em cada narina, três vezes ao dia	Monitore antes da próxima dose

A maioria das recomendações terapêuticas é baseada em opinião e experiência,[10-12] sem estudos de grande porte que as sustentem. Em uma declaração consensual extensamente estudada, feita por comitês e membros da *Endocrine Society* (Estados Unidos), *European Society of Endocrinology*, *European Society for Paediatric Endocrinology*, *Lawson Wilkins Pediatric Endocrine Society* (Estados Unidos) e WPATH, as recomendações são baseadas em "evidências de qualidade baixa" ou "muito baixa", exceto em três casos.[8] A necessidade de confirmação dos critérios diagnósticos de transexualismo, as doenças que podem ser exacerbadas pela terapia com os hormônios sexuais cruzados e os efeitos sobre a densidade óssea são baseados em evidências de "qualidade moderada".[8] Muito de nosso conhecimento acerca do uso dos hormônios sexuais cruzados é baseado na administração de doses suprafisiológicas em indivíduos do mesmo sexo e extrapolado para a comunidade transgênero. Isto é, obviamente, imperfeito, e estudos prospectivos são necessários para fazer recomendações definitivas.

Pacientes Transgênero em Transição do Sexo Feminino para Masculino

O objetivo dos indivíduos transgênero em transição do sexo feminino para masculino (FTM) é a indução da virilização. Para tanto, há diferentes formulações e vias de administração de testosterona, inclusive gel transcutâneo, preparações injetáveis por via intramuscular, comprimidos de administração oral e *spray* nasal[8,13] (Quadro 15-2). O objetivo principal é a manutenção do nível sérico total de testosterona na faixa masculina normal (350 a 1.000 ng/dL).

Existem diversos protocolos para início da terapia andrógena, de altas doses de testosterona parenteral com subsequente titulação com base na concentração sérica do hormônio ou vice-versa. O enantato ou o cipionato de testosterona pode ser administrado em doses de 100 a 200 mg a cada 2 semanas por via intramuscular; alternativamente, 1.000 mg de undecanoato de testosterona (não comercializado nos Estados Unidos) podem ser administrados por 12 semanas, com titulação de acordo com os níveis séricos do hormônio. Depois da obtenção da concentração sérica hormonal desejada, o paciente pode passar a usar o gel de testosterona (25 a 50 mg/dia).

Quadro 15-3 Efeito de Masculinização dos Hormônios Sexuais Cruzados em Pacientes Transgênero do Sexo Feminino em Transição para o Sexo Masculino

Resultado	Aparecimento	Máximo	Comentários
Redistribuição de gordura	1-6 meses	2-5 anos	
Oleosidade cutânea/acne	1-6 meses	1-2 anos	
Interrupção da menstruação	2-6 meses		Períodos menstruais anormais podem precisar de avaliação para detecção de fibroides uterinos ou outras anomalias
Aumento de volume do clitóris	3-6 meses	1-2 anos	
Atrofia da vagina	3-6 meses	1-2 anos	
Redistribuição de pelos faciais e corpóreos	6-12 meses	4-5 anos	
Aumento da massa/força muscular	6-12 meses	2-5 anos	
Perda de cabelos	6-12 meses		Prevenção e tratamento conforme recomendação em homens biológicos
Declínio no tamanho das mamas	6-12 meses		Variabilidade entre os indivíduos
Diminuição do tom da voz	6-12 meses	1-2 anos	Possibilidade de treinamento vocal

Outros protocolos começam com uma dose menor de testosterona (p. ex., 100 mg de enantato de testosterona a cada 2 semanas) com ajuste subsequente. O tratamento também pode começar diretamente com o gel de testosterona, embora uma desvantagem seja a obtenção mais lenta da virilização com os métodos transdérmicos, já que os níveis séricos conseguidos são menores. Por outro lado, a possibilidade de haver uma concentração sérica suprafisiológica é menor com esta abordagem, reduzindo, assim, o risco teórico de reações adversas.

As alterações físicas induzidas pela terapia com andrógeno incluem crescimento de pelos em padrão masculino, aumento da massa muscular, aumento da porcentagem de gordura, clitoromegalia, aumento da libido, diminuição do tom da voz e interrupção da menstruação. No entanto, a interrupção permanente da menstruação pode requerer altas doses de testosterona, raramente conseguidas com a formulação em gel. Se o sangramento uterino continuar, a terapia concomitante com um gel de progestágeno pode ser necessário; alternativamente, a ablação endometrial pode ser considerada caso a histerectomia não seja desejada. Dentre os esquemas recomendados, estão acetato de medroxiprogesterona, 5 a 10 mg por dia, ou 17-alfa-etinil-3-desoxi-19-nortestosterona (Linestrenol), 5 mg/dia, que não é comercializado nos Estados Unidos. Outras opções terapêuticas são a medroxiprogesterona *depot* em dose de 150 mg por via intramuscular a cada 3 meses e o agonista do hormônio liberador de gonadotrofina (GnRH) (p. ex., goserelina, 3,6 mg a cada 4 semanas ou 10,8 mg a cada 12 semanas). O uso de leuprolida e nafarelina na terapia hormonal de redesignação não foi estabelecido.

O tempo estimado para que a terapia com testosterona cause alterações físicas é de 3 a 6 meses após o início do tratamento, embora o efeito máximo possa demorar até 2 a 5 anos em alguns pacientes[8,14] (Quadro 15-3).

Acompanhamento de Rotina: Prática Clínica Recomendada

A *Endocrine Society* recomenda a manutenção dos níveis de testosterona na faixa masculina adulta normal para impedir os efeitos colaterais em longo prazo, como eritrocitose ou elevação transiente de enzimas hepáticas. Por isso, o monitoramento deve ser feito a cada 3 meses durante o primeiro ano de terapia e, a seguir, uma ou duas vezes ao ano[8] (Quadro 15-4).

CAPÍTULO 15
Terapia Hormonal em Pacientes Transgênero Adultos

Quadro 15-4 Monitoramento de Pacientes Transgêneros do Sexo Feminino em Transição para o Sexo Masculino Submetidos à Terapia Hormonal

Avaliação	Frequência	Comentário
Anamnese	Primeira consulta	Avaliação específica do histórico familiar de diabetes, osteopenia, tabagismo e fraturas ósseas anteriores
Exame físico (pressão arterial, peso)	Primeira consulta, a cada 2 a 3 meses no primeiro ano e, então, anualmente	Detecção dos sinais adequados de masculinização e possíveis complicações
Testosterona sérica total	A cada 2 a 3 meses, até que os níveis fiquem entre 350 e 1.000 ng/dL	Ajuste da dose. Veja quando fazer as dosagens com base na preparação usada na Quadro 15-2
Concentração sérica de estradiol	A cada 2 a 3 meses durante os primeiros 6 meses ou até a interrupção das menstruações	De modo geral, a concentração sérica de estradiol é inferior a 50 pg/mL nos primeiros 3 meses
Exames de função hepática, hemograma completo e perfil lipídico	Primeira consulta; a cada 3 meses no primeiro ano e, então, 1 a 2 vezes por ano	Em caso de histórico familiar de diabetes, monitore a hemoglobina glicada (A1c)
Densitometria óssea	Primeira consulta e aos 60 anos de idade	Em caso de identificação de fatores de risco
Papanicolaou	Anualmente	Em caso de presença de tecido cervical
Mamografia	Conforme as recomendações da *American Cancer Society*	Em caso de não realização de mastectomia

O monitoramento de peso, da pressão arterial e das alterações físicas e o questionamento sobre os novos fatores de risco relacionados a doenças cardiovasculares e às novas medicações devem ser feitos a cada consulta. Além disso, o monitoramento periódico do hemograma completo, da função renal, das enzimas hepáticas, do perfil lipídico e da glicemia também é recomendado.

Risco Cardiovascular

O efeito metabólico da testosterona sobre o perfil lipídico é principalmente o aumento de triglicérides e a redução dos níveis de lipoproteína de alta densidade[15] com redistribuição da gordura central em pacientes FTM. No entanto, há incerteza acerca do grau de aumento do risco cardiovascular com o uso crônico de testosterona em pacientes FTM devido à escassez de evidências médicas sobre o assunto. Por outro lado, dados de uma metanálise de ensaios clínicos randomizados que avaliaram os riscos de eventos adversos associados à reposição de testosterona em homens idosos não detectaram maior incidência de eventos cardiovasculares no grupo tratado.[16,17]

Além disso, os dados de uma clínica universitária da Holanda, com acompanhamento mediano de 18,5 anos, mostraram que, em pacientes transgênero FTM, a mortalidade total e a mortalidade específica não foram significativamente diferentes daquelas observadas na população geral e, em pacientes transgênero em transição do sexo masculino para feminino (MTF), o maior aumento de mortalidade foi decorrente de causas não relacionadas a hormônios.[18] Ainda assim, os fatores de risco cardiovascular devem ser prevenidos e avaliados de acordo com as orientações atuais.[19]

Com base nas evidências disponíveis, não há risco maior de desenvolvimento de tromboembolia venosa durante o tratamento com os hormônios sexuais cruzados em pacientes transgênero FTM submetidos à terapia andrógena.[20]

Saúde Óssea

A exposição a esteroides sexuais influencia o metabolismo ósseo.[21-23] Estudos anteriores em pacientes transgênero FTM mostraram que, nos 2 primeiros anos de terapia hormonal de redesignação sexual, a administração de testosterona pode prevenir a perda óssea decorrente da deficiência de estrógeno.[24] O osso cortical é mais afetado pela terapia de reposição de andrógeno, apresentando maior densidade óssea. Durante o primeiro ano de terapia com testosterona, há aumento nos marcadores de substituição óssea.[25]

Molecularmente, a testosterona pode afetar a fisiologia óssea de maneira indireta ou direta. O uso de testosterona exógena reduz os níveis do ligante do receptor ativador do fator nuclear *kappa* B (RANKL), mas não altera a concentração de osteoprotegerina; isso aumenta a razão osteoprotegerina/RANKL, o que pode ser benéfico para os ossos por inibir a osteoclastogênese. Além disso, a aromatização da testosterona em estradiol afeta os ossos de maneira direta, ao aumentar a densidade óssea.[26] Além disso, a exposição crônica à testosterona influencia a composição corpórea ao aumentar a massa muscular e reduzir a porcentagem de gordura. Ademais, há um efeito direto sobre o esqueleto adulto,[25] com ossos maiores e menor densidade volumétrica no rádio e na tíbia, em pacientes transgênero FTM em comparação a mulheres de idade similar.

De maneira geral, as evidências atuais mostram a preservação da densidade óssea na população transgênero. Assim, a concentração sérica adequada de testosterona (300 a 1.000 ng/dL) deve ser mantida para manutenção do efeito benéfico da terapia andrógena sobre os ossos. Para tanto, o hormônio luteinizante pode ser usado como marcador da dosagem hormonal adequada, com o objetivo de manutenção dentro da faixa normal. Esta recomendação é baseada na correlação inversa entre o hormônio luteinizante e o hormônio foliculoestimulante e a densidade óssea.[27] A ingestão suficiente de vitamina D e cálcio, iniciada e mantida como indicado pelas orientações padronizadas para a população geral, é recomendada.

Detecção de Câncer

Os efeitos da administração vitalícia da terapia com testosterona sobre o câncer ainda não foram determinados; no entanto, algumas evidências indicam que a exposição prolongada a andrógenos pode aumentar os níveis endógenos de estrógeno, principalmente pela aromatização parcial da testosterona em estradiol, o que desencadeia a hiperplasia endometrial e, talvez, o desenvolvimento de câncer de mama positivo para o receptor de estrógeno. Porém, grande estudo de coorte sobre os eventos adversos em uma população transgênero não aumentou a incidência de tumores relacionados a hormônios.[28]

Câncer Ovariano

Três casos de câncer ovariano em pacientes transgênero FTM foram relatados.[29,30] Estudos imuno-histoquímicos realizados no tecido ovariano e endometrial de pacientes transgênero FTM submetidos o tratamento prolongado com testosterona mostraram o aumento de receptores de andrógeno, lembrando as alterações observadas no tecido ovariano de pacientes com síndrome do ovário policístico,[31] que podem levar ao desenvolvimento de câncer ovariano relacionado ao receptor de andrógeno. Para prevenção do risco de desenvolvimento de doenças e cânceres do trato reprodutivo feminino, a *Endocrine Society* recomenda a realização de histerectomia total e ooforectomia em pacientes transgênero FTM submetidos à terapia hormonal. Embora essa recomendação pareça prudente, é baseada em pouquíssimas evidências.[8]

Câncer Cervical

Hoje, não há dados sobre a prevalência de câncer cervical ou triagem para sua detecção em pacientes transgênero FTM. Ainda assim, o *American College of Obstetricians and Gynecologists* recomenda que o paciente transgênero FTM ainda não submetido à histerectomia siga as mesmas orientações de triagem que mulheres não transgênero (orientações da *American Society for Colposcopy and Cervical Pathology*: www.ascp.org/guidelines [em inglês]).

Em resumo, as recomendações são:

- Mulheres com menos de 21 anos de idade não devem ser submetidas à triagem, independentemente da idade à iniciação sexual e outros fatores de risco de natureza comportamental.
- Mulheres entre 21 e 29 anos de idade devem ser submetidas ao exame de Papanicolaou a cada 3 anos.
- Mulheres entre 30 e 65 anos de idade devem ser submetidas ao exame de Papanicolaou e para detecção de papilomavírus humano (coteste) a cada 5 anos (preferencialmente); a realização apenas do Papanicolaou a cada 3 anos é aceitável.

Câncer de Mama

Em um dos maiores estudos na população transgênero, a incidência estimada de câncer de mama em pacientes transgênero FTM foi significativamente menor em mulheres biológicas (5,9 por 100.000 pessoas-anos *versus* 154,7 por 100.000 pessoas-anos para mulheres biológicas).[32] Hoje, há oito casos de câncer de mama na população transgênero FTM publicados na literatura.[32,33] Esta baixa incidência parecia ser relacionada à alta prevalência de mastectomia e terapia com testosterona nesta população. Esta estimativa era baseada em um número relativamente pequeno de casos de câncer de mama e, assim, estes dados devem ser interpretados com cautela.

A mama dos pacientes transgênero FTM submetidos ao tratamento prolongado com andrógenos apresenta redução do tecido glandular e aumento do tecido fibrótico. Com base na premissa que a testosterona exógena é parcialmente aromatizada em estradiol e que os níveis endógenos de estradiol não caem de maneira significativa em um paciente transgênero FTM tratado, é razoável associar a terapia com testosterona ao maior risco de desenvolvimento de câncer de mama, em especial em indivíduos não submetidos à mastectomia total. Por outro lado, o câncer de mama pode se desenvolver no tecido residual após a mastectomia. Como intervenção de prevenção, o exame das mamas deve ser feito antes da instituição da terapia hormonal, com maior avaliação do histórico familiar de câncer de mama. As orientações da *Endocrine Society* recomendam os mesmos procedimentos de triagem do câncer de mama usados na população geral.[8,34]

Pacientes Transgênero em Transição de Gênero Masculino para Feminino

Protocolos Terapêuticos

O tratamento hormonal necessário para a feminização fenotípica de pacientes transgênero MTF tem dois componentes principais. O primeiro é a redução do efeito de virilização da

Quadro 15-5 Opções de Terapia Hormonal para Pacientes do Sexo Masculino em Transição para o Sexo Feminino

Terapia Hormonal	Dose	Comentários
Estrógeno		
Estradiol oral	2-8 mg/dL	É metabolizado pelo sistema enzimático do citocromo P450; assim, há possibilidade de interações medicamentosas
Adesivo transdérmico de estradiol	0,1-0,4 mg, duas vezes por semana	O estradiol transdérmico produz poucas alterações nas variáveis hemostáticas
Estradiol parenteral	5-30 mg IM a cada 2 semanas	O estradiol transdérmico produz poucas alterações nas variáveis hemostáticas
Terapia Antiandrógena		
Progesterona	20-60 mg VO por dia	A progesterona afeta o perfil lipídico e a densitometria óssea
Espironolactona	100-200 mg VO por dia	Uso extrabula
Agonista de GnRH (leuprolide)	3,75-7,5 mg IM uma vez por mês	
Acetato de ciproterona	50-100 mg VO por dia	Não comercializado nos Estados Unidos
Finasterida	1 mg VO por dia	

testosterona endógena com o uso de agentes antiandrogênicos e o segundo é a promoção da feminização com estrógenos. O principal objetivo do uso de agentes progestágenos (acetato de ciproterona, não comercializado nos Estados Unidos), análogos de GnRH (leuprolida, nafarelina ou histrelina) e outros medicamentos que suprimem a ação androgênica é a redução da concentração sérica de testosterona para níveis similares aos observados em mulheres adultas (menos de 55 ng/dL).

Os agonistas de GnRH são usados, principalmente, por pacientes adolescentes na Europa. A secreção de testosterona é suprimida pela inibição da liberação de gonadotrofinas; isto espelha os efeitos da gonadectomia bilateral, que reduz a concentração de testosterona ao mínimo. A desvantagem destas medicações é o alto custo que, nos Estados Unidos, não é coberto pelos planos de saúde. Um segundo fármaco, muito mais barato, a espironolactona, que inibe a secreção de testosterona e os efeitos androgênicos ao inibir sua ligação ao receptor de androgênio, pode ser usado. Além disso, a espironolactona tem certa atividade estrogênica[8] (Quadro 15-5). Depois da realização da orquiectomia, a terapia androgênica não é mais recomendada ou necessária. O estrógeno é comercializado em formulações orais, transdérmicas e parenterais como estrógenos conjugados, 17-beta-estradiol e éster de estrógeno.

A produção de testosterona é reduzida pelo tratamento com estrógeno por meio da supressão da secreção de gonadotrofinas; é mais eficaz quando associado a outros tratamentos antiandrogênicos. De modo geral, o estrógeno deve ser usado com agentes antiandrogênicos, principalmente em pacientes ainda não submetidas à orquiectomia, já que, caso contrário, as doses necessárias para supressão dos níveis de testosterona ao mínimo e maximização da feminização será quatro a oito vezes maior do que em uma mulher biológica, aumentando o risco de eventos adversos, ou seja, tromboembólicos.[13] As orientações da *Endocrine Society* recomendam a manutenção da concentração sérica de estradiol no nível médio de mulheres pré-menopausáticas (abaixo de 200 pg/mL) e a concentração de tes-

CAPÍTULO 15
Terapia Hormonal em Pacientes Transgênero Adultos

Quadro 15-6 Efeito de Feminização dos Hormônios Sexuais Cruzados em Pacientes Transgêneros do Sexo Masculino em Transição para o Sexo Feminino

Resultado	Aparecimento	Máximo	Comentários
Diminuição da libido	1-3 meses	3-6 meses	
Diminuição das ereções espontâneas	1-3 meses	3-6 meses	
Redistribuição de gordura	3-6 meses	1-2 anos	
Crescimento das mamas	3-6 meses	2-3 anos	O tamanho varia de Tanner 1 a 4
Diminuição da massa e da força muscular		1-2 anos	
Suavização da pele/diminuição da oleosidade	3-6 meses	Desconhecido	
Diminuição do volume testicular	3-6 meses	2-3 anos	
Diminuição da produção de espermatozoides	Desconhecido	> 3 anos	
Diminuição do crescimento de pelos terminais	6-12 meses	> 3 anos	A remoção completa do padrão piloso masculino requer a realização de tratamento a laser e/ou eletrólise
Cabelos	Sem efeito		
Alterações vocais	Sem efeito		A terapia vocal com um fonoaudiólogo é o método mais eficaz

tosterona abaixo de 55 ng/dL. Estes níveis devem ser medidos a cada 3 meses após o início da terapia hormonal.[8]

O nível sérico de estradiol é um bom marcador para monitorar a terapia com hormônio sexual cruzado em pacientes MTF que recebem estradiol ou seu éster em forma transdérmica, oral ou parenteral. As exceções à regra são os estrógenos conjugados ou sintéticos (etinil estradiol), cujos níveis não são detectados em exames de sangue. O etinil estradiol deve ser evitado devido a sua associação a aumento significativo do risco de doença tromboembólica venosa e morte por eventos cardiovasculares.[35]

Um protocolo terapêutico usado nos Estados Unidos é composto por espironolactona, 100 a 200 mg/dia e 17-beta-estradiol, 100 a 400 μg duas vezes por semana em forma transdérmica ou 2 a 6 mg/dia em forma oral. Na Europa, o acetato de ciproterona, 100 mg/dia, mais valerato de 17-beta-estradiol em dose de 2 a 4 mg por dia por via oral, é a terapia hormonal mais comumente usada.

Alterações Físicas

O efeito de feminização do estrógeno e da terapia antiandrógena inclui diminuição dos pelos faciais e corporais, redistribuição de gordura, redução da oleosidade cutânea, diminuição da libido, interrupção das ereções matinais e crescimento do tecido mamário. As alterações físicas começam em cerca de 3 a 6 meses, mas o efeito total pode levar 2 a 3 anos[8,12,36,37] (Quadro 15-6).

O desenvolvimento das mamas é uma das características de feminização mais importante e desejada pelas pacientes transgênero. O aumento do tamanho das mamas geralmente começa 2 a 3 meses após o início do tratamento hormonal e progride por 2 anos com o

Quadro 15-7 Monitoramento de Pacientes Transgêneros do Sexo Masculino em Transição para o Sexo Feminino Submetidos à Terapia Hormonal

Avaliação	Frequência	Comentário
Anamnese	Primeira consulta	Avaliação específica do histórico familiar de diabetes, osteopenia, tabagismo, fraturas ósseas anteriores e câncer de mama, cólon e próstata
Exame físico (pressão arterial, peso, exame genital)	Primeira consulta, a cada 2 a 3 meses no primeiro ano e, então, anualmente	Detecção dos sinais adequados de feminização e possíveis complicações
Testosterona sérica total	A cada 2 a 3 meses, até que os níveis fiquem abaixo de 55 ng/dL	Na faixa normal para mulheres
Concentração sérica de estradiol	Primeira consulta e a cada 2 a 3 meses durante os primeiros 6 meses e, então, a cada 6 meses	Ajuste a dose da preparação de estrógeno para que os níveis séricos não fiquem acima de 100-200 pg/mL
Eletrólitos séricos	A cada 2-3 meses no primeiro ano e, então, 1 a 2 vezes ao ano	Apenas em caso de tratamento com espironolactona
Densitometria óssea	Primeira consulta e aos 60 anos de idade	Em caso de identificação de fatores de risco
Prolactina sérica	Primeira consulta; anualmente durante o período de transição e, a seguir, a cada 2 anos	Para monitoramento da hiperplasia lactotrófica
Exames de rotina para detecção de câncer	Conforme as recomendações da *American Cancer Society*	Cólon, mama e próstata

desenvolvimento de taça A, que corresponde aos estágios 2 e 3 de Tanner na maioria das pacientes transgênero MTF. Isto pode explicar a alta porcentagem (60 a 70%) de indivíduos MTF que realizam a mamoplastia de aumento. As evidências disponíveis sugerem que não há associação entre o tipo ou a dose da terapia com estrógeno, inclusive um protocolo com propriedades progestágenas, sobre o tamanho final da mama.[37] Ao início da terapia hormonal, é essencial que os pacientes transgênero em MTF tenham expectativas realistas acerca das alterações físicas após os tratamentos com hormônios sexuais cruzados, principalmente sobre o desenvolvimento das mamas. A atrofia testicular e prostática ocorre após um período longo (cerca de 3 anos) após a terapia hormonal de redesignação sexual.

Acompanhamento de Rotina: Prática Clínica Recomendada

As orientações da *Endocrine Society* recomendam a manutenção dos níveis de estradiol e testosterona nos valores médios observados em mulheres pré-menopausáticas (menos de 200 pg/mL de estradiol e menos de 55 ng/dL de testosterona), evitando doses e níveis suprafisiológicos de estradiol para prevenção do maior risco de disfunção hepática, do desenvolvimento de hipertensão e, de grande importância, de eventos tromboembólicos. Por isso, o monitoramento deve ser realizado a cada 3 meses durante os primeiros anos de tratamento e, a seguir, uma ou duas vezes por ano (Quadro 15-7).

Como nos pacientes transgênero FTM, o peso, a pressão arterial, as alterações físicas, as perguntas rotineiras sobre a saúde, os novos fatores de risco, principalmente cardiovasculares, e as novas medicações devem ser avaliadas durante as consultas de acompanhamento, incluindo o monitoramento periódico do hemograma completo, da função renal, das enzimas hepáticas, dos lipídios, da glicemia e dos eletrólitos, em especial em pacientes tratados com espironolactona. Além disso, os níveis de prolactina verificados antes e durante o tratamento com estrógenos, a supressão de gonadotrofinas ou a terapia antiandrógena devido ao efeito estimulador do estrógeno sobre os lactotróficos da hipófise.[8] No entanto, com base nas evidências disponíveis, o risco de desenvolvimento de um prolactinoma induzido por estrógeno em pacientes transgênero MTF parece ser baixo.[38] Em caso de elevação da concentração de prolactina, a terapia com estrógeno pode ser reduzida ou interrompida.

Risco Cardiovascular

A terapia com os hormônios sexuais cruzados é bem tolerada e associada a poucos efeitos colaterais.[28,39] No entanto, a população transgênero MTF tem mais patologias cardiovasculares do que indivíduos transgênero FTM submetidos à terapia com andrógenos. Apesar dos resultados favoráveis observados no perfil lipídico de pacientes transgênero MTF tratadas com estrógeno e antiandrógeno, como o aumento dos níveis de lipoproteína de alta densidade e redução dos níveis de lipoproteína de baixa densidade, não há diminuição de eventos cardiovasculares nesta população em particular. Além disso, há um aumento de triglicérides, pressão arterial, gordura subcutânea e gordura visceral, que são características da síndrome metabólica.[40]

Há uma grande associação entre o uso de etinil estradiol e eventos cardiovasculares.[18] Na população transgênero MTF entre 40 e 65 anos de idade, um aumento de três vezes na mortalidade cardiovascular foi observada em pacientes tratados com etinil estradiol ou contraceptivos orais em comparação àqueles que usavam outro tipo de estrógenos; o efeito adverso foi confirmado apenas nos pacientes em tratamento ativo com etinil estradiol. No entanto, durante os últimos 40 anos, houve uma redução na prevalência e na incidência de doença tromboembólica, provavelmente devido ao uso de estradiol transdérmico e outras formas de preparação de estrógeno (adesivo ou gel transdérmico, estradiol oral ou estrógenos equinos conjugados).[20] Assim, os riscos cardiovasculares preexistentes devem ser considerados ao decidir o tipo e a vida de administração dos estrógenos e da terapia antiandrogênica,[41] com ênfase especial em evitar o uso de etinil estradiol.

Saúde Óssea

As evidências existentes sugerem que os estrógenos são o principal regulador da renovação óssea em homens e mulheres e que os níveis séricos de estradiol em homens idosos têm correlação positiva com a densidade óssea.[38,42,43]

Na população transgênero MTF, a terapia com estrógeno reduziu os marcadores de renovação óssea e preservou e aumentou a densidade óssea no colo do fêmur e na coluna lombar após 12 a 24 meses de administração contínua.[43] No entanto, o efeito não foi mais observado após um período prolongado de acompanhamento (32 a 63 meses).

Durante a terapia antiandrogênica, as pacientes transgênero MTF apresentam um estado de hipogonadismo, o que constitui fator de risco para a perda óssea. No entanto, o uso concomitante de estrógeno parece ser capaz de manter a massa óssea no esqueleto masculino na ausência de testosterona.[27] Desta maneira, para preservar o efeito benéfico do estrógeno, a terapia hormonal deve ser mantida até mesmo após a cirurgia de afirmação de gênero. Segundo a *Endocrine Society*, a densitometria óssea deve ser realizada caso haja fatores de risco para o desenvolvimento de osteoporose (p. ex., fraturas prévias, histórico familiar, uso de glicocorticoide e hipogonadismo prolongado) aos 60 anos de idade em pacientes com baixo risco para a doença ou naqueles que não aderem à terapia hormonal.

Detecção de Câncer

A incidência de cânceres relacionados a hormônios não é maior na população transgênero MTF em estudos com acompanhamento de curto e médio prazo. Ainda assim, a duração da exposição aos hormônios sexuais cruzados pode influenciar a suscetibilidade a determinados cânceres, embora não haja dados suficientes.

Câncer de Mama

Em um homem biológico, a incidência de câncer de mama é de aproximadamente 1 em 100.000. O pico de incidência ocorre entre 68 e 71 anos de idade, representando uma população muito mais velha em comparação ao pico de idade do câncer de mama em mulheres. A epidemiologia do câncer de mama na população transgênero MTF é similar ao padrão observado em homens,[32] com somente 11 casos relatados na literatura e, dentre estes, três provavelmente não eram relacionados ao uso de estrógeno.[44]

Estudos como o realizado pela *Women's Health Initiative* sugerem que a terapia com estrógeno não aumenta o risco de desenvolvimento de câncer de mama em curto prazo.[8] No entanto, uma preocupação acerca do tratamento prolongado com estrógeno é a indução de carcinomas de tecidos sensíveis a estrógenos, como a mama.

A utilidade da mamografia de triagem ainda não foi determinada. A *Endocrine Society* recomenda que indivíduos transgênero MTF com mais fatores de risco para o desenvolvimento de câncer de mama sigam as orientações de triagem destinadas a mulheres biológicas.[34]

Câncer de Próstata

A incidência de câncer de próstata em pacientes transgênero é baixa, com apenas seis casos relatados na literatura.[45-48] O câncer de próstata comumente expressa receptores de andrógeno; no entanto, após a depleção de testosterona, como em pacientes transgênero MTF, os níveis de receptores de andrógeno são maiores, o que pode sugerir uma maior sensibilidade a este hormônio.

Os efeitos a longo prazo do estrógeno sobre a próstata são desconhecidos. A terapia com estrógeno não induz hipertrofia ou alterações pré-malignas na próstata e a castração no início da vida protege o indivíduo contra o desenvolvimento do câncer de próstata.[49] O mesmo princípio pode ser aplicado a indivíduos MTF submetidos à terapia antiandrogênica ou à orquiectomia na juventude.

A cirurgia de redesignação sexual em indivíduos MTF geralmente não inclui a prostatectomia[47] e, assim, os riscos e benefícios da triagem para detecção do câncer de próstata devem ser discutidos com estes pacientes, como ocorre com homens biológicos, principalmente naqueles com fatores de risco para a doença e que começaram a terapia hormonal quando mais velhos. Depois que o paciente concordar com a triagem, o exame retal ou transvaginal (neovaginal) da próstata deve ser realizado.[50,51] O uso dos níveis de antígeno prostático específico como ferramenta de triagem não é direto, já que estas concentrações podem ser falsamente baixas na presença de exposição prolongada ao estrógeno. Na população MTF, o limite superior da normalidade deve ser 1 ng/mL e não 4 ng/mL, como em homens biológicos.[46] No entanto, a taxa de aumento do nível de antígeno prostático específico é um fator preditivo significativo de tumores malignos em homens XY e indivíduos transgênero MTF.

Tópicos Especiais em Terapia de Reposição Hormonal

Terapia Hormonal antes da Cirurgia de Redesignação Sexual

A cirurgia de redesignação sexual é vista como a última etapa para alívio da dicotomia entre a aparência corpórea e a identidade de gênero e, assim, a avaliação pré-operatória cuidadosa do paciente transgênero deve ser feita de acordo com as orientações existentes.[52] O tratamento pré-operatório deve considerar que as pacientes MTF submetidas ao tratamento com estrógeno podem ser predispostas à trombose venosa, que provoca complicações graves, como tromboembolia pulmonar, insuficiência venosa crônica com edema e úlceras crônicas nos membros inferiores. Além disso, este tratamento é também associado ao risco de sangramento grave.[53] Felizmente, não há relatos de trombose venosa em pacientes FTM submetidos ao tratamento com testosterona. Sem quaisquer dados ou evidências contrárias, recomenda-se que a terapia com os hormônios sexuais cruzados seja interrompida por 2 semanas antes da cirurgia de redesignação sexual ou outra cirurgia eletiva.

Terapia Hormonal depois da Cirurgia de Redesignação Sexual

A terapia hormonal deve ser reiniciada após a cirurgia de redesignação sexual para garantir o bem-estar geral do paciente e prevenir as consequências da deficiência de esteroides sexuais, como a osteoporose, embora a dose de agente antiandrógeno possa ser reduzida a menos da metade ou até mesmo interrompida após a ooforectomia em pacientes transgênero MTF. Depois do procedimento, o risco de tromboembolia venosa cai lentamente ao longo de 2 semanas.[54] Na ausência de dados, parece ser prudente recomendar que o tratamento hormonal seja retardado em 3 a 4 semanas após a cirurgia, ou pelo menos até a obtenção da mobilização total.

População Transgênero Idosa e Terapia Hormonal de Redesignação Sexual

As informações acerca do tratamento com hormônios na população transgênero idosa são muito limitadas. Uma publicação recente de Gooren e Lips[28] discute muitas questões, como a idade em que a terapia com hormônios sexuais cruzados deve ser interrompida e se pessoas transgênero com mais de 50 a 60 anos de idade devem ser aceitas para o tratamento hormonal. Ao invés de determinar uma idade limite, um resumo dos objetivos foi concluído com base nas evidências disponíveis sobre os efeitos hormonais na população transgênero e cisgênero. (1) A dose da terapia hormonal deve ser ajustada na população transgênero idosa para manter as características sexuais do novo gênero e (2) os níveis sanguíneos dos hormônios sexuais devem ser mantidos na faixa normal para preservar a densidade óssea em ambos os sexos. Com o envelhecimento, há maior risco conhecido de mortalidade por câncer e doenças cardiovasculares[41] e, assim, os riscos devem ser discutidos com o paciente transgênero que decide continuar a terapia hormonal vitalícia.

Embora possa haver um aumento nos efeitos colaterais da terapia com os hormônios sexuais cruzados em pacientes idosos, não há evidências fortes que sugiram que seja danosa. Muitos indivíduos transgênero não estão dispostos a abrir mão das características sexuais do novo gênero obtido com a terapia hormonal, mesmo após o envelhecimento.[28]

Reprodução na População Transgênero

Segundo os WPATH SOC e as orientações clínicas da *Endocrine Society*, os indivíduos transgênero devem ser encorajados a considerar suas opções de fertilidade antes do início da terapia com os hormônios sexuais cruzados, assim, os pacientes transgênero devem ser encaminhados a um especialista em reprodução, que discutirá as opções disponíveis de maneira detalhada, preferencialmente antes da instituição da terapia hormonal.

A terapia com hormônios sexuais cruzados tem algumas ações irreversíveis sobre o aparelho reprodutivo masculino, com efeito direto sobre a espermatogênese e a motilidade e densidade dos espermatozoides, o que provoca hipoespermatogênese, azoospermia e atrofia dos testículos.[55,56] A criopreservação dos espermatozoides ou a preservação do tecido testicular são alternativas para conservação da fertilidade em pacientes transgênero MTF, embora possa ser realizada antes do início da administração dos hormônios de feminização. Os gametas preservados podem ser usados para inseminação de uma parceria, fertilização *in vitro* ou injeções intracitoplasmáticas de espermatozoides.[57] Em 2014, o primeiro nascimento vivo após o transplante de útero em uma mulher biológica foi relatado,[58] o que traz esperança sobre o possível uso desta tecnologia na população MTF. No entanto, parece impossível que pacientes transgênero MTF engravidem.

Na população FTM, as possibilidades de gestação são maiores, já que a terapia com testosterona não elimina os folículos primordiais ou afeta sua capacidade de desenvolvimento. Além disso, uma vez que alguns pacientes transgênero FTM retêm os ovários e o útero, a gestação é mais factível.[57] Porém, a terapia andrógena pode afetar a capacidade reprodutiva, como observado em pacientes com hiperandrogenismo, como na síndrome do ovário policístico.[59] Há vários relatos de indivíduos transgênero FTM que gestaram com sucesso após a interrupção da terapia andrógena.[60] Hoje, não há orientações publicadas.

Conclusão

O principal objetivo da terapia hormonal na população transgênero é oferecer um esquema hormonal seguro e eficaz que leve ao desenvolvimento das características sexuais do gênero desejado. O médico deve manter os níveis hormonais próximos à faixa fisiológica e minimizar o possível risco a longo prazo destes esquemas. Infelizmente, mais trabalhos são necessários em estudos prospectivos para avaliar estas terapias hormonais e seus efeitos a longo prazo. O monitoramento cuidadoso pelo endocrinologista de uma equipe multidisciplinar trará o melhor resultado para o paciente.

Referências

1. Reiner WG, Reiner DT. Thoughts on the nature of identity: disorders of sex development and gender identity. Child Adolesc Psychiatr Clin N Am 20:627, 2011.
2. Öcal G, Berberoğlu M, Şiklar Z, et al. Clinical review of 95 patients with 46,XX disorders of sex development based on the new Chicago classification. J Pediatr Adolesc Gynecol 28:6, 2015.
3. Furtado PS, Moraes F, Lago R, et al. Gender dysphoria associated with disorders of sex development. Nat Rev Urol 9:620, 2012.
4. Massanyi EZ, Dicarlo HN, Migeon CJ, et al. Review and management of 46,XY disorders of sex development. J Pediatr Urol 9:368, 2013.
5. Houk CP, Levitsky L. Evaluation of the infant with ambiguous genitalia. 2013.
6. Lee PA, Houk CP, Ahmed SF, et al; International Consensus Conference on Intersex organized by the Lawson Wilkins Pediatric Endocrine Society and the European Society for Paediatric Enocrinology. Consensus statement on management of intersex disorders. Proceedings of the International Consensus Conference on Intersex. Pediatrics 118:e488, 2006.
7. Coleman E, Bockting W, Botzer M, et al. Standards of Care for the Health of Transsexual, Transgender, and Gender-Nonconforming People, version 7. Int J Transgenderism 13:165, 2011.
8. Hembree WC, Cohen-Kettenis P, Delemarre-van de Waal HA, et al. Endocrine treatment of transsexual persons: an Endocrine Society clinical practice guideline. J Clin Endocrinol Metab 94:3132, 2009.

9. Murad MH, Elamin MB, Garcia MZ, et al. Hormonal therapy and sex reassignment: a systematic review and meta-analysis of quality of life and psychosocial outcomes. Clin Endocrinol (Oxf) 72:214, 2010.
10. Meriggiola MC, Gava G. Endocrine care of transpeople part I. A review of cross-sex hormonal treatments, outcomes and adverse effects in transmen. Clin Endocrinol (Oxf) 83:597, 2015.
11. Meriggiola MC, Gava G. Endocrine care of transpeople part II. A review of cross-sex hormonal treatments, outcomes and adverse effects in transwomen. Clin Endocrinol (Oxf) 83:607, 2015.
12. Moore E, Wisniewski A, Dobs A. Endocrine treatment of transsexual people: a review of treatment regimens, outcomes, and adverse effects. J Clin Endocrinol Metab 88:3467, 2003.
13. Spack NP. Management of transgenderism. JAMA 309:478, 2013.
14. Nakamura A, Watanabe M, Sugimoto M, et al. Dose-response analysis of testosterone replacement therapy in patients with female to male gender identity disorder. Endocr J 60:275, 2013.
15. Elamin MB, Garcia MZ, Murad MH, et al. Effect of sex steroid use on cardiovascular risk in transsexual individuals: a systematic review and meta-analyses. Clin Endocrinol (Oxf) 72:1, 2010.
16. Fernández-Balsells MM, Murad MH, Lane M, et al. Clinical review 1: adverse effects of testosterone therapy in adult men: a systematic review and meta-analysis. J Clin Endocrinol Metab 95:2560, 2010.
17. Calof OM, Singh AB, Lee ML, et al. Adverse events associated with testosterone replacement in middle-aged and older men: a meta-analysis of randomized, placebo-controlled trials. J Gerontol A Biol Sci Med Sci 60:1451, 2005.
18. Asscheman H, Giltay EJ, Megens JA, et al. A long-term follow-up study of mortality in transsexuals receiving treatment with cross-sex hormones. Eur J Endocrinol 164:635, 2011.
19. Goff DC Jr, Lloyd-Jones DM, Bennett G, et al; American College of Cardiology/American Heart Association Task Force on Practice Guidelines. 2013 ACC/AHA guideline on the assessment of cardiovascular risk: a report of the American College of Cardiology/American Heart Association Task Force on Practice Guidelines. Circulation 129(25 Suppl 2):S49, 2014.
20. Asscheman H, T'Sjoen G, Lemaire A, et al. Venous thrombo-embolism as a complication of cross-sex hormone treatment of male-to-female transsexual subjects: a review. Andrologia 46:791, 2014.
21. Turner RT, Riggs BL, Spelsberg TC. Skeletal effects of estrogen. Endocr Rev 15:275, 1994.
22. Orwoll ES, Klein RF. Osteoporosis in men. Endocr Rev 16:87, 1995.
23. Watts NB, Adler RA, Bilezikian JP, et al. Osteoporosis in men: an Endocrine Society clinical practice guideline. J Clin Endocrinol Metab 97:1802, 2012.
24. Lips P, van Kesteren PJ, Asscheman H, et al. The effect of androgen treatment on bone metabolism in female-to-male transsexuals. J Bone Miner Res 11:1769, 1996.
25. Van Caenegem E, Wierckx K, Taes Y, et al. Bone mass, bone geometry, and body composition in female-to-male transsexual persons after long-term cross-sex hormonal therapy. J Clin Endocrinol Metab 97:2503, 2012.
26. Gooren LJ, Giltay EJ. Review of studies of androgen treatment of female-to-male transsexuals: effects and risks of administration of androgens to females. J Sex Med 5:765, 2008.
27. van Kesteren P, Lips P, Gooren LJ, et al. Long-term follow-up of bone mineral density and bone metabolism in transsexuals treated with cross-sex hormones. Clin Endocrinol (Oxf) 48:347, 1998.
28. Gooren L, Lips P. Conjectures concerning cross-sex hormone treatment of aging transsexual persons. J Sex Med 11:2012, 2014.
29. Hage JJ, Dekker JJ, Karim RB, et al. Ovarian cancer in female-to-male transsexuals: report of two cases. Gynecol Oncol 76:413, 2000.
30. Dizon DS, Tejada-Berges T, Koelliker S, et al. Ovarian cancer associated with testosterone supplementation in a female-to-male transsexual patient. Gynecol Obstet Invest 62:226, 2006.
31. Pache TD, Fauser BC. Polycystic ovaries in female-to-male transsexuals. Clin Endocrinol (Oxf) 39:702, 1993.
32. Gooren LJ, van Trotsenburg MA, Giltay EJ, et al. Breast cancer development in transsexual subjects receiving cross-sex hormone treatment. J Sex Med 10:3129, 2013.
33. Gooren LJ, Kreukels B, Lapauw B, et al. (Patho)physiology of cross-sex hormone administration to transsexual people: the potential impact of male-female genetic differences. Andrologia 47:5, 2015.
34. US Preventive Services Task Force. Screening for breast cancer: U.S. Preventive Services Task Force recommendation statement. Ann Intern Med 151:716, W-236, 2009.
35. Gooren L. Is there a hormonal basis for human homosexuality? Asian J Androl 13:793, 2011.
36. Tangpricha V, Ducharme SH, Barber TW, et al. Endocrinologic treatment of gender identity disorders. Endocr Pract 9:12, 2003.
37. Wierckx K, Gooren L, T'Sjoen G. Clinical review: breast development in trans women receiving cross-sex hormones. J Sex Med 11:1240, 2014.
38. Mueller A, Gooren L. Hormone-related tumors in transsexuals receiving treatment with cross-sex hormones. Eur J Endocrinol 159:197, 2008.
39. Leinung MC, Urizar MF, Patel N, et al. Endocrine treatment of transsexual persons: extensive personal experience. Endocr Pract 19:644, 2013.

40. Elbers JM, Asscheman H, Seidell JC, et al. Long-term testosterone administration increases visceral fat in female to male transsexuals. J Clin Endocrinol Metab 82:2044, 1997.
41. Gooren LJ, Wierckx K, Giltay EJ. Cardiovascular disease in transsexual persons treated with cross-sex hormones: reversal of the traditional sex difference in cardiovascular disease pattern. Eur J Endocrinol 170:809, 2014.
42. Amin S, Zhang Y, Felson DT, et al. Estradiol, testosterone, and the risk for hip fractures in elderly men from the Framingham Study. Am J Med 119:426, 2006.
43. Müller R. Long-term prediction of three-dimensional bone architecture in simulations of pre-, peri- and post-menopausal microstructural bone remodeling. Osteoporosis International 16(Suppl 2):S25, 2005.
44. Sattari M. Breast cancer in male-to-female transgender patients: a case for caution. Clin Breast Cancer 15:e67, 2015.
45. Turo R, Jallad S, Prescott S, et al. Metastatic prostate cancer in transsexual diagnosed after three decades of estrogen therapy. Can Urol Assoc J 7:E544, 2013.
46. Gooren L, Morgentaler A. Prostate cancer incidence in orchidectomised male-to-female transsexual persons treated with oestrogens. Andrologia 46:1156, 2014.
47. Miksad RA, Bubley G, Church P, et al. Prostate cancer in a transgender woman 41 years after initiation of feminization. JAMA 296:2316, 2006.
48. Thurston AV. Carcinoma of the prostate in a transsexual. Br J Urol 73:217, 1994.
49. van Kesteren P, Meinhardt W, van der Valk P, et al. Effects of estrogens only on the prostates of aging men. J Urol 156:1349, 1996.
50. Epstein JI. PSA and PAP as immunohistochemical markers in prostate cancer. Urol Clin North Am 20:757, 1993.
51. Unger CA. Gynecologic care for transgender youth. Curr Opin Obstet Gynecol 26:347, 2014.
52. Fleisher LA, Fleischmann KE, Auerbach AD, et al; American College of Cardiology; American Heart Association. 2014 ACC/AHA guideline on perioperative cardiovascular evaluation and management of patients undergoing noncardiac surgery: a report of the American College of Cardiology/American Heart Association Task Force on practice guidelines. J Am Coll Cardiol 64:e77, 2014.
53. Palareti G, Cosmi B. Bleeding with anticoagulation therapy—who is at risk, and how best to identify such patients. Thromb Haemost 102:268, 2009.
54. Sweetland S, Green J, Liu B, et al. Duration and magnitude of the postoperative risk of venous thromboembolism in middle aged women: prospective cohort study. BMJ 339:b4583, 2009.
55. Lubbert H, Leo-Rossberg I, Hammerstein J. Effects of ethinyl estradiol on semen quality and various hormonal parameters in a eugonadal male. Fertil Steril 58:603, 1992.
56. Thiagaraj D, Gunasegaram R, Loganath A, et al. Histopathology of the testes from male transsexuals on oestrogen therapy. Ann Acad Med Singapore 16:347, 1987.
57. T'Sjoen G, Van Caenegem E, Wierckx K. Transgenderism and reproduction. Curr Opin Endocrinol Diabetes Obes 20:575, 2013.
58. Brannstrom M, Johannesson L, Bokstrom H, et al. Livebirth after uterus transplantation. Lancet 385:607, 2015.
59. Hunter MH, Sterrett JJ. Polycystic ovary syndrome: it's not just infertility. Am Fam Physician 62:1079, 2000.
60. Light AD, Obedin-Maliver J, Sevelius JM, et al. Transgender men who experienced pregnancy after female-to-male gender transitioning. Obstet Gynecol 124:1120, 2014.

CAPÍTULO 16

Atendimento de Saúde Mental a Crianças, Adolescentes e Adultos Transgênero e Inconformados

Walter O. Bockting ▪ Amir Adam Tarsha
Yasmina Zoghbi ▪ Clara Alvarez-Villalba

Pontos Principais

- Os profissionais de saúde mental podem auxiliar pessoas transgênero e inconformadas de gênero a explorar e efetivar sua identidade de gênero. Os cirurgiões devem discutir as diversas intervenções médicas disponíveis para afirmação da identidade de gênero e apoiar estes pacientes a lidar com os desafios psicossociais que muitos continuam a enfrentar.

- O estigma social ligado à inconformidade na identidade e expressão de gênero influencia negativamente a saúde mental. Os fatores associados à superação incluem apoio familiar, interação com a comunidade transgênero e orgulho da identidade.

- Os profissionais de saúde mental podem ajudar a facilitar o desenvolvimento da identidade e melhorar a qualidade de vida. Os médicos e cirurgiões são encorajados a coordenar o atendimento com os profissionais de saúde mental.

- Crianças, adolescentes e adultos transgênero e sem conformidade de gênero podem ser beneficiados por uma abordagem interdisciplinar à promoção da saúde transgênero.

CAPÍTULO 16
Atendimento de Saúde Mental a Crianças, Adolescentes e Adultos Transgênero e Inconformados

De acordo com os *Standards of Care for the Health of Transsexual, Transgender, and Gender Nonconforming People* (TGNC) da World Professional Association for Transgender Health (WPATH),[1] os profissionais de saúde mental podem auxiliar as pessoas TGNC e suas famílias de diversas maneiras, dependendo das necessidades individuais. Os papéis podem ser de analista ou avaliador, conselheiro, psicoterapeuta, educador e protetor. A análise ou avaliação psicológica geralmente cobre três domínios: disforia de gênero, saúde mental e ajuste psicossocial. Com base nesta análise ou avaliação, o aconselhamento e a psicoterapia seguem um plano terapêutico individualizado. O aconselhamento pode auxiliar os indivíduos TGNC e suas famílias a tomarem decisões informadas sobre intervenções para afirmação da identidade de gênero. Estas intervenções podem incluir mudanças no papel e na expressão de gênero, terapia vocal, terapia hormonal e/ou cirurgia. A psicoterapia pode explorar a identidade de gênero e sexual, mas também tratar outros transtornos da saúde mental. As pessoas TGNC podem ser muito vulneráveis aos distúrbios psíquicos causados por estresse associado à diferença de gênero e ao estigma social relacionado com inconformidade. Os transtornos mentais, associados ou não à não conformidade de gênero, também podem exacerbar os desafios psicossociais enfrentados por pessoas TGCN ao explorarem e tentarem afirmar sua identidade de gênero. A educação pode incluir informações e a facilitação do acesso aos recursos da comunidade para que as pessoas TGNC e suas famílias possam fazer escolhas informadas e ser beneficiadas pelo apoio do grupo. Também pode incluir a educação do ambiente (p. ex., escolas, locais de trabalho, organizações e instituições) e de políticos sobre a diversidade de gênero e as necessidades das pessoas TGNC. Por fim, os profissionais de saúde mental podem ser muito importantes na defesa dos direitos transgênero em nível individual, interpessoal e sociocultural. Isto inclui o apoio às mudanças nos documentos de identidade, a defesa aos direitos sexuais e reprodutivos e o apoio à legislação antidiscriminação.

A competência no atendimento de saúde mental de pessoas TGNC e suas famílias varia conforme a atuação do profissional. Todos os profissionais de saúde mental devem ser culturalmente competentes no atendimento a transgênero. A competência cultural pode ser definida como *o processo em que o profissional de saúde continua a se esforçar para conseguir trabalhar de maneira efetiva dentro do contexto cultural do paciente.*[1,2] Para tanto, é preciso conhecer os próprios preconceitos, entender o sistema de crenças e a visão de mundo do paciente, ser capaz de conduzir uma avaliação cultural sem julgamentos e suposições estereotipadas, ter encontros culturais com pacientes de diversas origens e desejar participar do processo contínuo de construção da competência cultural. No atendimento a pessoas transgênero, isto inclui assegurar um ambiente clínico que reflita a diversidade de gênero em pôsteres, *folders*, formulários de registro e internação, o uso dos nomes e pronomes preferidos e o acesso a sanitários sem discriminação de gênero. Isto também inclui a comunicação aberta entre o profissional e o paciente sobre identidade de gênero e afirmação de gênero à extensão de sua relevância em relação à queixa principal. A competência clínica na avaliação e no tratamento da disforia de gênero vai uma etapa além, já que requer treinamento e supervisão especializada.[1] Além disso, os profissionais de saúde mental que trabalham com crianças e adolescentes TGNC devem ter treinamento em psicologia do desenvolvimento. Ademais, o cuidado em saúde mental para pessoas TGNC e suas famílias é melhor quando profissionais de outras disciplinas (p. ex., medicina, educação e assistência social) também participam do atendimento do paciente.

Avaliação da Disforia de Gênero

Os profissionais de saúde mental geralmente são os primeiros a serem procurados pelos pacientes TGNC. Embora alguns pacientes apresentem disforia de gênero como queixa principal, outros podem desejar o tratamento de transtornos relacionados ou não. Antes de discutir a disforia de gênero, o profissional de saúde mental deve, em primeiro lugar, realizar a anamnese psicossocial completa. Caso os pacientes desejem explorar mais sua identidade de gênero e qualquer disforia associada, o clínico pode passar à análise e ao tratamento da disforia de gênero.

A disforia de gênero se refere ao desconforto com o sexo e o gênero atribuído ao nascimento. A disforia de gênero é também um diagnóstico da quinta edição do Manual Diagnóstico e Estatístico de Transtornos Mentais (DSM-5),[3] onde é definida como a incongruência significativa entre o gênero vivenciado/expresso de uma pessoa e o gênero atribuído com pelo menos 6 meses de duração e que requer a presença de pelo menos dois dos seguintes critérios:

- Um forte desejo de se livrar de suas características sexuais primárias ou secundárias (ou, em adolescentes jovens, impedir o desenvolvimento das características secundárias esperadas).
- Um forte desejo de ter as características sexuais primárias ou secundárias do outro gênero.
- Um forte desejo de ser de outro gênero (ou algum alternativo).
- Um forte desejo de ser tratado como o outro gênero (ou algum alternativo).
- Uma forte convicção de ter os sentimentos e as reações típicas de outro gênero (ou algum alternativo).

Em crianças, o desejo de ser de outro gênero deve estar presente e ser verbalizado. Para que o diagnóstico seja aplicável, a incongruência deve causar desconforto clinicamente significativo ou prejuízo do funcionamento social, ocupacional ou de outras áreas importantes.

Os profissionais de saúde mental devem reconhecer que alguns pacientes e membros da comunidade transgênero podem ficar ofendidos por suas questões de identidade de gênero serem classificados no DSM. Esta é uma resposta que o clínico deve estar preparado a dar de maneira sensível, profissional e empática.[4] Embora alguns pacientes possam entrar na relação terapêutica com conceitos maduros sobre sua identidade de gênero, outros podem ter menor clareza e questionar sua identidade de gênero. Os profissionais de saúde mental devem explorar, com compaixão e competência cultural, o gênero com que o paciente se identifica e evitar quaisquer suposições antes da avaliação formal e do tratamento da disforia de gênero.

A principal abordagem à avaliação da disforia de gênero é a entrevista clínica. O profissional deve pedir que os adolescentes ou adultos TGNC descrevam sua identidade de gênero, como se sentem sobre seu papel e expressão de gênero atuais, como se sentem sobre seus corpos (principalmente suas características sexuais primárias e secundárias) e o que mudariam ou gostariam de mudar em sua identidade de gênero, expressão de gênero e/ou características sexuais. Subsequentemente, o histórico de sua experiência com a identidade de gênero é obtido. As crianças TGNC devem ser questionadas sobre se sentirem meninos, meninas ou outro gênero (p. ex., *boygirl*). Os pais das crianças e dos adolescentes TGNC são questionados sobre suas percepções, observações e relatos recebidos sobre seu filho acerca da identidade de gênero, expressão de gênero e desenvolvimento sexual. Questionários estruturados foram desenvolvidos para muitos destes domínios e podem ser respondidos diretamente pelo paciente ou por um entrevistador. Dentre estes questionários estão a Entrevista de Identidade de Gênero para Crianças,[5] o Questionário de Identidade de Gênero/Disforia de Gênero para Adolescentes e Adultos,[6,7] e a Escala de Disforia de Gênero de Utrecht.[8]

A avaliação da disforia de gênero também inclui outros componentes essenciais da identidade sexual e do desenvolvimento sexual. A maioria dos pacientes com disforia de gênero relata o desenvolvimento normativo das características sexuais primárias e secundárias antes das intervenções médicas de afirmação de gênero. No entanto, algumas crianças nascidas com genitália ambígua desenvolvem disforia de gênero. Muitos pacientes com disforia de gênero relatam um histórico de não conformidade durante a infância (p. ex., meninos femininos e meninas masculinas) e um número substancial de pacientes (principalmente entre aqueles atribuídos ao sexo masculino ao nascimento) relata a não conformidade à infância. Assim, a identidade de gênero e a expressão de gênero são dois componentes distintos da identidade sexual que não são necessariamente congruentes. A orientação sexual, outro componente importante da identidade sexual, também é diferente da identidade de gênero. Adolescentes e adultos TGNC podem sentir atração por meninos ou homens, meninas ou mulheres, ou ambos, e por outros indivíduos TGNC. Ao avaliar o desenvolvimento sexual do paciente, todos estes componentes devem ser considerados, assim como outros aspectos da sexualidade, como fantasias sexuais, expressão sexual, atração e amor. O desenvolvimento da identidade de gênero e disforia de gênero deve ser entendido no contexto do desenvolvimento sexual e humano geral.

Saúde Mental

Crianças, adolescentes e adultos TGNC são mais suscetíveis ao desenvolvimento de transtornos mentais, inclusive ansiedade, depressão, automutilação não suicida, ideação suicida e tentativas, sintomas de transtorno pós-traumático e abuso de substâncias.[9-14] Quando os pacientes questionam sua identidade de gênero ou se queixam de disforia de gênero para o profissional de saúde mental, o clínico é responsável por também avaliar a presença de comorbidades psíquicas. Antes de finalmente decidir se consultar com um profissional de saúde mental, os pacientes com disforia de gênero passaram por anos de estigma social, microagressões e isolamento social decorrentes de sua condição como minoria de gênero/sexual.[15] Os indivíduos TGNC também podem ter sofrido violência física.[16]

Em uma pesquisa norte-americana com mulheres e homens transgênero, 44% relataram depressão e 33%, ansiedade.[9] Estas altas taxas de desconforto psicológico foram atribuídas ao estigma social relacionado à inconformidade na identidade e expressão de gênero.[9,13,20] De acordo com o modelo de estresse de minorias,[21,22] as pessoas TGNC apresentam este transtorno, que tem influência negativa sobre a saúde mental. Os processos de estresse de minoria incluem estigma sofrido (experiências reais de rejeição e discriminação), estigma percebido (rejeição percebida e expectativas de estereotipia e discriminação) e transfobia internalizada (desconforto com a própria condição transgênero decorrente da internalização das expectativas normativas da sociedade).[23] De fato, na pesquisa norte-americana anteriormente citada,[9] os participantes relataram altas taxas de discriminação doméstica (12%), abuso sexual ou estupro (15%), abuso físico (24%), discriminação no local de trabalho (38%) e abuso verbal ou assédio (70%). Os fatores protetores incluíram o apoio familiar e o orgulho da identidade; o apoio de amigos e a interação com a comunidade reduziram o impacto negativo do estigma sofrido sobre a saúde mental.[9,24] Pesquisas são necessárias para melhor compreensão do mecanismo pelo qual o estigma afeta a saúde mental e o desenvolvimento de intervenções personalizadas.[13] Ao explorarem o histórico da disforia de gênero do paciente, os clínicos devem ter ciência do ambiente cultural geralmente hostil de desenvolvimento das pessoas TGNC. O impacto cumulativo desta cultura negativa e sua atitude de rejeição e, às vezes, violência à não conformidade de gênero e o trauma subsequente podem ter influências graves sobre a saúde mental. Ao cuidar de pacientes com disforia de gênero, o clínico deve prestar atenção nas comorbidades psiquiátricas e estar preparado para a aplicação das ferramentas adequadas de avaliação para seu diagnóstico.

Os adolescentes TGNC também são mais propensos a apresentar transtornos do espectro autista em comparação à população geral. Em uma amostra clínica de 204 crianças com disforia de gênero, 16 (7,8%) apresentavam distúrbios do espectro autista em comparação a 0,6 a 1% da população geral.[9] Taxas elevadas similares de traços de transtornos do espectro autista foram observadas na amostra clínica adulta[17] e, em amostras clínicas de crianças e adolescentes com transtornos do espectro autista, a prevalência de disforia de gênero foi superior à encontrada na população geral.[25,26] A explicação destes achados ainda não foi determinada. No entanto, profissionais de saúde mental que trabalham com pacientes TGNC devem examiná-los quanto à presença de transtorno do espectro autista e incorporar os resultados no atendimento prestado.[27]

A avaliação psicológica comum pode analisar a saúde mental e o ajuste psicossocial. Em crianças, adolescentes e adultos TGNC, esta avaliação deve incluir o impacto do estigma sofrido, estigma percebido e transfobia internalizada sobre a saúde mental e a superação desenvolvida ao longo do tempo. Os pontos fortes existentes e os possíveis recursos devem ser identificados, podendo incluir o apoio de amigos, familiares e da comunidade. A avaliação também deve incluir a determinação da presença de ideação suicida, abuso de substâncias e comportamento sexual de risco (p. ex., comportamento de risco para infecção pelo vírus da imunodeficiência humana [HIV], problemas associados à indústria do sexo e violência sexual), já que as pessoas TGNC são mais vulneráveis. Quando indicado, o paciente pode passar por uma consulta psiquiátrica (p. ex., pacientes com sintomas de doença mental grave ou nos casos em que a farmacoterapia pode ajudar a redução dos sintomas de depressão ou ansiedade).

Devido às disparidades na saúde mental documentada até agora, a triagem abrangente e a avaliação dos problemas identificados de saúde mental, com elaboração de um diagnóstico diferencial, devem ser feitas na maioria dos indivíduos com disforia de gênero. Isto permite a incorporação do tratamento das comorbidades psíquicas em um plano terapêutico individualizado. De modo geral, o tratamento é melhor quando feito em paralelo, ou seja, com a discussão das questões psíquicas durante o tratamento da disforia de gênero. O tratamento eficaz das comorbidades psíquicas facilita as mudanças sociais para redução da disforia de gênero e o progresso pela afirmação de gênero aumenta a autoestima e o autocuidado, alimenta as esperanças no futuro e motiva o paciente a manter a adaptação ideal.

Desenvolvimento da Identidade Transgênero

O desenvolvimento da identidade transgênero é um processo vitalício.[28] No contexto do estigma social associado à inconformidade de gênero, o desenvolvimento da identidade transgênero foi descrito como um processo de se assumir.[29-31] Bockting e Coleman[29] descreveram cinco estágios do desenvolvimento:
1. Antes de se assumir.
2. Ao se assumir.

3. Exploração.
4. Intimidade.
5. Integração.

Os indivíduos não necessariamente passam por estes estágios nesta ordem. Na verdade, os estágios refletem as tarefas de desenvolvimento comumente observadas na prática clínica. O estágio anterior ao se assumir é caracterizado por se sentir diferente. As crianças e os adolescentes TGNC que demonstram a não conformidade ao papel de gênero (p. ex., um menino feminino ou uma menina masculina) são assim reconhecidos pelas pessoas em seu ambiente e são vulneráveis ao estigma sofrido, que pode assumir a forma de rejeição, assédio e abuso. Frente a esta adversidade, estes indivíduos logo desenvolvem a superação com o auxílio de apoiadores (p. ex., familiares, amigos, educadores e profissionais de saúde mental). As crianças e os adolescentes TGNC que demonstram a não conformidade ao papel de gênero tendem a esconder sua identidade de gênero na tentativa de evitar o estigma sofrido. No entanto, este encobrimento é geralmente acompanhado pelo estigma percebido (rejeição antecipada e medo de discriminação), que pode assumir outra carga emocional e contribuir para a ansiedade, a depressão e o abuso de substâncias.

A tarefa de desenvolvimento do estágio de se assumir é o reconhecimento dos sentimentos transgênero para si mesmo e os outros. O profissional de saúde mental pode ser a primeira pessoa para quem o indivíduo se assume. Obviamente, a ausência de preconceitos e a aceitação são essenciais desde que não impeçam o que pode ser um processo de exploração (evitando rótulos prematuros), permitindo que o indivíduo discuta continuamente sua identidade de gênero e os problemas relacionados. Contar a outras pessoas envolve riscos calculados, começando com aquelas que são mais próximas e com maior tendência à aceitação. O profissional de saúde mental pode orientar e apoiar o indivíduo durante este processo. Familiares e amigos normalmente precisam de tempo para entender e aceitar a notícia que um ente querido é transgênero. O profissional de saúde mental pode ajudar ao colocar as reações em perspectiva e dar informações e recursos para o paciente e sua família. O estágio de exploração é o momento de aprender o máximo possível sobre a diversidade de gênero, conectando-se à comunidade transgênero e fazendo experiências com a expressão de gênero. Neste estágio, os indivíduos geralmente decidem as mudanças no papel de gênero e os procedimentos médicos de afirmação de gênero (hormônios e cirurgia) que desejam fazer. Além disso, neste estágio, os indivíduos exploram sua sexualidade e começam a definir ou redefinir sua orientação sexual. O profissional de saúde mental desempenha um importante papel na normalização deste processo de exploração em qualquer idade cronológica, facilitando o acesso ao apoio de seus pares e auxiliando o indivíduo a tomar decisões bem informadas sobre mudanças no papel de gênero, terapia hormonal, alterações em documentos de identidade e cirurgia.

No estágio de intimidade, a ênfase sobre o desenvolvimento da identidade mudar do enfoque em si mesmo para o enfoque no estabelecimento e na manutenção de relacionamentos íntimos. De modo geral, isto envolve enfrentar os medos de abandono e aprender quando e como comunicar a identidade de gênero e a sexualidade no contexto de relacionamentos afetivos. Isto também envolve o desenvolvimento de uma identidade como casal e como lidar com as expectativas heteronormativas e homonormativas da sociedade. Os profissionais de saúde mental podem ajudar os pacientes a esclarecerem e comunicarem suas necessidades de intimidade e sexualidade aos (possíveis) parceiros e auxiliar estes parceiros a lidar com o estigma sofrido e percebido e as dúvidas sobre suas próprias identidades. Por fim, a integração envolve o luto sobre o tempo e as oportunidades perdidas e a gratidão pelo valor agregado de viver a vida como uma pessoa transgênero. Neste estágio, os indivíduos conseguem tolerar a maior ambiguidade na identidade de gênero e sua expressão e ser transgênero deixa de necessariamente ser o aspecto mais definidor de sua identidade geral. Durante este período, muitas pessoas TGNC ajudam sua comunidade e contribuem para fazer um mundo melhor para as próximas gerações. Neste estágio, os profissionais de saúde mental podem facilitar o luto, discutir a transfobia internalizada, testemunhar o crescimento pessoal e aprender muito sobre os sentimentos mais profundos do paciente sobre o que significa ser uma pessoa de experiência transgênero.

Trabalho com Crianças e Adolescentes

As crianças e adolescentes TGNC apresentam disforia de gênero em idades cada vez menores e necessitam de auxílio para a tomada de decisões informadas sobre mudanças nos papéis de gênero e o conhecimento das opções disponíveis de intervenções médicas precoces para afirmação de gênero. Na infância, a não conformidade com a identidade de gênero pode ser difícil de diferenciar da não conformidade com o papel de gênero; o primeiro é indicativo de disforia de gênero. Além disso, a maioria das crianças com não conformidade com o papel de gênero não se torna transgênero ao crescer e a disforia de gênero, se presente, não necessariamente persiste na adolescência.[32] Durante a puberdade (dos 10 aos 13 anos de idade), as mudanças no ambiente social (quanto aos papéis de gênero entre os colegas), as mudanças físicas esperadas e reais e as primeiras experiências de atrações sexuais e se apaixonar parecem contribuir para as alterações críticas na intensidade e persistência da disforia de gênero.[33] Uma vez que é difícil prever o resultado, a abordagem ao tratamento é dar um ambiente de apoio em que o desenvolvimento da identidade de gênero da criança pode ocorrer sem tentar obter algum desfecho em particular. Isto requer a tolerância da ambiguidade e da incerteza; além disso, deve-se ter cuidado para não impedir o desenvolvimento da identidade.

Em crianças com histórico de intensa disforia de gênero e forte reação adversa ao início da puberdade, a supressão púbere com análogos do hormônio liberador de gonadotrofina é possível. Isto permite o monitoramento do desenvolvimento da identidade de gênero e da disforia de gênero por um período além dos 12 anos de idade, antes do início da terapia com hormônios sexuais cruzados (em caso de persistência da disforia) ou interrupção da supressão (em caso de resolução da disforia), de modo que a puberdade possa continuar de maneira congruente à identidade de gênero. O papel do profissional de saúde mental é o aconselhamento de pacientes e suas famílias com informações sobre o que se sabe e não se sabe acerca dos benefícios e riscos das diversas opções terapêuticas (inclusive o possível risco de não fazer nada); também é dar apoio a estes indivíduos durante tal período de incerteza e discutir quaisquer questões de ajuste que a criança possa enfrentar, independentemente da relação ou não entre estes problemas e a queixa de disforia de gênero. Até agora, as pesquisas de acompanhamento mostraram resultados favoráveis nos jovens submetidos a esta abordagem.[34]

Mesmo antes da idade da puberdade, as crianças com não conformidade de gênero podem considerar a transição social no papel de gênero (de feminino para masculino ou de masculino para feminino), inclusive na escola. Embora tal transição social possa melhorar a disforia de gênero, deve-se ter cuidado, já que pesquisas qualitativas mostraram que, se não houver persistência da disforia de gênero, as crianças podem ter muita dificuldade para voltar ao papel de gênero original.[33] Além disso, alguns jovens TGNC desenvolvem uma identidade de gênero fora do sistema binário (nem masculino nem feminino, mas um gênero alternativo, como *genderqueer*), revelando os limites do conceito de "transição", seja social e/ou médica. O que se sabe é que crianças com disforia de gênero são mais vulneráveis aos maus relacionamentos com colegas e problemas comportamentais gerais[35] e que estes desafios de ajuste, além da disforia de gênero, podem ser beneficiados por intervenções sociais e comportamentais. Os profissionais de saúde mental podem trabalhar com a criança, a família, a escola e outros profissionais de saúde e serviço social no desenvolvimento e na instituição de um plano terapêutico individualizado e coordenado.

Os "Padrões de Atendimento"[1] da WPATH determinam os critérios mínimos para administração dos hormônios de supressão da puberdade:

1. Há um padrão persistente e intenso de não conformidade de gênero ou disforia de gênero.
2. A disforia de gênero surgiu ou piorou com o início da puberdade.
3. Quaisquer problemas psicológicos, médicos ou sociais coexistentes que possam interferir com o tratamento foram solucionados.
4. O adolescente assinou o termo de consentimento livre e informado e, principalmente quando não atingiu a idade de consentimento médico, os pais ou outros cuidadores ou responsáveis concordaram com o tratamento e apoiaram o adolescente pelo restante do processo.

Facilitação das Mudanças no Papel e na Expressão de Gênero

O assumir-se transexual é, principalmente, um processo psicossocial. O fato de o paciente apresentar disforia de gênero e poder atender aos critérios do diagnóstico formal da DSM-5 não significa que a "transição" social e médica é indicada. Na verdade, a abordagem atual é o desenvolvimento e a instituição de um plano terapêutico individualizado que requer a coordenação de profissionais de diversas disciplinas (psicologia, psiquiatria, assistência social, endocrinologia, cirurgia e fonoterapia) e diversos recursos de apoio (recursos *online* ou não da comunidade transgênero, assistência jurídica) conforme as necessidades dos pacientes e de suas famílias. Na consulta com os profissionais de saúde, os pacientes decidem entre as diversas opções de intervenção. Assim, um paciente atribuído ao sexo masculino ao nascimento pode decidir pela mudança do papel e da expressão de gênero e pelo tratamento com hormônios femininos, mas não optar pela cirurgia, e um paciente atribuído ao sexo feminino ao nascimento pode optar pela cirurgia torácica sem o tratamento com hormônios masculinizantes. Estes pacientes podem se identificar como mulheres ou homens, mulher ou homem transgênero ou *genderqueer*. Outros, porém, seguirão um caminho mais tradicional e tomarão hormônios, mudarão os papéis de gênero (inclusive alterarão seus documentos de identidade) e farão a cirurgia de afirmação de gênero (cirurgia torácica, genital e/ou facial). Além disso, o plano terapêutico pode incluir o tratamento de outros problemas de saúde física ou mental. Os pacientes passam por este processo em seu próprio ritmo e o plano geralmente sofre ajustes. Os profissionais de saúde mental podem auxiliar o desenvolvimento e a instituição deste plano terapêutico individualizado, consultar outros profissionais e pessoas envolvidas no cuidado do paciente e dar apoio ao longo do processo.

Para muitos pacientes, as mudanças no papel e na expressão de gênero são a parte mais assustadora do processo. Neste momento, o paciente informa sua decisão às outras pessoas que precisam saber, inclusive familiares, amigos e, a seguir, patrões, professores e colegas. Isto exige riscos calculados, a colocação das reações dos outros em perspectiva e o reconhecimento que outras pessoas precisam de tempo para se ajustar. Principalmente durante o ajuste dos familiares e amigos, descrito como seu próprio processo de se assumir ou de transição,[36,37] o apoio de outros indivíduos transgênero que passaram por experiências similares pode ser muito importante. Os pacientes podem incluir seus familiares e amigos na psicoterapia. A terapia familiar é importante, em especial quando o paciente é criança ou adolescente.[31,38,39] Existem muitos grupos de apoio para as pessoas TGNC em todos os estágios de se assumirem e para suas famílias.[40] Os profissionais de saúde mental devem conhecer as redes e os serviços locais e nacionais de apoio e fazer o encaminhamento de familiares e amigos.

Além dos medos de rejeição e abandono por famílias e amigos, as mudanças no papel e na expressão de gênero envolvem o enfrentamento do estigma e da sociedade em geral. na verdade, as experiências reais de discriminação são muito comuns entre aqueles que expressam abertamente sua identidade transgênero e, ainda assim, o apoio de seus pares e a interação com a comunidade transgênero podem reduzir o impacto negativo destas experiências sobre a saúde mental do paciente.[7,24] Os indivíduos TGNC que se identificam como *genderqueer* ou não binários ou que têm expressão de gênero mais ambígua são muito mais vulneráveis ao estigma social e sofrem porque a sociedade ainda não é adepta à acomodação de sua identidade e expressão de gênero. Os profissionais de saúde mental podem auxiliar os pacientes a passar por estes desafios, ter o apoio de seus pares, consultar as mudanças de papel de gênero no local de trabalho, apoiar a mudança nos documentos de identidade e advogar em favor de seus pacientes ou, de forma mais geral, contra a discriminação e por direitos, políticas e legislações transgênero.

Preparo e Encaminhamento para a Terapia Hormonal

De acordo com a versão 7 dos "Padrões de Atendimento", as pessoas TGNC podem ter acesso à terapia hormonal sem o encaminhamento por um profissional de saúde mental, principalmente quando o médico que prescreve os hormônios é adequadamente treinado em saúde comportamental e competente na avaliação da disforia de gênero. No entanto, os pacientes podem querer se consultar e trabalhar com um profissional de saúde mental para tomarem decisões bem informadas sobre a terapia hormonal e suas implicações psicossociais. Além disso, os profissionais de saúde mental podem ser importantíssimos no preparo do paciente para a terapia hormonal.

A decisão de feminização ou masculinização do corpo por meio da terapia hormonal é, principalmente, muito pessoal. No entanto, os profissionais de saúde mental que atendem indivíduos com TGNC e suas famílias são frequentemente chamados para apoiar sua decisão. A coordenação do tratamento com outros profissionais que atendem o paciente é essencial, independentemente de o profissional de saúde mental ser ou não parte integral de uma equipe multidisciplinar. O progresso na obtenção dos objetivos do plano terapêutico individualizado do paciente para reduzir a disforia de gênero e tratar quaisquer problemas de saúde mental deve orientar o momento de instituição da terapia hormonal.

O preparo deve incluir expectativas realistas e a compressão das implicações da terapia hormonal no ajuste psicossocial e na saúde mental. Neste sentido, a discussão destas expectativas e das implicações com outras pessoas TGNC que têm experiências relevantes pode ser muito importante. O preparo também inclui o estabelecimento e a manutenção do apoio social da família e/ou dos amigos. Com a ajuda de leituras e consulta médica (de preferência com um profissional com experiência na terapia hormonal de afirmação de gênero), o paciente deve ser alertado sobre os riscos e benefícios do tratamento na saúde física, considerando o bem-estar geral e doenças crônicas. Por fim, o preparo inclui a discussão das implicações da terapia hormonal na saúde sexual e reprodutiva, com discussão explícita das opções disponíveis para preservação da fertilidade.

Os "Padrões de Atendimento"[1] da WPATH recomendam que o encaminhamento para a terapia hormonal de feminização ou masculinização pelo profissional de saúde mental inclua um resumo da avaliação psicossocial e diagnósticos, duração e o progresso feito no aconselhamento ou na psicoterapia, uma justificativa clínica para a terapia hormonal e o posicionamento do paciente no atendimento dos critérios, a documentação do consentimento livre e informado e uma declaração sobre a disponibilidade da coordenação do tratamento. Os critérios dos "Padrões de Atendimento" da WPATH para a terapia hormonal são:

1. A disforia de gênero é persistente e bem-documentada.
2. O paciente é capaz de tomar uma decisão bem-informada e consentir com o tratamento.
3. O paciente atingiu a idade de maioridade no país (se mais jovem, veja "Trabalho com Crianças e Adolescentes").
4. Questões significativas de saúde médica ou mental, se presentes, devem estar razoavelmente bem controladas.

Preparo e Encaminhamento para a Cirurgia

De acordo com os "Padrões de Atendimento" da WPATH, os encaminhamentos de um ou dois profissionais de saúde mental são necessários para realização da cirurgia torácica e genital. O profissional de saúde mental pode auxiliar o paciente a tomar uma decisão bem informada sobre as diversas opções cirúrgicas e o momento de sua realização, ter expectativas realistas e entender as implicações da cirurgia no ajuste psicossocial. A discussão destas expectativas e implicações com outros indivíduos TGNC com experiência nesse assunto é extremamente importante. O profissional de saúde mental deve encorajar o paciente a obter informações precisas sobre os procedimentos cirúrgicos, inclusive seus riscos e benefícios, por meio de leituras e consulta com cirurgiões qualificados. O apoio social e o desenvolvimento de um plano pós-terapêutico são essenciais.

O encaminhamento de um profissional de saúde mental qualificado é necessário para a cirurgia torácica (mastectomia, reconstrução torácica ou mamoplastia de aumento); dois encaminhamentos são necessários para a cirurgia genital (histerectomia, salpingo-ooforectomia, orquiectomia ou cirurgia de reconstrução genital). A carta (ou cartas) de encaminhamento deve incluir um resumo da avaliação psicossocial e dos diagnósticos, a duração e o progresso feito no aconselhamento ou psicoterapia; uma justificativa clínica para a cirurgia e o posicionamento do paciente no atendimento dos critérios; a documentação do consentimento livre e informado; e uma declaração sobre a disponibilidade da coordenação do tratamento. Outros recomendaram que a carta informe como o paciente atende aos "Padrões de Atendimento" da WPATH e a probabilidade de futura adesão, além de dar um quadro holístico do indivíduo, incluindo uma descrição de seu status socioeconômico e funcional e seu histórico social.[41] Embora este modelo de encaminhamento por profissionais de saúde mental seja hoje aceito como norma, alguns membros da comunidade transgênero acreditam que cria uma relação adversa, em que o profissional atua como "guarda", ficando no meio do caminho para os objetivos de transição do paciente. Ao invés disso, os clínicos devem fazer seu melhor para serem facilitadores, trabalhando com o paciente para a obtenção da melhor qualidade de vida possível.[42]

Os "Padrões de Atendimento" da WPATH para a cirurgia torácica são:
1. A disforia de gênero é persistente e bem documentada.
2. O paciente é capaz de tomar uma decisão bem informada e consentir com o tratamento.
3. O paciente atingiu a idade de maioridade no país.
4. Questões significativas de saúde médica ou mental, se presentes, devem estar razoavelmente bem controladas.

Em relação à mamoplastia de aumento, as pacientes tratadas com hormônios femininos são encorajadas a dar tempo suficiente para a terapia antes do procedimento cirúrgico.

Os critérios para cirurgia genital são:
1. A disforia de gênero é persistente e bem documentada.
2. O paciente é capaz de tomar uma decisão bem informada e consentir com o tratamento.
3. O paciente atingiu a idade de maioridade no país.
4. Questões significativas de saúde médica ou mental, se presentes, devem estar razoavelmente bem controladas.
5. O paciente recebeu 12 meses contínuos de terapia hormonal, a não ser que a administração de hormônios não seja clinicamente indicada.
6. Para a realização da cirurgia reconstrutora genital (vaginoplastia, metoidioplastia ou faloplastia), o paciente deve viver por 12 meses no papel de gênero congruente com sua identidade.

A justificativa deste último critério (critério 6) é dar ampla oportunidade para os pacientes experimentarem e se ajustarem socialmente ao papel de gênero congruente com sua identidade antes de serem submetidos a uma cirurgia irreversível.

Depois do encaminhado para a cirurgia, os psiquiatras devem colaborar com o cirurgião e os anestesistas para esclarecer os riscos das diversas medicações psicotrópicas usadas por seus pacientes. O psiquiatra pode optar pelo ajuste de diversas medicações antes da cirurgia. Algumas drogas psicotrópicas podem ser seguras durante a cirurgia, mas outras podem interagir de maneira perigosa.[43,44] Antes da cirurgia, os psiquiatras devem estar atentos às diversas interações medicamentosas, principalmente se seus pacientes estiverem recebendo múltiplas medicações psicotrópicas para tratamento das comorbidades.

Tarefas Pós-Operatórias dos Profissionais de Saúde Mental

Após a cirurgia, os pacientes devem-se consultar regularmente com seus profissionais de saúde mental. O atendimento pós-operatório é fundamental para o bem-estar psicológico dos pacientes.

Durante os estágios pós-operatórios, as três categorias amplas de tarefas do profissional de saúde mental são:

1. Saúde mental e comportamental no período pós-operatório imediato.
2. Facilitação do ajuste pós-operatório.
3. Continuação do tratamento de saúde mental a longo prazo.

No período pós-operatório imediato, os pacientes TGNC, como todos os pacientes cirúrgicos, podem apresentar dor incontrolável, confusão, agitação e delírio. O profissional de saúde mental pode auxiliar o paciente ao assegurar a existência de uma rede adequada de apoio à beira do leito durante o período inicial de recuperação. Isto pode ser um desafio. Embora os pacientes possam estar contentes com a realização de uma cirurgia muito desejada, ter melhor imagem corporal e menor disforia de gênero, estes sentimentos nem sempre são compartilhados por seus familiares e entes queridos.[45] Os pacientes podem enfrentar choque ou confusão ao invés de apoio e testemunhar uma ampla gama de reações, de aceitação e celebração à rejeição e violência.[31,46] Assim, o ajuste durante o primeiro ano pós-operatório pode ser bem diferente de uma lua-de-mel e os profissionais de saúde mental devem oferecer o apoio adequado e terapia. Isto também enfatiza o possível benefício da inclusão de familiares e entes queridos desde o início do tratamento.

Nos meses após a cirurgia, os pacientes podem enfrentar desafios de ajuste. Ao se recuperarem e ficarem mais confortáveis com seus corpos, muitos pacientes desejam retomar a função sexual. A maioria funciona bem do ponto de vista social e sexual e pode chegar ao orgasmo.[47-50] Outros, porém, podem ter dificuldades em encontrar parceiros sexuais ou ter perdido totalmente o interesse em sexo.[51] Estas questões podem ser discutidas na terapia sexual.

Em relação à qualidade geral de vida, múltiplos estudos demonstraram que o tratamento da disforia de gênero é benéfico para mulheres e homens transgênero.[34,45,47,52-55] Entre os adolescentes, a função psicológica mais estável foi observada após a cirurgia. Smith *et al.*,[45] confirmaram que o tratamento é eficaz e que o arrependimento da transição é extremamente raro. Uma mulher transgênero expressou arrependimento e declarou que sua transição teria sido mais tolerável se tivesse tido orientação profissional durante as consequências adversas que enfrentou, como intolerância da sociedade, da família e de seus próprios filhos. Assim, o bom cuidado posterior e o acompanhamento pós-operatório são de extrema importância.[56] As pesquisas são limitadas, porém, um número de pacientes que seguiram o caminho tradicional da avaliação psicológica, terapia hormonal, mudança no papel de gênero de masculino para feminino ou de feminino para masculino e cirurgia, normalmente nesta ordem. Os estudos não refletem a diversidade na identidade de gênero, expressão de gênero e opções terapêuticas hoje exercidas pelos indivíduos TGNC. Mais pesquisas são necessárias para avaliar os resultados das atuais abordagens terapêuticas heterogêneas, inclusive intervenções específicas realizadas por profissionais de saúde mental, e sobre o conforto com a identidade e o papel de gênero, a saúde mental e física e a qualidade de vida.[28,57]

Embora a qualidade de vida tenda a melhorar após a cirurgia, os pacientes devem regularmente consultar seu clínico geral e seu terapeuta.[47] A cirurgia, apesar de ser um componente crucial da afirmação de gênero para algumas pessoas, não ensina os pacientes como viverem como mulheres ou homens transgênero. Os profissionais de saúde mental são responsáveis pelo preparo adequado de seus pacientes não apenas para os desafios esperados na transição, mas também para as recompensas e satisfações que podem ter.[58]

A psicoterapia pós-operatória, em grupo ou individual, deve ser parte do tratamento para dar apoio aos pacientes em seus ajustes e objetivos de vida.[59] As perguntas sobre a identidade de gênero podem persistir ou reaparecer, dando uma oportunidade para aceitação da identidade de alguém como uma pessoa de experiência TNGC em nível mais profundo. Alguns problemas podem não aparecer até certo tempo após a transição do papel de gênero ou a cirurgia, como preocupações e apreensões sobre a vida diária relacionada ao gênero (p. ex., enfrentar perguntas sobre marcadores passados de gênero em documentos de identidade ou revelar a identidade e o histórico a um novo profissional de saúde) e questões sobre relacionamentos e sexualidade.[58]

Conclusão

Os profissionais de saúde mental desempenham um importante papel no cuidado de pessoas TGNC e na avaliação interdisciplinar e tratamento da disforia de gênero. O assumir-se transexual é, essencialmente, um processo psicossocial em que o enfrentamento do estigma social relacionado com a inconformidade de gênero é um tema recorrente. Os profissionais de saúde mental podem facilitar o desenvolvimento da identidade e da superação. Estes profissionais também podem auxiliar as pessoas TGNC a tomar decisões bem-informadas sobre as diversas opções terapêuticas, no preparo dos pacientes para as mudanças no papel de gênero e/ou intervenções médicas e no apoio a estes indivíduos, suas famílias e comunidades durante todo o processo. Por fim, os profissionais de saúde mental podem defender a melhor acomodação e aceitação na sociedade e suas instituições de todo o espectro da diversidade de gênero encontrada nesta população especial.

Referências

1. Coleman E, Bockting W, Botzer M, et al. Standards of Care for the Health of Transsexual, Transgender, and Gender-Nonconforming People, version 7. Int J Transgenderism 13:165, 2011.
2. Campinha-Bacote J. A model and instrument for addressing cultural competence in health care. J Nurs Educ 38:203, 1999.
3. American Psychiatric Association. Diagnostic and Statistical Manual of Mental Disorders, ed 5. Washington, DC: American Psychiatric Publishing, 2013.
4. Tosh J. Psychology and Gender Dysphoria: Feminist and Transgender Perspectives. New York: Routledge, 2016.
5. Zucker KJ, Bradley SJ, Sullivan CB, et al. A gender identity interview for children. J Pers Assess 61:443, 1993.
6. Deogracias JJ, Johnson LL, Meyer-Bahlburg HF, et al. The gender identity/gender dysphoria questionnaire for adolescents and adults. J Sex Res 44:370, 2007.
7. Singh D, Deogracias JJ, Johnson LL, et al. The gender identity/gender dysphoria questionnaire for adolescents and adults: further validity evidence. J Sex Res 47:49, 2010.
8. Schneider C, Cerwenka S, Nieder TO, et al. Measuring gender dysphoria: a multicenter examination and comparison of the Utecht Gender Dysphoria Scale and the Gender Identity/Gender Dysphoria Questionnaire for Adolescents and Adults. Arch Sex Behav 45:551, 2016.
9. Bockting WO, Miner MH, Swinburne Romine RE, et al. Stigma, mental health, and resilience in an online sample of the US transgender population. Am J Public Health 103:943, 2013.
10. Goldblum P, Testa RJ, Pflum S, et al. The relationship between gender-based victimization and suicide attempts in transgender people. Professional Psychology: Research and Practice 43:468, 2012.
11. Grossman AH, D'Augelli AR. Transgender youth and life-threatening behaviors. Suicide Life Threat Behav 37:527, 2007.
12. Marshall E, Claes L, Bouman WP, et al. Non-suicidal self-injury and suicidality in trans people: a systematic review of the literature.

Int Rev Psychiatry 28:58, 2016.
13. Reisner SL, White Hughto JM, Gamarel KE, et al. Discriminatory experiences associated with posttraumatic stress disorder symptoms among transgender adults. J Couns Psychol 2016 Feb 11. [Epub ahead of print]
14. de Vries AL, Doreleijers TA, Steensma TD, et al. Psychiatric comorbidity in gender dysphoric adolescents. J Child Psychol Psychiatry 52:1195, 2011.
15. Nordmarken S. Microaggressions. Transgender Studies Q 1:129, 2014.
16. Stotzer RL. Violence against transgender people: a review of United States data. Aggression and Violent Behavior 14:170, 2009.
17. Claes L, Bouman WP, Witcomb G, et al. Non®suicidal self®injury in trans people: associations with psychological symptoms, victimization, interpersonal functioning, and perceived social support. J Sex Med 12:168, 2015.
18. Gonzalez C, Miner MH, Bockting W. An examination of demographic characteristics, components of sexuality, and minority stress as predictors of cannabis, excessive alcohol, and illicit/nonprescription drug use among transgender people in the United States. Prim Prev (in press).
19. Nuttbrock L, Bockting W, Rosenblum A, et al. Gender abuse and major depression among transgender women: a prospective study of vulnerability and resilience. Am J Public Health 104:2191, 2014.
20. Perez-Brumer A, Hatzenbuehler ML, Oldenburg CE, et al. Individual- and structural-level risk factors for suicide attempts among transgender adults. Behav Med 41:164, 2015.
21. Meyer IH. Prejudice, social stress, and mental health in lesbian, gay, and bisexual populations: conceptual issues and research evidence. Psychol Bull 129:674, 2003.
22. Hendricks ML, Testa RJ. A conceptual framework for clinical work with transgender and gender nonconforming clients: an adaptation of the Minority Stress Model. Prof Psychol Res Pr 43:460, 2012.
23. Bockting WO. Transgender identity, sexuality, and coming out: implications for HIV risk and prevention. In Proceedings of the NIDA-sponsored Satellite Sessions in association with the Fourteenth International AIDS Conference, Barcelona, Spain, July 7-11, 2002. Bethesda, MD: National Institutes of Health, 2003.
24. Nuttbrock L, Bockting W, Rosenblum A, et al. Gender abuse and incident HIV/STI among transgender women in New York City: buffering effect of involvement in a transgender community. AIDS Behav 19:1446, 2015.
25. Glidden D, Bouman WP, Jones BA, et al. Gender dysphoria and autism spectrum disorder: a systematic review of the literature. Sex Med Rev 4:3, 2016.
26. Janssen A, Huang H, Duncan C. Gender variance among youth with autism spectrum disorders: a retrospective chart review. Transgender Health 1:63, 2016.
27. Jacobs LA, Rachlin K, Erickson-Schroth L, et al. Gender dysphoria and co-occurring autism spectrum disorders: review, case examples, and treatment considerations. LGBT Health 1:277, 2014.
28. Bockting W, Coleman E, Deutsch MB, et al. Adult development and quality of life of transgender and gender nonconforming people. Curr Opin Endocrinol Diabetes Obes 23:188, 2016.
29. Bockting WO, Coleman E. Developmental stages of the transgender coming out process: toward an integrated identity. In Ettner R, Monstrey S, Eyler AE, eds. Principles of Transgender Medicine and Surgery. New York: The Haworth Press, 2007.
30. Gagne P, Tewksbury R, McGaughey D. Coming out and crossing over. Identity formation and proclamation in a transgender community. Gender & Society 11:478, 1997.
31. Lev AI. Transgender Emergence: Therapeutic Guidelines for Working with Gender-Variant People and Their Families. New York: The Haworth Clinical Practice Press, 2004.
32. Steensma TD, McGuire JK, Kreukels BP, et al. Factors associated with desistence and persistence of childhood gender dysphoria: a quantitative follow-up study. J Am Acad Child Adolesc Psychiatry 52:582, 2013.
33. Steensma TD, Biemond R, de Boer F, et al. Desisting and persisting gender dysphoria after childhood: a qualitative follow-up study. Clin Child Psychol Psychiatry 16:499, 2011.
34. de Vries AL, McGuire JK, Steensma TD, et al. Young adult psychological outcome after puberty suppression and gender reassignment. Pediatrics 134:696, 2014.
35. Aitken M, VanderLaan DP, Wasserman L, et al. Self-harm and suicidality in children referred for gender dysphoria. J Am Acad Child Adolesc Psychiatry 55:513, 2016.
36. Dierckx M, Motmans J, Mortelmans D, et al. Families in transition: a literature review. Int Rev Psychiatry 28:36, 2016.
37. Emerson S, Rosenfeld C. Stages of adjustment in family members of transgender individuals. J Fam Psychother 7:1, 1996.
38. Bockting WO, Knudson G, Goldberg JM. Counseling and mental health care for transgender adults and loved ones. Int J Transgenderism 9:35, 2006.
39. Vanderburgh R. Appropriate therapeutic care for families with pre-pubescent transgender/gender-dissonant children. Child Adolesc Soc Work J 26:35, 2008.
40. Menvielle EJ, Tuerk C. A support group for parents of gender-nonconforming boys. J Am Acad Child Adolesc Psychiatry 41:1010, 2002.
41. Rachlin K. Transgender individuals' experiences of psychotherapy. Int J Transgenderism 6:1, 2002.
42. Budge SL. Psychotherapists as gatekeepers: an evidence-based case study highlighting the role and process of letter writing for transgender clients. Psychotherapy 52:287, 2015.

43. Halperin D, Guido R. Influence of antidepressants on hemostasis. Dialogues Clin Neurosci 9:47, 2007.
44. Huyse FJ, Touw DJ, van Schijndel RS, et al. Psychotropic drugs and the perioperative period: a proposal for a guideline in elective surgery. Psychosomatics 47:8, 2006.
45. Smith YL, Van Goozen SH, Kuiper AJ, et al. Sex reassignment: outcomes and predictors of treatment for adolescent and adult transsexuals. Psychol Med 35:89, 2005.
46. Xavier JM, Simmons R. The Washington Transgender Needs Assessment Survey 2000. Available at *http://www.glaa.org/archive/2000/tgneedsassessment1112.shtml*.
47. Rehman J, Lazer S, Benet AE, et al. The reported sex and surgery satisfactions of 28 postoperative male-to-female transsexual patients. Arch Sex Behav 28:71, 1999.
48. Rakic Z, Starcevic V, Maric J, et al. The outcome of sex reassignment surgery in Belgrade: 32 patients of both sexes. Arch Sex Behav 25:515, 1996.
49. Lief HI, Hubschman L. Orgasm in the postoperative transsexual. Arch Sex Behav 22:145, 1993.
50. Eilenberger K, Janousek A, Poigenfürst J. [Heart arrest as a sequela of clavicular fracture] Unfallchirurgie 18:186, 1992.
51. Wierckx K, Van Caenegem E, Elaut E, et al. Quality of life and sexual health after sex reassignment surgery in transsexual men. J Sex Med 8:3379, 2011.
52. Johansson A, Sundbom E, Hojerback T, et al. A five-year follow-up study of Swedish adults with gender identity disorder. Arch Sex Behav 39:1429, 2010.
53. Smith YL, van Goozen SH, Cohen-Kettenis PT. Adolescents with gender identity disorder who were accepted or rejected for sex reassignment surgery: a prospective follow-up study. J Am Acad Child Adolesc Psychiatry 40:472, 2001.
54. Cohen-Kettenis PT, van Goozen SH. Sex reassignment of adolescent transsexuals: a follow-up study. J Am Acad Child Adolesc Psychiatry 36:263, 1997.
55. Murad MH, Elamin MB, Garcia MZ, et al. Hormonal therapy and sex reassignment: a systematic review and meta®analysis of quality of life and psychosocial outcomes. Clin Endocrinol 72:214, 2010.
56. Smith YL, Cohen L, Cohen-Kettenis PT. Postoperative psychological functioning of adolescent transsexuals: a Rorschach study. Arch Sex Behav 31:255, 2002.
57. Feldman J, Brown GR, Deutsch MB, et al. Priorities for transgender medical and healthcare research. Curr Opin Endocrinol Diabetes Obes 23:180, 2016.
58. Lawrence AA. Factors associated with satisfaction or regret following male-to-female sex reassignment surgery. Arch Sex Behav 32:299, 2003.
59. Keller AC, Althof SE, Lothstein LM. Group therapy with gender-identity patients—a four-year study. Am J Psychother 36:223, 1982.

CAPÍTULO 17

Saúde Sexual após a Cirurgia em Indivíduos Transgênero

Marilyn K. Volker ▪ Lydia A. Fein

Pontos Principais

- Qualquer membro da equipe de atendimento do indivíduo transgênero, inclusive o médico responsável por um aspecto da transição que possa afetar a função sexual, como a terapia hormonal ou a cirurgia de afirmação de gênero, pode avaliar a saúde sexual. Os encaminhamentos adequados a profissionais qualificados de saúde mental ou sexual podem ser feitos como necessário.

- A disfunção sexual pode ser categorizada em quatro domínios: desejo, excitação, orgasmo e dor. Questionários objetivos e validados para avaliação de cada uma destas categorias pode ser benéfica para análise inicial da função sexual.

- Antes da cirurgia de afirmação de gênero, o cirurgião deve aconselhar os pacientes acerca do que pode ser esperado do ponto de vista sexual após o procedimento.

- A cirurgia pode não resolver todas as preocupações com a imagem corpórea e pode até mesmo trazer novos problemas, como queloides e cicatrizes.

- A transição, principalmente a cirurgia de afirmação de gênero, pode afetar o relacionamento atual da pessoa ou a capacidade de iniciar um novo relacionamento. Alguns indivíduos trans acham mais fácil começar e manter um relacionamento após a cirurgia, enquanto outros têm mais dificuldade.

- A terapia sexual e de intimidade pode ser benéfica após a cirurgia de afirmação de gênero para lidar com as novas partes corpóreas, os estágios do desenvolvimento pós-cirúrgico e a exploração dos problemas de sexualidade e intimidade.

CAPÍTULO 17
Saúde Sexual após a Cirurgia em Indivíduos Transgênero

Muitos indivíduos que se identificam na gama da não conformidade de gênero enfrentam diversos problemas graves antes e depois das cirurgias de redesignação de gênero, inclusive a cirurgia de afirmação de gênero (GAS), também conhecida como *cirurgia de redesignação sexual, cirurgia torácica ou cirurgia genital*. Estes problemas normalmente são relacionados à saúde sexual. Para muitos, a GAS melhora a dismorfia corpórea, porque a decisão de realizá-la é bastante associada à capacidade de função sexual *como o gênero com o qual o indivíduo se identifica*. Assim, a satisfação sexual pós-operatória geralmente depende da capacidade funcional da genitália recém-criada. Mesmo quando a função sexual não é o fator determinante para a realização da GAS, a saúde sexual contribui para a saúde mental geral e a satisfação com os relacionamentos, destacando a importância da função sexual durante a transição, mas especialmente após esta cirurgia.[1-4]

Com o avanço das técnicas de GAS, a preservação da função sexual dos pacientes passou a ser prioridade para os cirurgiões. Ainda assim, a reabilitação sexual e física a longo prazo é crucial para a manutenção e melhora da função sexual dos novos genitais,[5] embora a otimização da experiência sexual dos indivíduos transgênero não começa simplesmente após a cirurgia. Em vez disso, é um processo longo que ocorre durante toda a transição. O atendimento médico vitalício dos indivíduos transgênero por uma equipe, inclusive profissionais de saúde mental, é muito importante. Muitas vezes, as pessoas transgênero acham que o aconselhamento acaba após certos eventos importantes, como a GAS; além disso, os terapeutas e os especialistas em gênero são frequentemente vistos como "guardas", necessários apenas para escrever cartas. No entanto, os profissionais de saúde mental são componentes integrais da equipe de atendimento médico da pessoa transgênero e aqueles com experiência em saúde sexual – especialistas de gênero/sexólogos/terapeutas sexuais – são cruciais para que o indivíduo atinja a função sexual e a satisfação ideal.

No entanto, a saúde sexual não deve ser deixada somente nas mãos do especialista. Todos os membros da equipe devem avaliar e tratar os problemas sexuais dos pacientes transgênero durante a resolução de outros aspectos da transição. A terapia com os hormônios sexuais cruzados e a GAS têm impactos significativos sobre a função sexual e a satisfação.[1] Os profissionais devem discutir estas considerações antes do início do tratamento ou da realização da cirurgia.

Avaliação da Saúde Sexual

Qualquer membro da equipe médica do indivíduo transgênero pode realizar a primeira avaliação da saúde sexual. Os encaminhamentos adequados a profissionais qualificados de saúde mental ou sexual devem ser feitos conforme necessário.

Anamnese

Ao facilitar a discussão sobre saúde sexual com indivíduos transgênero, a avaliação inicial deve incluir perguntas relacionadas à sexualidade.[6] As perguntas que podem ser incorporadas na anamnese são mostradas no Box 17-1. É essencial ter referências de encaminhamento para os problemas identificados.

Avaliações Objetivas da Saúde Sexual

A avaliação da saúde sexual, incluindo desejo, excitação, orgasmo e satisfação sexual, pode ser realizada de maneira objetiva por qualquer membro da equipe médica do paciente.

> **Box 17-1 Perguntas da Anamnese para Avaliação Inicial da Saúde Sexual**
>
> ❖ Muitos indivíduos transgênero se identificam com diferentes nomes/palavras/pronomes. Quais são as suas preferências?
>
> ❖ Muitas pessoas têm diversos relacionamentos. Como você se identifica em termos de sua orientação?
>
> ❖ Descreva suas experiências sexuais, românticas e de relacionamento, inclusive em mídias sociais – passadas e atuais, se for o caso – e como você se sentiu/sente quanto a estes relacionamentos
>
> ❖ Descreva suas atividades sexuais, inclusive masturbação e com um parceiro ou parceiros, passados e atuais, se for o caso. Como você se sentia/sente sobre seu funcionamento sexual sozinho ou com outro(s)?
>
> ❖ Sua imagem ou seu funcionamento corporal afeta suas atividades ao se relacionar afetiva ou sexualmente? Se sim, de que forma(s)?
>
> ❖ Como você espera que a cirurgia de afirmação de gênero afete sua imagem corporal, masturbação, relacionamentos afetivos e atividade sexual?
>
> ❖ Quais são suas preocupações sobre a cirurgia de afirmação de gênero em relação a seu desejo sexual, excitação ou função sexual?
>
> ❖ Você se preocupa com infecções sexualmente transmissíveis/gravidez ou abuso sexual?

A função sexual inicial, principalmente a excitação e o orgasmo, deve ser analisada antes da intervenção cirúrgica que altere órgãos reprodutivos ou a genitália. O objetivo de qualquer cirurgia na genitália interna ou externa é a preservação de sua funcionalidade. Se o paciente não tem orgasmos ou apresenta outra disfunção sexual, o profissional deve encaminhá-lo aos colegas adequados, que podem determinar e tratar a causa do problema. Uma vez que a GAS reduz a disforia de gênero,[7] pode ser terapêutica para a disfunção sexual caso seja provocada pelo desconforto da incongruência entre a genitália e o gênero. No entanto, se a disfunção for mecânica, hormonal ou causada por outros fatores psicológicos subjacentes, deve ser resolvida antes da cirurgia, já que o procedimento não restaura a função. As pessoas que têm capacidade orgástica antes da GAS geralmente a mantém depois do procedimento. Assim, quaisquer desafios com o orgasmo devem ser discutidos antes da cirurgia, já que o procedimento não pode restaurar a função ou, em si, curar feridas psicológicas. Isto pode ser um ponto de tranquilização dos pacientes, que podem estar preocupados com a perda de sua capacidade orgástica.

A disfunção sexual é geralmente categorizada em quatro domínios: desejo, excitação, orgasmo e dor.[8] Questionários objetivos e validados para avaliação de cada uma destas categorias pode ser benéfica para análise inicial da função sexual. Existem diversos métodos para avaliação da disfunção sexual[9] e a escolha adequada deve ser baseada em exequibilidade e utilidade. Algumas ferramentas, como o Índice de Função Sexual Feminina (FSFI), são projetadas para avaliação breve dos principais domínios de disfunção sexual,[10] enquanto outras, como a Entrevista de Função Sexual de Derogatis (DISF), podem ser usadas na análise da cognição sexual e de fantasias, comportamento e experiência sexual e relacionamentos, assim como dos domínios funcionais padrões.[11] Ao escolher um método, o profissional deve se lembrar que estas ferramentas foram projetadas principalmente para avaliação da função sexual cisgênero, onde a identidade de gênero é congruente com o gênero atribuído, e podem ter questões que não se aplicam a indivíduos transgênero. Assim, as questões devem ser analisadas antes do uso em pacientes transgênero.

As avaliações objetivas devem ser usadas somente como ferramentas de triagem e como pontos iniciais para conversas e aconselhamentos entre o profissional e o paciente. Os indivíduos podem ter dificuldade para discutir a saúde sexual, destacando a importância da criação de um ambiente confortável pelo profissional para facilitar a conversa e o encaminhamento do paciente ao especialista ou terapeuta adequado.

Questões de Saúde Sexual em Indivíduos Transgênero

Além das questões de saúde sexual relacionadas à função e à satisfação que podem surgir em qualquer indivíduo, as pessoas transgênero apresentam problemas únicos. Dentre estes, estão a disforia de gênero em um relacionamento sexual, mudanças na atração sexual, fantasia, orientação ou preferências como parte da transição de gênero, assim como o impacto da terapia hormonal e da cirurgia nos domínios da função sexual.[6] Embora a terapia hormonal e a GAS geralmente sejam associadas à melhoria da qualidade de vida, à satisfação sexual e à função sexual,[1,7] estes resultados podem demorar, aparecendo conforme a pessoa aprende a se ajustar a um novo corpo.

Os indivíduos transgênero apresentam diferentes graus de conforto e desejo de discutir sua saúde sexual. Para alguns, falar sobre seus genitais, até mesmo com parceiros sexuais, é muito desconfortável.[12] Este desconforto pode ser decorrente da incongruência entre a genitália e o gênero ou pela dificuldade de encontrar os termos adequados para descrição de certas partes do corpo.[6] Este desconforto pode ser originário do papel sexual passado ou, surpreendentemente, do conflito inicial entre a identidade de gênero e a nova experiência de denominar e possuir os novos genitais. Muitas vezes, assume-se que, uma vez que os indivíduos transgênero passam por exames e cirurgias associadas a questionamentos muito íntimos, são mais abertos a perguntas sobre seus genitais. Cada profissional deve ter tempo para ver e afirmar os corações de seus pacientes, não suas partes íntimas.

O desconforto que um paciente pode associar à discussão da genitália também pode ser observado em caso de toque e, como pessoas cisgênero, os indivíduos em transição do gênero masculino para feminino e feminino para masculino realizam uma ampla gama de atividades sexuais. Assim, o profissional não pode fazer suposições sobre os tipos de atividades sexuais realizadas por seus pacientes.[6]

Apesar das complexidades da saúde sexual transgênero, toda a equipe médica deve assegurar sua otimização para cada paciente. Os indivíduos transgênero são mais propensos a comportamentos associados ao maior risco de infecção pelo vírus da imunodeficiência humana [HIV] e doenças sexualmente transmissíveis, o que aumenta sua prevalência em populações transgênero.[6,13,14] Estes comportamentos de alto risco e infecções resultantes são associadas à disforia de gênero e aos desafios decorrentes da afirmação da identidade de gênero.[15,16] A promoção de uma atitude positiva frente à saúde sexual e à melhoria da função sexual é associada à maior autoeficácia em fazer escolhas sexuais mais seguras, destacando a importância da saúde sexual no bem-estar geral de indivíduos transgênero.[12,17] A melhora da saúde sexual pode precisar do encaminhamento a um profissional de saúde mental com experiência em terapia sexual e a um médico que possa tratar as causas subjacentes de disfunção sexual.

Saúde Sexual e Cirurgia de Afirmação de Gênero

Considerações Pré-Operatórias

Antes da GAS, o cirurgião deve conversar com os pacientes sobre suas expectativas sexuais depois do procedimento. Esta conversa deve discutir os tipos de atividades sexuais, inclusive a penetração, que podem ter e quais as implicações que a cirurgia pode ter sobre estas atividades. Mulher transgênero com parceira do sexo feminino, por exemplo, pode não ter os mesmos objetivos sexuais com um parceiro do sexo masculino. Todos os pacientes transgênero precisam ser encorajados, como qualquer indivíduo cisgênero, sobre as possibilidades de estimulação externa/interna, que também podem incluir quaisquer acessórios/auxílios que possam aumentar a estimulação, a excitação e o orgasmo.

Como parte da consulta pré-operatória, o cirurgião também deve determinar como a pessoa atualmente atinge a satisfação sexual, já que isto pode mostrar como aconselhar melhor o paciente para que a função sexual pós-operatória seja ideal. A familiaridade com estratégias e dispositivos comuns usados por indivíduos transgênero na atividade sexual também pode ajudar a condução da conversa de maneira mais confortável para o médico e o paciente. Homens transgênero, por exemplo, usam *packers* para dar uma aparência externa de protuberância sob a roupa. Este tipo é também chamado *soft packing*, por mimetizar o pênis flácido. No entanto, de modo geral, estes dispositivos não podem ser usados no sexo. Nos últimos anos, *packers* de "dupla utilização" foram desenvolvidos e podem ser usados para obtenção da aparência diária e para o sexo, mas normalmente são pouco realistas e desconfortáveis. Além disso, a haste interna maleável pode machucar o parceiro sexual. Os *packers* duros são consolos ou próteses similares que são permanentemente eretas para penetração sexual.[18] Alternativamente, os homens trans podem não participar de qualquer tipo de penetração.

Os homens trans também podem usar os dispositivos *stand to pee* (STPs) para conseguirem urinar em pé, o que pode ser muito importante para assimilação em banheiros públicos. Alguns STP podem ser feitos em casa, com uma embalagem plástica ou outro disco flexível, uma colher de remédio ou a parte de cima de uma garrafa plástica de refrigerante. Algumas pessoas decidem adquirir STPs especialmente produzidos que levam consigo e outras usam um *packer* macio com função STP.

Por outro lado, antes da GAS, as mulheres trans tentam esconder seus pênis, o que pode fazer a genitália parecer distorcida ao exame físico. Esta prática pode não ocultar adequadamente a genitália, principalmente o escroto, ao usar roupas de banho ou outras peças pequenas. Antes da remoção dos testículos, as ereções espontâneas são bastante comuns, o que pode aumentar o desconforto. Se a GAS não for desejada ou não for possível devido ao custo ou outros fatores, as mulheres trans podem ser aconselhadas a fazer apenas a orquiectomia para impedir estas ocorrências que podem contribuir para sua disforia ou interferir com as relações sexuais.

Sexo após a Cirurgia de Afirmação Sexual

Embora a discussão sobre a função sexual deva começar antes da GAS, deve ser repetida com frequência no período pós-operatório. De modo gera, os relatos de função sexual após a GAS, inclusive a capacidade orgástica, são positivos.[1,19,20] Ter a genitália congruente com a identidade de gênero e desempenho sexual correspondente contribui muito para esta satisfação sexual pós-operatória. No entanto, como muitas pessoas transgênero destacam, a função sexual demora a ficar ideal.[21] O cirurgião pode ajudar neste processo ao fazer com que o aconselhamento sexual seja um componente de cada consulta pós-operatória.

Na primeira consulta pós-operatória, geralmente 5 a 10 dias após o procedimento, as pacientes em transição de gênero masculino para feminino (MTF) devem passar pelo treinamento com os dilatadores vaginais. A paciente deve ser encorajada a fazer a autodilatação no consultório para assegurar a técnica adequada e superar qualquer apreensão que possa existir. Depois da primeira consulta, a paciente com boa cicatrização deve ser encorajada a fazer a dilatação em casa, diariamente. A preocupação com deiscência da ferida ou necrose tecidual pode aumentar o período de espera antes do início da autodilatação. O sexo com penetração receptiva pode ocorrer 6 semanas após a cirurgia. A paciente ainda deve fazer autodilatação por um período prolongado; alguns cirurgiões recomendam continuar a autodilatação por pelo menos 6 meses para assegurar o lúmen do canal vaginal.[22] A quantidade de autodilatação pode ser gradualmente reduzida com o aumento da frequência de penetração. A mulher transgênero com parceiras do sexo feminino e/ou que não participa de penetração receptiva pode precisar usar os dilatadores vaginais por um período maior para manter o lúmen do canal neovaginal. A construção neovaginal pode ser danificada pela dilatação muito agressiva[23] e, assim, a paciente deve ser aconselhada a fazer a autodilatação com cuidado.

A lubrificação vaginal pode ser um problema para as pacientes MTF, já que a neovagina não tem a mesma capacidade de secreção que a vagina natural, principalmente quando construída a partir de tecidos do pênis e do escroto. No entanto, estudos mostraram que muitas mulheres transgênero liberam fluido com a estimulação sexual[19,24] e, em alguns casos, até retêm a capacidade ejaculatória.[24,25] Acredita-se que este fluido é produzido pelas glândulas de Cowper, mas estas estruturas podem sofrer atrofia com a terapia hormonal prolongada. Hoje, a composição e a origem deste fluido não foram estabelecidas com certeza.[1] Da mesma maneira, a maioria das pacientes requer o uso de lubrificantes durante o sexo. Se esta for uma preocupação importante antes da cirurgia, a paciente pode ser aconselhada a considerar uma vaginoplastia com cólon sigmoide. Por causa da produção endógena de muco por este tecido, poucas pacientes se queixam de lubrificação inadequada.[22]

Nas pacientes MTF, os resultados cirúrgicos que podem afetar a função sexual incluem estenose do canal neovaginal, inadequação da profundidade vaginal e prolapso vaginal.[22,26,27] A estenose pode ocorrer caso o lúmen da neovagina não possa ser mantida pela dilatação frequente ou pela penetração. Estas complicações podem requerer revisão cirúrgica, que geralmente resolve qualquer dispareunia.[22] Se a paciente não foi submetida à remoção permanente de pelos genitais antes da cirurgia, pode haver crescimento de pelos vaginais, em especial em caso de uso de um enxerto escrotal extenso.[26] Isto pode prejudicar a vida sexual. Se o custo da depilação permanente for proibitivo, o cirurgião pode eletrocauterizar os folículos pilosos do enxerto cutâneo antes da inserção no canal neovaginal.

Os pacientes em transição de gênero feminino para masculino (FTM) normalmente precisam de períodos maiores de recuperação do que as pacientes MTF, com maior espera até o início da atividade sexual, em especial se submetidos ao procedimento em múltiplos estágios. Dependendo do tipo de faloplastia, o neofalo pode não ter sensação tátil e erógena imediata. Os pacientes submetidos à faloplastia do antebraço radial ou outro procedimento de retalho livre podem precisar de até 1 ano para recuperar a sensação tátil na ponta do falo. A sensação erógena pode retornar antes.[28] Esta disparidade na sensibilidade torna o paciente suscetível a machucar o neofalo caso deseje retomar a atividade sexual, mas ainda não tenha sensação tátil. Se o procedimento tiver utilizado um retalho osteocutâneo, a penetração pode causar a extrusão acidental do osso. Nos pacientes sem retalhos osteocutâneos que aguardam a colocação de implante, geralmente não realizada até a recuperação da sensação tátil, a barreira à penetração pode ser a capacidade de ereção. Os homens transgênero utilizam Coban (3M, St. Paul, MN, Estados Unidos) ao redor do neofalo e o recobrem com uma ou duas camisinhas para obter a rigidez necessária para a penetração.[21]

Nos pacientes MTF e FTM, a familiaridade com a nova anatomia é essencial para a gratificação sexual. Embora o cirurgião deva encorajar os pacientes a explorar a nova genitália de maneira independente ou com um parceiro, a descrição da localização do tecido erógeno e/ou erétil pode ser útil. A maioria das zonas erógenas de mulheres transgênero é derivada do neoclitóris, que é um retalho da glande peniana com preservação do feixe neurovascular. A paciente pode ser encorajada a autoestimular o neoclitóris ou ser estimulada por um parceiro para chegar ao orgasmo. As pacientes MTF também podem sentir estimulação sexual a partir da neovagina construída com pele do pênis ou do escroto. A próstata também é deixada pelo menos parcialmente intacta e pode ser estimulada pela penetração neovaginal.[26]

Em um homem transgênero submetido à faloplastia, a sensação erógena é originária principalmente do clitóris, embebido na base do falo.[28] O paciente deve ser aconselhado que seu orgasmo pode depender da penetração ou estimulação que pressione esta região. Outras sensações erógenas podem ser derivadas da estimulação do falo em si se o nervo dorsal do clitóris for anastomosado a um dos nervos no retalho do neofalo. Os cirurgiões podem empregar diferentes técnicas nas anastomoses nervosas e no posicionamento do clitóris. Estes profissionais também devem discutir tais planos cirúrgicos com o paciente como parte do aconselhamento pré e pós-operatório.

Pessoas MTF e FTM podem apresentar mudança na qualidade orgástica após a GAS. Os indivíduos FTM relatam orgasmos mais poderosos e fortes, enquanto pacientes MTF relatam orgasmos mais intensos, regulares e longos.[19,29]

Outras Considerações Pós-Operatórias

Após a GAS, a função sexual e a satisfação foram variáveis em indivíduos MTF e FTM, dificultando a previsão do impacto da cirurgia sobre a saúde sexual.[1] Obviamente, devido aos muitos outros fatores que contribuem para a saúde sexual em pessoas transgênero, a disfunção pós-cirúrgica não pode ser atribuída somente ao procedimento e pode ser transiente. Os seguintes problemas são comumente observados e expressos pelos "verdadeiros especialistas" – os indivíduos transgênero – em suas jornadas únicas, precisando de apoio contínuo da "equipe dos sonhos" após as cirurgias de afirmação de gênero.

Nova Imagem Corporal

Mesmo antes da cirurgia, a imagem corporal pode ser um desafio para os indivíduos transgênero. As expectativas e representações sociais de masculinidade e feminilidade e as normas culturais relacionadas com a atração podem dificultar a aceitação do corpo pelos indivíduos transgênero.[6] A cirurgia, seja a GAS ou outros procedimentos, como a reconstrução do tórax/mamoplastia de aumento, pode reduzir a disforia de gênero, mas não melhorar completamente a imagem corporal de uma pessoa transgênero. Da mesma maneira, muitos indivíduos transgênero buscam procedimentos cosméticos, até mesmo de forma obsessiva, para diminuição do desconforto generalizado com seus corpos. Homens transgênero, por exemplo, podem se preocupar com o sintol – um óleo injetado diretamente no músculo para aumento de massa – para desenvolvimento da porção superior do corpo e mulheres transgênero podem buscar múltiplos procedimentos de feminização fácil. Estas obsessões frequentemente se desenvolvem como compensação da disforia genital. Os profissionais de saúde devem considerar a triagem dos pacientes para diagnóstico de transtorno de dismorfia corporal e, se necessário, seu encaminhamento para o tratamento psicológico adequado. A cirurgia pode não resolver todos os problemas de imagem corporal e até mesmo criar outros.[6] Algumas das questões que podem ser feitas pelos indivíduos transgênero são:

- Meu novo corpo tem a aparência e a capacidade de resposta que imaginei/fantasiei?
- As cicatrizes/queloides afetarão meu conforto geral entre as outras pessoas (p. ex., sem camisa/durante o sexo)?
- Terei problemas com a identidade de "meio corpo" neste processo caso não possa arcar com as demais cirurgias?

É muito importante que a pessoa trans com novo corpo tenha tempo para passar da disforia inicial por cada etapa de "o que eu esperava em comparação ao que sinto/vejo" no espelho contra "o que os outros podem ver/sentir com meu novo corpo".

Este processo influencia a imagem corporal saudável em comparação à imagem corporal fantasiada.

Identidade de Gênero e Rótulos

A GAS para indivíduos MTF e FTM resulta em alta satisfação e pouco arrependimento.[7,30] No entanto, muitos indivíduos transgênero passam por um período transiente de luto ou perda após a GAS. Este período pode ser causado pela tristeza que acompanha a percepção de que certos aspectos do gênero não são atingíveis, mesmo com a cirurgia. Por outro lado, podem lamentar a perda dos órgãos reprodutivos ou sentir arrependimento temporário imediatamente após a cirurgia, que pode ser causado pela dor pós-operatória ou por complicações.[6,30,31] Este luto tende a se resolver sozinho, mas pode exigir intervenção terapêutica. Algumas das questões que os indivíduos transgênero podem fazer após a cirurgia são:

- Ter genitais recém-construídos significa que agora sou um homem ou uma mulher cisgênera ou preciso/precisarei me identificar como homem trans/mulher trans, pangênero, andrógino, *boi, demigirl/demiguy* (demimenina/demimenino), *femme, gendergifted*, com não conformação de gênero, gênero fluido, *agender* (agênero), *genderqueer*, minorias de gênero/sexual, intersexual, intergênero, neutrois (neutro, com sentimento de não ter gênero), não binário, operado, terceiro gênero, transfeminino/transmasculino, com dois espíritos ou qualquer outra das diversas identidades que celebram a gama de experiências?[32]
- Sinto falta dos meus genitais originais ou de certos aspectos de suas funções?
- Até mesmo após a cirurgia, ficarei chateado por não ter determinadas capacidades sexuais/reprodutivas?
- Outras pessoas na comunidade cisgênero ou gay/bi/lésbica afirmarão minha identidade?
- Pessoas cisgênero vão querer namorar e ter relações íntimas comigo?
- Só posso namorar pessoas transgênero?

Reconhecer, admitir, lamentar, afirmar e celebrar a experiência transgênero única significa que o indivíduo transgênero nunca será exatamente igual a pessoas cisgêneras. O indivíduo transgênero, mesmo com as partes do corpo agora congruentes com a identidade de gênero, tem ideias e perspectivas que nenhum cisgênero pode realmente entender. O apoio contínuo das outras pessoas é geralmente necessário e valorizado por meio das mídias sociais, grupos locais e conferências trans. Ser um modelo de conduta para outras pessoas em painéis educacionais é muito gratificante para o indivíduo e demais alunos das áreas de medicina, saúde mental, religião ou educação.

Pronomes Preferidos

O uso adequado dos pronomes pode ser um componente importante para a afirmação de gênero de uma pessoa. O estabelecimento e a utilização do pronome preferido de uma pessoa também são um aspecto crucial do bom atendimento a indivíduos transgênero. Algumas das preocupações são:

❖ Identifico-me como ele, ela, dele, dela, eles, deles ou qualquer outro pronome ou sem pronome nenhum?
❖ Por que familiares, amigos e colegas de trabalho/patrões não podem usar meu nome/pronome preferido, mesmo depois das cirurgias e da mudança de nome?

Informar os familiares, amigos e colegas de trabalho/patrões sobre o nome/pronome preferido é importante e aqueles mais próximos e com maior histórico com o indivíduo transgênero geralmente precisam de tempo para que o uso fique automático. Mais uma vez, o apoio de profissionais de saúde mental e colegas pode ajudar alguns indivíduos nessa luta vitalícia.

Ativo ou Furtivo

Algumas pessoas decidem viver suas vidas abertamente como trans, enquanto outras optam por viver de forma furtiva, preferindo passar pelo gênero identificado e não revelar que são transgênero. Algumas destas pessoas fazem tal escolha por questão de segurança ou privacidade, enquanto outras o fazem simplesmente porque isso as torna felizes ou facilita os relacionamentos amorosos ou íntimos. Muitas vivem de maneira que é uma combinação de ativa e furtiva.[33] Depois da GAS, as considerações acerca da decisão de viver de certa maneira podem surgir:

❖ A cirurgia afeta como quero ser visto... ou não visto?
❖ Os demais transgênero achariam que sou desleal ou politicamente incorreto caso decida viver de forma furtiva (com o gênero identificado/cirurgicamente confirmado, mas não ativamente trans?)

Há muitas maneiras de dar apoio e educar. Alguns negam seu passado – alguns dizem ter renascido. Alguns indivíduos transgênero comemoram seu aniversário biológico e outros, o aniversário de sua cirurgia. Cada pessoa transgênero tem o direito de decidir quando, como e quanto revelar, sem ser dedurada por aqueles que não reconhecem segredos e privacidade pessoal. Um terapeuta ou educador pode reforçar esta decisão pessoal e ajudar os indivíduos transgênero no processo de revelação.

Relacionamentos Amorosos e Sexuais

A transição, principalmente a GAS, pode influenciar o relacionamento atual da pessoa ou a capacidade de iniciar um novo relacionamento. Alguns indivíduos trans acham mais fácil começar e manter um relacionamento após a cirurgia, enquanto outros acham mais difícil.[34,35] Com o progresso da transição, as pessoas trans podem mudar sua orientação sexual, o que pode complicar ou confundir os relacionamentos amorosos ou sexuais.[30,36] Elas também podem descobrir que os relacionamentos existentes, até mesmo casamentos, são difíceis. Após a GAS, por exemplo, somente uma pequena porcentagem dos indivíduos continua a viver com seu cônjuge.[7,30,37] Outros desafios que surgem especificamente após a cirurgia podem ser relacionados ao funcionamento da nova genitália e como negociá-los em relacionamentos sexuais novos ou preexistentes. As preocupações da pessoa transgênero quanto a relacionamentos amorosos ou sexuais incluem:

❖ Se estou em um relacionamento estável ou sou casado, como meu parceiro (ou parceiros) respondem às minhas novas cirurgias? Como será o impacto sobre nosso relacionamento afetivo, social, emocional, intelectual, físico, espiritual, estético e sexual?
❖ Como os sites de relacionamento aceitam indivíduos transgênero? Como e quando revelo que sou transgênero?

- Alguém gostaria de namorar comigo mesmo com um corpo que agora é compatível com minha identidade de gênero?
- Como descubro se meus genitais "virgens" funcionam em uma experiência segura e tranquila?

Estas questões são responsáveis pelas maiores dificuldades, ansiedades, medos e frustrações após a GAS. Em cada etapa, o indivíduo transgênero deve receber apoio de um especialista em gênero, de outras pessoas transgênero/do grupo e de mídias sociais confiáveis. Parte de todos os relacionamentos afetivos e sexuais passa por aceitação e rejeição, que podem ser difíceis para muitos indivíduos trans que sofreram traumas, *bullying* e rejeição antes da transição de gênero. A terapia sexual pode ajudar a entender a excitação e a resposta sexual do novo corpo e mostrar estratégias pessoais e para o parceiro quando a transição ocorre durante um relacionamento estável/casamento ou é revelada em um relacionamento. A terapia também pode incluir o parceiro para discutir as dúvidas e formas pelas quais a GAS influencia o relacionamento.

Terapia Sexual com Indivíduos Transgênero

A terapia sexual com indivíduos transgênero geralmente pode seguir o mesmo processo usado com qualquer pessoa que passou por mudanças corporais e deseja ver o que é possível em relação à conexão corpórea/estimulação e função sexual. A terapia sexual inclui a avaliação de quaisquer variáveis físicas, psicológicas e farmacêuticas que podem contribuir para o desejo, excitação e função sexual do indivíduo transgênero e seu parceiro. O processo de terapia sexual geralmente inclui:

- Imagem corporal: Uma vez que os indivíduos transgênero tendem a evitar olhar para o tórax ou os genitais antes das cirurgias de transição, encorajar a consciência visual e a validação do corpo total pode ser um importante componente do processo terapêutico pré e pós-operatório.
- Mapeamento corporal: Esta técnica permite que o indivíduo identifique, passo a passo, os sentimentos desencadeados por diversos toques em cada parte do corpo e relate como gostaria de ser tocado ou imagine como seria. Formar um halo ao redor do corpo (contato corporal próximo, mas sem toque direto/trocando energia/carinho/atenção/amor) pode aumentar a confiança, principalmente de indivíduos que sofreram abuso físico, emocional ou sexual.
- Olhar nos olhos: Esta técnica é usada para convidar a alma/espírito. Também pode ser expandida para inclusão do corpo.
- Prender/conectar a respiração: Este exercício constrói a confiança por meio do imprinting somático/respiratório, abraço, carinho, aconchego, respiração e conexão.
- Exercícios sensoriais: São exercícios de toque passo a passo que, a princípio, não são focados nos genitais, mas progridem à conexão corporal total, inclusive a genitália. Estes exercícios podem incluir toque observacional, afetuoso, lúdico, sensual e sexual. A avaliação depois de cada exercício inclui a revisão do que foi positivo e confortável ou difícil, desconfortável e doloroso para cada pessoa e quaisquer solicitações ou perguntas específicas para o parceiro.

Este processo, passo a passo, permite que os indivíduos transgênero descubram, de maneira segura e confortável, como seu corpo pós-operatório responde à excitação e à função sexual. Este processo pode incluir experiências manuais, orais e de penetração e é orientado por um terapeuta sexual/especialista em gênero/sexólogo que o facilita ao verbalmente

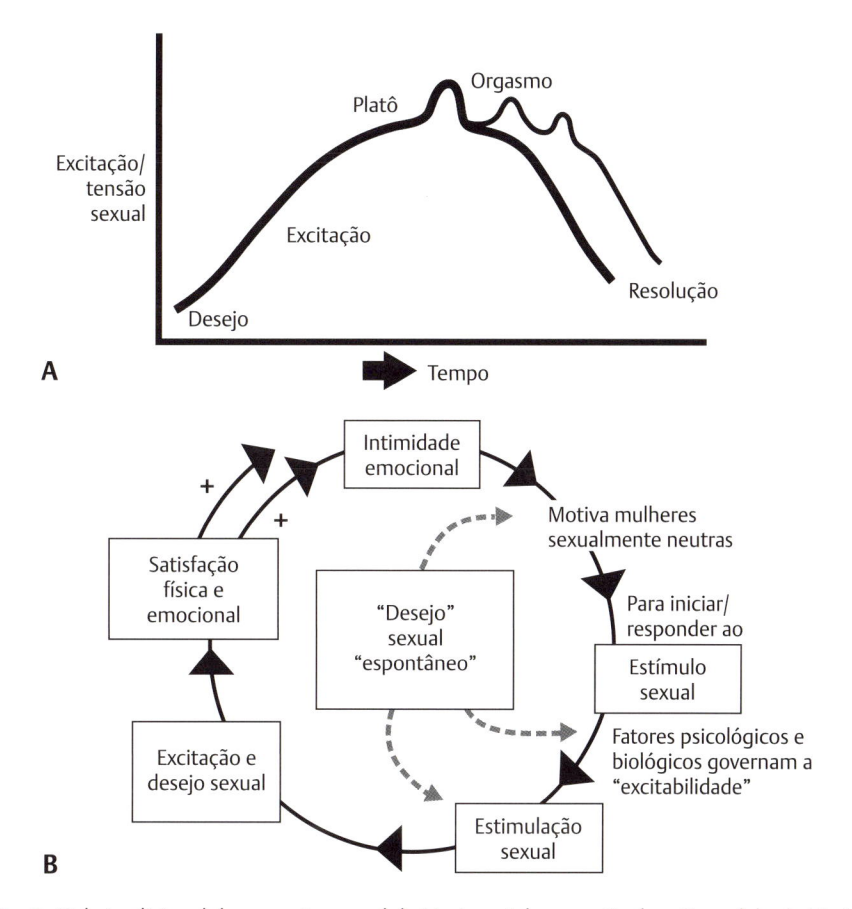

Fig. 17-1 **A,** Ciclo tradicional de resposta sexual de Masters, Johnson e Kaplan. O modelo de Masters e Johnson tinha quatro estágios: excitação, platô, orgasmo, resolução. Kaplan condensou o modelo em três estágios: desejo, excitação e orgasmo. **B,** Ciclos mistos com base em intimidade e desejo sexual desenvolvidos pela Dra. Rosemary Basson. De Basson R. Female sexual response: the role of drugs in the management of sexual dysfunction. Obstet Gynecol 98:350, 2001.

convidar o casal a praticar na privacidade de sua casa e voltar para avaliação de cada etapa. Se o paciente transgênero não tiver um parceiro, um substituto sexual treinado é geralmente usado da mesma maneira passo a passo com supervisão do sexólogo.

Embora muitos sexólogos utilizem o modelo de resposta sexual em três ou quatro estágios, com começo (desejo/excitação), meio (platô) e fim (orgasmo/ejaculação/resolução) (Fig. 17-1, *A*), o modelo não linear de Basson geralmente é mais realista para muitos indivíduos transgênero e cisgênero[38] (Fig. 17-1, *B*).

Este modelo incorpora intimidade emocional, estimulação sexual e satisfação com o relacionamento como componentes importantes da resposta sexual e reconhece que a função sexual é muito complexa e pode ser influenciada por questões psicossociais. A conexão corpórea pode ser acessada de maneira neutra, encontrando as peças do quebra-cabeças necessárias para a estimulação (locais específicos na vagina/clitóris ou pênis/escroto neoformado) e as conexões emocionais que facilitam a excitação ou outros estímulos visuais, orais-auditivos ou sensuais, oferecendo muitas portas de entrada e saída para diversas experiências trans sensuais/sexuais.

Com este programa, os indivíduos transgênero são honrados em seu atendimento médico total, inclusive de saúde sexual e bem-estar ao longo da jornada de suas vidas.

Conclusão

A afirmação de gênero, principalmente os aspectos cirúrgicos, pode causar uma mudança profunda na função e na satisfação sexual de uma pessoa transgênero e, por sua vez, em seus relacionamentos íntimos, qualidade de vida e saúde geral. Assim, a equipe médica da pessoa transgênero deve assegurar a otimização da saúde sexual do paciente durante a transição. Isto requer conversas abertas com o paciente antes da realização de qualquer cirurgia para determinar a função sexual inicial, explicar o impacto do procedimento sobre a funcionalidade e orientar o cuidado pós-operatório para que o paciente tenha boa função e satisfação sexual. De modo geral, um terapeuta sexual/sexólogo ou outro especialista em identidade de gênero pode ser mais bem equipado para otimizar a função e a satisfação sexual do indivíduo transgênero. No entanto, qualquer membro da equipe médica "dos sonhos" é muito importante na saúde sexual e no bem-estar do paciente transgênero.

Referências

1. Klein C, Gorzalka B. Sexual functioning in transsexuals following hormone therapy and genital surgery: a review. J Sex Med 6:2922, 2009.
2. Biddle AK, West SL, D'Aloiso AA, et al. Hypoactive sexual desire disorder in postmenopausal women: quality of life and health burden. Value Health 12:763, 2009.
3. Byers ES, Demmons S. Sexual satisfaction and sexual self-disclosure within dating relationships. J Sex Res 36:180, 1999.
4. Byers ES. Relationship satisfaction and sexual satisfaction: a longitudinal study of individuals in long-term relationships. J Sex Res 42:113, 2005.
5. Jarolim L, Sedy J, Schmidt M, et al. Gender reassignment in male-to-female transsexualism: a retrospective 3-month follow-up study with anatomical remarks. J Sex Med 6:1635, 2009.
6. Bockting W, Knudson G, Goldberg J. Counseling and mental health care of transgender adults and loved ones. Int J Transgenderism 9:35, 2006.
7. Gijs L, Brewaeys A. Surgical treatment of gender dysphoria in adults and adolescents: recent developments, effectiveness, and challenges. Ann Rev Sex Res 18:178, 2007.
8. Hatzimouratidis K, Hatzichristou D. Sexual dysfunctions: classifications and definitions. J Sex Med 4:241, 2007.
9. Corona G, Jannini EA, Maggi M. Inventories for male and female sexual dysfunctions. Int J Impot Res 18:236, 2006.
10. Meston CM, Derogatis LR. Validated instruments for assessing female sexual function. J Sex Marital Ther 28(Suppl 1):155, 2002.
11. Derogatis LR. The Derogatis interview for sexual functioning (DISF/DISF-SR): an introductory report. J Sex Marital Ther 23:291, 1997.
12. Bockting WO, Robinson BE, Forberg J, et al. Evaluation of a sexual health approach to reducing HIV/STD risk in the transgender community. AIDS Care 17:289, 2005.
13. Toibaro JJ, Ebensrtejin JE, Parlante A, et al. Sexually transmitted infections among transgender individuals and other sexual identities. Medicina (B Aires) 69:327, 2009.
14. Herbst JH, Jacobs ED, Finlayson TJ, et al. Estimating HIV prevalence and risk behaviors of transgender persons in the United States: a systematic review. AIDS Behav 12:1, 2008.
15. Nemoto T, Operario D, Keatley J, et al. Social context of HIV risk behaviours among male-to-female transgenders of colour. AIDS Care 16:724, 2004.
16. Melendez RM, Pinto R. "It's really a hard life": love, gender, and HIV risk among male-to-female transgender persons. Cult Health Sex 9:233, 2007.
17. Robinson BE, Bockting WO, Rosser BR, et al. The sexual health model: application of a sexological approach to HIV prevention. Health Educ Res 17:43, 2002.
18. Hudson's FtM Resource Guide. Packing hard: prosthetic devices for sex play. Available at http://www.ftmguide.org/packinghard.html#intro.
19. De Cuypere G, T'Sjoen G, Beerten R, et al. Sexual and physical health after sex reassignment surgery. Arch Sex Behav 234:679, 2005.
20. Lawrence AA. Sexuality before and after male-to-female sex reassignment surgery. Arch Sex Behav 34:147, 2005.
21. Cotton T, Keig Z, eds. Hung Jury: Testimonies of Genital Surgery by Transsexual Men. Oakland, CA: Transgress Press, 2012.
22. Morrison SD, Satterwhite T, Grant DW, et al. Long-term outcomes of rectosigmoid neocolporrhaphy in male-to-female gender reassignment surgery. Plast Reconstr Surg 136:386, 2015.
23. Aminsharifi A, Afsar F, Jafari M, et al. Removal of an entrapped large metallic dilator from the sigmoid neovagina in a male-to-female

transsexual using a laparoscopic approach. Int J Surg Case Rep 3:266, 2012.

24. Rehman J, Lazer S, Benet AE, et al. The reported sex and surgery satisfactions of 28 postoperative male-to-female transsexual patients. Arch Sex Behav 28:71, 1999.

25. Lothstein LM. The postsurgical transsexual: empirical and theoretical considerations. Arch Sex Behav 9:547, 1980.

26. Perovic S, Djinovic R. Genitoplasty in male-to-female transsexuals. Curr Op Urol 19:571, 2009.

27. Neto RR, Hintz F, Krege S, et al. Gender reassignment surgery—a 13-year review of surgical outcomes. Int Braz J Urol 38:97, 2012.

28. Selvaggi G, Monstrey S, Ceulemans P, et al. Genital sensitivity after sex reassignment surgery in transsexual patients. Ann Plast Surg 58:427, 2007.

29. Hage JJ, Karim RB. Sensate pedicled neoclitoroplasty for male transsexuals: Amsterdam experience in the first 60 patients. Ann Plast Surg 36:621, 1996.

30. Lawrence AA. Factors associated with satisfaction or regret following male-to-female sex reassignment surgery. Arch Sex Behav 32:299, 2003.

31. Pfäfflin F. Regrets after sex reassignment surgery. In Bockting WO, Coleman E, eds. Gender Dysphoria: Interdisciplinary Approaches in Clinical Management. Binghamton, NY: The Haworth Press, 1992.

32. Ohio University. Trans 101*: Primer and Vocabulary. Available at http://www.ohio.edu/lgbt/resources/trans101.cfm.

33. Simmons H, White F. Our many selves. In Erickson-Schroth L, ed. Trans Bodies, Trans Selves: A Resource for the Transgender Community. New York: Oxford University Press, 2014.

34. De Cuypere G, T'Sjoen G, Beerten R, et al. Sexual and physical health after sex reassignment surgery. Arch Sex Behav 34:679, 2005.

35. Lobato MI, Koff WJ, Manenti C, et al. Follow-up of sex reassignment surgery in transsexuals: a Brazilian cohort. Arch Sex Behav 35:711, 2006.

36. Auer MK, Fuss J, Höhne N, et al. Transgender transitioning and change of self-reported sexual orientation. PLoS One 9:e110016, 2014.

37. Bodlund O, Kullgren G. Transsexualism—general outcome and prognostic factors: a five-year follow-up study of nineteen transsexuals in the process of changing sex. Arch Sex Behav 25:303, 1996.

38. Basson R. Female sexual response: the role of drugs in the management of sexual dysfunction. Obstet Gynecol 98:350, 2001.

CAPÍTULO 18

Expressão de Gênero e Imagem

Michelle Horne ▪ Lydia A. Fein

Pontos Principais

- Os ambientes sociais e as reações das outras pessoas participam do desenvolvimento da identidade transgênero. A apresentação como um gênero verdadeiro pode ser uma experiência desafiadora, mas libertadora.
- A afirmação e a validação da identidade de gênero de uma pessoa são muito importantes. A disforia de gênero pode piorar caso as respostas recebidas de outras pessoas sejam diferentes das expectativas.
- De modo geral, vestir-se como o gênero verdadeiro é a primeira manifestação externa da identidade de gênero.
- As pessoas transgênero apresentam altos níveis de insatisfação com a imagem corporal, o que pode torná-las suscetíveis a comportamentos de automutilação e transtornos alimentares; além disso, estes indivíduos podem apresentar ansiedade social significativa.
- Os principais objetivos dos consultores de imagem são ajudar todas as pessoas transgênero a se honrarem por meio da expressão exterior.
- O trabalho de um consultor de imagem é instruir, orientar, educar e ensinar os clientes nas áreas de aparência, comportamento e comunicação.

CAPÍTULO 18
Expressão de Gênero e Imagem

Todas as pessoas vivem em ambientes sociais e dependem, em diferentes graus, das reações daqueles a seu redor para compreender sua própria natureza e personalidade. Nos indivíduos transgênero, isso envolve a apresentação como seu gênero verdadeiro e essa divulgação pública da identidade de gênero pode ser libertadora e carregada de ansiedade. As preocupações acerca do estigma social associado à não conformidade de gênero podem ser um fator substancial para o desenvolvimento da disforia de gênero.

Do Gênero Binário ao Espectro de Gênero

A transição é um processo único que compreende diferentes componentes para cada pessoa. Por meio de mudanças no estilo devida e modificações médicas e cirúrgicas, as pessoas transgênero alteram sua aparência e, assim, como os outras as veem. Assim como a transição é única para cada pessoa, os objetivos da expressão de gênero também são. Algumas pessoas tentam viver de maneira "furtiva", onde o objetivo é se apresentar completamente como o gênero identificado e não revelar que são transgênero. Outras podem optar por viver abertamente como transgênero. Nos últimos anos, o gênero binário gradualmente passou a ser um espectro de gênero e, através desta evolução, as pessoas podem cada vez mais se identificar com a não conformidade de gênero e, de maneira consciente, se apresentar de forma ambígua ou nos vários pontos do espectro, rejeitando os aspectos tradicionais masculinos e femininos.

Embora o espectro de gênero seja um conceito cada vez mais aceito, as representações tradicionais dos gêneros masculino e feminino são, de longe, as normas da sociedade e, para muitas pessoas transgênero, a assimilação na sociedade como seu verdadeiro gênero é uma prioridade. Para atingir este objetivo, um consultor de imagem pode ser um bom membro da equipe de atendimento da pessoa transgênero.

Expressão de Gênero

A aparência é um aspecto essencial da autoidentidade. Assim, é importante para as pessoas transgênero que se apresentem de maneira que pareçam ter, para os outros, seu verdadeiro gênero.[1] A aparência externa, inclusive a forma de se vestir, o cabelo, a fala, a postura, o andar e a linguagem corporal é o que determina a percepção e a atribuição de gênero na sociedade. Devor[2] usa dois temas principais para caracterizar o processo de formação da identidade transgênero, o *testemunho* e o *espelhamento*. O testemunho é a necessidade de ser visto pelos outros como se é e o espelhamento é a necessidade de se ver refletido nos olhos dos outros como se é. Estas são afirmações da identidade de um indivíduo e dão validação. Quando as mensagens recebidas dos outros diferem das expectativas, a disforia de gênero pode piorar.

A expressão de gênero tem impacto profundo sobre muitos aspectos das vidas das pessoas transgênero e participa integralmente na formação da identidade de gênero. De modo geral, vestir-se da maneira tradicionalmente atribuída ao gênero identificado é a primeira manifestação externa da variância de gênero para muitas pessoas transgênero.[3] Frequentemente, vestir-se como seu gênero verdadeiro é clandestino, mas é uma maneira para que as pessoas transgênero possam se expressar como sua verdadeira identidade, mesmo se apenas de forma privada. Por fim, a maioria das pessoas transgênero chega a um ponto em que começam a transição pública. Mais uma vez, isto geralmente começa com mudanças nas roupas e na aparência externa. Bockting e Coleman[4] identificaram os estágios de desenvolvimento da identidade transgênero. O terceiro estágio, a *exploração*, é caracterizado pela experimentação com as noções estereotipadas de feminilidade e masculinidade, a discussão da atratividade pessoal e competência sexual e a transformação da vergonha em orgulho. Assim, a aparência externa pode ser crucial no processo de formação da identidade de gênero.

É importante entender que, para algumas pessoas trans, a expressão de gênero é ter aparência facilmente identificável como transgênero. A tentativa de assimilação completa como uma pessoa cisgênero tem seu próprio conjunto de fatores de estresse e foi associada a altos níveis de depressão e maior estigma em indivíduos transgênero.[5,6] A identificação aberta como transgênero pode trazer uma rede maior de apoio social e, subsequentemente, maior conforto e confiança na aparência. Ainda assim, a representação mais orgânica do verdadeiro eu é crucial, seja para assimilação completa com pessoas cisgênero ou vida abertamente transgênero. Nos dois casos, a orientação de um profissional de imagem pode ser benéfica.

Imagem Corporal

A construção social do gênero depende principalmente da presença ou ausência de determinadas características normalmente associadas a homens ou mulheres, como pelos faciais ou mamas. Nos indivíduos transgênero, a disforia pode ser decorrente da incongruência entre a aparência externa e a identidade. Estas pessoas também podem apresentar insatisfação com sua imagem corporal, que é uma experiência psicológica complexa de pensamentos, crenças, sentimentos e comportamentos relacionados à aparência física.[7] As pessoas transgênero apresentam os maiores níveis de insatisfação com a imagem corporal em relação às características sexuais secundárias.[8]

A insatisfação com a imagem corporal torna as pessoas suscetíveis a comportamentos de automutilação e transtornos alimentares e pode causar ansiedade social significativa.[9,10] Devido à insatisfação com as características sexuais secundárias do gênero errado, a terapia com os hormônios sexuais cruzados e a cirurgia melhoram a satisfação com o corpo e a imagem em pessoas transgênero.[11] Ainda assim, há alguns aspectos imutáveis da aparência, como estatura e estrutura óssea, que podem causar desconforto persistente.

As roupas e outras modificações não médicas do estilo de vida podem ajudar a diminuir parte do desconforto associado a estes aspectos menos maleáveis da aparência; por exemplo, aprender como vestir o tipo corpóreo ou descobrir cortes de cabelo e maquiagens que favoreçam a pessoa. Em um estudo conduzido por médicos da *University of Miami*, as modificações do estilo de vida, como a mudança do estilo de se vestir ou do corte de cabelo e o uso de maquiagem, foram consideradas muito importantes para pessoas transgênero passarem pelo gênero identificado e se sentirem confortáveis.[12]

Consultoria de Imagem

As roupas e a aparência influenciam a formação das impressões de uma pessoa. Julgamentos complexos sobre os outros podem ser feitos em segundos.[13,14] Até mesmo diferenças sutis no estilo de se vestir podem gerar uma impressão distinta entre os observadores.[15] Os indivíduos podem fazer mudanças calculadas em sua aparência para projetar aspectos de sua identidade ou moldar as impressões dos outros a seu respeito.[16] Para pessoas transgênero, isso pode ser crucial para sua transição enquanto lutam para expressar externamente seu verdadeiro gênero. Um consultor de imagem pode ajudar os indivíduos transgênero a obter a aparência externa congruente com seu gênero identificado, permitindo que sejam percebidos pelos outros da maneira que desejam.

CAPÍTULO 18
Expressão de Gênero e Imagem

Para os consultores de imagem, o trabalho com a comunidade transgênero tem alguns desafios específicos, já que lidam, principalmente, com a maneira como o mundo vê estas pessoas e, em maior extensão, como elas se veem. Um dos principais objetivos de um consultor de imagem é ajudar os clientes transgênero a se honrarem e harmonizar estas imagens. Pode ser maravilhoso e gratificante ser convidado a participar de uma jornada tão pessoal que incorpora todos os aspectos da mudança pessoal e, ao longo do caminho, compartilhar e contribuir para melhorar um pouco a vida de alguém.

A consultoria de imagem é normalmente oferecida de forma privada. Os clientes podem ser encaminhados por profissionais de saúde ou vir devido a propagandas ou boca a boca da comunidade transgênero. No trabalho com clientes privados, há amplo espectro de serviços que são personalizados para cada pessoa. O processo é meticuloso, intenso e, por fim, transformador. Os clientes podem consultar um especialista em imagem em um determinado momento de sua transição, como ao começarem a se apresentar como seu gênero verdadeiro, ou continuar o trabalho com o profissional a longo prazo. Os novos clientes normalmente preenchem um formulário confidencial, que oferece a oportunidade de compartilhar sua "história de imagem" e, por sua vez, mapeia os serviços mais adequados para obtenção dos resultados ideais. A história da imagem do cliente ajuda a assegurar a fidelidade aos objetivos e atua como documento de responsabilidade. O programa de consultoria de imagem pode incluir análise de cor, análise de estilo e de tipo de corpo, avaliação da personalidade ao vestir e orientação de comportamento e comunicação.

A análise de cor ajuda os clientes transgênero a entender suas melhores cores, também chamadas cores "uau". Neste processo, retalhos de tecidos de diferentes cores, representando as quatro estações, são usados para determinar qual esquema é mais adequado ao cliente. Muitas variáveis determinam a estação, como o subtom de pele e a cor dos cabelos e dos olhos. Depois da análise de cor, os clientes podem fazer escolhas melhores ao fazer compras, utilizando as 36 cores que correspondem a sua estação. Ao construir com guarda-roupa com suas "melhores cores", estão, na verdade, criando harmonia e equilíbrio, duas importantes qualidades de vida. A cor é uma característica inata. Não é a cor da maquiagem, da roupa ou mesmo da tintura dos cabelos. A criação da conexão mais poderosa com o que somos por dentro se dá através da cor. A cor cria uma congruência bonita. Para os indivíduos transgênero, a análise de cor permite alinhar a aparência externa ao eu interno. Isto se traduz em mudanças no guarda-roupa, no cabelo e na maquiagem, que são feitas com o auxílio de um consultor de imagem. Muitos clientes transgênero que buscam a consultoria de imagem geralmente usam preto, cinza ou cores que não estão em sua melhor paleta. Também podem ter cabelo ou barba muito escura, deixando a face mais escura ou sombreada. Da mesma maneira, suas escolhas de cor na maquiagem podem ser muito escuras ou pesadas e o resultado é bruto e exagerado ou muito leve, deixando a face e o pescoço muito pálidos.

Roupas que vestem bem podem ser um desafio particular, principalmente para pessoas em transição do gênero masculino em feminino. Ao vestir estes clientes, existem duas soluções para conseguir o caimento ideal: comprar em lojas para clientes obesos, onde as roupas têm mangas e calças mais longas, além de maior largura nos ombros, ou mandar fazer. Com ambos os métodos, é essencial ter uma costureira à disposição. As roupas sempre podem ser diminuídas, tirando tecido, mas é muito mais difícil aumentá-las. É muito importante educar os clientes sobre o caimento, que fará toda a diferença na imagem geral. As roupas feitas sob medida são sempre as mais recomendadas para assegurar o melhor caimento, qualidade e construção. Mulheres transgênero geralmente precisam de ajuda para comprar sutiãs de tamanho correto. Se as clientes ainda não tiverem feito a mamoplastia de aumento, o tamanho da taça pode ser variável conforme a quantidade de enchimento usada. Para assegurar o bom caimento, a pessoa deve decidir o tamanho de taça usado com cada roupa.

Além disso, os indivíduos transgênero podem ser beneficiados pela orientação em características de feminilidade ou masculinidade, como voz, postura, andar, gestos e atitude. Na cultura midiática atual de difusão de imagens de celebridades, modelos e estrelas musicais deslumbrantes, os indivíduos transgênero veem representações de feminilidade e masculinidade que não necessariamente podem ser obtidas por pessoas comuns. Mas, uma vez que não há uma única maneira para se apresentar como mulher ou homem, o consultor de imagem pode orientar as pessoas a enfatizarem seus melhores atributos e se tornarem mais autênticas ao invés de imitações de estilos e maneirismos de alguém proeminente na mídia.

Outras áreas em que muitos clientes sentem dificuldade são aquelas que envolvem o tipo de corpo, a imagem corporal e o peso. Existem programas de computador que usam medidas do corpo para avaliação da proporção corpórea. A partir destas informações, os clientes podem receber orientações de compra lindamente ilustradas e bem descritas, mostrando quais estilos serão os melhores. Pode ser muito fortalecedor ter um *portfólio* personalizado que visualmente demonstra os melhores estilos, facilitando a escolha de roupas prontas ou feitas sob medida.

É importante explorar o que o cliente gosta ou não e também sua personalidade, estilo de vida, profissão e objetivos individuais para determinação do estilo pessoal e como falam com o mundo por meio do estilo. Para os clientes transgênero, não necessariamente há congruência em como o mundo os vê e como eles se veem. A avaliação da personalidade ao vestir é muito pessoal e transformadora. Isto permite que os consultores de imagem avaliem vários fatores sobre o estilo do cliente. É importante determinar se o cliente tem certeza de seu estilo como indivíduo transgênero e se sabe qual é seu estilo e como comunicá-lo para o mundo.

Muitos indivíduos transgênero exploram diferentes personalidades ao vestir e na aparência antes de escolherem aquele mais confortável. Diferentes *personas*, cortes de cabelo, cores de peruca, maquiagem e acessórios são testados. Ao explorar as questões mais profundas de sua personalidade e ajudar a confirmar seu estilo único, o consultor de imagem pode orientar e instruir os clientes a se sentirem mais confiantes e autênticos quanto à sua imagem. É essencial que os clientes transgênero sintam que sua imagem interna de si mesmos é compatível com sua imagem externa – que os outros virão o que veem em si. Estas imagens devem ser alinhadas para que o cliente se sinta "normal". Os clientes transgênero geralmente perguntam ao consultor se podem sair juntos para que o profissional avalie se sua aparência é normal e conseguem se misturar às outras pessoas. Os clientes transgênero normalmente sabem quem são há muito tempo. O desafio é ter coragem para conectar sua imagem externa à imagem interna. Isto pode ser conseguido com o apoio de uma equipe de transição.

Nos relatos de caso a seguir, escritos por uma profissional especializada em consultoria de imagem transgênero, os nomes de todos os clientes foram trocados.

Relato de Caso

"Donna" me convidou a ir a seu apartamento para fazer sua análise de cor, estilo e tipo de corpo e para ver seu guarda-roupa. Após uma conversa inicial e a revisão de nosso planejamento, peguei minha maleta de cores, preparei a iluminação, tirei os retalhos de tecido e pedi para a elegante Donna remover a maquiagem para se preparar para nossa sessão de cor. Ela se recusou; fiquei sem reação. Ela me explicou que, ao remover a maquiagem, voltaria a ser homem, o que era muito doloroso. Donna também não queria que eu a visse como homem. Fiquei estupefata, mas entendi completamente e me sensibilizei. Também fiquei confusa, porque queria honrar seus desejos, mas preservar a integridade do meu trabalho.

Isto nunca tinha acontecido. Tive clientes com muita dificuldade para se olharem no espelho – literalmente, não conseguiam se olhar nos olhos. Mas a reação de Donna foi inesperada. Para ela, a maquiagem representava a primeira etapa de sua transição – a primeira coisa que havia feito para transformar "Donny" em "Donna". Fiquei emocionada com sua vulnerabilidade e confiança e também com a facilidade comparativa de, como mulher, me arrumar todos os dias. Depois de conversarmos, estabelecemos um meio-termo que a deixou à vontade e seguimos em frente.

Este encontro me fez pensar muito e continua comigo até hoje, 15 anos depois. O impacto desta experiência também me ensinou a prestar atenção e me conectar com o que realmente está acontecendo com a pessoa. Os sentimentos das mulheres transgênero, ao passarem do gênero masculino para o feminino, sobre seu "momento de transformação" são muito pessoais e sagrados. Isto é que já sabem que são por dentro.

Relato de Caso

"Julie", uma mulher transgênero, não parecia feliz quando fui indicada para ser consultora e ajudá-la com a escolha das roupas para uma entrevista muito importante e uma reunião para renovação de contrato. Era véspera de ano novo. Pensei imediatamente no velho ditado sobre piorar antes de melhorar. "Vê aquele armário?" disse ela, apontando uma porta. "Vá lá – encontre alguma coisa que eu possa usar nessa reunião, porque é tudo o que tenho!" Julie é uma empreendedora muito inteligente e extremamente analítica. Suas experiências e habilidades fazem com que se destaquem em um pequeno nicho de mercado em seu setor – como homem. Muitos consultores de imagem acreditam que o ideal é trabalhar com clientes abertos e prontos, que decidiram que é você quem vai ajudá-los e que escolheram você. Estas são boas indicações que a relação comercial e os limites começaram bem. Isto não estava acontecendo entre Julie e eu.

Havia vários sinais de alerta. Julie não tinha me contratado diretamente; fui contratada por um colega dela que auxiliava sua transição formal. Minha tarefa era encontrar a roupa adequada para Julie vestir em uma reunião com o presidente da empresa. Esta era a mesma empresa em que Julie já havia trabalhado como consultora, mas como homem. Julie tinha começado o processo formal de transição de gênero e, agora, não havia como voltar atrás. O motivo desta reunião era a renegociação de um contrato, já que ela havia mudado legalmente seu nome. Fui bastante aconselhada a vesti-la para que tivesse aparência profissional, sem se sobressair, de modo a não dar motivo para o presidente dizer não a ela. Os prazos estavam apertados, com a reunião agendada para a primeira semana de janeiro e, assim, tínhamos pouco menos de uma semana para preparar tudo. Fui até seu armário, procurando desesperadamente por algo que pudesse funcionar em sua entrevista. Revi mentalmente nossos objetivos e metas e, então, parei o que estava fazendo e tirei minha cabeça do armário. Olhei para Julie e pedi para que me explicasse, em suas próprias palavras, o que esta reunião significava para ela, por que era tão importante e o que queria. Suas respostas ajudaram a nos unir com o mesmo propósito: o sucesso de Julie.

Disse a ela, então, que suas roupas não a ajudariam a ter sucesso. As roupas que tinha não eram profissionais e não a ajudariam a conseguir o grande contrato que queria e precisava. O sucesso era algo que ela estava acostumada a conseguir como homem. A princípio, ela protestou: "Minha aparência não deveria importar; minhas roupas não deveriam ser tão importantes". No entanto, independentemente do que achamos ou sentimos, as roupas e a imagem são importantes. As primeiras impressões são declarações poderosas de marcas e expectativas. Ao conhecerem candidatos, as pessoas formam uma primeira impressão que tem impacto significativo em como respondem ao indivíduo caso haja alguma incongruência com o que esperam. Além do impacto visual, a voz e a linguagem corporal contribuem muito para a primeira impressão geral.

Ao orientar Julie sobre onde precisávamos enfocar nossas energias, ela logo passou a ser aberta e receptiva. Quando Julie pode visualizar seu sucesso, o reconhecimento das possibilidades tornou nosso tempo juntas transformador para ela. Julie precisou decidir passar do medo para a aceitação e isso aconteceu enquanto criávamos combinações muito específicas de roupas, usando cor e estilo, para comunicar que ela é uma líder forte, poderosa e influente nos negócios.

Antes, para Julie, não importava o estilo da roupa, mas sim sua função. O caimento físico do guarda-roupa de Julie foi um pouco mais completo, como costuma ser na maioria dos clientes em transição do gênero masculino para feminino que já atendi. Seu tamanho real era 42, considerado mediano, mas, nestes indivíduos, a estrutura e a estrutura podem atrapalhar o caimento das roupas. Como já mencionado, duas soluções para conseguir o caimento perfeito são comprar em lojas para pessoas obesas, devido ao corte mais generoso de material e à largura dos ombros, ou ter roupas feitas sob medida. Nos dois casos, é essencial ter uma costureira para ajustar as roupas e deixá-las com o caimento perfeito. Sempre lembro os clientes que é possível tirar tecido ou diminuir comprimento, mas não o contrário. Uma das áreas mais caras para ajustar é os ombros de um blazer ou casaco e, assim, assegurar que esta área realmente tenha boas proporções pode facilitar o caimento no tórax e na cintura. É extremamente importante ensinar o caimento aos clientes, que fará uma diferença significativa em sua imagem geral. Mandar fazer as roupas sob medida é sempre altamente recomendado se o cliente puder arcar com os custos, assegurando a melhor qualidade, construção e caimento. Escolher o sutiã com auxílio de um especialista é essencial. Antes de fazer a mamoplastia de aumento, Julie pode escolher o tamanho pequeno ou grande da taça. Esta decisão afeta o caimento geral das roupas e, assim, Julie precisou decidir quais peças seriam de qual tamanho.

O resultado de nossas compras foi muito bom. Criamos dois guarda-roupas em cápsulas de forma modular. O módulo mais importante para a reunião deu à Julie uma imagem muito profissional, adequada e poderosa, e a segunda cápsula foi formada por itens que podiam ser separados em módulos para visuais profissionais casuais e de lazer. Ela se divertiu tanto que ficamos mais um tempo juntas para que eu a ensinasse a se vestir de maneira casual. Antes, as roupas e o estilo não eram prioridades; agora, Julie decidiu que era hora de se honrar como mulher e viver seu estilo pessoal.

Depois de nosso trabalho juntas, Julie se reuniu com o presidente, que comentou que não sabia que ela era transgênero e, antes, homem e que não teria acreditado que não fosse mulher. O presidente ofereceu um contrato à Julie como mulher, uma renovação e um aumento no valor dos serviços. Fiquei muito contente com o sucesso total dela. Julie colocou todos os problemas de lado e enfocou o resultado que queria. No final, não apenas conseguiu um novo contrato, como também encontrou paz e confiança em seu estilo pessoal.

Relato de Caso

"Lembra de mim?", escreveu Caroline em um *e-mail* que recebi há pouco tempo. Trabalhamos juntas cerca de 10 anos atrás (quando ela era homem) e agora ela me perguntava se eu tinha interesse em ajudá-la em sua transição. Ela disse que ainda não tinha revelado para mim que era trans. Minha vontade em trabalhar com pessoas trans foi o principal motivo por querer trabalhar comigo no passado e, obviamente, era o motivo por me procurar agora. Caroline estava no meio da transição para viver e trabalhar como mulher em tempo integral. Ela havia recentemente passado pela cirurgia de feminização facial e voltaria a trabalhar em 2 semanas. Caroline me disse que "precisava ficar bonita". Sua psicóloga recomendou que enviasse uma foto como parte de seu pacote de comunicação. Era vital que o sucesso de sua comunicação visual fosse absolutamente perfeito.

Caroline fez pouquíssimas exigências quanto aos itens que precisava em seu guarda-roupa. Ela dizia não se importar muito com sua aparência antes, mas, como mulher, se orgulhava muito de sua aparência. Em sua perspectiva, seu guarda-roupa para certas estações era aceitável; Caroline, porém, achava que deveria prestar atenção no que precisaria na próxima estação. Ela tinha dúvidas e precisava de ajuda sobre as roupas e estilos adequados para usar no escritório e na sala de reuniões. Caroline também pedia orientação na área em que todos os clientes têm problemas e dúvidas quanto ao tipo de corpo, imagem corporal e peso.

Caroline precisava de novas fotos para se apresentar profissionalmente como mulher e, assim, formulamos um conjunto de objetivos e marcamos um dia para as compras. No entanto, comprar roupas prontas foi difícil para ela. Caroline usava entre 44 e 46 e tinha dificuldades para encontrar roupas de bom caimento. Por fim, a levei a um costureiro local que fez um trabalho incrível, criando lindas roupas sob medida e a bom preço para Caroline, com caimento perfeito. Escolhemos cuidadosamente os tecidos que honraram sua personalidade ao se vestir, silhuetas que favoreciam seu tipo de corpo e as melhores cores, na quantidade exata de drapeados e texturas. O resultado foi maravilhoso para Caroline e ela adorou. A seguir, escolhemos as melhores combinações de cor e estilo em óculos, perucas, acessórios e maquiagem em preparação para sua sessão de fotos. O processo de transição de Caroline havia demorado (ela estava com pouco mais de 50 anos de idade) e pedi para que ela compartilhasse sua jornada com você. Sei que tem o poder de ajudar alguém em transição por causa de sua percepção, preparação e determinação. Esta é sua história.

> A transição pode ser desalentadora. Muitas fontes informadas sugerem que um plano de transição pode facilitar este processo assustador. Como consultora em planejamento estratégico e gestão de mudança, esta lógica parece natural para mim, e foi o que fiz. Criei um plano detalhado, passo a passo, com dúzias de tarefas sequenciais e priorizadas. Também criei um grupo com quatro conselheiros, todos consultores, que revisaram o plano comigo e me ajudaram a refiná-lo onde minhas emoções e meus temores levaram a melhor. Eles me ajudaram a manter o plano o mais simples possível, sem omitir etapas importantes.
>
> Além disso, de tempos em tempos, revi as principais áreas com minha psicóloga que, mais uma vez, indicou o que podia ser melhorado. Um dos resultados deste processo

contínuo de planejamento foi que a minha carta de transição sofreu 27 revisões antes de ter uma versão pronta para cada tipo de pessoa que a recebesse.

Foi durante estas semanas de planejamento que um de meus conselheiros, cujo irmão havia passado pela transição 2 anos antes, disse, "Sabe, Caroline, a transição não é apenas planejar sua jornada pessoal, mas também gerir o impacto que o processo terá nas pessoas a seu redor". Este foi um momento real de "tapa na testa". Como não percebi algo tão óbvio? Com esta importante adição, um novo resultado desejado de meu plano de transição passou a ser facilitar e diminuir o impacto que minha transição teria àqueles ao meu redor. Isto envolvia diferentes grupos, inclusive minha família (direta e distante), amigos, colegas e clientes. Decidi que o que precisava de todos estes grupos era:

- Usar meu novo nome e os pronomes adequados em nossas futuras conversas.
- Continuar nosso relacionamento como sempre havia sido.

Era só isso. Não pedi mais nada em minha carta de transição ou quaisquer outros comunicados que enviei. Com isto esclarecido, falei com minha psicóloga, que me disse para incluir uma foto assim que possível nos meus comunicados. Ela me disse que algumas pessoas imaginavam o pior ao pensar como alguém tinha ficado após a transição e que, quanto antes isso se resolvesse, melhor.

Assim, procurei uma consultora de imagem, Michelle, para me ajudar a esclarecer a imagem que eu precisava projetar como profissional e a adquirir as roupas e os acessórios para manter esta imagem ao longo das primeiras semanas e meses após a transição. Juntas, descobrimos o fotógrafo certo para capturar a nova imagem e preparar um retrato profissional para uso *online*. Michelle tirou um peso enorme dos meus ombros ao conseguir identificar e introduzir uma pequena equipe de recursos (roupas, maquiagem, joias, ótica e óculos) e, assim, eu não precisava me preocupar com isso. Ela manteve o foco de todas estas pessoas em obter o novo visual que havíamos decidido. Isto me deu mais tempo para fazer o que eu precisava fazer sozinha.

Seguindo meu plano original, comecei a enviar minha carta de transição, primeiramente para a família direta, então amigos, colegas, parentes distantes e, por fim, clientes. Houve uma pausa entre os comunicados para cada grupo específico, para que pudesses absorver as informações e entrar em contato caso tivessem perguntas. Meus colegas, por exemplo, precisavam saber antes que os clientes fossem informados. Esta sequência assegurou que todos sentissem que foram bem informados e com a devida consideração.

Agora, era hora de iniciar a próxima etapa e me apresentar visualmente. Minutos antes de enviar as últimas cartas de transição a todos nas minhas redes que ainda não haviam sido informados, atualizei meus perfis *on-line* e, então, apertei o botão "enviar" na lista de distribuição que atingia centenas de pessoas dos quatro grupos. Agora, todos podiam ver o verdadeiro eu que tanto gosto, graças à minha consultora de imagem, Michelle Horne. Aí, entrei em pânico. Mas não durou muito. Em 10 minutos, as mensagens de apoio começaram a chegar e continuaram por 3 semanas. Em um mês, até mesmo as pessoas que não estavam na lista original foram informadas pelas demais e começaram a me escrever, dizendo coisas lindas. Não houve uma única objeção, embora duas pessoas tenham demorado bastante antes de pedir para me encontrar pessoalmente. Esses dois encontros foram incríveis. As duas pessoas simplesmente não sabiam o que era transgênero e precisavam de mais tempo para processar a informação antes de me ver.

Durante a parte de comunicação do plano de transição, fiquei em casa. No fim, o processo levou 3 semanas. Aí chegou a hora de voltar ao trabalho e encontrar as pessoas. Apesar de estar com muito medo, eu estava confiante em minha nova aparência e tinha tudo o que precisava. Deu tudo certo. Com o tempo, espero oferecer as melhores ideias desta abordagem à transição para qualquer pessoa que possa ter seu processo facilitado. Acredito que os principais fatores do sucesso foram:

- Aceitar a responsabilidade de ajudar as outras pessoas a gerir o impacto que sofreram com a minha transição.
- Simplificar minha necessidade dos outros a apenas o essencial. Isto facilitou para que dissessem: "Claro, vamos continuar como sempre foi".
- Trabalhar com um consultor de imagem e um fotógrafo profissional para acalmar os medos dos outros sobre minha nova imagem.
- Deixar as pessoas responderem em seu próprio ritmo. Alguns precisaram de 10 minutos, a maioria de um dia ou dois, outros levaram 3 meses.

No final, são as palavras de meu filho mais velho que ficaram comigo: "Sempre tive orgulho de você – e sempre terei orgulho de você". O que ele disse é o que a maioria das pessoas falou com suas próprias palavras. Sou muito, muito grato. Tendo uma chance, e um pouco de gentileza, as pessoas fazem o que se espera delas.

Conclusão

As pessoas transgênero enfrentam grandes desafios durante a transição para seus gêneros verdadeiros, principalmente em relação à expressão externa de sua identidade de gênero. Isto pode ser um componente crucial da formação da identidade e tem grande significado para o indivíduo transgênero, em especial ao navegar pelos relacionamentos sociais e ambientes profissionais. A incorporação da experiência de um consultor de imagem como membro da equipe de transição de um indivíduo transgênero pode ajudar a reduzir o estresse decorrente destes desafios.

Referências

1. Gagne P, Tewksbury R, McGaughey D. Coming out and crossing over: identity formation and proclamation in a transgender community. Gender Soc 11:478, 1997.
2. Devor A. Witnessing and mirroring: a fourteen-stage model of transsexual identity formation. J Gay Lesb Psychother 8:41, 2004.
3. Morgan SW, Stevens PE. Transgender identity development as represented by a group of transgendered adults. Issues Ment Health Nurs 33:301, 2012.
4. Bockting W, Coleman E. Developmental stages of the transgender coming out process: toward an integrated identity. In Ettner R, Monstrey S, Eylered E, eds. Principles of Transgender Medicine and Surgery. New York: The Haworth Press, 2007.
5. Rotondi NK, Bauer GR, Travers R, et al. Depression in male-to-female transgender Ontarians: results from the trans pulse project. Can J Comm Mental Health 30:113, 2011.
6. Bockting WO, Miner MH, Romine RE, et al. Stigma, mental health, and resilience in an online sample of the US transgender population. Am J Public Health 103:943, 2013.
7. Jones BA, Haycraft E, Murjan S, et al. Body dissatisfaction and disordered eating in trans people: a systematic review of the literature. Rev Psych 28:81, 2016.
8. van de Grift TC, Cohen-Kettenis PT, Steensma TD, et al. Body satisfaction and physical appearance in gender dysphoria. Arch Sex Behav 45:575, 2016.
9. McGuire JK, Doty JL, Catalpa JM, et al. Body image in transgender young people: findings from a qualitative, community based study. Body Image 18:96, 2016.

10. Witcomb GL, Bouman WP, Brewin N, et al. Body image dissatisfaction and eating-related psychopathology in trans individuals: a matched control study. Eur Eat Disorders Rev 23:287, 2015.
11. van de Grift TC, Cohen-Kettenis PT, Elaut E, et al. A network analysis of body satisfaction of people with gender dysphoria. Body Image 17:184, 2016.
12. Fein LA, Salgado CJ, Estes CM. Transitioning transgender: an investigation of important aspects of the transitioning process for transgender persons. Presented at the National Transgender Health Summit, Oakland, CA, Apr 2015.
13. Todorov A, Pakrashi M, Oosterhof NN. Evaluating faces on trustworthiness after minimal time exposure. Social Cognit 27:813, 2009.
14. Willis J, Todorov A. First impressions: making up your mind after a 100-ms exposure to a face. Pysch Sci 17:592, 2006.
15. Howlett N, Pine K, Orakçıoğlu I, et al. The influence of clothing on first impressions: rapid and positive responses to minor changes in male attire. J Fashion Market Manage 17:38, 2013.
16. Naumann LP, Vazire S, Rentfrow PJ, et al. Personality judgments based on physical appearance. Pers Soc Psychol Bull 35:1661, 2009.

Créditos

Capítulo 1

Fig. 1-10. De Capitán L, Simon D, Kaye K, Tenório T. Facial feminization surgery: the forehead. Surgical techniques and analysis of results. Plast Reconstr Surg 134:609, 2014.

Capítulo 2

Fig. 2-1. De Mohan S, Judd O, Young K. A Practical Guide to Laryngeal Framework Surgery. Devon, UK: Compton Publishing, 2017.

Capítulo 3

Figs. 3-3 a 3-9 From Monstrey S, Selvaggi G, Ceulemans P et al. Chest-wall contouring surgery in female-to-male transsexuals: a new algorithm. Plast Reconstr Surg 121:849, 2008.

Capítulo 4

Box 4-1. Dados de Coleman E, Bockting W, Botzer M et al. Standards of care for the health of transsexual, transgender, and gender-nonconforming people, version 7. Intl J Transgenderism 13:165,2011.

Fig. 4-2. De Monstrey S, Selvaggi G, Ceulemans P et al. Chest-wall contouring surgery in female-to-male transsexuals: a new algorithm. Plast Reconstr Surg 121:849, 2008.

Capítulo 15

Quadros 15-1, 15-4 e 15-7. Dados de Houk CP, Levitsky L. Evaluation of the infant with ambiguous genitalia, *www.uptodate.com*, 2013; and Lee PA, Houk CP, Ahmed SF, Hughes IA; International Consensus Conference on Intersex organized by the Lawson Wilkins Pediatric Endocrine Society and the European Society for Paediatric Enocrinology. Consensus statement on management of intersex disorders. International Consensus Conference on Intersex. Pediatrics 118:e488, 2006.

Quadros 15-2 e 15-5. Dados de Hembree WC, Cohen-Kettenis P, Delemarre-van de Waal HA *et al.* Endocrine treatment of transsexual persons: na Endocrine Society clinical practice guideline. J Clin Endocrinol Metab 94:3132, 2009; and Spack NP.

Management of transgenderism. JAMA 309:478, 2013.

Quadro 15-3. Dados de Hembree WC, Cohen-Kettenis P, Delemarre-van de Waal HA *et al.* Endocrine treatment of transsexual persons: an Endocrine Society clinical practice guideline. J Clin Endocrinol Metab 94:3132, 2009; and Nakamura A, Watanabe M, Sugimoto M *et al.* Dose-response analysis of testosterone replacement therapy in patients with female to male gender identity disorder. Endocr J 60:275, 2013.

Quadro 15-6. Dados de Hembree WC, Cohen-Kettenis P, Delemarre-van de Waal HA *et al.* Endocrine treatment of transsexual persons: an Endocrine Society clinical practice guideline. J Clin Endocrinol Metab 94:3132, 2009; and Wierckx K, Gooren L, T'Sjoen G. Clinical review: breast development in trans women receiving cross-sex hormones. J Sex Med 11:1240, 2014.

Capítulo 17

Fig. 17-1. De Basson R. Female sexual response: the role of drugs in the management of sexual dysfunction. Obstet Gynecol 98:350, 2001.

Índice Remissivo

A

Acetato
  de histrelina, 215
  de leuprolida, 215
  de medroxiprogesterona, 216
Aderências abdominais e/ou anexiais, 71
Adesivo de testosterona, 228
Adolescentes
  considerações cirúrgicas, 218
  criança transgênero, 210
  desistência, 211, 249
  disforia de gênero, 210
  hormônios sexuais cruzados, 216
  pontos principais, 209
  puberdade normal, 213
  relato de caso, 218-220
  saúde mental, 249
  supressão da puberdade, 214, 218, 250
  tratamento medicamentoso, 214
  uso combinado de histerectomia, ooforectomia e reconstrução do tórax, 69
Agenesia sinusal, 15
Agonista de GnRH, 215, 216, 217, 233
Ajuste vocal assistido por *laser*, 34
Alopecia androgênica, 8, 19
Alterações físicas, 234
Anastomose intracorpórea, 103
Andrógeno(s)
  insensibilidade a, 227
  na origem do câncer de mama, 65
  síntese anormal de, 227
Aparência estética da genitália externa, 89
Aproximação cricotireóidea (CTA), 33
  procedimento, 36
Arco de Drummond, 102
Área da bochecha, gênero e, 5
Artéria
  epigástrica inferior profunda, 192, 194
  ilíaca circunflexa superficial perfurante (SCIAP), 140

ASIS (espinha ilíaca anterior superior), 139
Atividade sexual, 90
Ativo ou furtivo, 267
Atribuição de gênero, 211
Aumento
  da bochecha, 20
  das mamas, 52
Ausência da vagina, 84
Avaliação da saúde sexual, 260
Avanço
  da comissura anterior, 35
    procedimento, 39
  do couro cabeludo, 17

B

Belgrado, metoidioplastia de, 114
17-beta-estradiol, 216
Bochechas, 20
  gênero e, 5
Brocas de alta velocidade, 24

C

Cabelo, 8
Câncer
  andrógenos na origem do, 65
  cervical, 232
  da neovagina intestinal, 107
  de mama, 232, 237
    depois do aumento de mamas, 55
    mastectomia subcutânea (SCM), 65
    no paciente FTM após reconstrução torácica, 78
  de próstata, 237
  detecção de, 231, 237
  ovariano, 231
Capuz do clitóris, 99
Cartilagem tireoidiana, 28
  feminização da, 28
  gênero e, 6
Cateter de Foley, 71
Cavidade neovaginal, criação da, 85

Cirurgia
	com retalho autólogo, 55
	da mama/tórax, 68
	de afirmação de gênero (GAS), 110
		saúde sexual, 260, 263
	de avanço do couro cabeludo, 17
	de feminização facial (FFS), 3, 4, 8, 14
		aspectos
			primários, 4
			secundários, 8
		avaliação, 3
			clínica, 9
			das solicitações e ajuste das expectativas, 10
			e diagnóstico, 9
		definição, 4
		diagnóstico, 3
		importância, 4
		lifting, 4
		objetivo, 3, 4
		pontos principais, 3
		procedimentos de feminização facial, 13
			bochechas, 20
			cirurgia de avanço do couro cabeludo, 17
			fronte, 14
			frontoplastia, 14
			implantes fixos de polietileno poroso, 20
			lábio superior, 20, 21
			linha do cabelo, 14, 16
				com transplante de fios, 18
				tratamento, 16
			maxilar inferior, 22
			queixo, 22
			redefinição da linha do cabelo com transplante de fios, 18
			terço superior, 14
			transferência de gordura, 20
		registro fotográfico, 11
		técnicas de imagem, 9
		tratamento pós-operatório, 29
		versus cirurgia cosmética, 4
		virtual, 12
	de reafirmação de sexo (SRS), 137
	de reconstrução torácica, 72
	de redesignação sexual, saúde sexual, 260
	genital, saúde sexual, 260
	piezoelétrica óssea, 24
	torácica, 51
		aumento das mamas em mulheres trans, 52
		cirurgia com retalho autólogo, 55
		complicações, 55
		contraindicações, 52
		implante mamário, 53
		indicações, 52
		lipoescultura, 54
		mastectomia subcutânea em homens trans, 56
			algoritmo para escolha da técnica adequada, 58
			técnicas cirúrgicas, 58
				circular concêntrica, 61
				complicações, 64
				do enxerto livre de mamilo, 63
				semicircular, 59
				transareolar, 60
		recomendações, 65
		saúde sexual, 260
Clitóris, 99, 112
Clitoroplastia, 85
Coleta e criopreservação de oócitos, 69
Cólon, vaginoplastia do, 95
	anastomose intracorpórea, 103
	avaliação do paciente, 97
	complicações, 105
		estenose neovaginal, 106
		fístulas neovaginais, 106
		lesão intraoperatória em estruturas adjacentes, 105
		necrose do tubo colônico, 105
		prolapso neovaginal, 106
		risco de câncer, 107
	construção cirúrgica da genitália feminina externa, 99
	contraindicações, 96
	dissecção do túnel neovaginal, 98
	equipe, 96
	exemplo de caso, 104
	fase perineal, 98
	função sexual, 105
	indicações, 96
	infraestrutura, 96
	medidas intraoperatórias, 98
	mobilização do segmento sigmoide, 100
	neovaginopexia, 103
	orquiectomia bilateral, 99
	passagem do sigmoide pelo túnel neovaginal, 101
	planejamento, 97
	pontos principais, 95
	posicionamento, 98
	preparação pré-operatória, 97

problemas, 105
profundidade e diâmetro, 105
protocolo de seguimento, 107
qualidade de vida, 105
resultados e desfechos, 104
revisão da vaginoplastia
  primária por inversão peniana malsucedida, 103
  secundária malsucedida com enxertos de espessura total, 103
satisfação, 105
técnica cirúrgica em casos de revisão secundária/terciária, 103
transposição do segmento sigmoide, 100
vulvoplastia, 98
Complexo
  do maxilar inferior e do queixo, gênero e, 6
  frontonasal-orbital, gênero e, 5
Consultoria de imagem, 275
Controle endoscópico, 24, 25
Cordas vocais falsas, 42
Cordectomia a *laser*, 34
  procedimento enrijecimento, 36
  redução da massa, procedimento, 38
Corpos cavernosos, remoção dos, 85
Criação
  da cavidade neovaginal, 85
  dos lábios
    maiores, 88
    menores, 88
Crianças
  puberdade normal, 213
  relato de casos, 218
  saúde mental, 249
  supressão puberal, 214, 218, 250
  transgênero, 210
  tratamento medicamentoso, 214
Critérios da World Professional Association for Transgender Health, 68

D

Densidade óssea, 231
Dentição, gênero e, 6
Desejo, 261
Desenvolvimento
  das mamas, 234
  sexual, distúrbio ovotesticular, 226
Desgaste ósseo, 24
Desluvamento do maxilar inferior, 23

Desvio arteriovenoso, 195
Detecção de câncer, 231, 237
Disforia de gênero, 69
  avaliação da, 245, 246
  em crianças e adolescentes, 220
Disfunção sexual, saúde sexual, 261
Disgenesia gonadal pura 46, XY, 227
Dispareunia, 204
Distúrbio ovotesticular do desenvolvimento sexual, 226
Dor, 261
Drenagem linfática, 29
  manual, 29
Dreno perivaginal de Jackson-Pratt, 88

E

Elevação do tireóideo, 35
  procedimento, 48
Enantato ou cipionato de testosterona, 228
Encurtamento da corda vocal, 35
  procedimento, 38
Entrevista de função sexual de derogatis (DISF), 261
Enxerto
  de gordura para aumento de mamas, 54
  de interposição arterial, 194
Escrotoplastia, 114, 124
Escultura óssea, 3
Espectro de gênero, 274
Espelhamento, 274
Espinha ilíaca anterior superior (ASIS), 139
Espironolactona, 216
Esqueleto craniofacial e gênero, 4
Estenose, 114
  do meato, 182
  neovaginal, 106
Estreitamento uretral, 169, 178
  reparação de Heineke-Mikulicz, 182
Excitação, 261
Exercícios sensoriais, 268
Expressão de gênero e imagem, 273, 274
  consultoria de imagem, 275
  espectro de gênero, 274
  gênero binário, 274
  imagem corporal, 275
  pontos principais, 273
  relato de caso, 278, 280
Extração de unidade folicular, 18

F

Facilitação das mudanças no papel e na expressão de gênero, 250
Faixa(s)
    de compressão (*binding*), 57
    de unidade folicular, 18
Fala, modificação da, 31
    avaliação da paciente, 32
    contraindicações, 32
    discussão, 48
    indicações, 32
    planejamento, 33
    preparo pré-operatório, 33
    técnicas cirúrgicas, 33
        aproximação cricotireóidea (CTA), 33
            procedimento, 36
        avanço da comissura anterior, 35
            procedimento, 39
        cordectomia a *laser*, 34
            procedimento enrijecimento, 36
            redução da massa, procedimento, 38
        elevação do tireóideo, 35
            procedimento, 48
        encurtamento da corda vocal, 35
            procedimento, 38
        laringectomia parcial anterior, 35
            procedimento, 40
Faloplastia, 111
    com retalho da face anterolateral da coxa, 135
        anatomia, 138
        demarcações pré-operatórias, 140
        expansão dos tecidos, 143
        faloplastia anterior inadequada, 145
        perspectivas futuras, 148
        planejamento pré-operatório, 139
        pontos principais, 135
        pré-laminação do retalho, 144
        preparação do paciente, 140
        retalho radial antebraquial livre estreito, 144
        técnica cirúrgica, 141
    contraída ou incompleta, 206
    implantes testiculares e eréteis após, 171
        implantes eréteis, 172
        implantes testiculares, 172
        pontos principais, 171
    resultados e complicações desfavoráveis na, 189
        complicações demoradas, 203
            estreitamento, 203
        complicações imediatas ou perioperatórias, 191
            artéria epigástrica inferior profunda, 192, 194
            desvio arteriovenoso, 195
            enxerto de interposição arterial, 194
            fechamento apertado, 195
            pedículo curto, 191
            ramo descendente da artéria femoral circunflexa lateral, 194
            retalho do antebraço radial, 195
            transposição arterial, 192
            trombose arterial, 195
        complicações iniciais, 196
            fluxo venoso insuficiente em um retalho de antebraço radial livre, 196
            insuficiência vascular, 197
        complicações tardias, 204
            atrofia, 204
            cicatriz não estética no local doador, 205
            contraída ou incompleta, 206
            exposição de implantes eréteis, 205
        pontos principais, 189
    retalho do músculo latíssimo do dorso, 155
        alongamento
            e reposicionamento do clitóris, 157
            uretral, 158
        anatomia clitoriana, 157
        avaliação
            do paciente, 167
            pré-operatória, 157
        complicações, 168
            estreitamento uretral, 169
            protrusão da prótese peniana, 169
        contraindicações, 156
        cuidados pós-operatórios, 166
        desenho e confecção do retalho, 159
        dissecção dos vasos sanguíneos, 161
        fechamento do local doador, 162, 167
        indicações, 156
        inserção de prótese peniana, 167
        local receptor, dissecção
            dos vasos sanguíneos, 161
        metoidioplastia, 156
        pontos principais, 155
        prótese peniana, 162
        reconstrução
            do períneo e criação do escroto, 159
            uretral neofálica em etapas, 164
        resultados, 166

sensibilidade, 167
técnica cirúrgica
    procedimento principal, 157
    procedimentos adicionais, 162
retalho livre antebraquial radial, 119
    avaliação do paciente, 121
    avanços recentes em faloplastia, 132
    complicações pós-operatórias, 131
    desvantagens potenciais, 131
    justificativa para o retalho
      antebraquial radial, 121
    pontos principais, 119
    preparação pré-operatória, 123
    sequelas, 131
    técnica cirúrgica, 124
    técnica de pré-laminação, 124
tratamento de sequelas urológicas desfavoráveis
    após, 177
    avaliação
      do paciente, 179
      pré-operatória, 180
    complicações, 186
    contraindicações, 178
    estreitamento uretral, 178
    fístula uretrocutânea, 178
    indicações, 178
    planejamento pré-operatórios, 180
    pontos principais, 177
    preparo, 180
    problemas, 186
    resultados, 184
    técnica cirúrgica, 180
    tratamento, 179
Falsetto, 33
Fáscia de Buck, 99
Fáscia de Denonvillier, 98, 101
Feminização
    do maxilar inferior, 22
    do queixo, 22
Fertilidade, preservação de, 69
Fístula(s)
    neovaginais, 106
    uretrais, 114, 169
    uretrocutânea, 178
    urinárias, 202
Fixação vaginal ao ligamento sacroespinal, 88
Fluxo venoso insuficiente em um retalho de
    antebraço radial livre, 196

Fórceps de Ballinger, 101
Formato da linha do cabelo, 8
Frequência
    fundamental (FO), 49
    ressonante, 49
Fronte, 14
Frontoplastia, 3, 14
    e técnica de transplante imediato de cabelo (IHT), 19
Fundo de saco de Douglas, 101

G
Galactorreia, 55
Gel de testosterona, 228
Gênero binário, 274
Glande do pênis, 99
Gordura subcutânea, 72

H
Hastes de cartilagem de tecidos projetados, 132
Hiloterapia, 29
Hiperandrogenismo gestacional, 226
Hiperplasia adrenal congênita, 226
    causas incomuns de, 227
Hipoplasia penoscrotal, 96
Histerectomia
    abdominal total (TAH), 77
    antes da faloplastia, 123, 124
    laparoscópica total com salpingo-ooforectomia
      bilateral, 76
    ooforectomia e reconstrução do tórax, uso
      combinado de, 67, 68
      avaliação do paciente, 70
      cirurgia da mama/tórax, 68
      complicações, 76
      considerações, 76
      contraindicações, 69
      desfechos, 75
      em adolescentes, 78
      indicações, 69
      laparoscópica total, 70
        com salpingo-ooforectomia bilateral, 76
      manejo pré-operatório, 70
      problemas, 76
      reconstrução do tórax, 70
      resultado, 75
      salpingo-ooforectomia bilateral, 70
    vaginal, 71
      assistida por laparoscopia, 77
Homem trans
    cirurgia torácica, 56

faloplastia com retalho da face anterolateral da
    coxa, 135
  avanços recentes, 132
  implantes testiculares e eréteis, 171
  metoidioplastia, 109
  resultados e complicações desfavoráveis, 189
  retalho do músculo latíssimo do dorso, 155
  retalho livre antebraquial radial, 119
  tratamento de sequelas urológicas
    desfavoráveis, 177
mastectomia subcutânea, 56
metoidioplastia, 109
terapia hormonal
  para prevenir perda óssea, 231
  acompanhamento de rotina, 229
  detecção de câncer, 231
  objetivo, 228
  opções, 228
  protocolos, 228
  risco cardivascular, 230
uso combinado de histerectomia, ooforectomia e reconstrução do tórax, 67
Hormônio
  foliculoestimulante (FSH), 213
  liberador de gonadotrofina (GnRH), 213
  luteinizante (LH), 213
  sexuais cruzados, 209, 216

I

Identidade
  de gênero e rótulos, 266
  transgênero, desenvolvimento da, 247
Imagem, expressão de gênero e, 273
  consultoria de imagem, 275
  espectro de gênero, 274
  expressão de gênero, 274
  gênero binário, 274
  imagem corporal, 275
  pontos principais, 273
  relato de caso, 278, 280
Imagem corporal, 268, 275
Implante(s)
  fixos de polietileno poroso, 20
  mamário, 53
  penianos sintéticos, 132
  testiculares e eréteis após faloplastia, 171
    implantes eréteis, 172
    implantes testiculares, 172

pontos principais, 171
Inconformidade na identidade e
  expressão de gênero, 243
Índice de função sexual feminina (FSFI), 261
Inserção de prótese peniana, 167
Insuficiência vascular, 197
Isolamento laparoscópico, 100

L

Labioplastia, 85
Lábio(s)
  maiores, criação dos, 88
  menores, 99
    criação dos, 88
  superior, 20, 21
Laringectomia parcial anterior, 35
  procedimento, 40
Laser
  de CO_2, 35
  de fosfato de titanil potássio (KTP), 35
Lesão intraoperatória
  em estruturas adjacentes, 105
Lifting labial, 21
Linha do cabelo, 14, 16
  com transplante de fios, 18
Lipoaspiração, 72
Lipoescultura, 54

M

Mamogênese, 53
Mamoplastia, 52
Mapeamento corporal, 268
Mastectomia subcutânea (SCM), 56, 72, 124
  algoritmo para escolha
    da técnica adequada, 58
  técnicas cirúrgicas, 58
    circular concêntrica, 61
      estendida, 62
    complicações, 64
    do enxerto livre de mamilo, 63
    semicircular, 59
    transareolar, 60
Maxilar
  gênero e, 6
  inferior, 22
Meato, 178
Metoidioplastia, 109, 120
  avaliação
    clínica, 111
    do paciente, 110

clitóris, 112
contraindicações, 110
critérios de seleção, 111
de anel, 113
de Belgrado, 114
indicações, 110
planejamento, 111
pontos principais, 109
preparação pré-operatória, 111
simples, 112
técnicas cirúrgicas, 112
Micção, 89
Modificação da fala, 31
avaliação da paciente, 32
contraindicações, 32
discussão, 48
indicações, 32
planejamento, 33
preparo pré-operatório, 33
técnicas cirúrgicas, 33
aproximação cricotireóidea (CTA), 33
procedimento, 36
avanço da comissura anterior, 35
procedimento, 39
cordectomia a *laser*, 34
procedimento, enrijecimento, 36
redução da massa, procedimento, 38
elevação do tireóideo, 35
procedimento, 48
encurtamento da corda vocal, 35
procedimento, 38
laringectomia parcial anterior, 35
procedimento, 40
Monteplastia, 112
Mucosa vaginal (*colpocleise*), 115
Mulheres trans
aumento das mamas, 52
cirurgia torácica, 52
terapia hormonal
acompanhamento de rotina, 235
detecção de câncer, 237
protocolos de tratamento, 232
risco cardiovascular, 236
saúde óssea, 236
vaginoplastia
com retalho cutâneo, 83-93
laparoscópica total com cólon sigmoide, 95-107

N

NAC (reposicionamento do complexo mamilo-aréola), 72
Nariz, 20, 21
gênero e, 5
Necrose
do tubo colônico, 105
parcial, 199
Neoclitóris, 85, 88
Neofalo, tamanho do, 167
Neovagina, 85
profundidade e diâmetro da, 89
prolapso da, 106
umidade, orgasmo e sensibilidade da, 89
Neovaginite de desvio, 107
Neovaginopexia, 103
Nervo(s)
antebraquiais medial, 128
genitofemoral, 128
ilioinguinal, 128
Neuropatia de compressão, 205
Noretindrona, 216
Nova imagem corporal, 265

O

Olhar nos olhos, técnica, 268
Ooforectomia, histerectomia e reconstrução do tórax, uso combinado de, 67, 68
antes da faloplastia, 123, 124
avaliação do paciente, 70
cirurgia da mama/tórax, 68
complicações, 76
considerações, 76
contraindicações, 69
desfechos, 75
em adolescentes, 78
histerectomia, 68, 70
laparoscópica total, 70
com salpingo-ooforectomia bilateral, 76
indicações, 69
manejo pré-operatório, 70
problemas, 76
reconstrução do tórax, 70
resultado, 75
salpingo-ooforectomia bilateral, 70
Órgãos reprodutores femininos, remoção dos, 157
Orgasmo, 261
Orquiectomia, 85

Osteotomias
    padrões, 24
    por piezocirurgia, 24

P

Pedículo curto, 191
Pelos faciais, 8
Perda de um implante testicular, 169
Pescoço, feminização, 28
Placas da cartilagem tireoidiana, 42
Pomo-de-adão
    feminização do, 28
    gênero e, 6
População transgênero idosa e terapia hormonal de redesignação sexual, 238
Pós-operatório na cirurgia de feminização facial, tratamento, 29
Prega
    inframamária, 72
    peritoneal, 101
Prepúcio, 99
Preservação de fertilidade, 69
Procedimento(s)
    de feminização facial, 13
    de fixação de Stamey, 88
Progestinas, 216
    e 17-beta-estradiol, 217
Prolapso
    da parte uretral da vagina, 88
    neovaginal, 106
Pronomes preferidos, 266
Prótese(s)
    Dynaflex, 174
    hidráulica de uma parte, 174
    mamárias, 53
    peniana, 131
        protrusão da, 169
    semirrígida Spectra (AMS), 175
Protrusão da prótese peniana, 169
Puberdade normal, 213

Q

Qualidade vocal, 33
Queixo, 22
    gênero e, 6
Questões de saúde sexual
    em indivíduos transgênero, 262

R

Ramo descendente da artéria femoral circunflexa lateral, 194
Reconstrução
    das mamas, 52
        com retalhos livres autólogos, 55
    da parte horizontal da uretra, 124
    do tórax, ooforectomia e histerectomia, uso combinado, 67, 68
        avaliação do paciente, 70
        cirurgia da mama/tórax, 68
        complicações, 76
        considerações, 76
        contraindicações, 69
        desfechos, 75
        em adolescentes, 78
        histerectomia, 68, 70
            laparoscópica total, 70
                com salpingo-ooforectomia bilateral, 76
        indicações, 69
        manejo pré-operatório, 70
        problemas, 76
        reconstrução do tórax, 70
        resultado, 75
        salpingo-ooforectomia bilateral, 70
    torácica, 78
    uretral, 136, 143, 167
    vaginal, 96
Redefinição da linha do cabelo
    com transplante de fios, 18
Refinamento do nariz, 21
Região
    malar, gênero e, 5
    zigomaticomalar, gênero e, 5
Relacionamentos amorosos e sexuais, 267
Remoção
    dos corpos cavernosos, 85
    dos órgãos reprodutores femininos, 157
Reparação de Heineke-Mikulicz de um estreitamento uretral, 182
Reposicionamento
    do complexo mamilo-aréola (NAC), 72
Reprodução na população transgênero, 238
Respiração, 268
Resultados e complicações desfavoráveis na faloplastia, 189
    complicações demoradas, 203
        estreitamento, 203

complicações imediatas ou perioperatórias, 191
  artéria epigástrica inferior profunda, 192, 194
  desvio arteriovenoso, 195
  enxerto de interposição arterial, 194
  fechamento apertado, 195
  pedículo curto, 191
  ramo descendente da artéria femoral circunflexa lateral, 194
  retalho do antebraço radial, 195
  transposição arterial, 192
  trombose arterial, 195
complicações iniciais, 196
  fluxo venoso insuficiente em um retalho de antebraço radial livre, 196
  insuficiência vascular, 197
complicações tardias, 204
  atrofia, 204
  cicatriz não estética no local doador, 205
  exposição de implantes eréteis, 205
  faloplastia contraída ou incompleta, 206
pontos principais, 189
Retalho(s)
  anterolateral da coxa (ALT), 136, 137, 138
  cutâneo, vaginoplastia com, 83
    aparência estética da genitália externa, 89
    atividade sexual, 90
    avaliação
      clínica, 84
      do paciente, 90
    complicações, 91
    contraindicações, 84
    indicações, 84
    micção, 89
    planejamento pré-operatório, 85
    pontos principais, 83
    preparação, 85
    profundidade e diâmetro da neovagina, 89
    resultados, 89
    técnicas cirúrgicas, 85
    umidade, orgasmo e sensibilidade da neovagina, 89
  cutâneos penianos ou penoscrotais, 84
  da face anterolateral da coxa, faloplastia com, 135
    anatomia, 138
    demarcações pré-operatórias, 140
    expansão dos tecidos, 143
    faloplastia anterior inadequada, 145
    perspectivas futuras, 148
    planejamento pré-operatório, 139
    pontos principais, 135
    pré-laminação do retalho, 144
    preparação do paciente, 140
    retalho radial antebraquial livre estreito, 144
    técnica cirúrgica, 141
  do músculo latíssimo do dorso, faloplastia, 155
    alongamento
      e reposicionamento do clitóris, 157
      uretral, 158
    anatomia clitoriana, 157
    avaliação
      do paciente, 167
      pré-operatória, 157
    complicações, 168
      estreitamento uretral, 169
      protrusão da prótese peniana, 169
    contraindicações, 156
    cuidados pós-operatórios, 166
    desenho e confecção do retalho, 159
    dissecção dos vasos sanguíneos, 161
    fechamento do local doador, 162, 167
    indicações, 156
    inserção de prótese peniana, 167
    local receptor, dissecção dos vasos sanguíneos, 161
    metoidioplastia, 156
    pontos principais, 155
    prótese peniana, 162
    reconstrução
      do períneo e criação do escroto, 159
      uretral neofálica em etapas, 164
    resultados, 166
    sensibilidade, 167
    técnica cirúrgica
      procedimento principal, 157
      procedimentos adicionais, 162
  fasciocutâneo *versus* osteocutâneo, 122
  genitais locais, 84
  intestinais, 84
  livre antebraquial radial, 136, 195
    estreito, 144
    faloplastia, 119, 120
      avaliação do paciente, 121
      avanços recentes, 132
      complicações pós-operatórias, 131
      desvantagens potenciais, 131
      justificativa para o retalho antebraquial radial, 121

  pontos principais, 119
  preparação pré-operatória, 123
  sequelas, 131
  técnica cirúrgica, 124
  técnica de pré-laminação, 124
 fluxo venoso insuficiente em um, 196
 para neouretra, 123
 osteocutâneo *versus* fasciocutâneo, 122
 perfurante da artéria ilíaca circunflexa superficial, 145
 peritoneal, 144
 SCIAP, 146
 tensor da fascia lata (TFL), 137
 uretral, 87
Revestimento da cavidade com o orifício uretral e introito vaginal, 85
Rinoplastia, 21
Risco cardiovascular
 pacientes transgênero em transição do sexo feminino para masculino, 230
 pacientes transgênero em transição de gênero masculino para feminino, 236
RM (metoidioplastia de anel), 113

S

Satisfação sexual, metoidioplastia, 111
Saúde mental, 243
 avaliação da disforia de gênero, 245, 246
 facilitação das mudanças no papel e na expressão de gênero, 250
 pontos principais, 243
 preparo e encaminhamento
  para a cirurgia, 252
  para a terapia hormonal, 251
 tarefas pós-operatórias dos profissionais de, 253
 trabalho com crianças e adolescentes, 249
Saúde óssea
 pacientes transgênero em transição
  de gênero feminino para masculino, 231
  de gênero masculino para feminino, 236
Saúde sexual após a cirurgia, 259
 anamnese, 260, 261
 avaliação(ões), 260
  objetivas, 260
 de afirmação de gênero, 263
 entrevista de função sexual de Derogatis (DISF), 261
 índice de função sexual feminina (FSFI), 261
 pontos principais, 259
 questões de saúde sexual em indivíduos transgênero, 262
 sexo após a cirurgia de afirmação sexual, 263
 terapia sexual, 268
SCIAP (artéria ilíaca circunflexa superficial perfurante), 140
Sequelas urológicas desfavoráveis após faloplastia, tratamento de, 177
 avaliação
  do paciente, 179
  pré-operatória, 180
 complicações, 186
 contraindicações, 178
 estreitamento uretral, 178
 fístula uretrocutânea, 178
 indicações, 178
 planejamento pré-operatórios, 180
 pontos principais, 177
 preparo, 180
 problemas, 186
 resultados, 184
 técnica cirúrgica, 180
 tratamento, 179
Sexo após a cirurgia de afirmação sexual, 263
Sigmoide, 101
Síndrome
 de desaparecimento dos testículos, 227
 de persistência do ducto de Müller, 227
 de regressão testicular, 227
 de Swyer, 227
 do compartimento, 199
Síntese anormal de andrógeno/insensibilidade a andrógeno, 227
SM (metoidioplastia simples), 112
Suavização do maxilar inferior, 22
Supressão
 da puberdade, 214
 púbere, 209

T

TAH (histerectomia abdominal total), 77
Técnica(s)
 baseadas na escultura óssea, 24
 circular concêntrica, 61
  estendida, 62
 de desmontagem peniana, 85, 87
 de reconstrução torácica, 72
 de transplante imediato de cabelo (IHT), 19

do "tubo-dentro-de-tubo", 143
do enxerto livre de mamilo, 63
livre de mamilo, 74
semicircular, 59, 72
subnasal (Bullhorn), 21
transareolar, 60, 73
Tecnologias de reprodução assistida, 69
Terapia hormonal, 223, 238
  adesivo de testosterona, 228
  cirurgia de redesignação sexual
    antes da, 238
    depois da, 238
  disgenesia gonadal pura 46,XY, 227
  enantato ou cipionato de testosterona, 228
  gel de testosterona, 228
  hiperandrogenismo gestacional, 226
  hiperplasia adrenal congênita, 226
    causas incomuns de, 227
  pacientes transgênero em transição de gênero
    masculino para feminino, 232
    acompanhamento de rotina, 235
    alterações físicas, 234
    desenvolvimento das mamas, 234
    detecção de câncer, 237
      de mama, 237
      de próstata, 237
    risco cardiovascular, 236
    saúde óssea, 236
  pacientes transgênero em transição de gênero
    feminino para masculino, 228
    acompanhamento de rotina, 229
    detecção de câncer, 231
      cervical, 232
      de mama, 232
      ovariano, 231
    risco cardiovascular, 230
    saúde óssea, 231
  pontos principais, 223
  população transgênero idosa, 238
  preparo e encaminhamento para a, 251
  redesignação sexual hormonal, 224
  síndrome
    de desaparecimento dos testículos, 227
    de persistência do ducto de Müller, 227
    de regressão testicular, 227
    de Swyer, 227
  síntese anormal de andrógeno/insensibilidade a
    andrógeno, 227

testosterona nasal (Natesto®), 228
undecanoato de testosterona, 228
Terapia sexual com indivíduos transgênero, 268
Terço
  inferior, 22
  medial, 20
  superior, 14
Testemunho, 274
Testosterona nasal (Natesto®), 228
Textura cutânea, 8
Torácica, cirurgia, 51
  aumento das mamas em mulheres trans, 52
  cirurgia com retalho autólogo, 55
  complicações, 55
  contraindicações, 52
  implante mamário, 53
  indicações, 52
  lipoescultura, 54
  mastectomia subcutânea em homens trans, 56
    algoritmo para escolha da técnica adequada, 58
    técnicas cirúrgicas, 58
      circular concêntrica, 61
        estendida, 62
      complicações, 64
      do enxerto livre de mamilo, 63
      semicircular, 59
      transareolar, 60
  recomendações, 65
Torção vascular, 101
Transferência
  de gordura, 20
  do retalho livre do antebraço radial, 126
Transposição arterial, 192
Tratamento da linha do cabelo, 16
Trombose
  arterial, 195, 197
  venosa, 197

U

Undecanoato de testosterona, 228
Uretra, 99, 183
  anastomótica, 178
  fálica, 178
  fixa, 178
  nativa, 178
Uretrostomia perineal, 184
Uso combinado de histerectomia, ooforectomia e
  reconstrução do tórax, 67, 68

avaliação do paciente, 70
cirurgia da mama/tórax, 68
complicações, 76
considerações, 76
contraindicações, 69
desfechos, 75
em adolescentes, 78
histerectomia, 68, 70
  laparoscópica total, 70
    com salpingo-ooforectomia bilateral, 76
indicações, 69
manejo pré-operatório, 70
problemas, 76
reconstrução do tórax, 70
resultado, 75
salpingo-ooforectomia bilateral, 70

V

Vaginectomia, 115
Vaginoplastia, 85, 87
  com retalho cutâneo, 83
    aparência estética da genitália externa, 89
    atividade sexual, 90
    avaliação clínica, 84
    avaliação do paciente, 90
    complicações, 91
    contraindicações, 84
    indicações, 84
    micção, 89
    planejamento pré-operatório, 85
    pontos principais, 83
    preparação, 85
    profundidade e diâmetro da neovagina, 89
    resultados, 89
    técnicas cirúrgicas, 85
    umidade, orgasmo e sensibilidade da neovagina, 89
  laparoscópica total com cólon sigmoide, 95
    anastomose intracorpórea, 103
    avaliação do paciente, 97
    complicações, 105
      estenose neovaginal, 106
      fístulas neovaginais, 106
    lesão intraoperatória
      em estruturas adjacentes, 105
      necrose do tubo colônico, 105
      prolapso neovaginal, 106
      risco de câncer, 107
    construção cirúrgica da genitália feminina externa, 99
    contraindicações, 96
    dissecção do túnel neovaginal, 98
    equipe e, 96
    exemplo de caso, 104
    fase perineal, 98
    função sexual, 105
    indicações, 96
    infraestrutura, 96
    medidas intraoperatórias, 98
    mobilização do segmento sigmoide, 100
    neovaginopexia, 103
    orquiectomia bilateral, 99
    passagem do sigmoide pelo túnel neovaginal, 101
    planejamento, 97
    pontos principais, 95
    posicionamento, 98
    preparação pré-operatória, 97
    problemas, 105
    profundidade e diâmetro, 105
    protocolo de seguimento, 107
    qualidade de vida, 105
    resultados e desfechos, 104
    revisão da vaginoplastia
      primária por inversão peniana malsucedida, 103
      secundária malsucedida com enxertos de espessura total, 103
    satisfação, 105
    técnica cirúrgica em casos de revisão secundária/terciária, 103
    transposição do segmento sigmoide, 100
    vulvoplastia, 98
  primária malsucedida, 96
VFFS (cirurgia virtual de feminização facial), 12
Visualização direta da uretrotomia interna (DVIU), 181
Volume da gordura facial, 8
Vulvoplastia, 88